现代临床护理技术理论与实践

主编 谢曼英 任志东 胡 婷
贾新莉 贾丽娜 李斌霞

天津出版传媒集团
天津科学技术出版社

图书在版编目(CIP)数据

现代临床护理技术理论与实践 / 谢曼英等主编. ——
天津：天津科学技术出版社，2023.10
ISBN 978-7-5742-1462-0

Ⅰ.①现… Ⅱ.①谢… Ⅲ.①护理学 Ⅳ.①R47

中国国家版本馆CIP数据核字(2023)第139612号

现代临床护理技术理论与实践
XIANDAI LINCHUANG HULI JISHU LILUN YU SHIJIAN

责任编辑：张　跃
责任印制：兰　毅

出　　版：天津出版传媒集团
　　　　　天津科学技术出版社
地　　址：天津市西康路 35 号
邮　　编：300051
电　　话：(022) 23332377
网　　址：www.tjkjcbs.com.cn
发　　行：新华书店经销
印　　刷：北京厚诚则铭印刷科技有限公司

开本 787×1092　1/16　印张 22　字数　540 000
2023 年 10 月第 1 版第 1 次印刷
定价：125.00 元

《现代临床护理技术理论与实践》编委会

主　编

谢曼英	深圳市人民医院
任志东	山西省儿童医院（山西省妇幼保健院）
胡　婷	深圳市儿童医院
贾新莉	长治医学院附属和平医院
贾丽娜	深圳大学第一附属医院
李斌霞	山西省儿童医院（山西省妇幼保健院）

副主编

乔婵媛	山西省中医院
张红霞	长治医学院附属和平医院
张永芳	山西省肿瘤医院
杨　梅	山西省儿童医院（山西省妇幼保健院）
周　婷	山西省儿童医院（山西省妇幼保健院）

编　委

郑小娇	广安市人民医院
徐莹莹	宁波大学附属第一医院
徐嘉佳	宁波大学附属第一医院
梅蓓楠	宁波大学附属第一医院
袁科晶	宁波大学附属第一医院
孙全儿	宁波大学附属第一医院

前　言

随着医疗水平的不断提高和诊疗技术的快速进步,人民对医护服务质量要求的不断提升,促使护理学在理论上和科研实践上都取得了长足的进步,新理论、新技术及新的科研成果不断面世,也更好地促进了护理学的发展,更好地服务患者。为进一步提升护理质量,为患者提供更加优质、高效的护理服务,临床护士要紧跟学科发展,不断学习前沿的护理理念和技术。为了贯彻落实卫健委关于护理工作"贴近患者、贴近临床、贴近社会"的方针,适应社会发展需要,我们根据临床护理工作的需求,结合各位专家和骨干护理人员的长期临床护理实践经验,编写了此书。

本书内容主要包括健康体检、血液标本采集规范、中医基础护理技术、胎儿监护、眼科疾病护理、精神障碍护理、老年人护理,以及各种常见手术的护理配合方案等。在本书的编写过程中,各位专家在检索和参照国内外最新指南和文献的基础上,以问题为导向,突出了专业特色,从护理评估、处理措施和效果评价等多个方面系统全面地总结了临床常见护理问题。同时,对于临床中先进的护理理念和评估方法也进行详细阐述,也使本书在内容和形式上充分体现了科学性、先进性和实用性。全书结构编排合理,文字简练,护理技术可操作性强,对于广大从事临床护理工作的医务人员,这是一本很有价值的参考书。

尽管我们尽心尽力,但由于编写时间紧张,加之编者水平所限、经验不足,且护理学知识涉及面广,书中难免存在疏漏甚至谬误之处,恳请广大读者不吝指正,以期再版时完善。

编　者

目　录

第一章　健康体检 ·· 1
　　第一节　健康的基本概念 ·· 2
　　第二节　健康体检的目的和意义 ···································· 4
　　第三节　健康体检发展趋势 ·· 6
　　第四节　常规体检项目的选定 ······································ 7
第二章　静脉血液标本采集规范 ······································ 12
　　第一节　静脉穿刺的总体要点 ······································ 12
　　第二节　静脉穿刺的一般步骤 ······································ 13
　　第三节　选择真空静脉采血或使用注射器静脉采血的原则 ············ 16
　　第四节　外周静脉采血准备 ·· 18
　　第五节　外周静脉血液采集操作 ···································· 21
　　第六节　采血后的处理 ·· 24
　　第七节　外周静脉血液采集常见并发症与护理 ······················ 26
　　第八节　外周静脉血标本的质量管理 ································ 29
第三章　动脉血液标本采集规范 ······································ 32
　　第一节　动脉采血准备 ·· 32
　　第二节　动脉血液采集操作 ·· 34
　　第三节　动脉血液采集常见并发症与护理 ·························· 39
　　第四节　动脉血标本的质量管理 ···································· 41
第四章　核医学护理技术 ·· 43
　　第一节　核医学病房护理 ·· 43
　　第二节　核医学检查护理 ·· 46
　　第三节　护理人员的防护 ·· 48
　　第四节　核素治疗病房的辐射防护及管理 ·························· 49
第五章　产前胎儿监护 ·· 52
　　第一节　产前 EFM 的指征和频率 ·································· 52
　　第二节　无应激试验 ·· 53
　　第三节　宫缩应激试验 ·· 58
　　第四节　催产素激惹试验 ·· 59
　　第五节　胎儿生物物理相评分法 ···································· 62
第六章　产时胎儿监护 ·· 67
　　第一节　产时胎儿监护的方法 ······································ 67

第二节　电子胎心监护标准化定义 ……………………………………………… 74

第三节　产时电子胎心监护的评价系统 ………………………………………… 83

第四节　产时电子胎心监护三级管理原则 ……………………………………… 85

第五节　宫缩对胎心率的影响 …………………………………………………… 91

第六节　产时异常监护图形 ……………………………………………………… 95

第七节　产时特殊的胎儿监护图形分析 ………………………………………… 103

第八节　异常胎儿胎心监护及预后 ……………………………………………… 111

第七章　远程胎心监护 ……………………………………………………………… 115

第一节　远程胎心监护的发展和基本原理 ……………………………………… 115

第二节　"互联网+远程胎心监护"设备的使用及其管理 ……………………… 117

第八章　产后护理 …………………………………………………………………… 119

第一节　产后康复指导 …………………………………………………………… 119

第二节　新生儿喂养 ……………………………………………………………… 121

第三节　新生儿护理 ……………………………………………………………… 129

第九章　眼科常见疾病护理 ………………………………………………………… 132

第一节　白内障 …………………………………………………………………… 132

第二节　青光眼 …………………………………………………………………… 136

第三节　超高度近视 ……………………………………………………………… 139

第四节　准分子激光治疗近视 …………………………………………………… 140

第五节　翼状胬肉 ………………………………………………………………… 142

第六节　上睑下垂 ………………………………………………………………… 144

第七节　眼睑肿瘤 ………………………………………………………………… 145

第八节　眼眶周围肿瘤 …………………………………………………………… 147

第九节　眼球内恶性肿瘤 ………………………………………………………… 149

第十章　精神障碍护理 ……………………………………………………………… 152

第一节　器质性精神障碍 ………………………………………………………… 152

第二节　精神活性物质所致精神障碍 …………………………………………… 160

第三节　精神分裂症 ……………………………………………………………… 175

第四节　心境障碍 ………………………………………………………………… 184

第五节　应激相关障碍 …………………………………………………………… 198

第十一章　老年人常见疾病护理 …………………………………………………… 207

第一节　高血压 …………………………………………………………………… 207

第二节　冠心病 …………………………………………………………………… 210

第三节　慢性心力衰竭 …………………………………………………………… 213

第四节　心律失常 ………………………………………………………………… 216

第五节　慢性支气管炎 …………………………………………………………… 218

第六节　慢性阻塞性肺疾病 ……………………………………………………… 220

第七节　肺源性心脏病 …………………………………………………………… 221

第八节　肺炎 ……………………………………………………………………… 223

　　第九节　糖尿病 ……………………………………………………………… 225

第十二章　老年人的家庭护理与临终监护 …………………………………… 231

第十三章　手术室基础护理 …………………………………………………… 235
　　第一节　手术野皮肤消毒 …………………………………………………… 235
　　第二节　铺无菌巾 …………………………………………………………… 236
　　第三节　无菌桌的铺置方法 ………………………………………………… 239
　　第四节　常用小敷料的制作及其用途 ……………………………………… 239
　　第五节　手术室护士基本技术操作 ………………………………………… 240

第十四章　手术室医院感染控制与管理 ……………………………………… 243
　　第一节　医院感染与预防控制原则 ………………………………………… 243
　　第二节　手术部位感染与危险因素 ………………………………………… 245
　　第三节　手术室医院感染预防与控制措施 ………………………………… 246
　　第四节　消毒、灭菌与隔离技术 …………………………………………… 247
　　第五节　特殊感染手术的管理 ……………………………………………… 251
　　第六节　手术室医院感染监测 ……………………………………………… 254

第十五章　神经外科手术配合 ………………………………………………… 258
　　第一节　立体定向脑内病变活检术 ………………………………………… 258
　　第二节　颅骨成形术 ………………………………………………………… 259
　　第三节　颅骨肿瘤切除术 …………………………………………………… 260
　　第四节　颅后窝开颅术 ……………………………………………………… 261
　　第五节　慢性硬脑膜下血肿钻孔引流术 …………………………………… 262
　　第六节　凹陷性骨折游离骨片整复术 ……………………………………… 262
　　第七节　大脑半球神经胶质瘤切除术 ……………………………………… 263
　　第八节　大脑镰旁脑膜瘤切除术 …………………………………………… 264
　　第九节　大脑凸面脑膜瘤切除术 …………………………………………… 265
　　第十节　急性硬脑膜下血肿清除术 ………………………………………… 266
　　第十一节　脊髓内肿瘤切除术 ……………………………………………… 267
　　第十二节　经脑垂体瘤切除术 ……………………………………………… 268
　　第十三节　经翼点入路后交通动脉瘤夹闭术 ……………………………… 269
　　第十四节　经翼点入路前交通动脉瘤夹闭术 ……………………………… 270
　　第十五节　开放性颅脑损伤修复术 ………………………………………… 271

第十六章　普外科手术配合 …………………………………………………… 273
　　第一节　普外科常用手术切口 ……………………………………………… 273
　　第二节　甲状腺全切除术 …………………………………………………… 275
　　第三节　乳腺癌根治切除术 ………………………………………………… 276
　　第四节　阑尾切除术 ………………………………………………………… 277
　　第五节　股疝修补术 ………………………………………………………… 278
　　第六节　胃、十二指肠穿孔修补术 ………………………………………… 279
　　第七节　经腹、会阴联合直肠切除术 ……………………………………… 280

第八节　经肛吻合器直肠切除术 ··· 282

第九节　胃大部分切除术(毕Ⅰ式) ··· 283

第十节　胃大部分切除术(毕Ⅱ式) ··· 285

第十七章　胸外科手术配合 ··· 287

第一节　常用胸部手术切口 ··· 287

第二节　肺叶切除术 ··· 288

第三节　胸膜剥脱术 ··· 289

第四节　全肺切除术 ··· 290

第五节　食管裂孔疝手术 ··· 291

第六节　食管下段癌根治术 ··· 293

第七节　胸壁结核病灶清除术 ··· 295

第八节　纵隔肿瘤切除术 ··· 296

第九节　单肺移植 ··· 297

第十节　双肺移植术 ··· 299

第十八章　妇科手术配合 ··· 302

第一节　生殖道细胞学检查 ··· 302

第二节　宫颈活组织检查 ··· 304

第三节　常用穿刺检查术 ··· 308

第四节　输卵管通液术 ··· 313

第五节　安置、取出宫内节育器手术 ··· 314

第六节　分段诊刮术 ··· 316

第七节　葡萄胎清宫术 ··· 317

第八节　人工流产负压吸引术 ··· 319

第九节　经腹输卵管结扎术 ··· 320

第十节　经腹输卵管修复整形术 ··· 323

第十一节　经腹输卵管吻合术 ··· 326

第十二节　经腹输卵管切除术 ··· 329

第十三节　卵巢楔形切除术 ··· 331

第十四节　卵巢输卵管切除术 ··· 333

第十五节　卵巢癌根治术 ··· 336

参考文献 ··· 340

第一章 健康体检

预防医学与临床医学和康复医学一样,在人类健康史上有着同等重要的地位,并且随着现代社会的发展进步与文明程度的提高,越来越受到人们的广泛关注和普遍重视。健康体检属于预防医学范畴,是预防医学领域中人体健康与保健的重要组成部分。

健康体检通常称为体检,是根据自身健康需求有针对性地对人体器官及功能状态所进行的全面的、定期或不定期的医学检查,是人体疾病预防的初始阶段和健康促进的主动行为,是预防医学中一级预防的主要内容,是以维护身心健康为目的的一种健康管理手段。1910年德国人首次提出了对飞行人员进行健康体检和医学选拔的体格标准,1947年美国医药协会提出在社会人群中开展健康体检的概念。健康体检作为医学专业领域中的一种服务模式,在国外已有百余年的发展历史。我国从新中国成立以后,首先建立了针对特殊职业人群的健康体检制度并且不断加以完善。随着社会的发展和经济的繁荣,以及医学模式的转变和国家服务保障体制的更加健全,人人享有医疗卫生服务成为全社会医疗服务的最终目标,预防医学的发展已经受到整个社会的普遍重视。健康体检作为预防与保健医学中医疗卫生服务的重要内容,在社会普通人群中已经逐渐普及并全面展开,呈现出蓬勃兴起的态势并有着美好的发展前景。

健康体检是有效预防疾病的关键环节,通过体检可以全面了解掌握身体的健康状况,做到对人体器官及功能状态的全面监控,早期发现身体存在的潜在性、隐匿性和进展性疾病,及早采取有针对性的医疗干预和疾病矫治等手段,对疾病做到早期发现、早期诊断、早期治疗,可以有效预防疾病、维护和促进社会人群的健康水平,起到临床医学不可替代的作用。但是由于受传统思想观念、地域经济发展水平、医疗资源分布不均、个体卫生保健知识认知程度不同等的影响,部分人群医学常识缺乏,保健意识淡薄,在日常生活中不能科学合理地进行自身的健康维护和自我保健,甚至在有害生活习惯的影响下导致某些疾病的发生或发展而自己却茫然无知,或者由于医学盲知而错误判断身体健康状况和疾病早期的症状体征,耽误和影响了疾病的诊断治疗,造成了难以挽回的损失。近年来,随着人民群众生活水平的不断提高,人们的健康观念也随之更新和改变,有更多的人群越来越重视健康和关注健康,正在由传统的被动治病转向主动防病,健康教育、健康管理、健康体检等公共卫生服务行业已经蓬勃兴起,预防医学作为保障人类生存、健康、发展的医疗服务保障体系中的重要组成部分,对提高我国人民的身体素质和健康水平正在发挥着极大的促进作用。

本章重点是对健康体检的基本概念、学科归属、新时期的发展趋势、健康评估标准和影响健康的主要因素、常规体检项目的选定、体检程序和注意事项,以及体检环境与设施等内容做了系统的介绍,使读者能够熟悉和掌握健康体检的基本知识,以及体检的重要性和必要性、目的和意义、方法和要求等。同时对当前兴起的健康管理和疾病风险评估这一全新的健康观念进行了详细的介绍,目的是使读者了解和掌握新时期预防医学领域中有关健康体检和健康管理的一些研究进展及发展动态,为各级医疗体检机构开展工作提供更多的帮助。

第一节 健康的基本概念

一、健康的定义

随着现代医学的发展、人们越来越认识到,影响人体健康和疾病发生、发展、转归的,不仅有生物因素,更为重要的还有心理和社会因素,这就是从传统的"生物医学模式"向"生物—心理—社会医学模式"的转变。这种转变的最大特点,是把人作为一个心身统一的社会性整体,在健康与疾病的概念中、特别强调人在心理上的平衡、稳定性和社会适应能力,认为情绪变化和失常与疾病发生有着密切的联系。随着这种转变的出现,人们的健康观念也发生了根本的改变,人们不再简单地认为健康仅仅是指人体结构和生理功能上的健全。评价健康也有了新的内涵,这就是世界卫生组织(WHO)在组织宪章中提出的健康定义:"健康是人在生理、心理和社会相适应的完美状态,而不仅仅是没有疾病和免于虚弱。"这个定义包含3个方面的内容:一是身体没有疾病,免于虚弱,体格健全;二是心理和精神方面的平衡协调;三是人与社会相适应,达到与社会的和谐相处。根据这一定义,健康即是指人们的生理、心理和社会适应性有机结合的完美状态。

二、健康的标志

1.健康的基本标准 健康的身体是工作和生活的基础,是参加各项社会活动并实现人生理想的前提。世界卫生组织确定了评价健康的10项标准,体现出了健康定义所包含的生理、心理和社会3个方面内容。

(1)精力充沛,能从容不迫地应对日常生活和工作而不感到疲劳。

(2)处事乐观,态度积极,乐于承担责任,事无巨细,不挑剔。

(3)善于休息,睡眠良好。

(4)应变能力强,能适应外界环境的各种变化。

(5)对一般性的感冒和传染病有抵抗能力。

(6)体重适当,体形匀称,站立时头、肩、臂位置协调。

(7)眼睛明亮,反应敏捷,眼和眼睑不发炎。

(8)牙齿清洁,无龋齿,不疼痛,牙龈颜色正常,无出血现象。

(9)头发有光泽,无头屑。

(10)肌肉丰满,皮肤有弹性,走路轻松。

根据健康的概念要确定出社会人群普遍适用的健康评价指标是比较困难的,因为人的年龄阶段、性别、地域、职业、民族各不相同,很难用一个具体的指标去统一衡量。世界卫生组织评价健康的10项标准也只是提供一个参考作用。

2.健康的衡量指标 世界卫生组织根据健康人群的生活表现,提出了衡量普通人群是否身心健康的8项指标,即"五快"和"三良好"。

(1)"五快":①吃得快:进餐时有良好的食欲,不挑食,并能很快吃完一顿饭;②便得快:一旦有便意,能很快排泄完大小便,而且感觉良好;③睡得快:有睡意,上床后能很快入睡,且睡得好、醒后头脑清醒,精神饱满;④说得快:思维敏捷,口齿伶俐;⑤走得快:行走自如,步履轻盈。

（2）"三良好"：①良好的个性人格：情绪稳定，性格温和，意志坚强，感情丰富，胸怀坦荡，豁达乐观；②良好的处事能力：观察问题客观，具有较好的自控能力，能适应复杂的社会环境；③良好的人际关系：助人为乐，与人为善，对人充满热情。

3.军人的健康标准　对于部分特殊工作岗位和特殊职业人员，健康的要求应根据其工作性质和职业特点也有所不同。如对军人这个职业，军队也制定了军人的身体健康标准和心理健康标准。

（1）军人身体健康标准

1）精力充沛，能从容不迫地处理各种情况，承担艰巨的任务，而且不感到过分的紧张。

2）富有生活情趣和奉献精神，不怕艰苦，处事乐观，对人对己不苛求，乐于承担责任，不挑剔。

3）生活习惯好，无不良嗜好，会休息，睡眠有质量。

4）应激反应快，应变能力强，能适应各种环境的变化。

5）一般不生病，很少用药，能抵御一般性的感冒和传染病。

6）有军人姿态，身高、体重适当，身材匀称，四肢、脊柱功能协调。

7）耳聪目明，反应敏锐。

8）牙齿齐全、无空洞、无痛感，牙龈颜色正常。

9）头发有光泽，少有脱发（家族性脱发除外）、无头屑。

10）体力、体能好，非超体力或非超时限工作时一般无疲劳或有疲劳而恢复快。

（2）军人心理健康标准

1）智力中等或中等以上，能保持高效绩的工作状态。

2）适应军事生活，对军事事件有良好的应变能力。

3）人格健全，积极向上，精力充沛，心胸开阔。热爱集体。

4）有正确的人生观和价值观，乐于奉献。

5）意志坚定，毅力持久，行为果敢，有较好的自制自控能力。

6）情绪稳定，乐观开朗，具有一定的抗应激能力。

7）充分了解自己，有自尊心，奋斗目标切合部队实际。

8）乐于交往，善于合作，能够保持和发展融洽的战友情谊。

9）善于学习，军事技能形成得快，改造得也容易。

从以上军人身体健康标准和心理健康标准中可以看出，对于一些特殊职业和特殊岗位，由于职业岗位特点不同，对人体的生理功能心理素质和社会适应性的要求也有不同，需根据职业岗位的要求去有效维护和促进身体健康水平，掌握知识是前提，坚持行动是关键。

三、健康的分级

对于健康的分级，目前国内外没有明确的分级标准，人民军医出版社出版的《健康体检与预防保健》一书中，对人体健康分出了躯体健康、身心健康和主动健康3个等级。根据世界卫生组织确定的健康定义和标准，结合当前人们的健康观念和要求，我们对3级健康标准的内容做了进一步的细化和明确。

第1级健康，即躯体健康：身体无器质性疾病，各项身体功能指标正常，能够精力充沛地工作、学习、生活和参加社会活动。

第 2 级健康,即身心健康:身体功能指标处于良好状态,有较好的心理自我认知、调控能力,人格稳定,比较注重健康自我管理,有一定的主观幸福度。

第 3 级健康,即主动健康:能够主动追求科学合理的健康生活方式,生理、心理和社会适应性处于最佳结合状态,主观幸福度较高。

第二节　健康体检的目的和意义

一、为什么要进行健康体检

目前,医学界把疾病的预防分成 3 个阶段:第 1 阶段是健康促进,即在疾病没有出现之前,就关注健康、管理健康;第 2 阶段是疾病的早期诊治,即在疾病初发阶段早期发现、早期诊断、早期治疗;第 3 阶段是疾病的康复及预防再复发。体检,是健康促进的开始,属于一级预防,是预防医学中的上乘,在《黄帝内经》中就有"上医治未病"之说,其重要性和意义主要体现在以下几个方面。

1.了解和掌握身体状态　医学是在人类与疾病的长期斗争中出现并发展的,随着信息技术发展和社会结构深刻变革,导致社会人群竞争压力加大,生活节奏加快,人们的心理负担加重,加之受环境、气候、饮食等污染的影响,很多人长期处于亚健康状态,由于没有得到很好的健康维护,有的最终发展成为疾病,导致生活质量下降,甚至严重影响到健康和寿命。根本原因是缺乏健康管理意识和医学保健知识,在疾病的早期或萌芽状态没有采取积极有效的防治措施。要变无知为知之,就应该定期进行身体检查。

一般来说,人体处于以下 3 种状态:第 1 种状态为健康人员,这类人需要的是维护和促进健康;第 2 种状态为亚健康人员,身体中存在某些潜在致病因素,需要进行管理健康,消除致病隐患,向健康转归;第 3 种状态为患有疾病人员,发现了早期疾病或各种慢性病,需要前往医院就医。通过定期或不定期的健康体检,可以明确了解自己身体处于何种状态,根据检查结果,有针对性地进行健康维护、干预和治疗,最终达到有效管理健康的目的。

2.对疾病做到早期发现　人体的结构非常复杂,包括有许多器官和系统。每个系统和器官的功能不一样,患病时的症状也不相同。一般来说,当身体器官发生病变时,最常出现的症状有头晕、倦怠、全身酸痛、消瘦、困倦等等。这些症状是警讯,提示身体有可能会出现某些疾病,应赶快到医院检查和治疗。但是有些疾病早期没有明显症状,而一旦症状出现,病情有可能已很严重,这些早期无症状而潜在的疾病,往往是人生命的"隐形杀手",如癌症、心脏病、中风、糖尿病、高血压等,都属于早期症状不明显,而晚期不易治愈的疾病。这些早期无症状、潜在的疾病,大多可以通过体检做到早发现、早诊断、早治疗。如肺癌、乳腺癌可以通过定期体检来发现,及时手术,患者的治愈率比较高。

3.促进生活方式的转变　在体检中发现的慢性病,如高血压、糖尿病、中风等,很多都是因为日常生活中的不良习惯及方式引起的,是一种严重影响人体健康的慢性和潜在性疾病,如不及时控制和治疗,还会引发一系列并发症,严重危害人体健康。通过健康体检,使人们了解掌握所患何种疾病及致病原因,从转变健康观念、改变不良生活方式、科学合理运动等方面入手,积极预防疾病和管理健康,是医疗保健需求的一种新趋势,也是医疗保健服务的一种新模式。

二、健康体检与医疗检查的区别

健康体检与临床医疗检查在西医视、触、叩、听、中医望、问、闻、切,以及影像学检查、实验室检查、电生理检查等辅助检查方法和检查内容基本相同,各项检查也主要是由专业的医务人员完成。但健康体检在项目组合、科室构架、制度管理、体检结果处理和跟踪随访等方面又与医疗检查有很多不同。

1.指导思想不同　健康体检的指导思想是"预防为主"、"治未病";医疗检查的指导思想是"救死扶伤"、"治病救人"。

2.服务对象不同　健康体检的服务对象是主动防病查体的普通与特殊人群,医疗检查的服务对象是因疾病或伤痛而就医的"患者"。

3.检查目的不同　健康体检的目的是在健康人群中通过查体发现异常体征,提示可能威胁健康的因素,采取有效措施对健康进行管理;医疗检查的目的是根据病痛症状,通过查体发现疾病发生的原因和部位,明确诊断,为治疗提供依据。

4.检查项目不同　健康体检的项目与医疗检查项目有所区别。国家颁布的《学生健康标准》《中国成年人体质测定标准》是人们评定体质的标准,并根据其要求设定了体能测试、心理测查,以及如微量元素、肿瘤标志物甚至基因性质的检测项目,这在一般医疗检查中是没有的。医疗检查主要根据疾病诊断和治疗需要确定检查项目。

5.结果处理不同　健康体检的结果是以汇总报告的形式呈现,即根据体检报告有无异常给出解释、分析和处理建议。而医疗检查的结果是以医疗病历及医疗文书的形式呈现,包含了临床医师的诊疗过程及下一步的治疗方案。

6.场地设置不同　健康体检机构是以体检环境宽敞、明亮、舒适,体检流程科学合理,方便群体检查为原则,按照常规检查、特殊检查等模块化、流程化设置。而医疗检查是以方便个体患者检查和治疗为原则,按照功能科室为单元设置。

三、健康体检的分类

健康体检根据体检的目的和性质不同,可分为以下几类。

1.预防保健性体检　预防保健性体检是指人们自发地通过医学手段对身体进行的定期或不定期的全面检查,以了解身体整个健康状况,达到对疾病早发现、早诊断、早治疗的目的。

2.社会性体检　这是指按照国家有关政策文件要求,对从事特殊职业的相关人员或特殊人群进行上岗前、上岗期间、离岗前的定期或者不定期检查。如入学体检、入托体检、招工体检、征兵体检、婚前体检、驾驶员体检等。

3.鉴定性体检　这是指职工因工伤、职业病致残程度进行鉴定或对某些体检结果存在异议,需进一步检查鉴定而进行的健康体检。军队某些特勤人员因对身体有特殊要求,需定期进行专业体检和鉴定才可继续从事特殊职业岗位工作。

4.科研性健康体检　这是指根据科研设计的要求,对某些人群、某些项目进行有针对性的体格检查。

第三节　健康体检发展趋势

一、健康体检的历史

健康体检作为特殊人群的医学保障形式,1910 年德国人首先应用于飞行人员,但作为预防与保健医学中普通人群的一种服务行业,从 20 世纪 40 年代在美国开始出现。第二次世界大战后,人们普遍开始关注健康,许多人想要了解自己是否能够耐受致病因素的侵袭,怎样才能保持身体的健康,是患病后的被动诊治,还是主动找医师检查。根据这一社会医疗需求,体检行业应运而生。1947 年美国医药协会针对社会人群首次提出了"健康体检"的概念,并郑重建议 35 岁及以上的健康人,应该每年做 1 次全面的体格检查。截至目前,健康体检作为一种医学服务模式应用于社会,在国外已有百余年的发展历史。我国的健康体检应从西方医学传入国内开始萌芽,辛亥革命时期已经出现职业岗位体检,主要是征兵体检。新中国成立以后,首先是对特殊人群开展健康体检,但是作为一种正式行业在全社会展开,也就是改革开放以来这 30 多年。

二、国外健康体检的发展趋势

在国外以美国和日本为代表,在国民健康管理上形成了 2 种完全不同的模式。在美国,许多公民都有商业医疗保险。每家保险公司会指定不同的医院、医师、临床检验中心、影像中心作为其合作单位。每位购买保险的顾客可以选择保险公司指定合作机构享受医疗服务,保险公司指定的医师都在其指定的医院上班,这些医师在完成医院的工作后,会到自己的诊所工作。这些诊所都位于社区中,为一些固定的居民服务,这些居民购买保险公司的保险后,到保险公司的特约医师那里去咨询、体检、治疗和享受健康管理服务。医师为顾客开具化验单和影像检查申请,顾客做好化验和检查后将结果拿回诊所,医师根据检查结果为顾客做出下一步计划,没有问题的给以生活指导保持健康,小问题在诊所就能得到解决,问题较大的需要住院进一步检查治疗的,必须到医师所在的医院检查治疗,整个过程的费用大多数由保险公司承担,但是如果顾客不到保险公司指定的医师、医院检查,保险公司不负责费用或仅负担较低的费用。这样做的好处是每个医师所负责的人员不多,医师与顾客十分熟悉并能够完整地记录管理每个人的健康情况,而参加保险的人如果遵守保险制度,健康管理和就医完全能够得到保证。医师也会为保险公司节约费用,医患双方都满意。在一般的诊所,由于资金、场地、技术、人员的限制,基础配套设施不是很齐全,但如果每个诊所按医院规模配置,利用率又不高,会导致社会资源的配置不合理,带来社会医疗资源的浪费。在日本是由国家出钱每年给公民做体检。应该说,经济发达国家由于受人群健康观念、经济发展水平和医疗技术水平等影响,健康体检起步较早,发展比较规范。

三、国内健康体检的发展趋势

近年来我国经济持续高速发展,人民生活水平快速提高,广大民众的健康意识普遍增强,伴随着国家提出的"人人享有医疗卫生服务"和"预防为主"的医疗方针的全面贯彻,目前我国各类体检机构数量激增,呈"火山爆发状"。据不完全统计,我国目前有各类体检机构 5000 余家。其形式是多种体检机构并存:专业体检机构,包括独资和合资的体检机构;军队疗养系统所属的专业体检机构;医院体检机构,是以医院为依托建立的,这是我国目前最主要的体检机构,占我国体检机构数量的90%以上;有些地区还存在流动体检队。纵观我国体检机构的发展趋势,有如下特点。

1.由单纯健康体检向健康管理转变 目前,国家提出的"关卡前移,重心下移"就是努力贯彻预防为主的方针,从源头堵住疾病的发生,从而降低医疗费用的举措。医院体检中心的产生就是响应国家号召从治病向防治结合转变。目前不论是医院体检机构还是专业体检机构,不仅仅单纯开展健康体检,还配合开展大量检前检后服务工作,包括检前健康咨询,制定科学合理的体检服务并指导体检对象合理选择,检中全过程的质量控制,检后的健康分析评估、健康指导、健康危险因素干预和跟踪服务、门诊治疗、入院治疗等服务,从多方面实现由单纯健康体检向综合性健康管理服务的转变。

2.由单纯疾病筛查向健康评估转变 在常规体检中,有一部分人属于亚健康人群,这部分人用传统的医疗设备和疾病判定标准是无法检出疾病的。所以,在健康体检中开展以评价健康为目的的健康评估和亚健康检测变得十分必要。现代医疗科学技术的发展也为我们开展健康和亚健康的评估提供了众多可以选择的手段。目前应用比较广泛的有自主神经测定仪、红外热成像系统、"鹰演"疾病早期诊断系统、超倍生物显微系统、食物不耐受检测、脉搏波检测(PWV)、量子共振检测、经络能量健康评估系统、心脏负荷测定系统(AI)、基因检测等等。这些技术的应用使我们对人体的健康状况从生理到心理的全面评估和疾病的早期预警成为可能。

3.由单纯体检服务向体检与康复相结合转变 目前,医院基本以体检与医疗服务相结合,走的是以医疗为主、体检为辅的路子。在国内其他众多的体检机构中,除开展体检服务外,许多体检中心还积极开展综合的康复疗养服务,部分疗养院或体检机构依托驻地周围自然疗养因子提供日光浴、海水浴、矿泉浴、泥浴等众多康复服务,部分单位利用自身的特色技术优势,大力开展针灸、推拿按摩、中医康复、膳食养生等康复理疗和中医养生项目,为术后患者及康复人员提供良好的康复疗养服务,积极促进健康转归。有的单位开展生理、心理等医学训练,促进人们综合身体素质的提高。

第四节 常规体检项目的选定

一、体检内容及检查项目

根据体检方法和设备材料的不同,体检内容可分为常规体格检查、医学影像学检查、实验室检查、电生理检查和心理检查等。检查项目可分为常规检查和特殊检查2大部分。

1.常规体格检查 体检医师通过视、触、叩、听的物理检查方法,以及使用血压计、听诊器、耳镜、手电筒、视力表等简单用具对身体器官、脏器和部位进行的系统检查。

一般检查主要包括身高、体重、脉搏、心率、血压、呼吸,以及胸围、腹围、臀围、评估营养和形态发育等。专科检查时内科主要检查心肺听诊、腹部触诊、神经反射等项目;外科主要检查皮肤、淋巴结、脊柱及四肢、肛门、疝气等;眼科主要检查视力、辨色、眼底及裂隙灯活体显微镜检查,判断有无眼病;耳鼻咽喉科主要检查听力、耳及鼻咽部的疾病;口腔科检查包括口腔疾病和牙的检查。还有妇科、神经科、皮肤科等专科检查也都属于常规体格检查的范围。

内科和外科为总检结论提供主要病史并进行重要脏器的检查,通过眼科视力和眼底检查可以发现屈光不正、白内障、青光眼及许多眼底疾病,眼底动脉硬化的程度能为心血管疾病诊断提供依据,健康体检时均应作为重点选择,尤其是对中老年人群非常必要。口腔科可以作为牙齿保健的常规检查,耳鼻咽喉科检查内容较多,可以根据自己的身体状况和需要进行选择。

2.医学影像学检查　常规检查包括普通 X 线检查、数字 X 线成像(DR)检查、彩色多普勒超声及颈颅多普勒血流分析检查等,特殊检查有 CT、磁共振成像(MRI)、乳腺钼靶 X 线摄像等。

影像学检查对于早期发现疾病和明确疾病诊断,以及为某些疾病提供治疗手段具有重要的意义。放射线检查内容有颈部、胸部、腰部及关节等部位的 X 线透视,必要时加摄 X 线片。彩色多普勒超声检查包括腹部(肝、胆、胰、脾、肾、胃肠、膀胱)、男性前列腺、女性子宫及其附件和心脏、乳腺、甲状腺、颈动脉等大血管的检查。

胸部透视或摄片、彩色多普勒超声腹部全套检查是影像学检查的常规选定项目,乳腺和甲状腺的超声检查对早期发现疾病有重要意义,颈颅多普勒超声(TCD)可以判断脑血管的血流情况。

3.实验室检查　实验室检查是利用试剂和仪器,对受检者的血液、尿液、粪便、分泌物、痰液等标本进行检测,通过检验值的定量和定性来判断身体某个脏器的功能是否正常或为诊断某种疾病提供依据。实验室检查包括以下项目。

(1)常规检验项目:血液学检查有血常规、血型、血沉、血液流变学(血流变),体液学检查有尿常规、粪常规、分泌物检查(白带常规、精液常规)。

(2)生化检验项目:肝功十二项、肾功三项、血脂六项、心肌酶谱、微量元素、电解质、胆囊系列、血尿淀粉酶、糖(空腹血糖、餐后血糖、糖耐量、糖化血红蛋白)。生化检验项目的标本可以是血、尿、胸腹腔积液及脑脊液等。

(3)血清免疫学检验:甲型肝炎 IgM 抗体、乙型肝炎病毒血清标志物(乙肝五项)、丙型肝炎病毒抗体、抗链球菌溶血素"O"、类风湿因子、幽门螺杆菌尿素酶抗体、梅毒螺旋体抗体、人类免疫缺陷病毒、结核分枝杆菌抗体、甲胎蛋白、癌胚抗原、前列腺特异性抗原、C-反应蛋白。

(4)其他检验项目:肿瘤标志物检测;病理学检验有宫颈刮片、宫颈薄层液基细胞学检查(TCT);放免学检验有甲状腺功能检查、激素测定、免疫球蛋白测定等。

临床上通过血常规检验可以发现各种贫血、血小板减少等血液系统疾病,血细胞的减少或增多有助于分析是否有病毒或细菌感染及感染程度。尿常规可以筛查出很多疾病,如泌尿系统感染、结石,以及肾脏病变。当尿液中发现大量的白细胞时提示有泌尿系炎症,红细胞超出正常值时提示可能有泌尿道或前列腺的炎症,以及肾炎、肾癌、膀胱癌、结石等疾病。肾炎和高血压、糖尿病可引发蛋白尿,尿常规对糖尿病肾病、高血压肾病的诊断具有重要的作用。但需要排除假阳性结果,有时运动过量或者服用药物(如阿司匹林等)敏感者,也会检出血尿、蛋白尿。大便常规是各种消化道疾病的"警报器"。大便的颜色、性状等和疾病密切相关,如拉黑便可能是胃出血,拉血便可能是肠息肉、肿瘤等。所以,血常规、尿常规和大便常规这 3 项检查不应忽视。生化检验内容较多,肝功能、肾功能是常规检查的普查项目,血糖、血脂是中老年人群健康体检的必查项目,免疫学及其他检验项目如血液流变学、幽门螺杆菌、肿瘤标志物、肝炎病毒抗体、微量元素测定等特殊检查需根据体检单位及个人的不同情况具体确定。

4.电生理检查　电生理检查是通过仪器引出、放大记录身体内的生物电活动,具有较高的灵敏度和无创伤、无痛苦、无损害的优点。常规检查包括心电图、动态心电图、骨密度检查、人体成分分析、动脉硬化程度测定等。特殊诊断检查有运动平板试验、脑电图、脑地形图、肌电图、光波核磁断层扫描系统检查等。

心电图检查对检测心脏功能及冠状动脉血供情况具有重要意义,而且快捷、方便,是常规检查的必查项目。骨密度检查可以检测机体是否缺钙,动脉硬化指数测定对确定中老年人的动脉硬化程度很有价值,均可作为健康体检的常规检查。特殊检查项目要根据个人的身体情况和实际需要在医师指导下进行确定。

5.心理检查　心理检查的种类很多,如中文修订版的韦氏儿童、成人智力量表,可以用来对儿童和成人的智力进行测定;明尼苏达多相个性问卷,可以用来对青年学生的个性特点进行测定;临床症状自评量表,可以用来对来访者的自觉心理症状进行评估;内田−克雷佩林精神检查则是对人在能力、工作适应性方面的一种心理检查;焦虑测查量表和充实感问卷,则可用来检查心理适应程度和心理充实感状态。

二、常规体检套餐系列选择

主要包括普通健康体检、招工人学体检、女性特殊项目体检、夫妻孕前体检、不同职业体检、专病检查及特色体检等,根据不同需求可选择适当的套餐系列。

1.普通健康体检套餐

A系列:内科,外科,眼科,血常规,尿常规,肝功能,肾功能,心电图,胸部X线透视,腹部超声(肝、胆、胰、脾、肾)。

B系列:内科,外科,眼科,口腔科,耳鼻咽喉科,血常规,尿常规,肝功能,肾功能,乙肝五项,微量元素测定,心电图,胸部X线片(或DR),腹部超声(肝、胆、胰、脾、肾、膀胱,男性增加前列腺,女性增加子宫及附件),人体成分分析。

C系列:内科,外科,眼科,血常规,尿常规,肝功能,肾功能,血脂,血糖,心电图,胸部X线透视,腹部超声(肝、胆、胰、脾、肾、膀胱,男性增加前列腺,女性增加子宫及附件)。

D系列:内科,外科,眼科(含眼底),耳鼻咽喉科,口腔科,血常规,尿常规,肝功能,肾功能,血脂,血糖,乙肝五项,血流变,甲胎蛋白,癌胚抗原,心电图,胸部X线片(或DR),腹部超声(肝、胆、胰、脾、肾、膀胱,男性增加前列腺,女性增加子宫及附件),心脏、甲状腺彩超,消化道钡剂X线透视,骨密度检测。

E系列:内科,外科,眼科(含眼底),血常规,尿常规,肝功能,肾功能,血脂,血糖,血流变,心电图,胸部X线透视,腹部超声(肝、胆、胰、脾、肾、膀胱,男性增加前列腺,女性增加子宫及附件),动脉硬化程度测定,骨密度检测。

F系列:内科,外科,眼科(含眼底),耳鼻咽喉科,口腔科,血常规,尿常规,便常规+隐血试验,肝功能,肾功能,血脂,血糖,乙肝五项,血流变,肿瘤标志物,胸部X线片(或DR),心电图,腹部超声(肝、胆、胰、脾、肾、膀胱,男性增加前列腺,女性增加子宫及附件),心脏、甲状腺、颈部血管彩超,颈颅多普勒,动脉硬化测定,消化道钡剂X线透视,骨密度检测。

普通健康体检的 A 系列、B 系列套餐适合于青年人群,C 系列、D 系列适合于中年人群,E 系列、F 系列适合于老年人群。A 系列、c 系列、E 系列套餐相对简单,是健康体检的基本项目,B 系列、D 系列、F 系列项目较多,增加了部分高端检查,费用相对较多,如何选择这要根据体检人群的总体健康状况和经济承受能力具体确定。套餐系列的体检项目可以根据需要做适当调整,实验室检查的甲肝和丙肝抗体、抗链球菌溶血素"O"、类风湿因子、幽门螺杆菌尿素酶抗体,以及血尿淀粉酶、心肌酶谱及胆囊系列等项目,特殊检查的精神压力测试、糖基化检测等项目也是根据实际需要进行选择。

2.女性体检项目的选定　女性常规体检项目可以在普通健康体检套餐系列选择,通过血常规检查可以了解血细胞情况,为炎症性、出血性疾病及贫血的诊断提供依据;尿常规检查可以了解泌尿系统的情况,用以排除泌尿系疾病;肝功能、肾功能、血糖、血脂的检查可以了解肝脏、肾脏、脂肪和糖代谢情况;心电图检查以初步排除心脏疾病;乳腺红外线和腹部超声检查可了解妇女乳腺、子宫、输卵管、卵巢的情况。已婚妇女体检时可选择做阴道镜检查以了解有无阴道炎、宫颈糜烂等情况;还可以根据需要进行分泌物涂片(白带常规)和衣原体、支原体细菌培养以了解妇女生殖道感染情况及病菌种类;宫颈刮片、宫颈薄层细胞学涂片检查(TCT)用于宫颈癌的筛选检测。

女性特殊体检可选择项目包括以下几种。

A 系列:妇科查体,白带常规,乳腺红外线检查。

B 系列:妇科查体,白带常规+宫颈刮片,乳腺红外线检查。

C 系列:妇科查体,电子阴道镜检查,白带常规+宫颈刮片,乳腺彩色超声检查。

D 系列:妇科查体,电子阴道镜,宫颈薄层细胞学涂片(TCT),乳腺彩色超声检查,性激素内分泌检查。

3.常规招工体检项目

A 系列:内科,外科,眼科,血常规,尿常规,肝功能,心电图,胸部 X 线透视。

B 系列:内科,外科,眼科,口腔科,耳鼻咽喉科,血常规,尿常规,肝功能,心电图,胸部 X 线透视。

C 系列:内科,外科,眼科,口腔科,耳鼻咽喉科,血常规,尿常规,肝功能,心电图,胸部 X 线透视,腹部超声(肝、胆)。

D 系列:内科,外科,血常规,尿常规,肝功能,心电图,胸部 X 线透视,腹部超声(肝、胆、胰、脾、肾)。

E 系列:内科,外科,眼科,口腔科,耳鼻咽喉科,血常规,尿常规,肝功能,心电图,胸部 X 线透视,腹部超声(肝、胆、胰、脾、肾)。

F 系列:内科,外科,眼科,口腔科,耳鼻咽喉科,血常规,尿常规,肝功能,心电图,胸部 X 线透视,腹部超声(肝、胆、胰、脾、肾),梅毒螺旋体抗体检测。

4.夫妻婚前体检项目　健康体检+妇科检查(肛诊)+子宫及附件超声检查,病原体检测(自选):淋球菌、支原体、衣原体等。

5.夫妻孕前体检项目

A 系列(适用于有不良妊娠史的夫妻)项目:

女性:TORCH(血)[T.弓形虫病;O.其他(先天性梅毒或病毒);R.风疹;C.巨细胞病毒;H单纯疱疹病毒]。乳腺红外线,妇科查体,子宫及附件超声检查,宫颈薄层细胞学涂片

（TCT）。

男性:TORCH(血),精液常规。夫妻双方:梅毒,艾滋病。

B系列(常规孕前体检)项目:

女性:性激素内分泌检查,乳腺红外线,妇科查体,子宫及附件彩色超声检查,宫颈薄层细胞学涂片(TCT)。

男性:性激素内分泌检查,精液常规。夫妻双方:梅毒,艾滋病。

6.根据不同职业选择体检项目

(1)干部、白领、机关人员体检项目:内科,外科,眼科(含眼底),血常规,尿常规,肝功能,肾功能,血脂,血糖,血流变,乙肝五项,癌胚抗原,甲胎蛋白,心电图,胸部X线透视,腹部超声(肝、胆、胰、脾、肾),颈颅多普勒,骨密度,颈椎、腰椎正侧位片。

(2)专家、教授、研究人员体检项目:内科,外科,眼科(含眼底),口腔科,耳鼻咽喉科,血常规,尿常规,肝功能,肾功能,血脂,血糖,血流变,癌胚抗原,甲胎蛋白,心电图,胸部X线透视(或DR),腹部超声(肝、胆、胰、脾、肾),颈颅多普勒,骨密度,颈椎、腰椎正侧位片。

(3)营销、外联、公司职员体检项目:内科,外科,血常规,尿常规,肝功能,肾功能,血脂,血糖,乙肝五项,甲肝及丙肝抗体,心电图,胸部X线透视,消化道钡餐透视,腹部超声(肝、胆、胰、脾、肾),幽门螺旋杆菌检测。

(4)出租车司机及专职驾驶员体检项目:内科,外科,眼科,血常规,尿常规,肝功能,肾功能,乙肝五项,心电图,胸部X线透视,消化道钡餐透视,腹部超声(肝、胆、胰、脾、肾)男性增加膀胱、前列腺检查,颈椎、腰椎正侧位片。

以上体检套餐基本涵盖了现在体检机构所能开展的检查项目,也能达到大众群体定期进行全面健康体检的目的。套餐项目分类是根据不同人群职业特点、体检目的和需求及体检机构业务展开情况设定的,供单位和个人体检时选择参考,必要时可根据需要作适当调整,特殊检查项目可有针对性地选择增加。

三、体检间隔时间

每个人都应定期或不定期地进行身体检查。定期或不定期,都是依据个人的不同情况和职业特点来确定检查项目和时间间隔。对于患有慢性疾病的人,定期检查是监测病情进展、观察治疗效果的必要措施。如高血压病患者,应每天定时测量血压,还应定期做心电图检查和尿液常规检验,以便早期发现高血压引起的心脏及肾功能伤害;糖尿病应定期检查血糖,痛风患者应定期检查血尿酸,对乙型肝炎病毒感染者,每半年应做1次肝功能检查。另外,某些特殊职业人群,应根据职业需要定期做一些特定的检查,如经常接触粉尘的人应定期做胸部X线检查,长期伏案工作的人应检查颈椎和腰椎等。对于健康人群,定期做适当项目的检查对于预防及早期发现疾病也是很有必要的。当然,体检的项目应当有所选择,并不是体检项目越多越好,有些检查,如X线和CT检查、内窥镜检查等,可能会对身体造成一定的伤害。

第二章 静脉血液标本采集规范

静脉血液标本采集是临床常用的操作技术,通过对血液进行检测,可协助判断患者的病理改变及病情发展,准确可靠的检测结果对疾病的诊断和治疗起着指导性的作用。其中血液采集方式、采集时间、采集部位、送检时间等诸多因素会对检测结果产生一定的影响,因此,静脉血液标本采集流程规范化、管理标准化对确保检测结果的准确性及有效性,具有重要的意义。

第一节 静脉穿刺的总体要点

静脉穿刺是一项复杂的操作,需同时具备专业知识和技巧。在采集血液标本时,有经验的专业人员一定会按顺序完成以下特定步骤。

一、核对医师的检验申请并登记

内容略。

二、向患者介绍您自己,建立沟通并获得其信任

向患者或其陪伴者解释将要进行的操作,严格按照 CLSI 的有关规定取得患者对于操作的知情同意;对下一位患者操作前进行手部消毒。遵循疾病控制和预防中心(CDC)《手部消毒指南》及 CLSL《H3 A6——通过静脉穿刺采集诊断用血液标本的程序》(第 6 版)中的规范。

三、确认患者身份

1.如果患者意识清醒 确认个人信息,并与申请单中的信息进行核对。如果是住院患者,将其信息与医院腕带上的信息进行核对。如果发现信息有不一致情况。那么必须在采集标本前解决不一致的问题。

2.如果患者无意识、年幼或听不懂采血员的语言 通过其陪伴者或护理团队来核实患者信息,并记录提供这些信息的人员姓名。将这些提供的信息与记录或申请单中的信息进行核对。如果是住院患者且有腕带,则应与腕带上的信息进行核对。如有不一致情况,那么必须在采集标本前解决此类问题。

3.如果患者半清醒、昏睡或睡眠中 在采血前必须唤醒患者。对于住院患者,如果不能确认身份。必须向护士或主治医师说明情况。对于昏睡患者,必须采取必要的措施来预防在静脉穿刺时突然出现肢体移动或震动。如果在采血期间发生意外,必须立刻告知医护团队[护士和(或)医师]。

4.如果在急诊室内不能确认患者身份 这种情况下,应临时收集患者身份信息,并进行临时登记。一旦确认了患者身份,该身份信息被视为永久信息,因此必须对临时的身份信息进行追踪。

四、核对患者的准备情况

如患者是否空腹,并询问患者是否有乳胶过敏史(以便使用合适的手套和止血带)。应

注意患者可能会发生乳胶过敏的情况,并且实验室需要负责预防静脉穿刺时可能发生的各种风险。

第二节 静脉穿刺的一般步骤

一、选择静脉穿刺的部位

1.静脉穿刺的最佳部位 穿刺部位的选择是关系诊断的重要步骤。静脉穿刺有多个部位可供选择。首选部位是肘窝静脉,位于上肢前侧的肘关节前下方,此处有多条静脉且接近于皮肤表面。肘窝静脉排列模式在不同个体中有所不同,但有两种常见的静脉分布模式:一种为 H 模式,另一种为 M 模式。H 模式的命名是因为该模式的静脉(头静脉、肘正中静脉和贵要静脉)排列形状像 H 形,大约 70% 的人具有这种静脉排列模式。在 M 模式中,大部分突起静脉(头静脉、正中头静脉、正中贵要静脉和贵要静脉)的排列方式与字母 M 相似。

尽管适合采血的上肢静脉均可进行穿刺,但肘正中静脉和头静脉是最常使用的静脉。在这些静脉中,头静脉在穿刺时有较大可能形成血肿和出现疼痛。如果肘窝静脉不易或不能穿刺,那么可选择手背静脉。在手背部,背侧静脉弓因为较大,所以是穿刺的最佳选择。掌背静脉也可进行穿刺。

不得使用腕部内侧静脉,因为在此区域除了有静脉以外,皮肤表面还有神经和肌腱。其他部位如踝部或下肢静脉,由于发生并发症的风险较大,如静脉炎、血栓形成或组织坏死,未经医师允许不得使用。

注意:不能因为静脉穿刺采血困难,而用动脉穿刺代替。只有在征得主治医师同意的情况下方可考虑使用动脉穿刺。

2.避免进行静脉穿刺的部位

(1)不应选择正在进行静脉输液的同侧肢体进行采血。

(2)避免在具有大面积烧伤瘢痕的部位采血。

(3)在进行了乳房切除术的同侧进行采血前,必须征求医师的意见,因为可能由淋巴淤滞引发并发症。

(4)无论血肿面积大小,出现血肿的部位可能会引起检验结果不准确。如果其他静脉不可用。那么应选择远离血肿的部位进行采血。

(5)未经医疗团队授权的人员不能从动静脉瘘、人造血管或静脉插管采血。

(6)避免穿刺有血栓形成的静脉。这种静脉缺少弹性,触摸呈条索样,而且血管壁较硬。

3.静脉定位技术

(1)观察大静脉。

(2)活动:要求患者降低上肢,并重复握拳和松拳。松拳动作可降低静脉压力,并使肌肉放松。

(3)按摩:轻轻按摩患者上肢(从腕部到肘部)。

(4)触摸:用采血员的示指进行触摸。不要使用拇指,因为拇指的灵敏度不足以感觉到脉搏。该操作有助于区别静脉和动脉,因为动脉有脉搏,而且动脉壁更有弹性、更厚。

(5)静脉松弛时需要用手指固定静脉。

(6)透照法皮肤透照仪有助于定位静脉,采血员可使用一种或两种主要光源(一种是高强度光源,另一种是LEDs光),将光束透入到患者的皮下组织中。采血员必须照常使用止血带,然后将透照仪滑过皮肤,使其一直紧贴皮肤表面,以免光线散射。静脉将会显现为暗线。确定了静脉穿刺的最佳部位后,将透照仪固定于该部位,注意不要阻断血流。针头刺入静脉后,按正常流程完成采血操作。对于婴儿、儿童患者、老年患者、肥胖症患者和低血压患者等静脉较难定位的患者,透照仪尤其适用。

二、正确使用止血带

止血带可使血管内压力增加,这有助于触摸静脉,并有助于血液注入采血管或注射器内。如不使用止血带,采血员可能无法确定肘前静脉的位置。静脉穿刺时使用的止血带或同类产品有:一次性使用的止血带,最好不含乳胶;血压计袖带,对于成年人当压力为40mmHg时可用。

避免使用橡胶制成且有塑料夹、扣环或相似类型固定装置的止血带。如果止血带中含有乳胶成分,那么必须询问患者是否对乳胶过敏。如果患者对乳胶过敏,则不得使用这种材料制成的止血带。

止血带被血液或体液污染后必须立即丢弃。

1.使用止血带的注意事项

(1)谨记使用止血带的正确操作。

(2)止血带使用时间超过1分钟时,可能发生局部血液淤滞、血液浓缩和血液渗入组织等现象,进而产生下列假性高值:所有基于蛋白的测量值、红细胞比容和其他细胞成分测量结果。

(3)不正确使用止血带可导致诊断错误(例如溶血,可使血钾水平升高,并影响钙的检测结果等),也可引起采血并发症(血肿、刺痒、极端情况下引发陶瑟症)。

(4)如果在准备扎止血带的部位有皮肤破损,则须考虑选用其他部位或在患者衣服上使用止血带。

2.使用止血带的步骤

(1)摆好患者的手臂位置,使肩部自然向下斜放。

(2)在正确的位置固定止血带,结要打在上面,以防污染穿刺部位。

(3)选择穿刺静脉时不要用手指拍打静脉。这种做法会引起毛细血管内溶血,从而影响某些项目的检测结果。

(4)如果使用止血带来选择穿刺静脉,止血带只能短暂使用。扎上止血带,同时嘱患者手紧握拳,确定穿刺静脉后即松开止血带。间隔2分钟后才能再次使用止血带。

(5)在进行某些项目如乳酸盐或钙的检测时禁止使用止血带,因为使用止血带可能会影响检测结果。

(6)扎止血带的位置应在穿刺部位上方7.5~10.0cm处,以防污染穿刺部位。

(7)使用止血带不要持续超过1分钟。

(8)扎上止血带后,嘱患者握紧拳头以便选择静脉。

(9)止血带不要扎得太紧,以防阻断动脉血流。应可触及动脉搏动。

(10)一旦怀疑止血带被污染,必须立即更换。其焦虑,可能促使某些特定分析物过度释放入血液中。

三、血液标本的推荐操作方法

下面将要介绍采集血液标本的推荐操作方法,同时可使患者完全了解整个操作。

1.患者坐位采血的操作　要求患者坐在采血专用椅上,坐姿舒适。推荐采血椅要配有扶手,这样当患者失去意识时能防止患者身体下滑。没有扶手的椅子不能给患者提供支撑,无法在患者晕倒时保护其安全。建议患者的手臂向前自然伸直,垂于台面。患者的胳膊必须有牢固的支撑,肘部不能过度弯曲。肘部微弯曲可防止手臂过伸。

2.患者卧位采血的操作　嘱患者处于舒适体位。如果患者仰卧,则需要额外的支撑,应在患者的手臂静脉穿刺的部位下面垫一个枕头。患者手臂自然伸展下垂,从肩部到手腕自然伸直。如果患者为半卧位,采血要容易得多。

四、静脉采血的消毒与清洁操作

在使用乙醇(酒精)进行穿刺部位消毒和手的清洁时需要注意一些事项。根据 Rotter 的研究,通过监测手部菌群数量的下降程度,对不同的手部清洁方法的有效性进行了对比,发现用酒精消毒手部其直接灭菌作用和 3 小时后的保持效果均为最佳。酒精抗菌谱广泛,可有效地杀灭细菌、真菌和病毒,但对无包膜的亲水性病毒作用较差,特别是肠道病毒。在用于手部消毒时,没有杀灭芽孢的作用。在合适的浓度下,酒精可迅速地、极大限度地减少微生物数量。随着酒精浓度的增加,灭菌效果也增加。文献的数据表明,要根据其浓度而不是体积数配制酒精溶液,已证实 70%的酒精溶液是体外灭菌效果最强的。

对穿刺部位的皮肤进行消毒的目的是防止患者和血液样本被直接污染。所选择的抗菌剂必须有效、作用迅速、腐蚀性低,不会使皮肤和黏膜发生过敏反应。70%的酒精和异丙醇均有抗菌效果,但酒精是最常用的。70%的酒精能够保持抗菌效果而其可燃性大大降低,能有效地杀灭革兰阳性菌、革兰阴性菌、结核分枝杆菌、真菌和病毒,同时价格低廉。但由于酒精的可燃性,北美的一些国家现在已经禁止使用酒精消毒,在实验室和医院中改用异丙醇进行消毒。

1.手部清洁　采血员接触完每名患者后必须要清洁双手,以避免交叉污染。可以使用肥皂和清水洗手,或者使用凝胶状酒精。使用酒精消毒双手可以减少采血员 1/3 的洗手时间,因此有助于采血员坚持这项基本防护措施。但是其缺点是手上残留有气味,而且酒精浓度超过 70%还有易燃的风险。

2.戴手套

(1)手套:一次性手套是一种保护屏障,可使用乳胶手套、乙烯树脂手套、聚乙烯手套或腈纶手套。许多医务人员由于长期戴手套而引发皮炎。这种情况下,可尝试其他材质的手套(腈纶、聚乙烯或其他材质)。皮肤敏感的工作人员也可以使用无滑石粉的手套或内夹棉的手套。有文献报道有患者对乳胶发生过敏性休克,所以必须谨慎核实患者是否对乳胶过敏。若确实过敏,采血员一定要避免戴乳胶手套。

(2)步骤:采血员在进行静脉穿刺前必须更换手套。小心戴手套以防撕裂。手套必须大小合适、紧贴皮肤,保证采血员在进行静脉穿刺时手的敏感性不会降低。

3.穿刺部位的消毒　必须在静脉穿刺之前对穿刺部位进行消毒,以防止对患者和血液标本造成微生物污染。

（1）消毒剂：使用消毒剂对穿刺部位的皮肤进行消毒。消毒剂包括：70%的异丙醇或酒精、用于血液培养的1%～10%聚维酮碘溶液、非酒精性清洁剂[如氯己定、中性肥皂]。

（2）推荐步骤

1）将一块纱布在商品化的70%异丙醇或酒精溶液中浸湿后进行消毒。

2）从穿刺中心到外周进行环状消毒。

3）干燥30秒，以防血液标本溶血和减轻静脉穿刺时的灼热感。

禁止对消毒区吹干、扇干或覆盖任何物体。消毒后禁止再次触摸。采血员如果觉得穿刺困难，需要进一步触摸静脉，必须对新选择的穿刺部位进行消毒。

注：对血液酒精含量进行检测时，穿刺部位的消毒需要使用非酒精消毒剂。

第三节　选择真空静脉采血或使用注射器静脉采血的原则

实验室应建立血液采集技术选择原则。选择静脉采血技术不仅要考虑器材的成本，还要考虑以下几点：采血的目的、被采血者的类型、采血员的技巧和环境的要求。采血员在确保此项操作质量中起着重要作用。关于选择采血技术和器材的决定因素将在下面进行说明。

一、对真空静脉采血的说明

1.历史观点　1943年，美国红十字协会要求一家医疗器材公司研发一种一次性使用的无菌采血装置。一经包装，该装置必须保持无菌，供战场上使用。

经研究，发明一种采血装置：双向针头直接同检测试管相连，利用真空作用使血液直接从静脉流入试管，从而形成了真空血液采集系统。此后，不断对该装置进行改良和创新，使真空血液采集演变成一种安全、实用的操作，提供了高质量的检验标本。

2.真空采血　真空采血是目前CLSL推荐的静脉采血技术。该技术在全球应用广泛，包括大多数巴西实验室，因其具有以下优点：

（1）操作简便：真空采血试管内部是容积被标定的真空，与外管壁标签上标注的血液量成比例，也就是说，当血液停止流入试管时，采血员可以确定已采集了正确的血液量。抗凝剂、促凝剂的量同采集的血液量也是成比例的，最终可以保证血液标本质量合格可进行处理和分析。

（2）患者感觉舒适：真空采血可以只进行一次穿刺，便可迅速采集多支试管的血液标本，以满足医师所有的检测要求。

（3）适用人群广：静脉采血困难的患者，如儿童、药物治疗的患者和进行化疗的患者也可以从中受益，因为有专为这些患者设计的采血装置（多管真空采血蝶翼针，还有不同型号的针头和较低采血量的真空试管）。而且，随着技术方面的进步，诊断设备和诊断试剂盒的特异性和敏感性越来越高，所以如今从患者采集的血液量也大大降低了。

（4）能够确保实验结果的准确性：这是实验室最重要和最基本的一点。

（5）能够确保采血员和患者的安全：真空采血是一个封闭的血液采集系统：穿刺患者的静脉，血液直接从静脉流到真空采集管中。因此采血员不需要接触血液，从而保证了其生物安全性。

由于以上或其他因素,例如不同患者之间静脉存在差异,所以应对某些重要的因素进行观察以保证正确采血。

二、使用注射器进行静脉采血的相关说明

使用注射器采血已经有很多年历史了。由于这是静脉采血最传统的技术,在某些医疗领域已经根深蒂固,如注射给药就是采用此技术。但是,使用注射器采血可能会造成分析前错误,同时对采血员来说也是一种危险的操作,采血员不仅要对血液进行处理,还要将针头安全地弃入锐器盒中。《巴西卫生工作人员健康和安全管理标准》(简称 NR-32)中规定,锐器(针头、蝶翼针等)包括皮下注射针必须要安装安全装置,尽量不要进行手工处理。

CLSL 建议,出于安全因素的考虑,应避免使用注射器进行静脉穿刺。当使用注射器采集血液标本时,必须使用转移装置,即在针头的远端安装真空持针器,以便将注射器中的血液直接转移到试管中,而无须打开试管处理血液。

使用注射器采血非常普遍,已成为大部分卫生专业人员的操作习惯,注射器和皮下注射针容易获得,且价格便宜,也是卫生保健行业的必备器材。但需要注意的是,使用注射器时不仅会对采集的血液标本质量产生影响,同时也容易发生意外刺伤事故。

注射器是一种开放式采血系统,根据主观经验判断采血量,并将血液转移到试管中(可能超过或低于试管容量,从而改变血液/添加剂的正确比例),同时也容易形成微凝块、纤维蛋白和溶血,因此容易影响标本质量并导致以下问题。

1.重复检验工作。

2.检验报告发送延迟,效率降低。

3.不能满足标准的质量要求,效率降低。

4.造成设备损坏(故障、阻塞)导致实验室工作无法正常进行。

5.实验室设备的损耗(管理的和技术的)。

6.成本增加。

7.实验室和患者及其主治医师的关系不协调,从而导致服务信任度的降低。

三、采集血液标本中可能遇到的困难

当采集血液标本遇到困难时,可能需要如下操作。

1.改变针头的位置。如果针头插入静脉过深。稍微退出一点;如果刺入得不够深,继续进针直到针头接触到静脉。

2.如果采血过程中怀疑穿刺静脉塌陷,建议将针头缓慢仔细地旋转,使针头斜面重新暴露、静脉内腔恢复原状且血流畅通。在穿刺贵要静脉时,不要试图侧向改变针头的位置,因为贵要静脉与肱动脉很接近,易发生穿刺动脉的意外。

3.如果第 1 支试管由于有质量缺陷没有采血成功(如真空不足)则需要更换另一支试管。

4.寻找静脉时不主张随意活动针头,这种操作会使患者感到疼痛,并可能引起意外刺穿动脉,从而导致血肿、神经压迫或神经直接损伤。

5.不主张采血员对同一名患者进行静脉穿刺超过 2 次。如果可能,需要叫另一名采血员完成采血或通知医师。

第四节 外周静脉采血准备

外周静脉采血准备包括采血器具的选择和采血部位的选择,采血器具又包括采血针和采血容器,从普通注射器到安全型静脉采血针,从血培养瓶到不同类型的真空采血管,针对不同病情的患者,选择合适的采血器具和采血部位在静脉血标本的质量保证、操作的高效便捷、采集人员的安全及周围环境的保护方面发挥着重要作用。

一、外周静脉采血器具的选择

(一)采血针

1.普通注射器

(1)结构特点:注射器由空筒和活塞组成。空筒前端为乳头,表面有刻度,活塞后部为活塞轴、活塞柄;针头由针尖、针梗和针栓三部分组成。

(2)使用方法:依据采血量选择合适的注射器和合适的静脉,常规皮肤消毒后将连接好的注射器刺入血管,见回血后一手固定针栓,另一手回抽血液.采集结束弃去针头,将血液沿试管壁缓慢注入至所需血量。

2.分体式真空采血针

(1)结构特点:在采血针的软管尾端针座上,连接一只集血针,集血针表面有阻血套。

(2)使用方法:将采血针旋转固定于持针器外筒前端,穿刺成功后,将集血针插入真空采血管胶塞,在负压的作用下血液自动流入真空采血管,可实现多管采集。

3.笔式真空采血针

(1)结构特点:为贯通式针管,其两端都有锋利的刃口,针管中下段固定在针座上,其前端为采血针,后端为集血针,集血针表面有阻血套,针管两端有保护套,临床上与持针器、一次性采血管等配合使用。

(2)使用方法:将采血针旋转固定于持针器外筒前端,穿刺成功后,将真空采血管插入持针器后端空腔,使集血针后端刃口穿过阻血套刺入真空管胶塞,在负压的作用下血液自动流入真空采血管,可实现多管采集。

4.安全型静脉采血针

(1)安全型锁扣式采血针

1)结构特点:采血针针头端有保护套,有效防止针刺伤的发生,针头采用三切面、双斜面设计,有效减小穿刺阻力,降低患者的疼痛感。此针头具有采血速度快、安全性高、操作简便等特点。

2)使用方法:穿刺方法同笔式真空采血针,采血结束拔出针头后。闭合针头端保护套。

(2)安全型蝶翼针

1)结构特点:在采血针的软管尾端针座上,连接一只集血针。集血针外有保护套,采血针针座处设有安全按键,有效防止针刺伤的发生,也可避免采血针的重复使用,达到全程保护的目的。

2)使用方法:穿刺方法同分体式真空采血针,当采血结束时触碰安全按键,针管将完全回缩到采血针回缩套内。

（二）采血容器

真空采血容器具有采血量准确、安全性能高、分离血清效果好、操作使用方便及可一针采多管血标本等特点。临床上通常按照产品说明书要求使用，见表2-1。

表2-1　常用真空采血管的使用

采血管分类	适用范围	标本类型	添加剂类型	混匀次数
蓝帽真空采血管	凝血检测，如PT、APTT各种凝血因子等	全血	枸橼酸钠	3~4次
黑帽真空采血管	血沉检测	全血	枸橼酸钠	8次
红帽真空采血管	各种生化与免疫学检测，血库（交叉配血）	血清	促凝剂	5~6次
黄帽真空采血管	急诊各种生化和血清学检测	血清	分离胶/促凝剂	5~6次
绿帽真空采血管	急诊、大部分的生化实验和某些特定的化验项目，如血氨、血流变等	血浆	肝素钠/肝素锂	8次
紫帽真空采血管	血常规、糖化血红蛋白等检测	全血	EDTA	8次
灰帽真空采血管	糖耐量检测	血浆	草酸盐-氟化钠	8次

二、外周静脉采血部位的选择

外周静脉血标本在采集过程中应根据患者静脉解剖位置与病情的不同，选择合适的血管、舒适的体位、准确的穿刺点进行穿刺。原则上尽量选择位置固定、易于穿刺成功、容易止血的血管。避免在输液侧及有静脉瓣和关节处进行采血（表2-2）。一般成人首选肘正中静脉，其次可选前臂正中静脉、贵要静脉及头静脉等。

可参考不同血管特点穿刺方法的选择：①肥胖患者皮下脂肪厚，静脉不易显露，采血时需按静脉走向指压局部，摸清血管深浅度位置，进针角度约40°；②水肿病人需先压迫血管局部组织使液体暂移一旁，待血管显露后再穿刺；③脱水、腹泻患者因血容量不足导致静脉不充盈、瘪塌、弹性差，穿刺时用手将静脉向心方向按压，使静脉充盈后再行穿刺；④营养不良患者血管脆性大、弹性差、皮下脂肪少，进针角度要小于15°；⑤静脉闭塞患者血管穿刺时可有回血，但如出现血流不畅时，需及时更换穿刺部位；⑥超高龄患者静脉血管弹性降低，管壁增厚，变硬，皮肤松弛，血管浅易滚动而不易固定、容易刺破；穿刺前10分钟可使用热毛巾或暖水袋热敷或在穿刺部位持续外用血管扩张剂，防止血栓形成，使血管扩张充盈，减轻疼痛并提高穿刺成功率。

表 2-2　常用外周静脉采血部位的选择

常用静脉	血管特点	适用范围	穿刺方法
肘正中静脉	粗而短,多呈 N 形或 M 形,常于肘窝处连接贵要静脉和头静脉;肘前皮肤薄而柔软,浅筋膜疏松,浅静脉粗大	体位	穿刺点
前臂正中静脉	起自手掌静脉丛,沿前臂前面上行,注入肘正中静脉;前臂正中静脉有时分叉,分别注入头静脉和贵要静脉,汇集来自手掌侧和前臂前部浅层静脉血		自血管正上方直接刺破皮肤入血管
贵要静脉	起自手背面腕横纹尺侧 1/3 处,沿前臂后缘尺侧上行。在肘关节下方 4~10cm 处转至前面继续上行,在肘横纹上方接纳肘正中静脉;再经肱二头肌与旋前圆肌间沟于肱二头肌内侧缘上行至上臂中点稍下方穿过深筋膜至上臂深部,而延续于腋静脉或注入肱静脉,汇集来自手和前臂尺侧的静脉	病情稳定、周围循环良好患者　　坐位/仰卧位	沿上肢外展,掌心向上,前臂尺侧皮下上行,尺骨头背侧缘仔细触摸有弹性感或沟痕感部位,即为贵要静脉,自血管正上方直接刺破皮肤入血管
头静脉	起自手背静脉网的桡侧,沿前臂桡侧皮下上行至肘窝。通过肘正中静脉与贵要静脉交通,沿肱二头肌外侧上行,中间经三角胸大肌沟,穿深筋膜注入锁骨下静脉或腋静脉,汇集来自手和前臂桡侧掌面和背面的浅静脉		于桡骨茎突处,从血管正上方直接刺破皮肤入血管
手背静脉网	浅筋膜内丰富的浅静脉互相吻合形成手背静脉网;手背静脉网的桡侧与拇指的静脉汇集成头静脉,尺侧与小指的静脉汇集成贵要静脉		自血管正上方直接刺破皮肤入血管

(续表)

常用静脉	血管特点	适用范围	穿刺方法
股静脉	伴随股动脉上行,达腹股沟韧带深面移行为髂外静脉;接受股动脉分支的伴行静脉和大隐静脉,汇集下肢所有浅静脉的静脉血	肥胖、周围循环不良患者	仰卧位	1.位于腹股沟中、内 1/3 处,摸到股动脉搏动后,自股动脉内侧 0.5cm 处为穿刺点 2.从脐部引一直线垂直于腹股沟,垂直交叉点内侧 0.5cm 处为穿刺点,即为股静脉的体表投影点

第五节 外周静脉血液采集操作

外周静脉血液采集操作包括适用人群的选择。人员、物品、环境的准备及标准化的操作流程,规范化的外周静脉血液采集操作直接关系到血液标本的质量和检测结果的可靠性。

一、适用人群

为患者采集并留取外周静脉血液标本,用于化验检查(包括全血标本、血清标本、血浆标本、血培养标本),为疾病的诊断、治疗和预后提供依据。

二、准备

1.人员准备 仪表大方,举止端庄;服装、鞋帽整洁;佩戴胸卡;修剪指甲,洗手等。
2.物品准备
(1)治疗车上层:清洁或无菌手套、真空采血器/注射器、持针器、止血带、一次性垫巾、无菌敷贴、采血管(根据需采集的标本类型选择并按采集顺序摆放)、条形码、消毒盘(皮肤消毒剂、无菌棉签)、医嘱执行单、试管架、洗手液。
(2)治疗车下层:医用垃圾袋、生活垃圾桶、锐器盒。
3.环境准备安静、清洁,温湿度适宜,光线充足,必要时使用屏风遮挡。

三、采集操作流程

推荐肘正中静脉作为外周静脉血液采集穿刺的首选部位,其次选择前臂正中静脉、贵要静脉及头静脉等,各采血部位在穿刺体位、穿刺点方面存在一定的差异,如下操作流程以肘正中静脉为例说明。

(一)采血前

1.备齐用物 推车至患者床旁。
2.核对信息 自我介绍,两种以上方式核对患者(姓名、床尾卡、腕带);核对条形码(床号、姓名、住院号、采集项目、采集时间、采血管的种类)并粘贴。
3.告知 告知患者操作目的、需做的检查项目、采血量、临床意义及配合要点,取得患者配合。

4.评估

（1）评估患者病情、年龄、意识状态。

（2）评估患者禁饮食时间是否符合要求，以及有无吸烟、运动、情绪波动等影响因素；若为女性患者还需评估是否处于月经期或妊娠期。

（3）评估穿刺部位皮肤、血管状况及肢体活动度。

5.摆放体位　协助患者大小便，取舒适体位，暴露穿刺部位。

6.洗手　戴口罩六步洗手法，戴口罩，戴手套。

7.操作前核对　两种以上方式核对患者，核对条形码信息及采血管帽颜色。

8.确认穿刺部位　在穿刺部位下方铺一次性垫巾；扎止血带，确认穿刺点，松止血带。

9.消毒　以穿刺点为中心消毒皮肤（2次），消毒范围直径≥5cm，待自然干燥，备无菌敷贴。

10.操作中核对　两种以上方式核对患者，核对条形码信息及采血管帽颜色。

11.扎止血带　穿刺部位上方7~10cm处扎止血带。嘱患者轻握拳。

（二）采血中

1.真空采血器

（1）静脉穿刺：一手于穿刺点下方2.5~5cm处绷紧皮肤，另一手持采血针，针尖斜面向上沿血管走向穿刺（通常与皮肤成15°~30°）。

1）蝶翼针：见回血后，可再顺静脉进针少许，固定针翼，保护穿刺点。

2）直针：见回血后。可再顺静脉进针少许，固定持针器。

（2）采血：将采血针另一端插入真空采血管，首支采血管有血液流入时，松开止血带，待血液升至所需血量取下采血管。

（3）颠倒混匀：按要求颠倒混匀（混匀次数依据采血管帽颜色或检验项目，详见表2-1），置于试管架上，如需多管血再依采集顺序插入其他采血管。

（4）拔针、按压：嘱患者松拳，快速拔针，局部按压5分钟（有凝血功能障碍或使用抗凝药物的患者需按压10分钟以上），观察穿刺部位有无渗血、肿胀。

2.注射器

（1）静脉穿刺：一手于穿刺点下方2.5~5cm处绷紧皮肤。另一手持注射器并以示指固定针栓。针尖斜面向上沿血管走向穿刺（通常与皮肤成15°~30°）。

（2）采血：见回血后，松开止血带，一手固定针栓，另一手拉动活塞抽取所需血量。

（3）拔针、按压：嘱患者松拳，快速拔针。指导患者或家属局部按压5分钟（有凝血功能障碍或使用抗凝药物的患者需按压10分钟以上），观察穿刺部位有无渗血、肿胀等。

（4）标本注入采血管：取下针头，打开试管帽，将血液沿试管壁缓慢注入至所需血量。

（5）颠倒混匀：按要求颠倒混匀（混匀次数依据采血管帽颜色或检验项目，详见表2-1），置于试管架上。

（三）采血后

1.操作后核对　两种以上方式核对患者信息。核对条形码信息及采血管帽颜色。

2.整理　协助患者取舒适体位，整理床单位；呼叫器放在患者易取处；整理物品。

3.洗手、摘口罩　脱手套，洗手，摘口罩。

4.宣教　致谢患者,指导患者和家属按压穿刺部位、方法和时间;注意观察穿刺局部有无出血及血肿等。

5.标本送检　应用密闭箱及时安全运送。

四、注意事项

1.遵循外周静脉血标本的质量管理要求,严格执行医嘱和无菌操作技术原则。

2.粘贴条形码需注意　①竖向粘贴在采血管上,尽量居中;②与采血管帽距离不宜过近(建议距离5~8mm);③粘贴时尽量覆盖在采血管原有标签纸上。以保证观察窗清晰可见。

3.若患者坐位采血时,需将采血侧上肢完全伸直,采取直肘姿势,即保证上臂与前臂在一条直线上。

4.在手套的选择上建议使用无粉无菌橡胶手套,且戴同一副手套可采用快速手消液连续给5个患者采血再重新更换,同一手套的使用不超过15分钟;针对特殊患者,如隔离患者或疑有传染倾向患者等,需严格执行一人一手套一更换;为血液传播性疾病患者采血时必须戴双层手套。

5.外周静脉采血禁忌部位　①输液、输血同侧手臂;②局部红肿炎性反应区域;③乳房切除术后的同侧手臂;④大范围瘢痕、烧伤及残疾的部位;⑤水肿部位;⑥血肿部位;⑦动静脉瘘管同侧手臂。

6.扎止血带不可过紧,尽可能缩短绑扎时间,建议以不超过1分钟为宜,避免引起局部淤血、静脉扩张及影响检测结果;若止血带在同一位置绑扎超过1分钟,建议松开并等待2分钟后重新绑扎;扎止血带时患者不要多次进行松紧拳头的动作,以避免假性高钾血症;在测定乳酸时,不可使用止血带,否则检测结果会偏高。

7.真空采血时,未穿刺前不可先将真空采血管与采血针头相连。

8.静脉穿刺时进针角度　①如静脉较浅,进针角度15°左右;②如静脉较深,进针角度30°左右;③如患者皮下脂肪厚,静脉不易显露,可适当增加进针角度,一般<45°,见回血后减少进针角度再沿静脉走向进针少许。

9.穿刺及采血时应尽量使患者采血部位保持向下,以防从采血管到患者静脉的回流。

10.同时采集多种血标本时,应按照产品说明书要求使用,可参考下列顺序采血:血培养瓶→无添加剂管→凝血管(蓝)→促凝管(红)→血清分离管(黄)→肝素管(绿)→EDTA管(紫)→葡萄糖酵解抑制剂管(灰);由于血沉管(黑)抗凝剂为枸橼酸钠,与凝血管一致,因此一般于凝血管后采集;向厌氧瓶内注入血液时需注意勿将空气注入瓶内。如使用真空采血针采集时,应先注入需氧瓶;如使用注射器采集时,应先注入厌氧瓶。

11.一旦穿刺失败,立即松解止血带,拔出采血针,禁止反复回针;采血不顺利时只能向外抽,而不能向静脉内推,以免注入空气,形成血栓而造成严重后果。

12.按压穿刺点力度适中,建议使用拇指顺血管方向垂直按压,不可弯曲手肘部、搓揉穿刺点,以避免穿刺部位淤血。

13.标本采集后及时送检,常规标本应在1小时内送达,特殊标本按要求时间送达;送检过程中避免阳光照射、过度震荡等,防止标本溶血。

14.其他

(1)意外穿刺动脉:穿刺时可见快速的血流,血液呈鲜红色,采血管内血液有节律性地搏动;一旦误穿动脉血立即拔出针头,用无菌棉球或无菌纱布按压穿刺点直至无出血为止。

（2）血液流入不畅

1）原因:①抽血穿刺时,针头贴在患者的血管壁上;②患者血黏度过高或血压过低;③采血过程中使用的真空管内无负压。

2）处理:①轻轻按压血管的上方或者让患者自己用力握拳,以增加血管的压力促进血液流出;②若完成上面的操作但血液仍流入不畅,可以初步认定为真空管压力不足造成,需考虑更换真空采血管重新操作;③使用真空采血管前注意不要使采血管帽产生松动,防止由于负压不足而引起回血不畅。

（3）针头脱出

1）原因:①为患者采集多管血标本时,由于机械拉动导致;②采血对象不配合,如小孩或躁动的患者。

2）处理:①采集多管静脉血标本时,注意对穿刺针头进行有效固定,更换采血管动作要轻柔;②若采血对象不配合,操作前宣教应具体并给予适当安抚,或选择其他采血方式。

第六节　采血后的处理

一、观察溶血

溶血的定义为血细胞破裂,细胞内成分释放进入血浆或血清中,可干扰某些分析项目的检测结果。血液标本离心或沉淀后,由于红细胞破裂导致血红蛋白的释放,使血清或血浆的外观呈红色。即便是肉眼不可见的、极低浓度的血红蛋白也会对检测结果产生干扰。

溶血不仅仅是指红细胞破裂,还可以源自血小板和粒细胞破裂。如当血液标本低温保存时即可发生此类溶血。

1.预防溶血的采血前操作

（1）用于皮肤消毒的酒精挥发后才能进行静脉穿刺。

（2）避免使用小号针头,只有当患者的静脉较细或在特殊情况下才使用此类针头。

（3）避免从血肿部位采血。

（4）静脉穿刺时针头斜面朝上,保持针头与皮肤的角度为30°或略小于30°,可防止血液冲击试管壁而使标本溶血,同时也可以防止血液回流。

（5）采血管中的血量不足或过量,都会改变血液与添加剂的合适比例,导致溶血和检查结果不准确。

（6）使用注射器采血时,检查针头是否与注射器相配,以防气泡形成。

（7）不要用力推注射器柱塞。

（8）推注血液时,要将针头拔掉,顺着试管壁使血液流入管内,避免注射器与抗凝剂或促凝剂之间接触污染。

（9）对于非真空采血管,不要直接将针头插入试管的橡皮塞使注射器中的血液转移到试管中,因为这种操作可能会形成正压,除了会导致溶血外,还会使试管的塞子移位导致试管破损。

2.预防溶血的采血后操作

（1）轻轻上下颠倒试管5~10次以混匀血液标本;不得振摇试管。

（2）不要将血标本直接与冰接触。除非要求以此种方式储存标本。

（3）包装和运输参照当地卫生监督系统的准则和试管制造商与诊断试剂盒制造商的使用说明。

（4）最好只用一个原始试管进行转移,避免分杯。

（5）血液标本检测前不要长期冷藏储存。

（6）血块完全凝集后对标本进行离心以获取血清。如果血凝块没有完全形成,离心会使细胞破裂导致溶血。

（7）当使用含有分离胶的真空管采集血液标本时,必须在采血后30分钟到2小时之内离心,分离血清。

（8）不要突然终止离心,否则可能会导致溶血。

二、对血液凝固时间的建议

表2-3为推荐的血液凝固参考时间。凝血功能紊乱或使用抗凝剂治疗的患者,血液凝固时间要相应延长。

表 2-3　推荐离心前最短血块凝集时间

血清管类型	凝血时间/分钟
无促凝剂(红色头盖)	60
有促凝剂(红色头盖)	30
有分离胶和促凝剂(黄色头盖)	30
有分离胶和凝血活性剂(橙色头盖)	3~5

注:真空采血管的头盖颜色参照 ISO6710.2 要求。

某些蛋白代谢异常患者的血液标本可阻碍凝胶屏障的形成,也可使血清密度改变,从而导致离心后凝胶不会移动,血清仍位于凝胶下方。患有单克隆 γ-球蛋白病如多发性骨髓瘤患者的血液标本,凝胶屏障中可混有血清和细胞。在这种情况下,免疫球蛋白可经 3 个阶段抑制纤维蛋白的形成:一是凝血酶对纤维蛋白的水解作用;二是纤维蛋白单体的聚合;三是通过 γ 及 α 链交联稳定纤维蛋白。如果凝胶没有移动,理论上必须立即将一定量的血清吸到第 2 支试管中进行分析。

凝血功能障碍患者的血液标本需要放置 30 分钟以上,充分凝固以获得血清。接受大剂量肝素治疗患者的血液标本可能不发生凝固;某些肝脏疾病患者的血液标本也需要更长时间使其凝固。这些血液标本需要密切关注,因为如果离心前血液标本没有充分凝固,可妨碍凝胶屏障的形成。如果患者需使用造影剂,则必须先进行采血,之后再进行扫描造影。

离心前必须严格遵守血液凝固时间,以防纤维蛋白的形成。血液凝固时间可因不同供应商提供的采集管不同而异,例如有些凝胶分离管含有凝血活性剂,可使凝血时间缩短至约 5 分钟,从而提高血清分离效率和优化实验室常规操作程序。因此血液凝固时间必须参照供应商的建议来确定。

若采集的血液量小于推荐量,将改变血液与促凝剂的比例,从而导致纤维蛋白的产生。

三、离心

1.正确使用离心机　建议实验室对离心机定期进行维护、校准和计量学的检查,以保证其良好运行。对于真空采血管,推荐使用可摆动吊篮式离心。

(1)确保使用合适的离心套管:离心套管必须与试管的大小相匹配。过大或过小的离心套管,都会导致试管破裂或移动,影响血液标本的分离。

(2)检查试管是否正确放置于离心套管中:如果试管放置不当,试管帽可能会松动或试管的上部可能会超过转子上沿,如果试管材质是玻璃或塑料的,超出套管的部分会与离心机盖发生碰撞,导致试管破碎。

(3)配平试管使其破裂的危险性降到最小:试管必须根据其类型进行分组,例如相同真空容量、相同大小、相同试管帽、相同内容物、相同材质等。

(4)消毒:在每天工作结束时,使用1%次氯酸钠对离心桶和离心机的接触区进行消毒,从而确保下一个使用者的安全。

2.血液标本离心的速度和时间　不同供应商所推荐的离心速度/时间比例可能各不相同。例如一些凝胶分离管的离心速度可以高一些,时间4~5分钟,从而提高离心效率并优化实验室流程。实验室工作人员必须遵循供应商的要求进行离心。

凝胶屏障形成后,血液标本不能进行二次离心。使用非冷冻水平离心机(吊篮离心机)比固定角度离心机形成的凝胶屏障更稳定。

建议离心机完全停止后再取出试管。不要使用离心机制动,突然制动除了会导致溶血,还可造成分离胶移位。

从未使用分离胶处理的血液标本中获得的血浆或血清,必须在采血后2小时内同细胞层进行分离。分离出血清或血浆后即可进行检测。可将试管直接插到检测仪器的试管槽中或用吸管吸取血清/血浆置样品杯中。一些检测设备直接从原试管中吸取检测所需的标本,因此,为了确保正确使用,必须参照仪器设备制造商的技术说明。分析物的稳定性取决于其在标本中的活性、温度和检测前放置的时间。因此,详细参阅诊断试剂盒的说明书,以确定即将检测的分析物的敏感性和特异性。推荐各实验室建立自己的待测标本储存规程。

一些待检项目需要低温运输和离心以维持其稳定,如氨、儿茶酚胺、甲状旁腺激素、乳酸、丙酮酸、游离脂肪酸、活性肾素、丙酮和促肾上腺皮质激素。有些检测项目需要避光(胆红素、胡萝卜素、维生素 B_{12} 叶酸)。

对血液标本离心后的外观进行评价十分重要,重点观察标本是否有明显的纤维蛋白、脂血和溶血。

注意:凝胶分离管不能在低温下离心,因为凝胶的流动性与温度相关。标本离心之前或中途温度过低,会妨碍凝胶屏障的形成。为了优化凝胶的流动性,并防止温度过高,冷冻离心机的离心温度应设为25℃。

第七节　外周静脉血液采集常见并发症与护理

在外周静脉血液采集的操作过程中,常会因病人自身疾病、采集人员操作不规范等因素,造成相关并发症的发生,包括皮下淤血及血肿、神经损伤、静脉炎、局部感染、血栓、疼痛等。因此,准确识别并发症的早期征象,准确分析发生原因,采取有效的预防措施,给予及时的处理,在降低并发症的发生率、减轻患者的痛苦、确保疾病的正确诊断等方面发挥着重要的作用。

一、皮下血肿

1.原因

(1)穿刺过深或过浅:针头斜面一半在血管内,一半在血管外,血液流入皮下,造成皮下淤血及血肿。

(2)按压方法不当:棉签只按压住皮肤进针处,而未按住血管进针处,或按压时间过短、面积较小、力量过轻或过重,均可造成皮下血肿。

2.临床表现 穿刺部位疼痛、肿胀,可见皮下瘀斑,触及肿块。

3.预防

(1)穿刺前应充分评估:选择粗直弹性好的大血管;如果患者袖口过紧,应脱去穿刺侧的衣袖,避免因过紧的袖口影响静脉回流,致使皮下血肿。

(2)做好健康宣教:指导患者或家属正确的按压方法,不仅要按压住皮肤进针处,更重要的是要按压住血管进针处;真空采集血标本,拔针前先将采血针与负压管分离,让采血针在血管内停留30s,再拔出针头,可以降低皮下血肿的发生。

4.处理 立即解开止血带,拔出采血针,局部适当按压;早期可用冷毛巾湿敷,每3~5分钟更换一次冷毛巾,一般冷湿敷时间15~20分钟,每隔10分钟观察局部皮肤情况;后期可用毛巾热敷,改善血液循环,减轻炎性水肿,加速皮下血肿的吸收。

二、神经损伤

1.原因 采集操作时穿刺点位置选择、进针深度、进针力度不当及患者不配合等。

2.临床表现 采集操作过程中或采集操作结束后患者出现一过性穿刺侧肢体疼痛、麻木、活动障碍等症状。

3.预防

(1)提高穿刺技能,采血操作时避免进针过快或过深。

(2)采血前,做好充分的评估及告知,避免患者在采血过程中突然移动肢体。

4.处理 发生神经损伤应立即拔针,予以对症处理,注意避免患侧肢体负重、剧烈活动等,必要时遵医嘱使用营养神经药物,进行物理治疗,促进恢复。

三、疼痛

1.原因 患者对疼痛不耐受或反复穿刺同一个针眼处,使血管机械损伤,造成患者不必要的疼痛。

2.临床表现 个体的主观直觉体验,患者表现为痛苦、焦虑等。

3.预防

(1)采血前做好解释工作,让患者保持平静、放松的心情配合操作。

(2)正确评估患者对疼痛的耐受程度,选择合适的血管进行标本采集。

(3)提高外周静脉采血技能,缩短采血时间。降低采血失败率。

(4)采血过程中与患者适当沟通,分散其注意力。

(5)采血结束后,正确按压穿刺点。

4.处理 做好心理护理,遵医嘱予以对症处理。

四、晕针、晕血

1.原因 患者空腹或体质虚弱、恐惧,加之疼痛刺激等原因,造成有些患者晕针、晕血。

2.临床表现 在采集过程中患者出现害怕、紧张、焦虑、呼吸困难等症状。

3.预防

(1)采血前评估患者身体状况,情绪,是否有晕针、晕血史等;向患者详细讲解标本采集的目的、方法及注意事项,消除紧张情绪。

(2)协助患者取舒适体位,以利于机体放松,对于易发生晕针或晕血的患者应采取平卧位。

(3)采血过程中应与患者适当沟通,以帮助其分散注意力。

4.处理

(1)立即平卧,将患者安置到空气流通处,必要时给予氧气吸入;监测生命体征,口服热开水或糖水,给予适当保暖。通常数分钟后可自行缓解。

(2)对于老年人或有心脏疾病的患者要注意防止心绞痛、心肌梗死或脑部疾病等意外的发生。

五、静脉炎

1.原因

(1)负压因素:采血开始以较大的吸力吸附血管内血液,突然失血使管腔变小,致使血管收缩,管壁压力增大,导致静脉炎发生。

(2)采血针固定不佳:针头在血管内翻转滑动,导致血管内膜受损引发静脉炎。

(3)带负压拔针:在未断开真空采血管的情况下拔针,使得血管壁在接受负压刺激的同时,又承受着棉签向下的压力、针头与管壁的摩擦力,导致管壁受损引发静脉炎。

2.临床表现 沿静脉走向出现条索状红线,局部组织发红、肿胀、灼热、疼痛,可伴有畏寒、发热等全身表现。

3.预防

(1)进行真空采血时应选择横径粗、弹性好的血管。扎系止血带并嘱握拳以充分暴露血管使血管充盈,缓解负压对血管的损伤。

(2)采血时应固定好针柄,保证采血顺利,减少针头在血管内移动造成血管壁的损伤。

(3)拔针前先断开真空采血管,再拔针,拔针的同时迅速用棉签按压。

4.处理 患侧局部制动、抬高,消毒穿刺部位,予以照射、湿热敷,必要时遵医嘱给予止痛药及抗炎药等对症治疗。

六、局部感染

1.原因

(1)采集人员没有严格按照无菌操作原则进行血标本采集。

(2)标本采集过程中穿刺部位没有按要求正确消毒。

(3)消毒剂未完全自然干燥就进行穿刺等。

2.临床表现 轻者穿刺处局部发红,伴有或不伴有肿胀、疼痛;严重者穿刺处有脓肿形成,甚至出现败血症等全身表现。

3.预防

(1)外周静脉采血操作时需严格执行无菌技术;操作前后均按规范要求进行严格的手部清洁、戴口罩、手套等。

(2)采血前,对于皮肤不清洁的患者应先行皮肤清洁后再进行消毒,消毒后不能再次接触穿刺部位,消毒剂应自然风干后再行穿刺采血。

(3)拔掉采血器护针帽和进行血管穿刺的时间间隔应尽可能缩短,采血后无菌脱脂棉签或者无菌纱布必须在穿刺部位保留至少15分钟。

4.处理 密切监测患者体温变化,加强局部消毒,观察,必要时遵医嘱进行抗感染治疗。

七、血栓

1.原因

(1)血管内膜损伤:反复穿刺或穿刺过程中多次调整针头方向等,致使血管内膜发生机械性损伤。

(2)血液高凝状态:患者由于疾病所致的血液呈高凝状态。

2.临床表现 肢体局部出现疼痛、肿胀,局部皮温皮色异常,甚至臂围增粗等现象。

3.预防

(1)选择合适的采血器具。

(2)穿刺过程中避免随意调整针头及反复穿刺。

(3)采血后正确按压穿刺点,避免搓揉。

(4)穿刺后避免肢体活动过度。

(5)关注患者凝血功能情况,有异常情况应积极处理。

4.处理 经 B 超确诊者,需制动患侧肢体,并请血管外科会诊,根据会诊意见遵医嘱进行溶栓治疗,同时加强生命体征及肢体状况的观察。

第八节 外周静脉血标本的质量管理

静脉血标本分析前的质量管理是保证临床检测结果质量的前提,对临床医师在诊断疾病及评价疗效等方面起着重要的作用。世界卫生组织(WHO)将静脉血标本质量管理分为分析前、分析中、分析后 3 个阶段,而分析前阶段又分为采集前、采集中、采集后,下面主要是关于分析前阶段的质量管理。

一、采集前

1.采集人员准备 选择合适的采血容器,正确粘贴采血条形码;采血前严格按照"三查七对"原则,双人核对。

2.患者准备

(1)空腹时间:除急诊及特殊原因外。一般主张采血前空腹12小时,以晨起为宜,前一餐进食清淡食物,勿饮浓茶和咖啡,特别是血液生化检测;空腹时间延长,会使血糖(GLU)降低,血钾浓度下降。三酰甘油(TG)升高,血清胆红素浓度上升。

(2)吸烟和饮酒:吸烟会导致红细胞、血红蛋白、白细胞数量增高,香烟中的尼古丁会刺激肾上腺皮质和髓质,使血液中肾上腺素升高;吸烟后30分钟内生长激素可以升高10倍以上;饮酒后会使血糖立即上升,当3~4小时后血糖会降低,乳酸会升高;因此,应嘱患者忌烟、忌酒,以免影响检测结果。

(3)情绪及活动:患者在激动、兴奋或恐惧状态时,可使血液中的血红蛋白、白细胞、儿茶酚胺、肾上腺素等水平升高;剧烈运动使能量消耗,体液丢失,造成体内多项指标发生变化,如丙氨酸氨基转移酶、天冬氨酸氨基转移酶、肌酸激酶等一时升高,还可以引起血中钾、钠、钙、尿酸比静止时升高1倍以上;应嘱患者采血前避免剧烈运动,建议运动后休息30分钟以上再采血。

(4)药物及其代谢产物:药物对检测结果可造成复杂的影响,如维生素C具有还原性,抑制葡萄糖氧化酶作用,使测出的血糖值降低;采血前应嘱患者暂时停服对检测结果有干扰的药物,如必须服用应提前做好注明。

二、采集时

1.患者体位　体位的改变可以引起某些检测指标的显著变化,体位从立位到卧位(卧位是指患者平卧3小时以上,立位指患者直立活动3小时以上)时血红蛋白下降4%,血细胞比容下降6%,钾离子下降1%,钙离子下降4%等。采集人员应根据检测项目要求的体位采集血液标本。

2.止血带的使用　止血带不宜扎得过紧,使用时间不应超过1分钟,压迫时间过长可使血液成分发生改变。如压迫40秒总蛋白可增加4%,天冬氨酸氨转移酶增加16%;压迫超过3分钟时,因静脉曲张、淤血、水分转入组织间隙,血液浓缩,可使血清蛋白、血清铁、血清钙、胆固醇等增高5%~10%。因此,采集过程中压迫时间应小于1分钟;进针后立刻松开止血带,抽血时勿让患者做反复握拳动作,以免造成标本溶血。

3.采血部位的选择　选择血管充盈,周围皮肤无破损、无炎症的部位采血,对于成人要选择大静脉;同时避免在正在输血或输液的同侧肢体采血,因为输液不仅使血液稀释,而且输液成分还会严重干扰检测结果。一般情况下,输入碳水化合物、氨基酸、蛋白质或电解质应在输液结束1小时后采血,而输入脂肪乳剂的患者则应在8小时后采血。

4.采血针头型号的选择　建议选择7号采血针,可以减轻患者疼痛;采血量多且患者血管粗可选择8号采血针。

5.采血的顺序　使用真空采血管采血时,由于进针后破损的组织和被激活的凝血系统物质会进入试管中影响凝血系统检测结果。通常把凝血常规作为第一管采集。另外,由于采血针中也有一定量的空气,这些空气进入真空采血管后会造成采血量比原来预知的少0.2~0.3mL,因此对采血量有特殊要求的项目不应作为第一管采集。

6.其他

(1)溶血:通常由于真空管负压过大,在操作时抽取的血液快速流入真空管内,血液与管壁碰撞;在采血后进行了激烈的摇晃,造成溶血。因此。在进行血液标本采集的过程中建议最好将采血针以45°角方向插入真空管,使血流缓缓流入管底,避免垂直与管壁碰撞,使红细胞与试管底部产生撞击而引起破裂;采血时摇晃血液要轻,避免用力过度。

(2)周围环境污染:在采集多管静脉血标本时。采血针(后针头)胶套未恢复原始状态.直接更换试管,致使后针头中的血液滴落。或拔针时没有按照正确的顺序,导致血液滴落,造成周围环境污染。因此,在进行采血操作时应准备一次性垫巾铺于采血部位。形成一相对无菌区域,防止血液污染周围环境,采集完毕先断开负压管再拔针,更换真空采血管前应先将采血软管反折,再更换真空管,防止软管中残留的血液流出。

三、采集后

采集后及时送检,检测结果与采血时间密切相关,血液中的钾离子会随着存放时间的延长而升高,酶在室温下放置活性会逐渐降低,只有使用新鲜的标本,检测结果才能真实地反映患者的实际情况。一般标本采集后应在 1 小时内送检,如无法及时送检,应暂时在 2~8℃下低温保存。送检过程中应避免剧烈摇动,以免发生溶血。

第三章　动脉血液标本采集规范

动脉血气分析是危重症患者重要的实验室检测手段之一,通过对人体动脉血液中的 pH、氧分压(PaO_2)和二氧化碳分压($PaCO_2$)等指标进行检测,客观地反映人体的呼吸功能和血液酸碱平衡状态,对诊疗方案的制订有着重要的指导意义。操作过程中根据患者具体情况选择合适的采血器具、采血部位,迅速准确地采集动脉血标本而不引起并发症,并及时将标本送检,是确保检测结果有效性的关键。

第一节　动脉采血准备

动脉采血准备包括采血器具的选择和采血部位的选择,针对不同病情的患者,选择合适的动脉采血器具和采血部位在动脉血标本的质量保证、操作的高效便捷、采集人员的安全及周围环境的保护上发挥着重要作用。

一、动脉采血器具的选择

(一)一次性注射器

1.适用范围　临床上逐渐被一次性专用动脉采血器具所取代。

2.结构特点　注射器由空筒和活塞组成。空筒前端为乳头,表面有刻度,活塞后部为活塞轴、活塞柄;针头由针尖、针梗和针栓三部分组成。

3.使用方法　穿刺前先抽取 0.5mL 肝素,将肝素完全浸湿注射器管腔后弃去余液,穿刺成功后抽取血液至所需量。

(二)一次性专用动脉采血器具

1.适用范围　临床广泛适用,推荐使用含有冻干肝素盐或其他稳定肝素衍生物作为抗凝剂的自充式、塑料的一次性专用动脉采血器具。

2.结构特点

(1)由高密度聚酯材料制作而成,能够减少血液中气体与外界气体弥散,保证指标检测的准确性。

(2)采血针头粗细适宜,不仅减少了患者穿刺的疼痛,而且避免了由于针头过细造成的溶血。

(3)借助动脉压使血液自动充盈,避免误采静脉血,避免抽拉注射器活塞导致气泡进入血标本。

(4)特殊的结构和设计,能自动排出血标本中的气体,隔绝空气。

(5)内含抗凝剂,剂量准确,抗凝效果可靠,不仅有效避免了血液标本凝固或产生微小凝块,同时也避免了因标本被稀释导致对离子值及代谢产物检测结果的干扰。

3.使用方法　采血前先将活塞推至底部时至所需采血餐(按照产品说明书要求)的刻度,穿刺成功后动脉血会自动流入针内,无须再拉动活塞,避免了气泡的形成。

二、动脉采血部位的选样

动脉血标本的采集可选择动脉血管、动脉留置导管及动脉化的毛细血管血。临床可根据患者动脉解剖位置与病情的不同,选择易于触摸、位置固定、易于穿刺成功、容易止血等血管进行穿刺;原则上应在没有输液且侧支循环丰富的动脉进行采血,避免因血管痉挛造成管腔狭窄或阻塞,影响其他组织血液供应;尽量避开有静脉、神经伴行的血管;推荐桡动脉作为动脉采血的首选部位,其次选择肱动脉、足背动脉、股动脉等,常用动脉采血部位的选择见表3-1。

表3-1 常用动脉采血部位的选择

常用动脉	血管特点	适用范围	穿刺方法		
			体位	穿刺点	穿刺角度
桡动脉	优点:①位于腕部桡侧,部位表浅易于触及、易穿刺,成功率高;②其周围无重要血管及神经伴行,不易发生血管神经损伤,不易误采静脉血;③下方有韧带固定,容易压迫止血,局部血肿发生率较低	改良Allen试验阳性,且桡动脉搏动清楚,腕部血管走行无异常的人的推荐桡动脉作为采血的首选部位	坐位或平卧位,腕关节下垫一小软枕,帮助腕部保持过伸和定位	穿刺前应做Allen试验评估侧支循环的情况①腕横纹上1~2cm(一横指处),距手臂外侧0.5~1cm,桡动脉搏动最明显处;②或以桡骨茎突为基点,向尺侧移动1cm,再向肘部方向移动0.5cm,动脉搏动最明显处	穿刺针头斜面向上,推荐与动脉走向成30°~45°
肱动脉	优点:①位于肘窝处,部位较深,血管管径较桡动脉粗;②周围无静脉伴行,不易误采静脉血;③不受体位限制,患者易于接受 不足:①由于肱动脉位于肌肉和结缔组织的深部,缺乏硬筋膜及骨骼支撑,易滑动,不易固定,压迫止血比较困难,形成血肿的概率大于桡动脉穿刺;②与正中神经伴行,穿刺时可能损伤神经;③缺乏侧支循环,若穿刺导致动脉栓塞,可造成前臂血运障碍	不推荐肱动脉作为首选部位,当桡动脉有畸形、瘢痕等不能使用时,可选择肱动脉作为穿刺部位;不推荐儿童,尤其是婴幼儿进行肱动脉穿刺	坐位或仰卧位,转动手腕使掌心向上,使用垫枕帮助肘部保持过伸和定位	①肱二头肌内侧,动脉搏动最明显处;②以肘横纹为横轴,肱动脉搏动为纵轴,动脉搏动最明显处,交叉点周围0.5cm范围	穿刺针头斜面向上,推荐与动脉走向成45°

（续表）

常用动脉	血管特点	适用范围	穿刺方法		
			体位	穿刺点	穿刺角度
股动脉	优点:血管管径粗,血流丰富,搏动易于触摸,穿刺成功率高 不足:①由于腿部缺乏侧支循环,损伤后可累及下肢远端的血液供应;②动脉压力较大,按压止血困难,易发生假性动脉瘤,造成出血、血栓风险;③周围有股静脉和股神经,穿刺时可能会导致神经损伤和误入静脉;④股动脉穿刺部位有阴毛,若消毒不彻底,容易引起感染	通常为动脉采血最后的选择部位,一般在桡动脉、肱动脉不可使用或者穿刺失败时才选用,适用于病情危重、生命体征不稳定、血液循环功能差等患者,禁止对新生儿进行股动脉采血	仰卧位,下肢伸直略外展	①腹股沟韧带中点下方1~2cm,动脉搏动最明显处;②或以耻骨结节与髂前上棘连线位置的中点,动脉搏动最明显处	推荐穿刺针头与皮肤成90°垂直进针
足背动脉	优点:位置表浅,易于触及,不易滑动,穿刺成功率高不足:由于足背动脉较细且神经末梢丰富,穿刺时患者疼痛感明显	般在桡动脉、肱动脉不可使用或者穿刺失败时才选用,但不适用于低血压、休克、末梢循环差的患者	仰卧位,下肢伸直,足背过伸绷紧	足背内、外踝连线中点至第一跖骨间隙中点,动脉搏动最明显处	穿刺针头斜面向上逆血流方向,推荐与皮肤成15°

第二节 动脉血液采集操作

动脉血液采集操作包括适用人群的选择,人员、物品、环境的准备及标准化的操作流程。规范化的动脉血液采集操作可以降低并发症的发生率,提高动脉血气分析前质量,决定着检测结果的准确性。

一、动脉血液采集操作

1.适用人群

(1)需对氧疗、机械通气等治疗效果进行评估的患者。

(2)需对血流动力学进行评估的患者,如严重的低血容量性休克、心肺复苏术等。

2.准备

(1)人员准备:仪表大方、举止端庄;服装、鞋帽整洁;佩戴胸卡;修剪指甲、洗手等。

（2）物品准备

1）治疗车上层：治疗巾、一次性专用动脉采血器具、清洁或无菌手套、无菌纱布、消毒物品、试管架、一次性垫巾、垫枕、条形码、洗手液，必要时备冷却剂。

2）治疗车下层：医用垃圾袋、生活垃圾袋、锐器盒。

（3）环境准备：安静、清洁、温湿度适宜、光线充足，必要时使用屏风遮挡。

3.采血操作流程　推荐桡动脉作为动脉血液采集的首选部位，其次选择肱动脉、足背动脉，最后为股动脉等，各采血部位通常在穿刺体位、穿刺点、进针角度等方面存在一定的差异（表3-1），如下操作流程以桡动脉为例说明。

（1）备齐用物，推车至患者床旁。

（2）核对信息：自我介绍，两种方式核对患者（姓名、床尾卡、腕带），核对条形码（床号、姓名、住院号、采集项目、采集时间）。

（3）告知患者操作目的、方法及配合要点，取得患者配合。

（4）评估

1）评估患者病情、凝血状态（血小板计数、凝血分析结果、是否使用抗凝药物等）、年龄、意识状态、体温。

2）评估吸氧状况或呼吸机参数的设置。

3）评估有无进食热饮、洗澡、运动等。

4）在腕部放置一次性垫巾及垫枕，评估穿刺部位皮肤、肢体活动状况及桡动脉搏动情况（Allen试验测试侧支循环情况，避免穿刺远端发生缺血并发症）。

（5）侧支循环检查：改良Allen试验方法。

1）嘱患者用力握拳，同时按压桡动脉和尺动脉，阻断手部血液供应。

2）数秒后，让患者不完全松开手指，此时手掌变苍白。

3）解除对尺动脉的压力，观察手掌颜色恢复的时间。

A.尺动脉向毛细血管床供血比较充分时，手掌颜色可在5~15秒内恢复（Allen试验阳性），该桡动脉可作为穿刺动脉。

B.相反，如果尺动脉无法为整个手掌提供充分的血供时，则手掌颜色在5~15秒内无法恢复（Allen试验阴性），该桡动脉不可作为穿刺动脉。

（6）摆放体位：协助患者大小便，取舒适体位，暴露穿刺部位，腕部外展30°绷紧，手指自然放松，帮助腕部保持过伸和定位。

（7）操作前核对：两种以上方式核对患者，核对条形码的信息。

（8）洗手，戴口罩：六步洗手法，戴口罩，戴手套。

（9）确认穿刺部位，消毒患者皮肤距腕横纹一横指（1~2cm），距手臂外侧0.5~1cm，动脉搏动最明显处；以穿刺点为中心，消毒皮肤2次，消毒范围直径≥5cm，自然待干。

（10）将活塞拉至预设采血量的刻度取出并检查动脉采血器，先将采血器活塞推到底部再拉至所需采血量的刻度，并置于治疗巾内，打开无菌纱布备用。

（11）操作者手消毒：消毒操作者非持针手部的示指2次。

（12）操作中核对：两种以上方式核对患者，核对条形码的信息。

（13）穿刺、采血：用已消毒示指再次确认穿刺点（动脉搏动最明显处），并固定于手指下方，另一只手以持笔姿势持针，微移定位示指，不离开皮肤，暴露定位点，针头斜面向上逆血流方向成 30°~45°。缓慢穿刺,见血后停止进针,动脉血自动充盈至预设刻度。

(14)拔针、按压:采集足量血后,拔出针头,闭合针帽,局部用干燥无菌纱布或棉签按压止血 3~5 分钟,直至无出血为止。

(15)分离针头:拔针后单手弃针头至锐器盒(如存在气泡,应翻转采血器,以干燥无菌纱布或棉签遮挡采血器上端,缓慢排出),并盖上专用针帽,以隔绝空气。

(16)标本处理:依据产品说明书要求轻轻将血液与动脉采血器内的抗凝剂充分混匀,建议将动脉采血器颠倒混匀 5 次,掌心搓动 5 秒,置于试管架上。

(17)操作后核对:两种方式核对患者信息。

(18)整理:协助患者取舒适体位,整理床单位;呼叫器放置患者易取处;整理物品。

(19)洗手:脱手套,洗手,摘口罩。

(20)记录:记录采集时间、吸氧浓度、体温,采样者签名,将标本粘贴条形码后送检。

(21)宣教:致谢患者,告知患者和家属相关知识及注意事项;指导患者和家属按压穿刺部位和时间。

4.注意事项

(1)参照静脉血标本的质量管理,严格执行医嘱和无菌技术操作原则。

(2)宜选用一次性专用动脉采血器具采集血标本;若患者血压过低或采血处血管条件限制,动脉血无法自动充盈动脉采血器,可将活塞推至 0 刻度,穿刺后抽拉采血。

(3)当给氧方式发生改变需等待 20~30 分钟,饮热水、洗澡、运动后需休息 30 分钟后,达到稳定状态,再采血。

(4)如患者有高血压、凝血功能障碍、应用抗凝药物,拔针后应延长按压时间直至无出血为止;按压松开后应立即检查穿刺部位,如未能止血或开始形成血肿,应重新按压直至完全止血;避免使用加压包扎代替按压止血。

(5)标本采集后应立即送检,并在 30 分钟内完成检测;如延迟分析,应尽快放在 0~4℃ 环境下低温保存.避免标本直接与冰接触。

(6)避免血标本溶血,溶血会造成细胞内离子外流,严重影响钾离子检测结果的准确性。引起标本溶血的主要原因有:①采血针头过细,采血过程引起挤压型溶血;②利用注射器转移血液标本;③抗凝混匀过程剧烈;④使用气动传送装置运送血标本;⑤使用冰水混合物储存标本时,标本与冰直接接触。

二、动脉留置导管血液采集操作

(一)背景介绍

1.概述 重症患者需要频繁监测动脉血气、离子、凝血、生化、酸碱平衡等情况,经动脉导管采集血液标本不需要反复穿刺,可以减轻患者痛苦,减少穿刺相关的并发症,已经成为重症患者常用的血液标本采集方法。

2.适用人群 已经留置动脉导管的患者均可以经导管采集血标本。包括血常规、凝血、离子、肝功、肾功、血糖等检测项目,目前经动脉导管采血没有明确的禁忌证。

3.操作人员资质 完成动脉导管血标本采集的人员必须具备护士资格,经过严格操作培训,经考核合格后,才能独立完成此操作。

(二)动脉导管血采集流程

1.采血准备

(1)环境准备:环境清洁,无尘,温度适宜,有充足的光线或照明。

(2)物品准备:5mL 注射器 1 个,根据采血量准备 10mL 或 20mL 注射器 1~2 个,如需要采集血气标本,需准备血气针。个人防护用品:手套、围裙、护目镜。消毒液:2%氯己定乙醇溶液,如果没有,也可以选择碘酒或聚维酮碘溶液。

(3)患者准备:核对医嘱单和患者,讲解操作程序,取得患者和家属的理解,摆好体位,留置动脉导管侧的肢体伸直、外旋、外展,充分暴露穿刺部位。

2.采血操作

(1)采血部位的选择:动脉导管常见的留置部位为桡动脉、肱动脉和足背动脉,必要时也可以留置在股动脉处。

(2)采血步骤:常见的采血装置有两种类型,一种是开放式,另一种是密闭式,两种采血装置血液标本采集步骤略有不同,下面将分别介绍。

1)开放式采血装置血标本采集步骤:①如果动脉导管与监护仪连接,首先关闭监护仪的报警;②确认三通的方向正确,打开三通保护帽,消毒采血接头,待干;③连接 5mL 注射器,旋转三通方向,抽出导管内的冲洗液和导管前端的血液混合物,弃去,最佳的弃液量为导管无效腔容积的 3 倍;④关闭三通;⑤连接新注射器,打开三通,缓慢抽取血液标本至需要量;⑥将血液标本注入相应的采血管内,颠倒混匀后送检;⑦旋转三通,保证冲洗与动脉导管端通畅,按压或牵拉冲洗阀门,脉冲式冲洗血管通路,确保血管通路内没有血液残留;⑧旋转三通,使冲洗装置与采血口相通,冲洗采血口,确保采血口无血液残留;⑨旋转三通至患者与冲洗端通畅,消毒采血口,更换肝素帽,密闭采血口;⑩检查冲洗加压装置,使压力保持在 300mmHg。

2)密闭式采血装置操作步骤:①如果动脉导管与监护仪连接,首先关闭监护仪的报警;②确认三通的方向正确,打开三通保护帽,消毒接头,待干;③将导管内的冲洗液和血液的混合物抽吸到远端的注射器内达到预设的量;④采血口连接注射器,打开三通,缓慢抽取血液标本至需要量;⑤将血液标本注入相应的采血管内,颠倒混匀后送检;⑥旋转三通,将预先抽出的血液与冲洗液的混合液回输给患者,回输前确保混合液无污染;⑦冲洗血管通路和采血口,更换肝素帽,密闭采血口,确认冲洗压力在 300mmHg。

(3)注意事项:①有条件的医院建议采用密闭式采血装置,来保证患者的安全,原因是密闭式采血装置预先设置的混合血液采集量是无效腔容积的 5 倍,可以充分抵消冲洗液对血液标本的影响,同时,密闭装置也可以减少导管相关血流感染的发生;②为减少冲洗液中肝素钠对离子、凝血等结果的影响,保证采集标本的可靠性,建议持续冲洗装置使用生理盐水溶液,如果必须使用肝素盐水为冲洗液时,建议的肝素浓度是 100~125U/mL;③如果采集多种血液标本时,可以将凝血和离子标本放在最后采集,或者采集血液标本前弃去至少 5mL 的血液与冲洗液的混合物,以保证采集结果准确;④对于兼有动脉导管和中心静脉导管的患者,应首选从动脉导管中采血。

(4)常见并发症:在动脉导管留置期间,如果使用、维护不当,可以导致并发症的发生,常见的并发症、临床表现、原因、预防及处理方法见表 3-2。

表 3-2 动脉导管采血常见并发症及处理

并发症	临床表现	原因	预防及处理方法
无法抽出血液	采血操作时无血液流出	导管堵塞 导管打折	预防:1.确保加压装置压力在 300mmHg 2.如果导管内有血液,及时冲洗,防止在导管内形成凝血块 3.导管各接头连接紧密,防止空气进入 处理:1.检查管路是否打折,抽吸导管 2.如还不通畅拔除导管
出血	导管接头处有血液流出	导管断开	预防:1.留置导管的肢体放在盖被外,以便于观察 2.确认监护仪压力报警处于打开状态 3.妥善固定穿刺侧肢体,减少肢体活动范围 4.定期检查各接头是否紧密连接 5.标本采集过程中确认各接头连接紧密,三通方向正确 处理:评估出血量,必要时通知医师
感染	发热 穿刺部位有红、肿或脓性分泌物	在穿刺点或管腔内或导管接头处有细菌定植	预防:1.定期观察并记录是否有感染 2.保持管路完整、密闭,尽量减少断开次数 3.在导管维护时严格无菌操作 4.透明敷料每周更换,纱布敷料每天更换 5.敷料如有污染或松脱,随时更换 处理:采集动脉导管血培养后,拔掉动脉导管,留取导管尖端培养
末梢循环障碍	穿刺侧肢体皮肤苍白、凉,桡动脉搏动减弱或不能触及	肢体远端缺血 动脉栓塞 敷料或约束带过紧	预防:1.定期观察并记录末梢循环情况 2.留置动脉导管前需做艾丽斯实验 3.敷料松紧适宜,避免约束带过窄、过紧 处理:1.必要时拔除导管,通知医师 2.密切观察局部动脉搏动情况 3.观察肢体远端颜色、温度等末梢循环情况
血小板减少	血常规检测血小板减少,伴有或不伴有常见部位的出血:牙龈、皮肤、黏膜等	冲洗液中有肝素	预防:1.根据病情选择合适的冲洗液,如没有特殊的抗凝需求,可以选择生理盐水作为冲洗液 2.使用含有肝素的冲洗液时,注意监测血小板变化 处理:1.停止使用肝素冲洗液 2.动态监测血小板的变化

第三节　动脉血液采集常见并发症与护理

一、出血或血肿

1.原因　操作者对血管评估不足,反复多次在同一部位穿刺;老年病人血管脆性大、弹性差;患者凝血功能差或应用抗凝剂;穿刺后按压不够;下肢动脉穿刺后过早下床活动;上肢动脉穿刺后过早用穿刺处肢体测血压等原因,都可以引起出血或血肿。

2.临床表现

(1)出血:穿刺处有大量血液流出,严重者出现面色苍白、出冷汗、血压下降等。

(2)皮下血肿:穿刺点周围皮肤苍白、毛孔增大、皮下肿大,严重者穿刺周围皮肤青紫,肿块边界不清,水肿加剧,患者局部疼痛、灼热、活动受限。

3.预防

(1)提高穿刺技能,避免在一个部位反复穿刺;严重凝血机制障碍者,避免动脉穿刺。

(2)首选桡动脉,因其部位表浅,易于压迫止血。

(3)采血时不可刺破对侧动脉壁后再上提,易形成血肿。

(4)按压时应用棉签或棉片沿着血管走向二三指同时按压,按压力度以摸不到动脉搏动为宜。有出血倾向的患者,穿刺后不可在局部按压过重,可加长按压时间,以免造成皮下出血。

(5)按压5~10分钟,凝血功能障碍者按压至少10分钟。压迫止血无效时可以加压包扎.直到不出血为止。

4.处理

(1)肢体出现血肿时,做好标记,尽量不在血肿侧采血及输液,测量血压,密切观察肢体肿胀范围有无扩展。

(2)若血肿局限,不影响血流时,可暂观察,不行特殊处理,若血肿加剧应酌情予以及时处理。

(3)血肿发生后24小时内可采用冷敷,使局部血管收缩利于止血,24小时后可采用热敷促进局部血液循环以利于血肿吸收。

(4)出血较多时,应报告医师,立即让患者平卧,戴无菌手套,用无菌敷料按压穿刺点,直到不出血为止,必要时遵医嘱输血。

二、血栓形成

1.原因　多次穿刺使血管内膜损伤引起血小板聚集、压迫过重、时间过长和血管长时间痉挛等原因,都可以引起血栓形成。

2.临床表现　病人主诉穿刺端肢体疼痛、无力。查体可见穿刺端皮肤青紫或苍白,皮温下降,穿刺远端动脉搏动减弱或消失。

3.预防　避免在一个部位反复穿刺,拔针后压迫力度适中,以指腹仍感到有动脉搏动为宜。

4.处理　遵医嘱使用抗凝药、溶栓药治疗。

三、动脉痉挛

1.原因　动脉受刺激引起动脉痉挛。尤其足背处因脂肪组织少,动脉穿刺时易触到足神经,引起患者疼痛剧烈,导致动脉痉挛。

2.临床表现　远端动脉搏动减弱或消失,肢体出现麻木、发冷、苍白等缺血症状,而局部无大出血或张力性血肿,长时间血管痉挛可导致血管栓塞。

3.预防

(1)做好患者解释工作,消除恐惧心理,使其放松。

(2)热敷局部血管。

4.处理　暂停穿刺,热敷局部血管,待痉挛解除后再行穿刺。

四、假性动脉瘤形成

1.原因　桡动脉等经反复多次穿刺后,血液通过穿刺处进入周围组织形成血肿,继而血肿被机化后其表面被内皮覆盖而形成假性动脉瘤;股动脉穿刺过低穿入股浅动脉引起出血,股动脉血管壁上的穿刺孔与血管周围形成假腔连通;拔针后按压不够;患者贫血、组织修复功能低下、凝血功能差、应用抗凝剂等原因使穿刺孔不闭合。

2.临床表现　通常于穿刺处周围出现易活动、血管表浅、管壁薄、突出皮肤表面的肿块,检查发现肿块有"膨胀性"搏动,可触及收缩期细震颤,听到收缩期杂音。压迫肿块近侧肿瘤,肿块缩小,紧张度减低并停止搏动。

3.预防

(1)提高穿刺成功率,避免在一个部位反复穿刺。

(2)严格执行无菌操作。

(3)切实有效地按压穿刺点,对于高血压和凝血功能差的患者要延长按压时间。

4.处理

(1)局部加压包扎。

(2)若有小的足背动脉瘤形成,应嘱其穿宽松、软质面的鞋,以防止瘤体受摩擦引起破裂出血。

(3)必要时行外科手术治疗。

五、骨筋膜室综合征

1.原因　反复穿刺位置较深的动脉、穿刺针较粗、按压方法不当、患者凝血机制障碍或应用抗凝剂都可以引起骨筋膜室综合征。

2.临床表现　患者可出现疼痛、局部肿胀及压痛、运动和感觉功能障碍、血管搏动减弱或消失等症状和体征。

3.预防

(1)提高穿刺技能,并避免在一个部位反复穿刺。

(2)选择适合的穿刺针。

(3)拔针后确认无出血后停止按压。

(4)患者凝血机制障碍或应用抗凝剂应避免动脉穿刺。

4.处理

(1)注意观察肢体血运、感觉、运动情况,如肢体双侧温差3℃以上,皮肤颜色苍白、感觉异常、运动障碍,应及时请医师处理。

(2)早期手术治疗。

六、神经损伤

1.原因　操作者未熟练掌握穿刺部位的解剖位置,导致患者神经损伤。

2.临床表现　穿刺时患者出现肢体麻木或剧烈疼痛。

3.预防　操作者应提高穿刺技能。

4.处理　立即拔出针头,更换部位重新穿刺。

七、感染

1.原因

(1)操作者未无菌操作。

(2)动脉穿刺点未完全结痂前有污染的液体渗入针眼。

2.临床表现　穿刺部位皮肤红、肿、热、痛,严重者脓肿形成,个别患者会出现异常分泌物和全身高热等症状,血培养结果可阳性。

3.预防

(1)严格遵守无菌原则。

(2)勿在有皮肤感染的部位穿刺。

4.处理

(1)针对病因进行处理。

(2)根据医嘱使用抗感染药物。

八、动静脉瘘

1.原因　穿刺动脉误伤静脉或动静脉走行骑跨。

2.临床表现　穿刺局部肿胀,同侧肢体末端肿胀,附近静脉增粗、迂曲;损伤部位可扪及搏动性肿块,可触到震颤并听诊到持续性收缩期加强的血管杂音。

3.预防

(1)提高穿刺技能。

(2)穿刺后密切观察穿刺处情况。

4.处理　小的动静脉瘘可以临床观察,多可自愈;较大者可行介入治疗。

第四节　动脉血标本的质量管理

世界卫生组织(WHO)将动脉血气分析整个检验过程分为分析前、分析中、分析后 3 个阶段。其中,分析前阶段包括检验申请、患者准备和识别、标本采集、储存运输等,动脉血标本对采集操作要求较高,有诸多因素会影响到检测结果,是质量控制的薄弱环节,而规范的操作可有效提高质量控制的结果,进一步确保检验信息的准确性。

一、采集前

1.采集人员准备

(1)确认患者身份并进行评估,实施正确的操作。

(2)选择合适的采血容器,避免标本稀释,确保标本合理抗凝,推荐使用含有冻干肝素盐或其他稳定肝素衍生物的抗凝剂的自充式、塑料的一次性专用动脉采血器具,不推荐使用肝素钠作为抗凝剂。

2.患者准备

(1)动脉血气分析结果会因外界干扰发生改变,患者情绪不稳时采血,短时间内影响患者呼吸状态,如呼吸急促。测得的 pH、PaO_2 会升高,$PaCO_2$ 会下降;瞬间憋气,pH、PaO_2 会降低,$PaCO_2$ 会升高。采血前让患者适当休息,平卧或静坐 5 分钟,嘱患者放松,平静呼吸,保持稳定情绪;饮热水、洗澡、运动后需休息 30 分钟再采血。

(2)吸氧浓度对 PaO_2 测定结果有影响,当给氧方式发生改变,应等待 20 ~ 30 分钟再采血。

(3)评估患者的血小板计数、凝血分析结果,是否使用抗凝药物等,若凝血功能障碍或应用抗凝药物,尽量避免穿刺股动脉。

(4)静脉使用酸碱类药物后会在短期内引起体内酸碱平衡的变化,致使检测结果出现误差。血标本应在患者使用这类药物 30 分钟后采集。

二、采集中

1.正确选择采血部位　避免误采静脉血或动静脉混合血,以免影响 pH、PaO_2、$PaCO_2$ 的测定结果。

2.避免气泡进入血标本　因为 1% 血容积的空气会导致血气分析结果的明显变化,尤其是 PaO_2 的准确性,因此在采血过程中应尽量避免抽拉注射器活塞,推荐使用高密度聚酯材料制作的塑料采血器具,借助动脉压使血液自动充盈,减少气体对结果的影响。

3.采血量　通常根据各医院具体血气分析仪标本需要量决定;标本量过少,则肝素含量相对增加,可能导致结果误差;如标本量过多,则肝素量相对不足,不仅影响抗凝效果,而且会引起检查仪器堵塞导致监测失败。

三、采集后

1.正确处理标本　若采血过程混入气泡,应第一时间充分排气,并立即封闭动脉采血器具,使血液与抗凝剂充分混匀,避免血液标本凝固或产生微小凝块,影响检测,同时造成仪器故障。

2.正确按压穿刺点　采血完毕后,为防止出血或形成血肿,应按压穿刺处 3 ~ 5 分钟,直至不出血为止;如患者有高血压、凝血功能障碍、应用抗凝药物,拔针后按压时间应延长。

3.记录　记录患者的姓名、吸氧浓度、体温等相关信息,避免检测结果出现计算或校正错误;体温会影响 pH、PaO_2、$PaCO_2$ 的结果,如果患者体温高于 37℃,每升高 1℃,PaO_2 上升 7.3%,$PaCO_2$ 增加 4.5%;如果体温低于 37℃,每降低 1℃,PaO_2 下降 7.3%,而对 $PaCO_2$ 影响不大。

4.及时送检标本　血液离开机体后,血细胞的新陈代谢继续进行,不断消耗氧气并产生二氧化碳,尤其是对白细胞增多的患者更为明显;同样,塑料注射器也会改变血气分析的结果,大气中的 PaO_2 高于动脉血,$PaCO_2$ 低于动脉血,氧气可以通过针筒壁弥散,会使标本的血气值向空气的气体值靠近,因此,标本采集后应立即送检并在 30 分钟内完成检测;如延迟分析,应尽快放在 0 ~ 4℃ 环境下低温保存,避免标本直接与冰接触,以免由于细胞中水分子凝固导致细胞破裂,造成标本溶血,影响监测结果。

第四章 核医学护理技术

第一节 核医学病房护理

一、核医学特殊防护病房设置

1.目的

(1)避免公众、患者家属和医务人员受到不必要的照射。

(2)提升核素治疗的管理水平,使之朝着正规化迈进。

2.分类 根据患者服用剂量的不同分为两类。

(1)核医学普通防护病房:患者服用的放射性活度小于或等于1110MBq(30mCi),墙壁防护一般为4mm Pb。

(2)核医学特殊防护病房:患者服用的放射性活度大于1110MBq(30mCi),墙壁防护一般为8mm Pb。

3.设置条件

(1)布局:病区采取三区制原则布置,即按清洁区、中间区、活性区(分为高度活性区和低度活性区),并按照放射性水平的高低排列。清洁区通常位于常年的上风向,无放射性物质污染,包括办公室、会议室、值班室等。低度活性区一般不直接操作放射性物质,但有可能受到放射性污染或辐射,如病房走廊、配餐室、治疗室等;高度活性区设在病房末端,直接操作放射性物质,如专门的放射性药物分装房间.操作室、患者服药后居住的病房等。

(2)标识齐全、清晰:病房门前需有患者服药后第几天的标识;房间有值班室、值班医师和二线医师的电话号码;房间有服药后的注意事项。

(3)辐射防护设施:应符合国家防护标准,墙、地面与门墙壁的厚度为35cm,用钢筋混凝土筑成,墙面铺瓷砖。地面铺设无缝连接的PVC地板。门为专用的铅防护门;核素防护病房以单人间为宜,如无条件,可以设置两人间或者三人间,床间距离应大于1.5m,床间应加铅防护屏;建立三级排污系统,应用淋浴、蹲式便池,患者的大,小便排入三级排污系统,10个半衰期后可排入医院总的排污系统。

(4)基础设施:每间病房设有电话、通风系统、中央空调、中央供氧系统,每个床位配有一部电话,便于医师和护士电话查房。中央空调保持室内温度适宜,病房内配备可视对讲机,护士通过可视对讲机与患者沟通,既不直接接触患者,又不影响工作,还可以观察到患者的病情变化。

(5)休闲娱乐设施:为患者提供看电视、上网、看书等的休闲设施;提供热水壶、热水器等生活设施,并提供指定的活动场所。

4.人员管理 主要由从事放射性工作上岗证的医、护、技三类人员组成,护士要有执业证,医师要由具有5年以上核医学临床工作经验的住院医师或其以上职称医师担任,技师应具有核医学技师上岗证。工作人员除了具备较强的核医学专业基础及熟练的操作技术,还必须要有良好的心理素质及乐于奉献的服务态度。

（1）医师的管理

1）建立三级医师查房制度，高级职称医师每周至少查房 1 次，主治医师每天查房 1 次，住院医师每天需至少查房 2 次。查房的方式以电话查房为主，遇到特殊情况随时要进行床边查房。

2）建立 24 小时医师值班制度。

3）建立医师工作站。医师负责开医嘱、开各种检查化验单、书写病历、病程记录、出院记录等。应实事求是地向患者及家属说明和告知放射性核素治疗的特殊性、治疗过程中的注意事项，以及可能发生的不良反应和并发症，请患者签署知情同意书。计算患者服药的剂量，并告知技师执行。

（2）护士的管理

1）对入院患者进行入院教育。主要内容包括：①宣传入院须知，如保持病房清洁卫生，生活垃圾要放置在指定地点等；②简单介绍核素治疗的特点，核素治疗后不良反应及一些简单的应急措施等；③教会患者如何正确地自己测量脉搏、呼吸及体温，告诉患者饮食的禁忌及对饮食的特殊要求等。

2）建立护士工作站，执行医嘱，书写各种护理记录。记录住院期间的生命体征（如体温、脉搏、血压），留取患者血、尿、便标本；每天电话查房至少 3 次；安排患者的检查及保障患者三餐。

3）患者出院时核对出院带药，并详细告知患者服用方法及出院后的注意事项。

4）预约随访或下次治疗时间。

（3）技师的管理

1）技师按照医师的医嘱给患者服用放射性药物，应做到"三查八对"。三查：用药前查、用药中查、用药后查。八对：患者姓名、性别、年龄、治疗项目、药物名称、剂量、方法、时间。确认用药人即为患者本人。

2）负责放射性药物的分装和安全传递及流水账的记录。

3）负责处理患者所用被、服等残留物，放置在衰变室衰变，并做好记录。

5.探视规定

（1）在规定时间和指定地点进行视频探视，在服用放射性药物 3 天内，避免面对面的探视。

（2）住院患者原则上无陪护，特殊情况应由病房主管医师决定。

（3）陪护者进入病房前已经知晓安全防护的注意事项并穿防护用具，每天陪护总时间限制少于 15 分钟。

（4）陪护者不要靠近患者，应在屏蔽后探视或者距离患者 2~3m。

（5）接触患者衣物、生活用品后，应认真洗手，离开病房时通知医护人员，对其进行放射性监测。

二、患者护理

1.入院护理

（1）病区护士接到患者住院通知后，做好接待入院患者的准备。

（2）患者持住院证到护士站时，主班护士接待患者并根据病情及时安排床位并办理相应手续。

（3）责任护士将患者送至指定床位，核对患者姓名、妥善安置患者，协助更换病员服。

（4）责任护士完成患者的入院评估，测量体重、生命体征，收集资料并记录，了解患者的主诉、症状、自理能力、心理状况等。

（5）责任护士为患者做入院教育、院规介绍，向患者介绍主管医师及责任护士，病区主任和护士长。介绍环境（包括病房设施的使用）、作息制度、生活护理（护士为其进行个人卫生整顿）、物品保管及有关管理规定。

（6）培训患者口服 ^{131}I 的方法，讲解用药目的、方法和注意事项。确认患者已经签署知情同意书。

2.患者住院管理

（1）放射性核素治疗的住院患者，应遵守医院和核医学科的规章制度。

（2）患者着统一的病号服。用药后患者床边 1.5m 处或单人病房应划为临时控制区。只能在指定的时间、指定的地点活动，不能随意离开病房，患者之间不能随意串门。室内禁止吸烟，不要大声喧哗。

（3）患者不能随地吐痰，如呕吐，可吐在坐便器内即刻冲水；或吐在塑料袋内系好后，放入指定的套有黄色医疗垃圾袋的垃圾桶内。大、小便要排入指定的便池，便后即刻冲水，并洗手。

（4）要按医嘱服药，多饮水，定时服用其他常规药物如泼尼松、维生素 C 等。

（5）病房采用视频管理方式，医务人员 24 小时值班，患者如有不适或者需要帮助，可通过对讲系统或拨打值班电话及时跟医务人员联系。

（6）患者家属一般不需探视，如有特殊情况可和医师联系，给予防护用品后探视，探视时间不超过 15 分钟。孕妇、哺乳期妇女及婴幼儿和少年儿童不得进入病房探视。

（7）患者所需食物由专人送到指定地点，食物中不能含有高碘物质。餐后餐具等生活垃圾需要放入黑色塑料袋垃圾桶内。

3.治疗护理

（1）患者心理调适：甲亢患者多数脾气暴躁，焦虑；甲状腺癌及转移患者忧郁，情绪波动大。部分患者由于不了解核素治疗的过程，或担心放射性核素会对人体产生不利的影响，会出现紧张、焦虑等情绪。责任护士通过与患者交谈、沟通，了解其社会资历、文化背景、家庭及心理状况，为治疗和护理提供指导依据，让患者感到自己被关心和重视，得到心理上的满足感。针对不同的心理问题，制订不同的心理护理措施，消除患者对检查和治疗的恐惧及顾虑情绪。帮助患者树立战胜疾病的信心，给予特别关爱缓解心理压力，加强护患沟通，做好心理疏导等。

（2）不良反应的预防和处理

1）胃肠道反应较常见，主要为恶心、食欲减退，严重时可有呕吐。^{131}I 治疗前 1~2 天给予泼尼松及服药后 2 小时给予胃动力药有一定的预防作用。呕吐频繁者可给予输液和地塞米松静脉推注。

2）颌下不适常为唾液腺炎所致。^{131}I 治疗前 1~2 天给予泼尼松和舌下含服酸性物质有明显的预防作用。严重者可给予地塞米松静脉推注。

3)因为大剂量^{131}I治疗时常需要事先给予泼尼松,但泼尼松可促进糖耐量降低或糖尿病患者的血糖升高。因此这些患者常需要胰岛素治疗。

4)颈部不适的清除甲状腺(清甲)患者非常常见。^{131}I治疗前2天给予泼尼松有明显的预防作用。疼痛及肿胀明显者可给予地塞米松静脉推注。

5)其他症状如发热、腹泻、便秘等,对症处理即可。

6)特殊情况的处理,如脑转移、气管狭窄、心绞痛、感染,可请专科医师会诊进行相关处理。

4.出院护理及健康宣教

(1)出院的时机:无论是清除甲状腺治疗的患者还是转移灶治疗的患者,在治疗后第三天,距离患者1m时,放射性核素完全衰变结束的整个时间内剂量均<0.05cGy,符合出院标准,所以患者均可在服药后第三天出院。

(2)患者出院后要彻底打扫病房,换掉被服。

(3)患者遵医嘱按时口服优甲乐及其他相关药物,门诊随诊。

(4)出院患者的距离和时间防护:出院后根据患者的情况,在出院后注意事项单上,把患者出院后1个月内跟不同人群(小孩和孕妇、成人)的防护距离和时间等详细说明。

(5)患者出院后继续低碘饮食1个月。

(6)患者口服^{131}I治疗后1周,按时返回医院行^{131}I全身显像,一个月后回院复查甲状腺功能、血常规、肝肾功能。

(7)确定下次治疗时间或复查时间。

第二节 核医学检查护理

一、护理准备

根据前1天预约患者的数量及预约的时间,做好1天的工作计划。按照操作规程穿戴隔离衣帽,使用防护设备。根据患者的数量预计好核素用量,尽量减少医护人员与患者接触放射性药物的时间。同时减少患者等待的时间。

二、检查前宣教

部分患者由于担心放射性核素会对人体产生不利的影响,出现紧张焦虑等情绪。有些患者因了解自己的疾病而会有些焦虑或者抑郁的情绪,有时等待时间较长会导致他们出现急躁、易怒的情绪进而出现不配合检查的现象。检查前针对不同的心理问题,制订不同的心理护理措施,消除患者对检查引起的恐惧及顾虑情绪,做好心理疏导等。妊娠期和哺乳期妇女慎行核医学检查。

三、检查前准备

1.禁服的食物及药物 甲状腺显像前停用含碘类食物及药物。肾上腺显像时,一些药物可以增强或抑制肾上腺对显像剂的摄取,如外源性促肾上腺皮质激素、利尿剂、避孕药、降胆固醇药和地塞米松、螺内酯、普萘洛尔等,应根据具体情况,停用该类药物2周后方可进行检查。心肌灌注显像前应根据情况适当停服改善冠状动脉循环的药物。

2.注射药物前"三查八对"　三查:用药前查、用药中查、用药后查。八对:核对患者姓名、性别、年龄,检查项目、药物名称、剂量、方法、时间。确认用药人即为患者本人。

3.注射前可给予的药物及其他准备措施

(1)脑显像注射前给患者口服过氯酸钾400mg用于封闭脉络膜丛。脑灌注显像注射前5分钟及注射后5分钟应进行视、听封闭,给患者戴眼罩和耳塞。疼痛难忍者可适当给予镇痛剂。

(2)用^{131}I标记显像剂时,须在1周前口服复方碘溶液,每天3次,每次5~10滴,连续1周以封闭甲状腺,或者口服过氯酸钾每次200mg,每天4次,也可较好地封闭甲状腺。

(3)注射标记抗体前应做皮肤抗体过敏试验,注射抗体前即刻静脉注射地塞米松2~4mg,或肌内注射异丙嗪25mg。

(4)心肌灌注显像要准备脂肪餐(煎蛋2个和牛奶250mL)。运动负荷显像:①运动前建立静脉通路;②全程心电监测。心脏专科医师与核医学医师、护理人员共同参加。

(5)消化系统显像检查前需空腹。

(6)肾动态显像:①嘱患者检查前3天停用利尿药物及静脉肾盂造影检查,以防因利尿后脱水状态放射性药物排泄延迟,可产生肾功能受损假象;②检查当天正常进食,以确保检查安全;③检查前30分钟嘱患者饮水200~300mL,以保证生理状态下的血浆流量。因脱水状态会导致放射性药物排泄延迟,出现类似肾功能受损的假象。

(7)PET/CT检查:①检查前3天内尽量避免和减少剧烈活动,注意保暖避寒;②需要禁食4小时以上;③糖尿病患者需提前调整好血糖。

四、检查中的护理

1.协助患者取仰卧位,嘱患者全身放松,保持情绪稳定、呼吸平稳。身体不要移动。除需陪护的患者外,尽量减少家属的陪护,避免放射性药物对家属的辐射。有些检查所需时间较长,注意做好患者的思想工作,指导患者配合好技术人员。

2.药物注射

(1)放射防护与掌握注射器的姿势有紧密联系:操作者位于铅屏之后,手持注射器末端,操作时间尽可能缩短,这需要护士具备精湛的注射技术和严格的快速无菌操作技术。做静脉注射时,要细心为患者服务,必须保证药液在静脉内方可注射,以免药液溢出损害患者的正常组织。

(2)在行弹丸式注射时,静脉穿刺成功见回血后,快速注入示踪剂,然后松开止血带。

(3)皮下注射时,以左手绷紧皮肤(过瘦者捏起皮肤),右手持注射器,针头与皮肤成30°~40°斜向刺入皮下,左手放松,稍稍抽动活塞,无回血即可推注药液。药液推注完毕,迅速拔出针头,用无菌棉球或棉签压迫片刻。

(4)随时观察患者在检查中的情绪、体位、心率、呼吸等。注射后测量空针的活度,并在检查申请单上准确记录药物名称、满针的活度、注射部位、注射时间、注射者姓名。所用的注射器及相关物品必须按放射性废物处理办法严格操作,以免造成不必要的辐射,同时做好相应的记录,有执行者和核对者的签名。

3.口服放射性药物

(1)核对欲治疗用放射性药物的种类、活度、标定日期、生产单位、到货日期。确认要用的放射性药物即为该患者的检查用药并已经进行剂量校准。

（2）对于女性患者,应明确其不在妊娠期和哺乳期。

（3）确认患者已经知晓服药注意事项及流程,且为空腹。

（4）工作人员应戴上双层一次性手套、口罩、帽子,穿工作服、防护服及防护用品,随时准备发生给药意外时,进入现场处理。

（5）确定给药场所抽风过滤系统打开,确认摄像监控及对讲系统运转正常。

（6）患者服药时,工作人员必须通过监控系统安排、指导、监督患者服药。

（7）患者服药后,对治疗现场进行常规放射性废物处理及环境监测。

4.PET/CT 显像　①监测空腹血糖(高于正常值需通知医师);②为患者建立静脉通路;③静脉注射示踪剂后,即刻用生理盐水冲管并快速拔出针头;④记录内容包括空腹血糖数值、静脉注射示踪剂剂量、日期、时间(要具体到几分)和部位。

5.检查者多数注射药物后离显像检查会有一段时间,需要患者在专门的候检室等待,告知患者不要随意远离自己的座位,更不要离开候检室到别处去,要尽量减少患者之间的相互辐射及对他人的辐射。

五、检查后的护理

1.检查结束后,请患者再等待 30 分钟左右,并注意观察患者的各种不良反应。待主管医师确认显像结果完整无误后再离开。

2.和患者约定取报告的时间和与医师沟通的时间。需要动态观察的患者要预约下次检查的时间。

3.患者的分流　可将患者入、出口分开。因为检查结束的患者体内的放射性药物尚未代谢完,避免与其他人接触导致辐射污染。叮嘱患者在家多休息或者回到自己的病房,少去公共场所。

4.健康宣教　嘱患者多饮水,以加快体内放射性药物的代谢。

第三节　护理人员的防护

1.护士工作时应注重个人防护。佩戴剂量仪,操作时应穿戴工作服、帽、手套、铅衣及防护眼镜等个人防护用品,做好放射防护。工作完成后使用手持式表面沾污仪进行受外照射剂量及皮肤和衣物污染的监测。防止放射性物质经呼吸道、消化道和皮肤伤口进入体内。在满足工作需要的前提下,尽可能增加与放射源之间的距离,缩短接触时间,这也是减轻个人受辐射剂量的有效防护方法。严禁在活性区内吸烟、饮水及进食,用过的棉签和一次性医用手套不可随处乱扔,应放置在专用的内衬塑料袋的放射性废物容器中,最终集中存放。

2.对给药后的患者应加强管理。在给患者口服或注射放射性药物后,嘱咐患者在病房休息,在5个半衰期内患者不要随意离开自己的病房。非必要时尽量减少与患者之间的接触。

3.熟练掌握注射技术,以减少受照射时间。

（1）护士应在操作前无放射源的情况下充分做好准备工作。

（2）护士进行放射性核素操作时穿防护服,在铅屏后进行,不能将身体暴露在射线下,避免不必要的辐射。

（3）抽药时严格执行无菌技术操作，戴口罩、手套，不得用手直接接触容器或注射器内有放射性药液的部分，注射时使用注射器防护套，防止放射性药液外溅，减少对手的辐射剂量和污染机会。放射性药液溅到手、皮肤，应立即用清水反复冲洗，以减少放射性照射损害程度。

（4）工作台或地面有放射性药物外溢时，应及时用吸水纸由外向内抹洗干净并装入专用的内衬黄色垃圾袋的放射性废物容器中，按放射性废物规定处理。

（5）保持工作场所的清洁，对放射性工作区域进行污染监测并及时去除污染。工作结束后护士在离开放射源一段时间后再进行其他整理工作，以减少辐射。

（6）简化操作流程，快而有效地工作，避免匆忙行事。

（7）加强自我防护管理，规范操作，控制污染。

4.核医学科护士应持证上岗，定期进行剂量监测及个人体检。熟悉放射防护基本知识和基本技能，严格按照既定的辐射安全规程操作。

第四节　核素治疗病房的辐射防护及管理

核医学科核素病房主要收治甲状腺癌和甲状腺功能亢进患者，其中以甲状腺癌患者最为常见。甲状腺癌即甲状腺组织的癌变，甲状腺癌是近20年发病率增长最快的实体恶性肿瘤，年均增长6.2%。目前，已是占女性恶性肿瘤第5位的常见肿瘤。对于分化型甲状腺癌的治疗方法，特别是欧美和日本等国家，都比较倾向于做双侧甲状腺全切除术；而且，术后可以进一步进行碘-131治疗，有利于彻底治疗，也有利于通过测定血清甲状腺球蛋白(Tg)的水平而及早知晓有无复发。由于甲状腺癌患者手术后残留甲状腺组织少，对碘-131摄取率一般低于10%，需要给予大剂量碘-131治疗，对医务人员及其周边人群具有较大辐射，同时口服的碘-131在1~5天大量排泄，因此，必须设立核医学病房进行辐射防护和放射性废水，废物处理。核医学病房发展较晚，全国也只有数家医院建立了正规的核医学特殊防护病房。由于核医学科医疗的特殊性，在核素病房建立的初期，核医学护士相对较少，并且护士的核素理论与防辐射专业技能相对缺乏，因此，做好核素病房的放射防护和护理管理很有必要。

一、核素病房辐射防护及管理

核素病房作为放射治疗患者的住院场所，其辐射防护尤其重要。由于接受治疗的患者，是一个移动的放射源，因此，在住院期间患者限制在病房的辐射防护范围内，不能随意到室外活动，以防止患者间的交叉辐射和对其他公众的辐射伤害。碘-131治疗患者的体液中含有一定量的放射性物质，放射性核素的半衰期较长，因此，禁止患者随地吐痰，指导患者将痰液或唾液用纸包好，放入指定的防辐射铅垃圾桶内。医护人员工作时佩戴个人辐射剂量计，在查房、治疗和护理前穿铅衣或围裙、颈围脖，戴铅防护眼镜等用具进行屏蔽防护，以减小患者体内放射性药物对医护人员的辐射，同时还要戴手套和口罩，防止接触或吸入放射性污染物质。此外，病房清洁工人在清洁核素病房时，也穿戴上述防护用具，并使用专室专用的清洁用具，防止放射性物质交叉污染。

核医学科在传统上是执行影像检查的医技科室，因此，其护士配备相对较少。在核素病房建立的初期，护士的夜班频率较高，负荷较大。我科在开设病房初期，只有两名护士轮值夜班，每人每周的夜班率达50%。核素治疗对象多为甲状腺癌患者，可进行择期核素放射治疗。据此,我们在经过协商后,提出在保证患者治疗及相关检查的前提下,采取预约核素治疗的方法,患者集中入院和出院。患者入院后每天进行放射性辐射监测,待辐射达到国家安全标准后即可出院。患者每周平均只住院 4 天(共 3 天夜班),护士每人每周夜班率下降到21.4%,从而减少了护士值夜班的频率,减轻了护士夜班负荷,提高了护理质量。采用近距离、远距离及视频查房相结合的方式对患者进行护理。由于核素治疗患者口服碘-131 后体内存在大量放射性药物,对于一些必要的近距离护理,如量体温,测血压、心率等护理,护理人员按规定穿戴辐射防护衣,同时熟练操作以减少与患者接触时间;对于一些询问及指导性护理,在距离患者 1~2m 外进行,或充分利用核素病房的视频查房系统进行查房,减少护理人员接触放射性辐射的时间,减少医护人员的累积辐射剂量。

二、放射性废物及废水的处理

由于核素治疗患者的唾液及汗液中含有少量放射性药物,我们在病房内分别放置了生活垃圾和排泄物处理设施,指导患者在指定的区域内存放具有放射性污染的废弃物。每间病房的病床旁都配置有专用的吐物袋和污物袋。放射性垃圾经过放射防护垃圾池的 10 个半衰期衰变,并且检测其污染降低到环境卫生标准后,当作一般垃圾处理。患者使用过的病服放入专门的防护区,经过放置衰变后,检测其表面放射性强度<10μsv/h 时,视为普通病服送洗。患者的排泄物中含有大量的放射性碘-131,患者如厕后冲洗便器 1~2 次,放射性污水排入我院安装的放射性污水处理系统。经过处理系统的储存衰变,检测污水的放射性浓度达到国家排放标准后。排放到医院的公共污水池,进一步稀释后自然排放到下水道。

三、定期辐射监测

为检验核素辐射防护效果并及时反馈,我们对核素治疗病房定期进行放射性污染检测。检测位置包括病房走廊,门口,患者出院后的病房地面、病床、给药窗口等,如发现异常高辐射源,立即登记和上报,并按有关规定进行处理。医务人员在每次进入病房进行治疗护理后,检测手部、脚部等易受污染的部位,发现污染后立即处理。在治疗和护理中,每位医护人员均正确使用和规范管理个人辐射剂量计,准确测量个人辐射剂量,认真遵守防护制度,做好放射防护和辐射监测。

四、护理人员培训

核素病房与其他的普通病房不同,除具备普通病房的制度外,根据专科特点及工作性质制订相应的规章制度,做到有制度可循、凭制度管理。核素病房的护理人员除掌握普通病房的基本知识和基本操作外,还要掌握核素防护病房相应的知识和技能。

笔者所在科室经常组织护理人员进行核素基础理论、核素治疗、核放射防护知识的学习,以提高护士核素理论知识。在学习基础知识的基础上,组织护士进行病房基本操作合并防辐射演练,熟悉放射病房的防护操作,减少工作过程中的受照射时间,以理论与实践相结合。贯彻落实护士的自身防辐射和病房辐射防护要求,并定期进行考核以待进一步提高。刚开始建立病房时,护士对患者辐射防护方面的问题知晓率只有 70%,经过核素辐射防护培训后,提高到了 95% 以上。

五、健康教育

无论在普通病房还是核素治疗病房,健康教育都非常重要,它是良好医患关系和护患关系的基础。护士应针对患者的年龄、地区和文化差异,采取集中宣教和一对一讲解相结合的方式。基于核素碘-131 的放射性和患者对核素放射性知识的缺乏现状,结合我科患者集中管理的方法,我们在核素治疗前开始对入院患者进行健康宣教。将病房管理制度、疾病的相关知识、核素治疗前后的注意事项及可能出现的并发症、核素的治疗原理、射线的防护知识、饮食指导等进行反复强化,打消患者的顾虑。同时履行各医疗护理的告知义务,并由患者本人或家属在核素治疗前签署知情同意书,以便更好地配合治疗和护理。在患者住院过程中,仍需提醒患者不能随意走动,注意排泄物处理等病房的管理制度,以防止对周围人群的辐射和对环境的放射性污染。患者出院前,告知相关注意事项,出院后继续隔离观察 2~3 周。遵医嘱按时复查。女性患者在 1 年内、男性患者在半年内均须避孕。定期复查血常规、肝。肾功能及甲状腺功能,3~6 个月进行随访复查,根据医嘱终身服用左甲状腺素钠片,如有异常及时就诊。甲状腺癌患者的心理状态受多种因素的影响,据报道分化型甲状腺癌行碘-131 治疗患者的心理健康状况明显低于正常人群,因此,要做好放射治疗患者的心理护理。消除其恐惧和焦虑,建立战胜疾病的信心。

第五章 产前胎儿监护

第一节 产前 EFM 的指征和频率

一、产前 EFM 的指征

任何需要监护胎儿安危的孕妇都应进行产前监护,产前监护在临床上并无禁忌证;监护的指征应视孕妇的高危程度、妊娠周数等情况而决定。

1.低危孕妇　低危孕妇是指无妊娠期并发症和合并疾病的孕妇。低危孕妇进行产前 EFM 尚无可以降低胎儿不良结局的证据。中华医学会妇产科学分会产科学组在《孕前和孕期保健指南(第 1 版)》基础上修订的我国 2018 年《孕前和孕期保健指南》指出,妊娠 32~34 周后高危妊娠可开始电子胎心监护(无应激试验检查)。但如果低危孕妇的自我监测不足,不能及时发现异常情况也可造成胎儿受损。在孕妇出现胎动异常、羊水过少、脐带缠绕、宫缩或脐血流检测异常时必须进行产前 EFM,以进一步评估胎儿状况。

2.高危孕妇　高危孕妇是指妊娠期具有可能危害母婴健康或导致围生期预后不良等高危因素的孕妇。如有多次流产、早产、死胎、死产及新生儿死亡、畸形病史;高龄妊娠;难产史;本次妊娠检查发现异常者,包括有内外科合并疾病如心血管病、呼吸系统疾病、肝肾内分泌疾病、血液系统疾病及外科疾患;有产科并发症者,如妊娠高血压综合征、多胎妊娠、胎儿宫内发育异常(受限或过速)、胎盘异常、羊水异常、胎位异常、骨盆狭窄、软产道异常、胎儿宫内窘迫、早产或过期妊娠等。

ACOG 建议产前监护的指征见表 5-1。如有以下妊娠并发症、合并疾病应加强监护。

表 5-1　ACOG 建议产前胎儿监护的指征

母体状况	妊娠相关疾病
孕前糖尿病	妊娠期高血压
高血压	子痫前期
系统性红斑狼疮	胎动减少
慢性肾脏疾病	妊娠期糖尿病(血糖控制不良或需药物治疗)
抗脂抗体综合征	羊水过少
血红蛋白病	胎儿宫内生长受限
发绀型心脏病	晚期或过期妊娠
	同种异体免疫性疾病
	死胎史(前次妊娠死胎原因不明)
	单绒毛膜多胎妊娠

二、产前 EFM 的频率

根据 ACOG 的建议,妊娠过程中何时开始行产前胎儿监护取决于多种因素,包括新生儿生存的预后、死胎的风险、母亲疾病的严重性、因 NST 假阳性结果而导致医源性早产儿潜在的风险等。基于理论模式和大量临床试验,建议妊娠 32 周后开始行产前胎儿监护,结果正常可 1~2 周行一次,36 周后每周行一次,这对于大多数孕妇是合适的。若出现多种合并疾病、并发症,如妊娠期高血压、妊娠期糖尿病、妊娠期肝内胆汁淤积症、胎儿生长受限、双胎或多胎妊娠、羊水过少或偏少、孕期孕妇自觉胎动减少或频繁、妊娠超过预产期、不规则宫缩较频繁或其他检查发现胎儿异常等,需增加监护频率,应每周 2 次,对于有严重并发症的甚至可每天一次或数次监护,必要时可在妊娠 26~28 周开始监护。但 28 周以下的胎儿器官发育与 32 周以上胎儿存在差异,判读时应注意其特殊性,并结合当地新生儿救治的医疗条件选择进行。NST 为有反应型、胎动正常、羊水量正常,不需要胎儿生物物理评分,高危孕妇不建议使用葡萄糖或者人工刺激胎儿以降低 NST 无反应型的发生率,不典型 NST 及异常 NST 应该及时报告医师并做记录。

第二节　无应激试验

一、NST 的原理

孕妇在无规律宫缩、无其他刺激时,使用胎心电子监护仪对胎儿心率、胎动等观察记录称为无压力试验或无刺激试验。其原理是胎儿在运动时或声音、检查等刺激胎儿,使交感神经兴奋导致胎心率加快而出现胎心率短暂上升,预示着胎儿有正常的自主神经功能,不存在酸中毒或神经系统发育不完善。所以,无应激试验又称胎儿加速试验,是孕期保健、评估胎儿宫内安危的常用方法。

二、NST 的方法

孕妇行 NST 试验的体位可取坐位、半卧位或侧 15°平卧,选择胎儿背部胎心率最清晰连贯处放置胎心多普勒探头并涂以耦合剂,获得良好的曲线后以松紧带固定,再于宫体部下 5cm 处相当于胎儿臀部位置安放宫缩探头用于监测胎动和宫缩。探头固定太紧会增加孕妇的不适感及造成宫缩压力大的假象,太松则探头易滑动检测不出宫缩和胎动、胎心率曲线不连贯或检测不出,对于子宫过大、腹壁较厚的孕产妇尤易发生,必要时需以手扶持探头或额外加以固定如用医用胶布等。NST 一般监测 20~40 分钟,如 20 分钟内无加速或无胎动波则应延长至 40 分钟;NST 监测 10 分钟以上,达到反应型标准即可停止,不需持续监测至满 20分钟。

三、NST 的评判

2015 年中华医学会围产医学分会《电子胎心监护应用专家共识》中将 NST 分为反应型和无反应型。NST 反应型是指监护时间内出现 2 次或以上的胎心加速,如图 5-1。妊娠 32周前,加速在基线水平上大于等于 10 次/分、持续时间超过 10 秒,已证明对胎儿正常宫内状态有足够的预测价值,如图 5-2。NST 无反应型是指超过 40 分钟没有足够的胎心加速,加速的幅度至少 15bpm,持续时间至少 15 秒。研究显示,妊娠 24~28 周,约 50% 的 NST 为无反应型;妊娠 28~32 周,约 15% 的 NST 为无反应型。

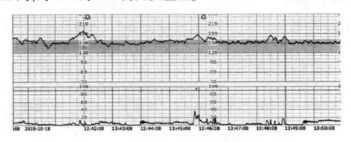

图 5-1　NST 反应型

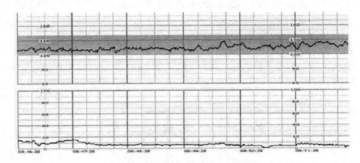

图 5-2　小于 32 周的 NST 反应型

2008 年,美国儿童健康与人类发展研究院(National Institute of Child Health and Human Development,NICHD)发布了胎心率的描记标准和明确定义及指南。英国皇家妇产科学会(Royal College of Obstetricians and Gynecologists,RCOG)和加拿大产科医师协会(Society of Obstetricians and Gynecologists of Canada,SOGC)一致提出胎儿监护的三级解释体系(正常、不典型、异常),见表 5-2。

表 5-2　无应激试验判读方法对照标准(SOGC)

参数	正常 NST(反应型)	不典型 NST(无反应型)	异常 NST(无反应型)
基线	110~160bpm	100~110bpm,基线大于160bpm 者持续小于 30 分钟,基线上升	心动过缓(小于 100bpm),心动过速(大于 160bpm),持续超过 30 分钟,基线不确定
变异	6~25bpm(中等变异),变异小于等于 5bpm(变异消失及轻度变异),持续小于 40 分钟	40~80 分钟内,变异小于等于 5bpm(变异消失及轻度变异)	变异小于等于 5bpm、持续超过 80 分钟,变异小于等于25bpm,持续大于 10 分钟,正弦型
减速	无减速或者偶发变异减速,持续小于 30 秒	变异减速持续 30~60 秒	变异减速持续超过 60 秒,晚期减速
加速(足月胎儿)	40 分钟内 2 次或者 2 次以上,加速超过 15bpm,持续 15 秒	40~80 分钟内 2 次以下,加速超过 15bpm,持续 15 秒	超过 80 分钟 2 次以下,加速超过 15bpm,持续 15 秒

（续表）

参数	正常 NST（反应型）	不典型 NST（无反应型）	异常 NST（无反应型）
加速（小于32周胎儿）	40分钟内2次或者2次以上，加速超过10bpm，持续10秒	40~80分钟内2次以下，加速超过10bpm，持续10秒	超过80分钟2次以下，加速超过10bpm，持续10秒
处理	观察或者进一步评估	需要进一步评估	全面评估胎儿状况，BPP评分，及时终止妊娠

四、异常 NST 的处理

1.NST 伴变异减速　妊娠 32 周后行 NST 有更好的预测价值。NST 有 50% 的概率会出现变异减速,如果变异减速不是反复出现且持续时间短于 30 秒,小于 30 秒的偶发变异减速在临床上较常见,不会出现胎儿并发症也无须产科干预。反复出现的变异减速(20 分钟内出现 3 次)即使是轻度,也会增加剖宫产术终止妊娠的风险。NST 中减速持续 1 分钟以上,剖宫产术及胎死宫内的风险显著增加,反复出现变异减速或出现重度变异减速,应加强监护,增加其他监护手段,如超声检查、生物物理评分、母胎血流等。应综合考虑潜在的风险,权衡利弊适时终止妊娠。

2.心动过速　基线升高常见于胎儿心律失常、心动过速、宫内感染、孕妇心动过速。目前临床最常见的胎心率基线升高的原因是宫内感染、孕妇发热。某孕妇妊娠 30 周,胎膜破裂 40 余小时。孕妇无自觉症状,胎心率基线约 150bpm,变异正常。2 小时后孕妇发热,体温 38.8℃,白细胞总数 $18.6×10^9$/L,中性粒细胞 92%,胎心率基线达 170bpm,基线轻度变异持续 2 小时,无宫缩,宫口未开。诊断宫内感染行剖宫产,新生儿出生体重 1040g,Apgar 评分 4-6-7 分。胎盘胎膜病检提示绒毛膜羊膜炎。

孕妇心动过速也可导致胎儿心动过速。某经产妇 29 岁,急诊时胎心率在 160~170bpm 之间,但胎动如常及胎儿超声检查正常,孕妇心电图显示窦性心动过速,心率 108 次/分,孕妇次日心率逐渐降至 91bpm,复查胎心率基线正常。

孕妇使用某些药物,胎心率基线也可随之变化。如羟苄羟麻黄碱(利托君)是 $β_2$ 受体激动剂,其对 $β_2$ 受体激动作用选择性不强,也作用于 $β_1$ 受体,故可发生心悸、胸闷、胸疼和心律失常等反应,通过胎盘屏障使新生儿心率改变。酚妥拉明有兴奋心脏作用,有些孕妇服用后也可出现心率加快的现象。某孕妇 29 周先兆早产、不规则宫缩、宫颈缩短而入院,静脉滴注利托君注射液时,孕妇心率 130 次/分,感觉胸闷心悸不适,胎心率逐渐升高,达 190bpm,当宫缩逐渐被抑制,减慢利托君注射液滴数后,胎心率逐步下降接近正常,孕妇上述症状消失。

3.心动过缓　胎心率基线小于 110bpm 且持续超过 10 分钟的称为心动过缓。在临床上不常见,多见于传导阻滞及胎儿窘迫或胎儿娩出的终末期。

4.基线变异消失或细小变异　基线变异消失或细小变异是指基线无变异或振幅小于等于 5bpm 持续时间超过 40 分钟。应延长监护时间或加用其他监护检测手段,结合高危因素,综合评估。当基线振幅小于等于 5bpm,持续时间超过 80 分钟时,应诊断 NST 基线异常。

如某妊娠 38 周的糖尿病孕妇,未规范监测血糖,近期胎动减少而来急诊,NST 监测 40 分钟,基线振幅小于等于 5bpm,加速小于等于 15bpm,建议住院,孕妇未依从而回家;36 小时后自觉胎动消失而复诊,未闻胎心音,急诊 B 超检查诊断宫内死胎,18 小时后自然临产分娩死胎,羊水过少呈胎粪样,产妇空腹及餐后血糖均明显升高。妊娠期糖尿病孕妇孕期高血糖的严重程度与新生儿巨大胎儿、剖宫产、新生儿低血糖、子痫前期等母儿不良妊娠结局的发生率相关,多数不良结局与孕妇血糖水平呈线性关系,孕妇血糖升高可使胎儿的耗氧量增加,易发生胎儿窘迫。

5.基线变异过度 基线变异大于等于 25bpm,持续大于 10 分钟,称为基线变异过度。基线变异过度通常发生在胎动频繁时,短时间无临床意义,胎动恢复正常后胎心率基线随之恢复至 6~25bpm,如基线变异过度达 20 分钟以上应变换体位连续监护并行 B 超检查,注意脐带缠绕受压的情况。如某孕妇妊娠 36 周,自觉胎动频繁而急诊,胎心监护图显示基线变异过度,持续 20 分钟后胎动频繁现象解除,胎心率基线也恢复正常。

6.NST 无加速 NST 无加速即为无反应型,但加速不足并非都是胎儿窘迫,NST 假阳性率超过 90%,20 分钟内有 1~2 次加速同样提示胎儿状况良好,一般胎儿睡眠周期 20~75 分钟。如无其他高危因素,可 1~2 小时后再次行 NST 试验或延长监护时间至 40 分钟,大多可获得正常结果。某些药物如镇静剂、硫酸镁等具有中枢抑制作用及骨骼肌松弛作用,可影响胎心监护的结果,如硫酸镁可使胎心加速幅度变小、胎心率基线变异减少,降低胎心率基线水平,而这种变化与血镁浓度无关。糖皮质激素如倍他米松可减少胎心率基线变异,而地塞米松则无影响。某孕妇为孕 28 周重度子痫前期,使用硫酸镁静脉点滴治疗 4 小时后行胎心电子监护显示为胎心率 130bpm,基线微小变异,无加速,孕妇自诉胎动减少,判读图形为 NST 无反应型。孕妇行 B 超及脐血流检查正常,生物物理评分正常。停用硫酸镁后再次行电子胎心监护基线变异正常,加速大于等于 10bpm,期待治疗至 30 周,因血压升高控制不好而行剖宫产,新生儿 Apgar 评分正常。

7.NST 伴延长减速 延长减速是指胎心率减速持续大于等于 2 分钟且小于 10 分钟,有时伴有基线变异减少,减速后心动过速,基线抬高。延长减速的发生机制为子宫胎盘缺血,胎儿缺氧刺激胎儿化学感受器,反射性地使迷走神经兴奋而导致胎心率减慢。由于引起缺血缺氧的原因不同,胎心率变化的图形也不尽相同。NST 图形中伴有延长减速的占 4.92%,但大多发生在第二产程,临产前孕妇出现胎心率延长减速的发生率为 0.9%,活跃期产妇出现延长减速的发生率为 13.2%,而第二产程中延长减速发生率为 34.0%。延长减速常见原因有以下几种:①仰卧综合征;②胎儿缺氧;⑧胎儿心脏房室传导阻滞或患先天性心脏病;④胎儿自主神经紊乱。

延长减速经常发生在孕妇平卧时,增大的子宫压迫下腔静脉使回心血量减少而导致子宫胎盘供血不足,有时孕妇伴有胸闷心悸等不适症状,经过改变体位如侧卧、抬高床头呈半卧位及坐位等处理而恢复正常。延长减速有时与脐带暂时受压有关,此类减速发生时胎心率下降速度较快,30 秒可达谷底,而且下降幅度较大,达 60~70bpm,但基线变异通常较好,往往减速波内可见到较好的变异。此类孕妇的晚期减速如非连续发生,也没有其他高危因素,往往通过变换体位即可回升至正常。如一例孕妇孕 36 周,常规产检发现 NST 发生延长减速,达 2 分 30 秒。基线变异正常,延长监护至 40 分钟,无减速,定期产检至 39 周自然临产,产程中胎心率无异常,自然分娩新生儿正常。延长减速是胎儿窘迫的表现,在胎盘功能不全、羊水过少、过期妊娠、妊娠期糖尿病等孕妇中常有发生,通常伴有胎心率基线在加速后逐渐升高,变异减少。此类孕妇应积极处理,加强监护,尽快终止妊娠。另一例孕妇妊娠 37⁺⁶周,因不规则宫缩而入院,入院时监护出现延长减速,但基线断裂,一段胎心率减速倍增图形干扰了判读,延长减速之后的胎心率增快变异尚好,监护的医护人员盲目自信,认为是由于刚开始监护探头未固定好就移动所致,未识别出晚期减速。4 小时后孕妇临产送入产房,出现基线变异减少,助产士不了解之前的胎儿监护曾出现过晚期减速,出现基线变异减少时仅延长监护,约 80 分钟后伴随强宫缩再次出现一次延长减速,胎儿随即死亡,分娩时羊水过少,不足 100mL,呈胎粪样。该例死产的经验教训是有延长减速病史且出现基线变异减少时应提高警戒等级,综合胎动、羊水量、高危因素等分析判断决定终止妊娠时机,降低胎儿风险。

8.反复的不典型 NST 在临床上,经常有孕妇常规产检中出现基线 100~110bpm 或大于 160bpm,变异减速大于 30 秒,基线变异减少,妊娠大于等于 32 周,40~80 分钟内仅出现一次加速不足 15bpm 及持续小于 15 秒等 NST 不典型图形。此类情况,根据高危因素,应再次复查 NST。

9.偶发、微弱宫缩伴晚期减速 微弱宫缩或胎动引发晚期减速,是胎儿储备下降、胎盘功能不足的表现。在无宫缩无胎动时胎儿尚能代偿,宫缩逐渐规律增强后,胎盘绒毛阵发性的缺血缺氧使胎儿难以承受。此类情况在临床上并不少见,且经常因被监护的医护人员及医师所忽略而得不到密切观察和恰当评估,有些死胎的病例回顾常可发现此前的异常多是由于减速常常不足 15bpm 而未被识别,待出现规律宫缩到医院后已是严重宫内缺氧、酸中毒或已死胎、死产

10.孕妇合并严重疾病时的监护异常处理 孕妇合并严重疾病时如母体失血、贫血、缺氧、酸中毒等,可导致胎儿缺氧、酸中毒。重度贫血、糖尿病酮症酸中毒或者肺炎、肺水肿、发绀型心脏病合并低氧血症可以导致胎儿监测异常。此类病例处理的重点是治疗母体疾病,改善母体病情。纠正低氧血症和酸中毒后,胎监结果大多可恢复正常;如果出现异常胎儿监护图形而不综合分析母体情况,简单地认为是胎儿窘迫而行紧急剖宫产,会对产妇的病情不利甚至导致严重后果。

如一病例孕妇出现肺水肿、心力衰竭、心动过速,胎儿心动过速,胎心率 180bpm,经利尿等处理,孕妇肺水肿、心力衰竭控制后心率逐渐正常,胎心率基线正常,避免医源性早产。

另一病例为孕前糖尿病孕妇,不规范产前保健,孕 34 周因血糖控制不好,尿酮体呈阳性而入院,入院诊断为糖尿病酮症酸中毒,胎儿监护显示胎儿轻度心动过速,孕妇经灭酮治疗后,情况好转,心率正常,胎儿心率也随之正常。

妊娠期高血压疾病是产科常见病,其并发症胎儿生长受限、胎盘早剥等均在本书相关章节中有介绍。在全身小动脉痉挛的基础上病情进一步加重甚至发生子痫抽搐也可导致胎儿监护图形发生特殊的变化。当子痫抽搐时,孕妇呼吸暂停,血氧浓度下降,同时全身骨骼肌、子宫平滑肌强直收缩,胎儿也随之缺氧而出现心率减慢、心动过缓。某孕妇因妊娠 29⁺⁵周、血压升高 2 周伴头痛入院,仅 3 天胎动减少。入院时孕妇血压 150/98mmHg,心率 108 次/分,窦性心动过速;入院胎心电子监护表现为 NST 无反应型,基线微小变异,无加速,胎心率基线 160bpm,轻度心动过速;入院后 2 小时,孕妇发生子痫,抽搐持续约 1 分钟,孕妇呼吸暂停,发绀,胎心率降至 90~100bpm,基线断裂、变异消失;抽搐控制后,胎心率逐渐恢复至 130bpm。

11.孕前监护的管理　胎儿监护无禁忌证,操作方便,假阴性率低。RCT 的数据显示 NST 的阴性预测值是 99.8%,但不能预测母胎状况急剧变化所致的死产。而且正常的产前胎儿监护结果不能代替产时胎儿监护。

关于胎儿 NST 呈阴性 7 天内胎儿死亡的原因分析中,最常见的检查指征是晚期妊娠,检测和死亡之间平均间隔为 4 天,范围为 1~7 天;尸检发现常伴有胎粪吸入的脐带异常,由此可得出的结论是 NST 并不能排除急性窒息事件,如宫内感染、妊娠期胆汁淤积症、脐带脱垂、胎盘早剥、前置血管出血等产科病症。

NST 呈阳性时,应综合分析孕周、母胎高危因素,如正常孕妇,可复查 NST 或采用其他监护手段如 B 超检测羊水量,羊水量足评估胎儿宫内安危的重要指标。RCT 的数据表明,与羊水指数相比,用羊水最深池深度诊断羊水是否过少可减少不必要的产科干预,而不增加不良围产结局。NST 检测后结果的处理可参考图 5-3 的流程。

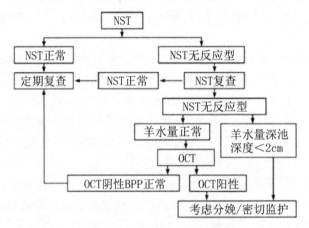

图 5-3　NST 检测后的处理流程

第三节　宫缩应激试验

宫缩应激试验(CST)是指在宫缩影响下记录胎心率的变化。子宫肌层的肌纤维是以内环外纵的交织状态排列,子宫收缩时,穿行于子宫肌纤维中的大小血管受到不同程度的压迫,当子宫肌层压力超过了流经子宫肌肉中血管的收缩压力时,流向胎盘绒毛间隙的血流减少,直接导致胎儿供血的暂时下降甚至中断,宫缩的强度及持续时间与胎盘缺血的程度相关,即宫缩压力越大、持续时间越长则子宫胎盘的血流量越少。子宫收缩时由于子宫胎盘缺血引起胎儿短暂的缺氧,子宫收缩间歇期血流逐渐恢复。如胎儿储备功能较好,短暂的血流减少可完全代偿,不出现胎心率变化,反之,一些妊娠合并疾病、并发症的孕妇出现规律宫缩甚至不规律宫缩时,因不能代偿宫缩的短暂缺氧缺血而出现不同程度的胎心率减速。理想的子宫收缩模式是 10 分钟至少 3 次宫缩,每次宫缩持续 40 秒。如果孕妇有理想的自主宫缩,无须缩宫素等诱导宫缩,如果宫缩频率 10 分钟小于 3 次,或持续时间短于 40 秒,可通过刺激乳头或静脉点滴缩宫素诱导宫缩。

CST 的结果分类有以下几种。

1.CST 阴性　无晚期减速或明显的变异减速。

2.CST 阳性　50%以上的宫缩会出现晚期减速,即使宫缩频率 10 分钟小于 3 次。

3.CST 可疑阳性　间断出现晚期减速,或明显的变异减速。

4.CST 可疑过度刺激　宫缩过频时(频率大于 5 次/10 分)或每次宫缩时间大于 90 秒时出现胎心减速,使用宫缩抑制剂后宫缩过频得以缓解,基线恢复正常,减速消失。

5.不满意的 CST　宫缩频率低于 3 次/10 分不足以检验胎儿的储备能力,待出现规律宫缩,宫缩频率高于 3 次/10 分时伴随宫缩出现晚期减速而判为 CST 阳性,或出现无法解释的图形。

第四节　催产素激惹试验

孕期胎儿在子宫内一直处于安静而舒适的状态,宫缩的出现或产程的发动对胎儿而言即进入一种新的应急状况,此时胎儿胎盘储备功能对宫缩的反应如何,需要通过科学的监测及评估,催产素激惹试验(OCT)就是主要的检测手段。

一、定义

催产素激惹试验是应用缩宫素人为诱导宫缩而模拟第一产程,通过子宫收缩造成的胎盘过性缺氧负荷试验来观察宫缩时有否胎心减速,用于监测胎盘功能和胎儿储备能力。

二、实施方法

1.基础监护　先行 NST 20~40 分钟,方法如前述 NST,监护结果评为 6 分以上者才可促发宫缩。

2.药物浓度　取缩宫素 2~5U,加入 5% 葡萄糖溶液 500mL,静脉滴注。

3.合适滴速　初始滴速为 5 滴/分,后续可每 5 分钟增加 2 滴,至每 10 分钟有 3 次宫缩(持续 40~60 秒)后,滴数不再增加。

4.监护时间　正常宫缩建立后,若无严重减速,监护记录时间需超过 40 分钟。试验结束后,停止滴入催产素,监护直至宫缩消失为止。

5.注意事项　①OCT 试验必须住院进行;②需备有氧气,具有急救胎儿窘迫的准备与设施;③发生宫缩过频,应立刻减慢滴速或停药,并备有宫缩抑制剂;④发生反复性晚期减速、变异减速,立即停药,严密观察,及时处理,以免损害胎儿。

三、适应证

1.NST 反复异常,结果可疑型 6 分以上。

2.凡是怀疑胎盘功能不良的高危妊娠。

四、禁忌证

1.不宜阴道分娩者禁忌(Ⅲ-B)。

2.前置胎盘或不明原因的产前出血。

3.既往有剖宫产史或其他原因所致的瘢痕子宫。

4.多胎妊娠。

5.羊水过多或过少。

6.先兆早产及宫颈功能不全。

7.严重胎儿窘迫。

五、评判标准及意义

正确的 OCT 结果,取决于规律有效的宫缩强度。因此,在对监护图形进行分析判断之前,应先查看本试验宫缩强度和频率是否达到检查要求,否则无法评价监护记录。OCT 结果的评判标准有以下五类。

1.阳性　　50%以上的宫缩后出现晚期减速或重度变异减速,提示胎盘功能低下,胎儿处于危急状态,但须排除假阳性,立即停药,结合其他子宫内缺氧指标,决定分娩方式。如图 5-4所示,宫缩强,3 次/10 分;胎心率 135~150bpm,基线变异减少,反复晚期减速,OCT(+)。如图 5-5 所示,宫缩强,4 次/10 分;胎心率 135~140bpm,基线变异减少,反复晚期减速,OCT(+)。应立即给氧,改变体位;停滴缩宫素,结合 B 超和临床尽快处理。

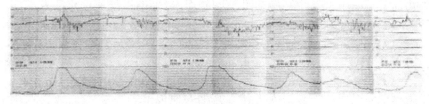

图 5-4　宫缩 3 次/10 分,OCT 阳性

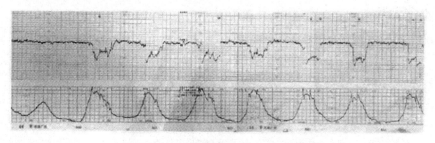

图 5-5　宫缩 4 次/10 分,OCT 阳性

2.阴性　　胎心率在正常范围内,无晚期减速或重度变异减速,提示胎盘功能良好。一般情况下安全期为 1 周。如图 5-6 所示,宫缩规则,中等强度,胎心率 120~150bpm,基线中度变异,加速良好,无减速,OCT(-)。如图 5-7 所示,宫缩中等强度,3 次/10 分,胎心率 125~150bpm,基线中度变异,加速良好,无减速,OCT(-)。继续观察,常规处理。

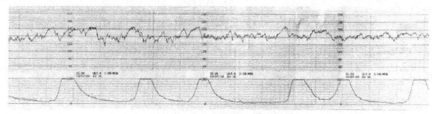

图 5-6　宫缩规则,OCT 阴性

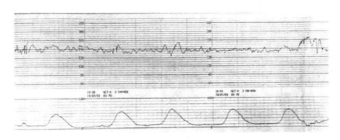

图 5-7　宫缩 3 次/10 分,OCT 阴性

3.可疑　间断出现晚期减速或明显的变异减速,其发生率低于 50%,应结合其他胎儿缺氧指标检查或隔天继续观察。如图 5-8 所示,宫缩强,3~4 次/10 分:胎心率 125~150bpm,基线变异减少,有加速,偶见晚期减速,OCT(±)。应及时给氧,改变体位;结合 B 超和临床等复查或酌情处理。

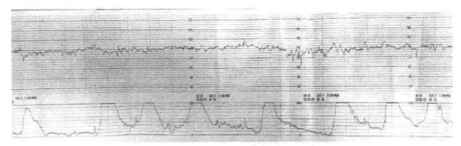

图 5-8　OCT 可疑

4.过度刺激　观察 30 分钟,10 分钟内宫缩超过 5 次,或宫缩持续时间大于 90 秒。此时,若出现晚期减速或变异减速,应调整宫缩后及时复查。如图 5-9 所示,宫缩强,3~4 次/10 分;胎心率 140~160bpm,基线变异减少,反复变异减速,OCT(+),宫缩过频。应予及时给氧,改变体位;尽快停滴缩宫素或减慢滴速,结合 B 超和临床等综合情况,调整宫缩后复查或酌情处理。

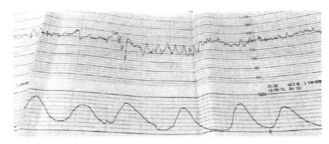

图 5-9　宫缩过频

5.不满意　①宫缩频率低于 3 次/10 分;②宫缩强度小于 40mmHg;③信号丢失过多,出现无法解释的图形。应调整速度,或改日再进行试验复评。如图 5-10 所示,宫缩中等强度,不规律;胎心率 120~155bpm,基线中度变异,加速良好,无减速,宫缩不理想。予调节缩宫素滴速,观察宫缩规律至 3 次/10 分后复查。

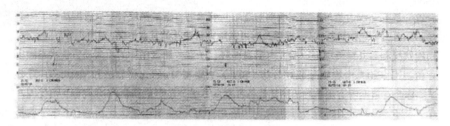

图 5-10 宫缩不理想

六、临床应用与评价

1.SOGC 临床指南建议,在非典型 NST 情况下,OCT 可用于作为监测产时子宫胎盘功能的方法,并结合临床情况,将有助于决定分娩时机和方式(Ⅱ-B);并且,OCT 应在具有紧急剖宫产手术的条件下进行(Ⅲ-B)。

2.当 OCT 或 CST 阳性时,胎死宫内的发生率、5 分钟低 Apgar 评分、FGR、羊水粪染发生率均增加。当然,也存在着一定比例的假阳性率,其比例为 8%~35%,主要原因与未正确的解释、子宫的过度刺激或在试验后胎儿的情况已得到改善等有关。

3.避免宫缩过频是保障 OCT 试验安全性的前提,Simpson 等通过监测足月引产产妇的胎儿血氧饱和度(FSpO$_2$)发现,当两次宫缩之间的间隔为 60 秒时,胎儿脑氧合状态稳定;而宫缩间隔少于 60 秒时,脐动脉 pH 明显降低。同时,这些研究也证实,宫缩次数 10 分钟内少于 5 次时,胎儿的血氧饱和度不受影响;当 10 分钟内宫缩多于 5 次时,FSpO$_2$ 在 30 分钟内下降 20%;当 10 分钟内宫缩多于 6 次时,FSpO$_2$ 在 30 分钟内下降 29%。由此可见,及时缓解宫缩过频可改善胎儿氧合状态并减缓酸血症的发展。在 OCT 实施诱发宫缩的过程中,必须严密观察,要避免发生宫缩过频,以防损伤胎儿。应及时减慢滴速,必要时停药或使用宫缩抑制剂。

第五节　胎儿生物物理相评分法

胎儿生物物理相监护是采用生物物理方法监护胎儿宫内安危的技术,包括胎心率电子监护和实时 B 超断层显像仪(real-time ultrasound,B 超)。前者是对胎儿储备能力和胎盘功能的实时、有效的观察手段,是目前妊娠晚期筛选胎儿窘迫的首选检测项目:后者则具备了图像显示和血流检测的独特优势,能够及时可靠地评价胎儿的发育情况,对胎儿器官的发育、功能状况和胎儿血液循环、胎儿-胎盘循环、子宫-胎盘循环的血流动力学状态做出评价。当今胎儿生物物理相评分法(BPP)主要有 Manning 评分法和 Vintzileous 评分法,以及在这两种方法基础上的其他各种改良方法。其中 Manning5 项评分法倍受围产学者的重视,广泛用于临床,被称为"胎儿宫内 Apgar 评分法"。由胎心率电子监护的无应力试验(NST),结合超声显像观察胎儿呼吸样运动(fetal breathing movement,FBM)、胎动(fetal movement,FM)、胎儿肌张力(fetal tone,FT)、羊水量(amniotic fluid volume,AFV)和胎盘分级所构成。

一、评分内容

1.胎心率变异和 NST　　正常胎心率变化范围为 110~160 次/分,基线变异范围为 6~25

次/分。NST 是指在 20 分钟内至少有 2 次胎心加速。妊娠大于等于 32 周者,每次加速的幅度大于等于 15 次/分,持续时间大于等于 15 秒;对于妊娠小于 32 周者,胎心率加速定义为每次加速的幅度大于等于 10 次/分,持续时间大于等于 10 秒。NST 是传统、经济、快捷而敏感的胎儿监护方法,但受胎儿生理性睡眠周期、母体体位、药物等因素影响,可出现 NST 无反应型的假象,影响临床判断。鉴别是否为胎儿生理性睡眠周期,可以采取推动胎体、声振刺激、母亲更换体位、延长监护时间等方法,也可以采取及时复查 NST 或结合其他宫内缺氧指标的检查进一步确诊。

2.胎儿呼吸样运动(FBM)　FBM 有两种,一种为迅速、表浅、规律的动作;另一种为轻度、缓慢的深呼吸动作。B 超下观察阵发性胎儿前胸或腹壁的运动,每 30 分钟至少 1 次或 1 次以上,持续至少 30 秒。有时需嘱母亲屏气,以排除与母体呼吸运动相重叠的现象。胎儿呼吸运动的存在是胎儿宫内发育良好的表现。妊娠末期,因胎儿休眠期延长,FBM 缺如期延长,且 FBM 受生物钟、母亲因素、药物和胎位等因素的影响。因此,要准确地得到胎儿呼吸运动的真实情况,必须经过较长时间的观察,才能达到真正的目的。

3.胎动(FM)　胎动有 4 种形式。①躯干回转运动(翻身运动):持续时间相对较长;②单纯的单一胎儿四肢运动(拳打或足踢):时间约为 3 秒;③短促的高频幸运动:持续时间为 0.12~0.4 秒;④呼吸样运动:每分钟 20~90 次,持续时间为 0.4~1.2 秒,是重复出现的运动。

4.胎儿肌张力(FT)　正常的胎儿肌肉通常保持一定张力,使肌肉有一定的收缩性、弹力性、敏感性。在胎儿休眠期,正常的肌肉也不完全放松,肌肉长期保持轻度的收缩状态。肌张力存在表明中枢神经和支配肌肉的神经纤维之间联系良好。常规观察 30 分钟至少有 1 次胎儿躯干和肢体伸展而后回复到屈曲位置,表现为握拳状的手指摊开和合拢。若发现胎儿手掌摊开,则首先要考虑肌张力的减少或消失,其次为罕见的中枢神经系统疾病,如先天性重症肌无力等,一般而言,胎儿肌张力减退和消失,往往预示胎儿缺氧严重。

5.羊水量(AFV)　羊水量测定也是重要的参考指标,可测四个象限之和为羊水指数(AFI)。大多数学者认为 AFV 小于 2cm 为羊水过少;AFI 大于 8cm 为正常,5~8cm 为警戒值,小于 5cm 为羊水过少。羊水过少与胎儿先天性畸形、胎儿生长受限等围产儿预后不良密切相关。

6.胎盘分级　胎盘是由胎儿的绒毛膜与母体的底蜕膜共同构成。胎儿足月时,胎盘平均面积为 18cm×20cm,中央厚度为 2.0~2.5cm,重约 500g。胎盘大小并不是估计胎儿大小的重要指标,但胎盘的成熟度与胎盘功能和胎儿的状况息息相关。胎盘成熟度实时超声的评判是根据胎盘的胎儿面(绒毛板)、母体面(基底部)及胎盘实质 3 个部分来分级,见表 5-3。

表 5-3　胎盘成熟度声像分级

级别	绒毛板	胎盘实质	胎盘基底层
0	界限清楚,呈平滑线条	分布均匀的点状回声	无回声增强
I	稍向胎盘组织凹进,呈断续或轻微波浪起伏	出现散在的点状强回声	无回声增强

（续表）

级别	绒毛板	胎盘实质	胎盘基底层
Ⅱ	出现切迹并延伸入胎盘实质,尚未达到基底层	回声不均匀,点状强回声增多	出现短线条状
Ⅲ	切迹深达基底层,形成规则环状,即胎盘小叶	回声更不均匀,强回声增多增大,并有声影	大而融合的回声增强区,能产生声影

二、评分方法

1.Manning 评分法　Manning 评分法包括 5 项内容:①胎心率基线和 NST;②FBM;③FM;④FT;⑤AFV。见表 5-4。

表 5-4　Manning 生物物理指标评分法

指标	正常(2 分)	异常(0 分)
NST(20 分钟)	胎动 2 次以上,伴随 FHR 加速。妊娠 32 周以上者,加速超过 15bpm,持续超过 15 秒;妊娠 32 周以下者,加速超过 10bpm,持续超过 10 秒	胎动少于 2 次,妊娠 32 周以上者,FHR 加速少于 15bpm,持续少于 15 秒;妊娠 32 周以下者,加速少于 10bpm,持续少于 10 秒
FBM(30 分钟)	1 次以上,持续超过 30 秒	无 FBM,或持续少于 30 秒
FM(30 分钟)	3 次以上,胎儿躯干与肢体同时运动或胎动连续出现均计为 1 次	胎儿躯干和肢体活动 2 次以下
FT(30 分钟)	1 次以上,胎儿躯干或肢体伸展后恢复到屈曲位,或手张开及合拢	无活动,肢体完全伸直,伸展缓慢到屈曲
AFV	最大羊水区垂直深度大于 2cm	最大羊水区垂直深度小于 2 cm

2.Vintzileous 评分法　Vintzileous 生物物理指标评分法包括 6 项内容:①NST;②FBM;③FM;④FT;⑤AFV;⑥胎盘分级。见表 5-5。

表 5-5　Vintzileous 生物物理指标评分法

指标	评分		
	2 分	1 分	0 分
NST	20 分钟内胎动 5 次以上,胎动时 FHR,上升超过 15bpm,持续超过 15 秒	20 分钟内胎动 2~4 次,同时 FHR 上升超过 15bpm,持续超过 15 秒	20 分钟内胎动 1 次以下, FHR 上升少于 15bpm,持续少于 15 秒
FBM	30 分钟内至少有 1 次,持续超过 60 秒	30 分钟内至少有 1 次,持续 30~60 秒	无呼吸或呼吸,持续少于 30 秒
FM	30 分钟内有 3 次以上躯干及四肢活动(连续运动按 1 次计算)	30 分钟内有 1~2 次躯干及肢体活动	无活动

（续表）

指标	评分		
	2 分	1 分	0 分
FT	至少有 1 次肢体伸直再回到屈曲位及 1 次脊椎伸直再屈曲	至少有 1 次肢体伸直再回到屈曲位，或 1 次脊椎伸直再屈曲	肢体伸直，无随后的屈曲手张开
AFV	最大羊水区垂直深度大于 2cm	最大羊水区垂直深度 1~2cm	最大羊水区垂直深度小于 1cm，小肢体挤压
胎盘	Ⅲ级	后位胎盘难以分析	0 级、Ⅰ级、Ⅱ级

三、临床应用

1.实施方法

（1）首先进行 NST 观察，产妇取左侧卧位或半低半卧位，观察 20~40 分钟，记录胎心率和胎动。

（2）再行 B 超检查 30 分钟，并分别记录 FBM、FM、AFM 和 AFV。

（3）将上述记录的生物物理指标逐项进行评分。

（4）正常孕妇可每周监护 1 次；过期妊娠、妊娠并发症、高危妊娠等可每周监护 2 次。

2.结果评定

（1）正常：生物物理指标评分为 8~10 分者。

（2）可疑：生物物理指标评分为 4~7 分者。

（3）异常（宫内缺氧）：生物物理指标评分≤3 分者。

3.应用与评价

（1）在 BPP 评分中 NST 对缺氧最敏感，FT 预测胎儿预后不良的价值最高，FBM、FT、FM 是急性缺氧指标，三者同时消失时围产儿死亡率可达 100%，而 AFV 是慢性缺氧指标。在这 5 项指标中，除 AFV 不受胎儿中枢神经系统调控外，其他 4 项指标均受胎儿中枢神经系统的调控。AFV 的减少是胎儿处于缺氧的危险信号，会明显增加围产儿死亡率和预后不良的发生率。

（2）在胎儿生长发育过程中，胎儿生物物理活动出现的顺序为：FT 出现最早，约孕 8 周；FM 在孕 9 周；FBM 在孕 21 周；NST 在孕 24~26 周。调节胎儿各种生物物理活动的中枢在大脑调控中心的部位不同，对低氧血症的敏感性也不同，在缺氧状态下，胎儿生物物理活动对缺氧的耐受性顺序恰巧与功能出现的早晚相反，即胎儿心跳对中枢缺氧最敏感，其次是 FBM、FM，最后是 FT，若 FT 消失，围产儿死亡率达 100%。胎儿不同中枢对缺氧的不同反应称为"渐进性缺氧"

（3）不同生物物理活动受胎儿生理性醒睡周期、胎龄、药物等的影响，因此在进行胎儿生物物理相监护活动中，应区分是生理性还是由于缺氧所致的生物活动缺失。为避免胎儿生理性睡眠造成监护结果的假阳性，可以采用各种不同的方法来唤醒胎儿，包括手推胎头、监护前进食及避免空腹、延长观察时间等，有学者认为这些方法唤醒胎儿的结果不肯定或有一定的局限性。1985 年，Smith 等将电子人工喉声刺激（vibratory acoustic stimulation test，

VAST)用于唤醒胎儿,经临床应用和研究表明是一种理想的方法,提高了预测胎儿安危的准确性和敏感性。浙江大学医学院附属妇产科医院于1990年在国内率先启用VAST,能使胎儿从休眠状态进入活动状态,与NST联合使用可降低NST的假无反应率50%,取得了良好的效果。

(4)SOGC临床指南建议,在有条件的情况下,高危妊娠推荐用BPP评估胎儿健康状况(I-A);如果BPP结果异常,应该高度重视,并根据全面的临床情况决定下一步处理(Ⅲ-B)。

第六章 产时胎儿监护

第一节 产时胎儿监护的方法

一、电子胎心监护

电子胎心监护始于20世纪70年代,得益于电子学、机械工程学、计算机技术的发展,并在互联网、云技术等医疗基础保障学发展的带动下,监护仪形成规模化、小型化生产。无线传输和计算机辅助系统使电子胎心监护的远程控制、无线探头、胎心追踪、信息预警、智能分析等多种技术成为可能,使胎儿监护仪的使用得到了普及,并为孕妇和胎儿的安全提供了全方位的监护技术。目前,它被广泛应用并成为监测胎儿宫内安危的重要手段,成为产房的常规配置。

1.电子胎心监护仪的基本构成　电子胎心监护仪的基本功能包括信息采集、信息处理和信息输出共三个部分,部分仪器还包括信息的智能化处理和报告系统。通过对胎儿的信息采集,子宫的信息采集,胎动、胎儿心电信号及临床其他信息的采集,进行全面的分析和评估。

目前采集胎心信息的方法有两种,第一种也是最常用的方法是通过多普勒超声进行监测,它是利用多普勒超声原理制作的电子胎心监护仪的探头(探头应用频率为2MHz),探测到胎心后固定探头,探头将探测到的心脏活动信息传回主机转换为多普勒信号,经过处理后播放声音并以曲线的方式在显示屏上显示。另外一种通过电子胎心监护监测,胎儿心电信号可通过以下方式获取:①腹部电极直接固定于孕妇的腹部;②胎儿头皮电极多在人工破膜或自然破膜后固定于胎儿头皮处,经胎儿头皮的电极可以清楚地记录胎儿心电信号,但可能损伤胎儿头皮,从而诱发感染。

子宫收缩情况是产时胎儿监护需要严密观察的内容,将压力传感器直接紧贴孕妇腹壁固定,将子宫壁收缩的信息经压力传感器传回主机,与胎心率曲线同步显示于显示屏上。

上述获取的信息处理由电子胎心监护仪主机自动完成。它将各种方式检测来的胎心率、胎儿心电信号及宫缩信号通过特定的信息处理技术进行转化,除去干扰及伪信号,使显示出的胎心率及宫缩曲线清晰准确。经主机处理过的结果也有多种输出方式,常用的方式是单幅(单机孕妇信息)或多幅(多机多孕妇信息)显示于显示屏上,显示的主要内容包括宫缩曲线、胎心率曲线及其数值等,也可以打印纸质报告单(走纸速度1~3cm/min)分析胎心监护图形,并可实现发送远程医师工作站、远程医疗系统等。

2.产时电子胎心监护技术　规范使用电子胎心监护技术是获得理想监护结果的保证,也是医护人员专业性的体现。产时电子胎心监护因为监护时间长,容易受到产妇体位、宫缩、情绪和产程进展的影响,为了向产科临床医师提供可靠的胎心率监护结果,对于产时电子胎心监护应加强应用管理。因内监测电子胎心监护应用较少,这里主要介绍外监测电子胎心监护。

（1）对产妇的检查：对产妇的检查是进行电子胎心监护的第一步。要达到检查的目的，应注意以下几个方面。

1）检查前应向产妇简单介绍胎儿监护技术的目的和方法、检查需要的时间、检查时的操作要点和感觉，解除产妇的思想压力，以舒缓产妇的紧张情绪，获得其理解和配合。

2）要求产妇如厕后再进行检查，进行四步触诊法检查以确定胎头的位置，明确胎背的位置和确定胎头是否已固定，并了解羊水是否过多或过少，同时触摸是否存在子宫收缩及收缩强度。必要时在超声检查后再进行胎儿监护检查。

（2）外监测胎心探头的固定

1）确定胎心的最佳检测位置：胎儿心音最响亮和最清晰的部位一般位于胎背近头端处，放置探头可以满意地记录胎心率曲线。产时监护时胎背向后或产程中胎儿下降胎心位置变化使定位比较困难；因此，应随产程的进展不断移动探头或采取手持探头的方式获取胎心率曲线。固定探头前应注意观察一定的时间，待获取的胎心率曲线稳定、没有波动或波动较小时方可固定探头。

2）妥善固定胎心探头：胎心多普勒探头的固定是否正确直接影响着监护工作能否顺利进行。妥善固定的要求如下：①固定带要有一定的宽度和弹性，太窄探头易出现脱落，太宽则影响孕妇活动。一定的弹性可以使固定带松紧适度，既能保持探头的稳定，也可使孕妇不感到过于束缚；②固定带绕过已经确定的胎心部位固定好，并将涂有耦合剂的多普勒探头滑入腹带下方。应先辨别声音是否最佳，曲线是否规整。如发现不良，可调整探头，进一步探明声音捕捉是否良好；③尝试胎心探头固定的位置有最大的适应范围。在进行无刺激试验时，应尽量将探头固定在胎儿的背侧。若固定于胎体侧方，胎动时可能使胎心偏离探头的捕捉范围。同理，在产时监护时不宜将探头固定得太高，位置可稍低，以备宫缩时胎儿下降后，探头仍可维持在较好的捕捉范围。

（3）外监测宫缩传感器的固定

1）宫缩传感器应放置在孕妇腹部与宫壁直接接触的部位，以脐部周围较佳，如脐部左侧或右侧稍下方。母体脐部不平整处、子宫下段及胎儿腹侧均不宜放置宫缩传感器；探头放置位置过高时不能真实感应宫壁压力变化，曲线会显示混乱。当子宫收缩、子宫底降低使宫缩传感器探头脱离子宫壁时记录的宫缩曲线是不准确的。

2）固定带需要有一定的宽度和弹性。固定宫缩传感器要保持一定的压力，并注意调节仪器，显示压力回零复位，注意松紧适当。当固定带捆缚太紧时会使孕妇感到不适，过松则不能显示宫缩压力的变化。

3.产时电子胎心监护形式　产时电子胎心监护的目的是评估胎儿在分娩过程中有无缺氧并及时发现缺氧胎儿，以保证在发生损伤之前能够采取恰当的干预措施。预见胎儿低氧血症时，通过子宫内复苏和及时有效地终止妊娠，胎儿可逆转缺氧症状，减轻胎儿酸中毒和细胞损伤，改善胎儿的预后，预防由缺氧和酸中毒引起的胎儿不良结局。为了及早发现胎心率的异常改变，针对不同的孕妇应采取不同的监护形式。

（1）间断电子胎心监护：2015年中华医学会围产医学分会推出的《电子胎心监护应用专家共识》推荐对低危孕妇进行间断电子胎心监护，即间断进行胎心电子监护，并记录数据。

（2）连续电子胎心监护：连续电子胎心监护是指在孕妇的产时全程都进行电子胎心监护。当间断电子胎心监护发现异常或存在高危因素时则需采用连续电子胎心监护。①产前的母体因素:妊娠高血压综合征、妊娠合并糖尿病、产前出血、心脏病、重度贫血、甲状腺功能亢进、血管疾病、肾脏疾病;②产前胎儿因素:胎儿生长受限、早产、羊水过少、脐动脉多普勒血流波速异常、母儿血型不合、多胎妊娠、臀位;③产时母体因素:产时阴道出血、宫内感染;④分娩因素:有剖宫产史、破膜时间过长、催产、引产、子宫张力过高;⑤胎儿因素:胎心率听诊异常、出现羊水粪染、过期妊娠。

产时的电子胎心监护主要记录和分析胎心率基线及其变异、加速、减速及宫缩等。具体内容在以下相关章节详细讲解。

二、胎心率听诊

胎儿心脏的心率听诊及计数是产科临床最基本的胎心率监护技术。正常胎心音为双音,第一个和第二个声音非常接近,类似于时钟的"滴答"声,快速且规律。

在孕24周以前,胎心音主要在脐下的正中部或偏左部、偏右部听到;孕24周后,胎心音的位置与胎儿在宫腔中的位置有关。无论胎儿的位置如何,胎心音总是在胎儿的背部听得最清楚。当使用胎心音进行胎儿监测时,应注意将其子宫杂音、孕妇腹主动脉的声音、胎动的声音等区分开来。

1.听诊器听诊法 利用木制钟式胎心听诊器、额式胎心听诊器或普通听诊器都可以听到胎儿心音。木制钟式胎心听诊器及额式胎心听诊器均为专用胎儿心音听诊器,定位清晰、声音传递也清晰。普通听诊器比较普及,容易掌握,且有利于自我监护。听诊时首先明确胎头的位置,然后确定胎儿背部,于胎儿背部的孕妇腹壁处听诊最为清楚。当枕先露时,胎心音位于孕妇脐部的左下方或右下方;当臀先露时,胎心音在孕妇脐部的左上方或右上方;当肩先露时,胎心音在孕妇脐周部或脐部的一侧听到的最为清楚。当孕妇超重、腹壁紧张或子宫敏感时,确定胎位有困难,胎方位可以通过胎心与胎头的相对位置来确定。

2.多普勒探测法 从20世纪60年代起,人们就利用多普勒超声探查胎儿心脏搏动的声音。随着科学技术的不断发展和完善,各种多普勒听诊设备问世。现在已有多种小巧的多普勒胎心听诊仪可供选择,操作非常简单,可以由医师监听胎儿心脏活动,也可以由孕妇自己监听;除直接探查胎儿心脏外,也可以通过探测脐带血流显示胎儿心率,且自动计数显示每一瞬间的胎心率,同时利用多普勒胎心听诊仪内的放大装置把胎心音放出来,非常有利于孕妇及其家人进行自我监护。

使用多普勒听诊最早在孕7~8周就可探测到胎心音,通常认为在孕12周可以肯定地听到胎心音。早期妊娠的胎心音为单一的高调音,随妊娠月份的增加而出现有节律的双音。由于超声波的方向性比较强,监护时多需要在不同的部位耐心地探测。妊娠10周后可检测到由胎儿活动引起的不同长度的低调音,如果在不同的部位探测到2个心音且频率差异超过10次,分,则可能是双胎妊娠,但是2个心音接近也不能被认定就是同一个心音。

三、脐血血气分析

分娩过程对胎儿是一个沉重的负担,由于分娩过程中氧耗增加和宫缩,母胎间气体交换出现障碍,胎儿的 PO_2 呈渐进性下降, PCO_2 呈渐进性上升。伴随着产程进展,pH和碱剩余(BE)值也随之下降,特别是第二产程中的血气酸碱状态变化更明显。正常胎儿对这种变化均能耐受,出生时立即行脐动脉血气分析可反映产程中胎儿血气变化的状况,也是目前评估胎儿出生前瞬间血气酸碱状态的最佳指标。

脐血血气分析是国际公认的评估新生儿出生时新陈代谢状况客观的指标。美国妇产科医师学会、美国儿科学会、中国医师协会新生儿专业委员会、国际权威专著将其列为评估围生儿窒息必不可少的指标之一，血气正常可否定窒息及其与脑瘫的关联。脐血血气分析在产房、手术室有助于指导继续复苏，有助于鉴别肺源性、心源性、血源性发绀，可确诊呼吸衰竭及其类型；可指导氧疗和机械通气，有助于识别各类酸碱失衡，指导治疗。

由于组织中的实际氧浓度不能直接在临床上测量，胎儿组织缺氧只能通过代谢性酸中毒来评估。测定新生儿的脐带血或娩出几分钟内新生儿血液的血气和乳酸情况，是目前确定胎儿娩出前是否存在缺氧和酸中毒的唯一客观且可定量分析的方法。关于脐动脉血气诊断新生儿窒息的标准值，国内外都做了许多研究。

使用脐血血气分析仪检测脐血的方法无创且相对简便，可作为重要的法医学证据，越来越引起人们的重视。所有怀疑胎儿缺氧、酸中毒和/或低 Apgar 评分的新生儿都推荐进行新生儿脐血血气分析。

1.脐带血检测临床应用 在以下情况下，医师需要采集脐动脉和脐静脉的血样：严重的宫内生长受限、剖宫产术后、Apgar 评分低于 5 分、异常胎心率、母亲患有甲状腺疾病、分娩期发热或多胎妊娠等。

脐血分析能够在可疑或确定有胎儿损害的情况下进行，如羊水严重粪染、低 Apgar 评分等。新生儿出现酸中毒时并没有明显的临床表现。而随着酸中毒程度的加重，新生儿脑病的发生率也会显著升高，特别是脐血 pH 小于 7.0 时。若对新生儿进行脐血血气分析之后，结果显示无异常，则新生儿以后出现相关症状时，可以考虑排除分娩期受损的因素。

胎儿出生后在最短时间内取脐血进行检测，能够得到胎儿出生之前的生化情况，从而保证对胎儿的诊断更加全面。同时检测脐动脉和脐静脉血 pH 对临床判断有帮助，脐静脉血在一定程度上代表了胎盘血液的质量。对检测结果进行分析，若脐动脉和脐静脉血 pH 有着显著差异，即可以判断胎儿为急性酸中毒；若 pH 均为酸性，即可以判断胎儿为慢性酸中毒。

2.脐带血气值 在脐血血气众多参数中最为重要的是 pH。pH 降低的具体数值能够代表胎儿缺氧及酸中毒的程度，碱剩余及 PCO_2 数值能够反映出胎儿酸中毒的性质，pH 和 PCO_2 数值能够反映出取样时胎儿的情况，PO_2 数值的参考价值最小，而 pH 及 BE 值则不会出现较大变化，因此，国际上将 pH 和 BE 值作为脐血血气分析的重要指标。

关于脐动脉血气诊断新生儿窒息的标准值，国内外都做了不少研究，国内多是将 pH 为 7.20 作为分界。美国儿科学会和美国妇产科学会制定了标准，将脐动脉血气 pH 小于 7.0 作为新生儿窒息不良预后最高危因素。缺氧窒息新生儿脐动脉血气若 pH 小于 7.0，则 83.3% 预后不良；若 pH 大于 7.0，则 10.8% 预后不良。脐动脉血气 pH 小于 7.0 诊断新生儿窒息的灵敏度为 86%，特异度为 92%，阳性预测值为 89%。中度或重度新生儿缺血缺氧性脑病、呼吸系统并发症及脐动脉 BE 值为 -12~-16mmol/L 可导致新生儿复杂的并发症。尼尔逊儿科学将新生儿窒息最高危险因素改为脐动脉血 pH 小于 6.7，BE 值大于 -25mmol/L。

国内最新的大样本量的临床研究表明：脐带血 pH 小于 7.10 且出生后 1 小时动脉血气小于 7.3 对预测 HIE 的敏感性为 60.00%，阳性预测值为 71.79%，因此，脐动脉血 pH 小于 7.10 的新生儿出生后应复查桡动脉血 pH。根据 Parklanrl 医院分娩新生儿脐动脉血血气分析结果，诊断呼吸性和代谢性酸中毒的阈值见表 6-1。

表 6-1 分娩新生儿脐动脉血呼吸性和代谢性酸中毒的阈值

	酸中毒的类型	
	呼吸性	代谢性
pH	<7.10	<7.10
PCO_2(mmHg)	>80	<80
HCO_2(mEq/L)	>17.7	<17.7
碱剩余(mmol/L)	>-10.5	<-10.5

3.脐带血采集方法

第 1 步:脐带分离

胎儿分娩成功,第一声啼哭之前,在胎儿侧距脐部约 10cm 处用钳子固定,之后固定胎盘侧,再分别固定附近位置,用剪刀分别剪断两把钳子中间的脐带,得到长度为 10~20cm 的脐带。

对脐带进行清洁,拭去羊水等杂质。

第 2 步:采集脐动脉血。

选取脐带中两根动脉中的一根,动脉较静脉颜色深,动脉呈交叉状态在静脉上。抽取 0.5~1mL 的动脉血液。

第 3 步:血气与酸碱分析。

迅速在产床旁对抽取的脐带动脉血进行血气分析。

四、分娩期妊娠胎儿及附属物超声检查

1.孕晚期妊娠胎儿的超声检查　孕晚期妊娠超声检查主要是用于评估胎儿生长发育及结构有无异常。孕晚期妊娠超声检查的主要目的是在妊娠早期超声检查的基础上进一步评估胎儿的发育,及时评估胎儿发育状况。除胎儿生长评估、胎儿体表及内脏结构发育的检查外,还通过超声显像检查评估胎儿各器官的发育成熟状况、估计胎儿出生后的生存能力、了解胎儿在宫腔内的姿势和先露的部位。晚孕超声监护对临床处理和选择分娩时机、分娩方式等均有重要的意义。

2.孕晚期妊娠胎儿附属物的超声检查

(1)羊水:羊水量的超声检测已广泛应用于产前监护,一般认为羊水量的多少与围产儿结局相关。羊水指数和羊水最大暗区垂直深度测定等方法已普遍应用于临床。由于 AFI 检测有 4 个象限,它在一定程度上纠正了测量误差和主观因素,因此,其检测精确性和敏感性优于其他方法,是比较理想的常规产前监测指标。在进行胎儿监护时,羊水指数也是一个可靠的指标。

(2)胎盘:通过超声检查,可明确胎盘的位置、大小、形状及胎盘分级等。孕晚期胎盘位置异常,如前置胎盘对孕妇及胎儿的影响很大,前置胎盘越严重,阴道流血发生的时间越早,出血量就越多。反复多次的阴道流血可以引起孕妇贫血甚至休克,胎儿缺氧、窘迫甚至胎死宫内。妊娠晚期胎盘的分级已经趋于成熟,高血压、子痫前期和慢性肾病等可使胎盘分级提前;妊娠期糖尿病、母儿血型不合等可使胎盘分级延后。妊娠晚期胎盘的超声检查对评估胎儿宫内安危具有重要作用。

(3)脐带:超声检查不能准确地测量脐带的长度,但对脐带的缠绕、脐带结构异常、脐带

的血流、脐带的异常附着等都可以较准确地判断。

五、妊娠子宫及胎儿多普勒超声检查

妊娠期子宫的重要功能是孕育胚胎、胎儿,而多普勒超声检查是重要的产前监护方法,应用多普勒超声技术对整个妊娠过程中的胚胎、胎儿生长发育、解剖结构和血流动力学的动态观察,可以对妊娠子宫及胎儿生长发育状态做出全面评价,不仅可显示胚胎、胎儿的形态结构,还可以显示胎儿的宫内行为状态和血流动力学改变,及时可靠地评价整个妊娠过程中胚胎、胎儿的发育情况、生理状态及胎儿-胎盘循环、胎盘-子宫循环状况等。

六、胎儿 Holter 检查

胎儿 Holter 检查是一种新兴的腹部胎儿心电监测技术,即使用胎儿 Holter 仪进行胎儿监测。可通过无绳监测获得最多 24 小时的胎儿心率、母体心率、子宫肌电及孕妇活动情况,不仅能准确有效地监测胎儿宫内情况,还能避免母体心率的干扰。有研究表明,使用胎儿 Holter 检查可以监测到代表胎儿中枢神经系统及自主神经调解系统的相关指标,可以推断是否发生胎儿窘迫,并为临床诊断提供有效证据。

七、声震刺激试验和头皮刺激试验

声震刺激的试验原理比较简单,声音或振动通过胎儿耳蜗和感觉神经末梢器,可诱发其大脑皮层产生特殊电信号,继而引起胎儿体内儿茶酚胺释放及一些神经递质变化,经神经系统的反射改变胎儿的行为状态。胎儿受到刺激后若出现与新生儿相似的惊跳反射,伴以胎动增多、胎心率增快及基线变异增加等一系列反应,说明这是一个功能成熟的胎儿。研究显示,声震刺激所诱导的胎心加速能可靠地预测胎儿正常酸碱平衡状态,减少40%的 NST 无反应型的出现,并且能减少达到 NST 反应型的监护时间,同时不会影响胎儿酸中毒的发现。研究也显示,在产程早期声震刺激试验预测胎儿窘迫较入室试验更有意义,故产程早期声震刺激试验的意义较明显。但随着产程的进展。声震刺激试验的敏感性逐渐降低,假阴性率逐渐提高,产程后期(宫口近开全之后)其阳性预测值仅为 17.9%,在产程晚期则无明显临床意义。

1984 年,Clark 利用胎儿头皮刺激试验来了解产时胎儿宫内状况。胎儿头皮刺激是指阴道检查时用手指刺激胎儿头皮,若刺激以后胎心率增加 15 次/分,并持续 15 秒以上,则意味着胎儿头皮血 pH 大于等于 7.20;若刺激后无胎心加速,则有 39% 的胎儿为酸中毒(pH 小于7.20)。Meta 分析也支持上述结论,认为当胎心电子监护没有加速时,可以使用胎儿头皮刺激试验来减少监测的假阳性。目前,在美国胎儿内头皮刺激已经逐渐取代头皮血 pH 和乳酸水平的测定,为Ⅱ级和Ⅲ级产时监护结果提供了额外的信息。SOGC 临床指南对产时头皮刺激试验提出如下建议:胎心电子监护不正常者,推荐进行胎儿头皮刺激试验;胎儿头皮刺激试验缺乏加速反应时,推荐胎儿头皮血取样;如果不能进行胎儿头皮血取样,根据全面的临床状况,可能要考虑迅速分娩。

八、胎儿脉搏血氧饱和度监测

临床医师希望除胎心电子监护外,能联合应用其他手段综合评价胎儿安全,避免只用一种监测方法带来的局限性。

胎儿宫内缺氧可引起一系列病理现象,包括缺氧、窒息、组织器官损害,严重时可导致胎儿或新生儿死亡。胎儿持续缺氧导致无氧糖酵解、酸性产物持续堆积,血液 pH 下降,氧离曲线右移,胎儿血氧饱和度下降。不幸的是,胎儿血氧饱和度下降又会阻碍酸中毒缓解,并加重酸中毒程度,酸中毒又进一步加重胎儿缺氧。这样一个恶性循环的过程带来的严重后果就是胎儿细胞酶系统损害,组织器官衰竭甚至死亡。

因此,胎儿脉搏血氧饱和度监测引起临床关注。血氧饱和度测定的原理是根据血液中氧合血红蛋白和还原血红蛋白对红光和红外光的吸收光谱不同,计算血液中氧合血红蛋白的比值。

胎儿脉搏氧监测(fetal pulse oximetry,FPO)作为产程中连续监测胎儿血氧饱和度的一种技术,可以及时反映胎儿宫内氧合及酸碱平衡状态。胎儿脉搏血氧测定作为产程中胎儿的监护手段,可连续监测胎儿的血氧饱和度,第一产程胎儿血氧饱和度为(0.50±0.10),第二产程为(0.49±0.10),若低于0.30则为异常。胎儿脉搏氧监测常被用于胎心电子监护结果不放心即产时监护Ⅱ类图形的产妇,希望通过它的应用能达到减少胎心电子监护假阳性率的目的。

目前,总结周内外近几年发表的文献不难看出,胎儿脉搏氧监测的临床应用意义尚有争议。国外研究指出:在胎心电子监护出现异常图形时,联合应用胎儿脉搏氧监测是否可以降低剖宫产率,学者们持有不同的观点。澳大利亚的一个多中心随机对照研究中,产程中孕妇被分为单用胎心电子监护组、联合应用胎儿脉搏氧监测和胎心电子监护的联合组,结果显示两组总的剖宫产率无差异。

目前尚没有充分的证据推荐在胎心电子监护可疑时使用胎儿脉搏氧监测以减少剖宫产率,尚须进一步研究证实它的有效性和安全性。而且,胎儿脉搏氧监测仪的安全性和成本效益等问题也需要进行更多的研究,其技术本身尚需要改进。目前SOGC和ACOG的指南均不推荐将胎儿脉搏氧监测作为临床常规方法。

九、分娩导航仪

产科医师对胎方位的估计在分娩管理中是必不可少的。传统上,分娩中胎方位大多采用阴道检查估计,这一方法主观而且不准确。精确的分娩数据有利于充分识别异常分娩,并协助医师选择和执行恰当的干预措施。胎头入盆是正常分娩的第一步,指胎儿双顶径平面与骨盆入口平面相衔接。由于临床阴道指检法无法触及这些部位,因此,胎头位置通常通过胎头最低部位与坐骨棘或第二骶椎之间的位置关系进行估算。这些估算带来的误差对产科医师的临床判断具有一定的影响。

分娩导航仪是一种基于计算机软件控制的磁定位跟踪器和超声技术设计的设备。系统提供了一种基于超声,根据骨盆入口和产道的关系测定胎方位的方法,主要用于妊娠期单胎头先露孕妇在妊娠后期或产程活跃期的监视,可间歇、无创地测定胎头位置、胎方位和宫颈扩张等参数。它结合超声图像系统和磁场空间定位系统,使用测量传感器通过传统指检即可利用系统的"尺子"模式测量标记在空间中的两点之间的距离。在检查者的指尖上贴上一个传感器,然后用一个无菌手套覆盖,指尖触摸宫颈两侧,系统客观地测量出两侧宫颈边缘之间的距离,获得宫颈扩张、宫颈长度及髂棘间径等数据。使用B超探头及超声传感器在体外即可测定胎头位置、胎头方位及耻骨弓角度等,监护测量结果以数字和图形的形式显示、保存。

分娩导航仪作为一种非侵入性的系统测定胎头位置,不仅可以减少阴道检查,降低绒毛膜羊膜炎的风险,而且系统的电子测量手段明显较宫颈传统评估方法更准确。

第二节　电子胎心监护标准化定义

正确解读电子胎心监护图形对减少新生儿惊厥、脑性瘫痪的发生,降低分娩期围产儿死亡率,预测新生儿酸中毒及减少不必要的阴道助产和剖宫产等产科干预措施非常重要。

一、电子胎心监护术语和定义

2008 年,NICHD 推出了电子胎心监护指南,针对胎心率图形的基本定义做了解释,提出对 EFM 图形完整的描述应包括 5 个方面,即基线率、基线变异、加速、减速及宫缩。2015 年中华医学会围产医学分会推出的《电子胎心监护应用专家共识》在临床上应用较广泛。鉴于产前和产时胎儿宫内状态的改变,其心血管系统对外界刺激的代偿将发生改变,其胎心率基线、基线变异和减速、产前 NST 将有较大差异,评估的重点也不尽相同,本节将就电子胎心监护术语和定义在产时的应用做介绍。

1.基线率　胎儿心搏由右心房窦房结的起搏点发起,在一段时间内胎心率同时受中枢神经、自主神经、压力感受器和化学感受器几个方面的系统协调,维持在一个较为平稳的状态,即基线心率水平,简称基线,以具体数值即基线率表示。在没有胎心率加速、减速、显著变异(变异大于25bpm)的情况下,10 分钟内胎心波动范围在 5bpm 内的平均胎心率,正常范围是 110~160bpm。胎心率基线异常分为胎儿心动过速(超过 160bpm)和胎儿心动过缓(低于 110bpm)。基线必须是在任何 10 分钟内持续 2 分钟以上的图形,该图形可以是不连续的,可以参照前面 10 分钟的胎心率来确定基线。在分娩过程中,基线可能出现逐渐升高或降低到一个新的水平,这一水平持续 10 分钟以上即被认为是新基线。

(1)胎儿心动过速:胎儿心动过速指胎心率超过 160 次/分,且持续 10 分钟以上。引起胎儿心动过速的原因很多,常见的是胎动频繁、孕妇发热、孕妇甲状腺功能亢进、阴道检查对胎头的刺激、孕妇焦虑、药物影响等。胎儿快速型心律失常、胎盘早剥、胎儿贫血、胎儿缺氧和酸中毒导致的胎儿心动过速应引起重视。产时发生的胎儿心动过速与孕妇发热、分娩镇痛和胎盘早剥可能相关。如图 6-1 所示,胎儿心动过速合并基线变异性降低及晚期减速,提示胎儿有缺氧、酸中毒的存在,需要紧急处理。因此,产时胎儿心动过速应慎重处理。

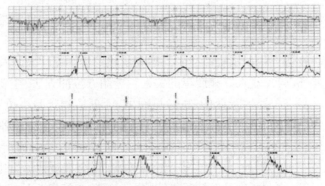

图 6-1　胎儿心动过速伴变异性降低及晚期减速

(2)胎儿心动过缓:胎儿心动过缓指胎心率低于 110 次/分,且持续 10 分钟以上,常与胎儿头部或脐带持续受压,心脏传导阻滞,脐带脱垂,胎儿缺氧和酸中毒,子宫破裂,孕妇低血压、低体温,药物影响,宫缩过频,记录到孕妇心率而非胎儿心率,甲状腺功能低下等因素有关。单纯 FHR 基线在 100~110bpm 可能和胎儿缺氧无关。胎儿心脏传导阻滞合并心脏结构异常的预后较差,先天因素引起胎儿心动过缓多数不会表现为 FHR 的突然改变。药物也可能导致胎儿心动过缓,比如子痫前期患者使用高剂量的 β 受体阻滞剂时,干扰了交感神经系统对胎心率的调节,可导致胎心基线率缓慢(图 6-2)。

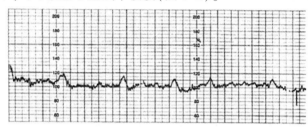

图 6-2　胎儿心动过缓

2.变异　胎心率的变异反映管理心脏节律的脑中枢神经系统的变化,是胎心电子监护中判断胎儿宫内安危的重要指标之一,有研究认为其甚至比胎心减速更能反映胎儿预后。早在 1969 年就有学者报道,在昏迷、濒死胎儿中可见到基线变异消失图形,证明基线率变异是胎儿神经系统状况的一个敏感指标。

变异正常是胎儿健康伴神经系统发育成熟的体现,由胎儿自主神经系统的交感神经和副交感神经不断地相互影响产生。胎心基线变异良好且基线在正常范围内,即使存在变异减速也并不增加胎儿不良预后的发生率。但是,需要强调的是,持续的变异减少可能是胎儿酸中毒的信号,尤其是同时存在其他提示缺氧的表现,包括心动过速、加速消失或反复的胎心下降,低 Apgar 评分和酸中毒的危险将增加。因此,应重视对基线变异异常的评估和处理。基线变异容易受到除缺氧以外的其他因素的影响,包括药物、胎儿醒睡周期、已经存在的严重神经系统损伤及神经发育异常等。

对基线变异的评估应包括短变异和长变异(图 6-3)。短变异是相邻两跳之间的心率差,实际上也就是瞬时心率差。长变异反映一段时间心跳间的变化趋势,包括两个方面的测量,一是基线率上的波动频率,即每分钟有几个振动波,也就是周期变异;二是 1 分钟之内波动的最高点和最低点之差,被称为振幅,也是衡量变异是否正常的主要指标。基线轻度变异或变异消失是胎儿缺血缺氧时中枢神经系统抑制及心肌损害的结果,是产时胎心电子监护图形判断、解释中的重要部分。

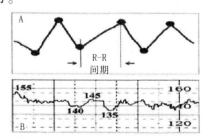

图 6-3　短变异和长变异的比较

A.短变异;B.长变异

3.正弦曲线 Manseau 于 1972 年首次报道了重度 RH 同种免疫胎儿的特征图形——正弦曲线。典型正弦曲线是在无胎动反应的基础上,基线率维持在正常范围内圆滑一致地波动,以规律的长变异伴随短变异减少为主要特点,其形状类似正弦波。2015 年,中华医学会围产医学分会专家达成共识将其定义为明显可见的、平滑的、类似正弦波的图形,长变异 3～5 个周期/分钟,持续超过 20 分钟;1993 年通过动物试验证明,阻断迷走神经,以及低血压、低血钠和胎儿贫血所引发的组织缺氧、代谢性酸中毒,一旦垂体分泌精氨酸加压素增加,可能导致迷走神经紧张性输出缺乏产生正弦曲线。据文献报道,正弦曲线的发生率仅为 0.3%～1.7%,但会导致 50%～75%的胎儿发生死亡。

正弦曲线发生率虽低,但临床普遍认为此时胎儿已处于严重失代偿的阶段,产时使用哌替啶、异丙嗪等麻醉镇痛药物之后,或者胎儿宫内吸吮手指和一连串的呼吸也可能引发胎心率波动模式的正弦型改变,将其视为特发性病因导致的正弦曲线,其预后良好不需要立刻处理,有专家将其称为假性正弦曲线或良性正弦曲线(图 6-4)。

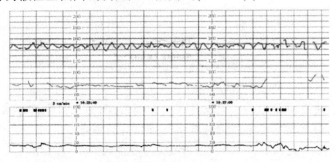

图 6-4 假性正弦曲线

产时哌替啶的应用是导致假性正弦曲线的主要原因,它和正弦曲线代表着不同的新生儿分娩结局,准确区分和处理正弦曲线意义重大。因此,在判读和分析正弦型胎心率时,应注意区分假性正弦曲线和真性正弦曲线。

4.加速 妊娠后期,胎儿中枢神经系统、自主神经系统及骨骼肌发育日趋完善,出现胎心率加速是胎儿对内外环境刺激做出的一种生理反射。分娩期加速的临床意义与孕期无负荷试验一样,都被认为是胎儿良好的象征,也是检验胎儿宫内安危的重要征兆。因此,加速是胎心率图解释、判断中重要的成分。在产程初期,胎动时可见到加速,这种加速被称为散在性或非周期性加速。还有一种加速是伴随子宫收缩反复出现的,被称为周期性加速,或同步加速。如图 6-5 所示,在产程初期胎儿有胎动并伴发散性加速,且伴有交替出现明显的醒睡周期,这是健康胎儿的表现。国内外专家所争议的焦点在于活跃期之后胎儿是否定存在胎动及加速,即使出现,加速是由于胎动引起还是胎头受压引起也较难区分。因此,在产程初期观察加速的存在与否意义重大,而到活跃期以后,随着宫缩逐渐频密,减速和变异的意义更为明确。但是,分娩期胎心加速消失如不合并其他异常,如胎儿心动过速、反复变异减速或晚期减速,也不能认为胎儿就一定存在宫内缺氧。

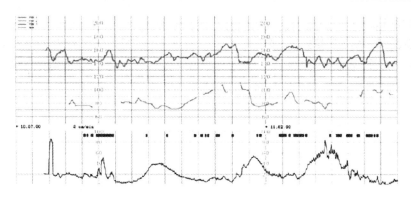

图 6-5 产程初期胎儿胎动伴有加速

5.胎心率减速 心率减速是指暂时性胎心减慢,根据出现的时间与宫缩关系进行分类,如早期减速、晚期减速、变异减速和延长减速。在整个产程进展中,有 50%~70% 的胎心电子监护会出现减速,减速都是在宫缩的基础上发生的,减速的长短、深浅,减速的恶化或好转,都与子宫收缩的强弱、持续时间的长短及间歇期子宫压力的恢复有关。美国妇产科学会在其 2009 年发布的《产时胎心电子监护指南》中提及的,胎心电子监护必须在基于规律、协调的子宫收缩下进行评估。这一点非常重要,因为大部分异常减速发生于宫缩频密时,在产程中出现变异减速非常常见。

(1)早期减速

1)特点:早期减速的特点是宫缩时胎心率缓慢降低又回升到基线水平。减速开始到最低点的时间大于等于 30 秒,减速的最低点常与宫缩的峰值同时出现(图 6-6)。一般来说,减速的开始、最低点、恢复和宫缩的起始、峰值和结束同步,形成一个对称的图形,有时也称为早发减速。

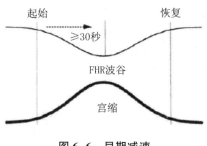

图 6-6 早期减速

2)形成机制:早期减速发生时由于在第一产程中后期,胎头受到产道的压迫,胎儿前囟区域承受压迫产生的压力时,胎头受压引起颅内压一过性升高,胎儿脑供氧和脑血流量减少,产生暂时性局部缺氧状态,此时胎儿头皮血 PO_2 虽然稳定,但副交感神经活动加强,进而出现胎心率减速。最新的研究认为,仅用胎头受压并不能解释早期减速,早期减速是由轻微的、一过性的缺氧引起的,在未成熟儿、头盆不称和脐带血流受阻时出现,可以通过阿托品阻断。

早期减速通常不伴有胎儿心动过速、变异消失或其他图形改变,往往与胎儿缺氧、酸中毒、出生后 Apgar 评分低无相关性。最新研究指出,单纯的早期减速并不常见,很多时候是合并有其他图形特征的早期减速,可以尝试通过改变母亲体位缓解胎头受压,并密切监护。

（2）变异减速

1）特点：变异减速以突发的、显著的胎心率急速下降为特点，减速开始到最低点时间小于30秒，胎心率下降幅度大于等于15次/分，持续时间大于等于15秒但小于2分钟（图6-7）；当变异减速伴随宫缩，减速的起始、深度和持续时间与宫缩之间无固定关系。

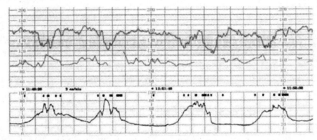

图6-7　变异减速

2）形成机制：脐带轻度受压，主动脉弓上的压力感受器受到刺激后使交感活动增强，反射性地引起胎儿心率上升以维持血压。当脐带进一步受压，动脉血流也被阻断，当血管的压迫解除，胎儿又表现出低血压而交感神经兴奋出现反应性的胎儿心动过速。变异减速对胎儿的影响取决于脐带受压的程度和时间，减速时间越长，振幅变化越大，对胎儿造成的危害就越大。但是胎心率基线的变异情况是反映胎儿氧合的最佳指标。常见的临床情况有脐带绕颈或绕身、脐带真结、脐带扭转、脐带脱垂、脐带受压、羊水过少、帆状胎盘等。

变异减速最常见的原因是产程中脐带或胎儿本身短暂受压导致脐带血流受阻。变异减速好发于产程后期，主要由脐带受压引起，一般认为位于胎儿肢体与子宫壁间的脐带容易受压，尤其是在胎动或宫缩时，脐带受压静脉回流受阻，胎儿回心血量减少，心排出量下降，血压下降，胎心率反射性上升。当脐带受压程度加重，脐静脉和脐动脉血流同时受阻，此时胎儿高血压形成，导致副交感神经兴奋性增强，降低胎心率。随着脐带受压逐渐解除，脐动脉因血管壁弹性较好而首先扩张，血压下降，由于脐静脉仍存在血流受阻，在变异减速之后可能出现胎心率的代偿性加速，形成有"前后肩峰"的减速图形，如图6-8所示。

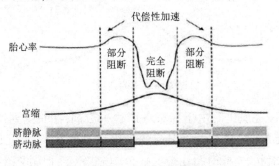

图6-8　典型变异减速

大部分正常的胎儿能够启动应对短暂缺氧的生理机制，耐受一过性的脐血流受阻或缺氧。如果脐带压迫程度严重、持续时间长，胎儿便会发生严重低氧血症。因此，在所有的胎心率减速图形中，变异减速的图形是最具多样性的，形成机制也相对复杂，减速可以改变或消失。

评估变异减速应包括减速的频率、深度、持续时间等方面。变异减速合并特殊图形特征,如减速持续时间超过 60 秒,出现微小变异或变异缺失,减速后胎心率未回到基线水平,呈棘形或 W 形的减速图形,减速没有出现前后"肩峰",预示脐带循环不良,胎儿缺氧进行性加重。表 6-2 是 4 种易于引起变异减速的诱因和产程中特点。

表 6-2 变异减速的诱因和产程中特点

诱因	特点
羊水过少	经常出现于活跃早期; 破膜后发生
胎先露下降	宫口开大至 8~10cm 时出现; 常与脐带绕颈有关; 产妇主动屏气用力时加重
脐带脱垂	胎头未衔接或胎位不正时容易发生
脐带因素	脐带真结、脐带过短; 脐带缠绕胎儿躯干或肢体; 发生和发展与产程进展无固定联系,个体差异大

(3)晚期减速

1)特点:晚期减速是宫缩后出现的减速,往往对称地、缓慢地下降到最低点再恢复到基线,晚期减速的开始、最低点和恢复分别落后于宫缩的起始、峰值及结束。缓慢下降是指开始到最低点的时间大于等于 30 秒(图 6-9),减速的最低点通常延迟于宫缩峰值。大部分指南和文献对晚期减速的定义没有规定胎心率下降幅度,临床可见的晚期减速图形具有多样性。晚期减速与早期减速共同的特点在于下降和恢复缓慢,区别在于减速起始点小一致。

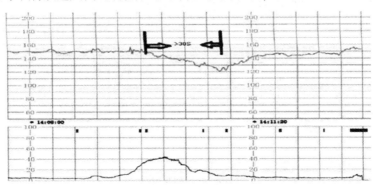

图 6-9 晚期减速

2)形成机制:晚期减速是由宫缩之后子宫血流量减少及氧含量减少引起的,如胎盘早剥、产妇低血压、宫缩过频过强。糖尿病、子痫前期、慢性高血压合并子痫前期、肾脏疾病等导致胎盘血管病变的母体或妊娠相关疾病,也是引发晚期减速的常见临床原因。另外,胎儿异常,如宫内生长受限、未成熟儿、Rh 同种免疫、双胎或多胎输血、胎儿宫内感染等因素也不容忽视。宫缩时,绒毛间隙血流量减少,引起胎儿动脉血氧分压(PO_2)的下降,引发压力感受器和化学感受器的反射,从而诱发晚期减速(图 6-10)。如果胎心率基线和变异是正常的,提示大脑氧气供给尚正常。如果胎心率变异减少或消失,或者出现胎儿心动过速,提示胎儿大脑已经受到缺氧的损害。

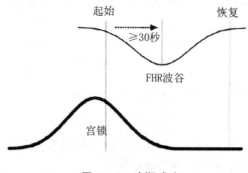

图 6-10　晚期减速

晚期减速对胎儿缺氧的反应非常敏感,可以发生于胎儿缺氧的早期,即在胎儿酸中毒之前就会出现,此时出现神经系统损伤及不良预后的风险较低。动物实验表明,酸中毒前猴子胎儿预先出现晚期减速,在酸中毒发生后,胎心基线率变异和胎动消失。因此,晚期减速可能是提示胎儿宫内缺氧的最早期胎心率改变,一旦合并胎心率基线变异微小或缺失,则提示胎儿缺氧或酸中毒概率升高。晚期减速的形态也很多,宽大显著的晚期减速和圆滑缓慢的晚期减速,尤以下降幅度较小的圆滑晚期减速比较隐蔽,此种减速与胎儿酸中毒密切相关,容易被产科医护人员忽略。

(4)延长减速

1)特点:延长减速是明显低于基线的胎心率下降,减速幅度大于等于 15 次/分,从开始到恢复基线持续时间大于等于 2 分钟(图 6-11)。减速时间超过 10 分钟即判定为新基线产生。延长减速应作为独立的减速图形进行评估。

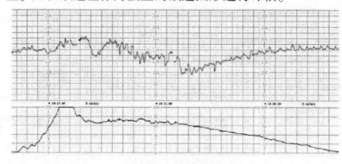

图 6-11　延长减速

2)形成机制:延长减速可以发生在产程的任何阶段。子宫血流量减少导致胎盘向胎儿输送的氧气量减少是引发延长减速的主要原因。

引起延长减速的常见原因包括产妇仰卧位低血压、宫缩过强及产妇自主屏气用力,宫颈麻醉和硬脊膜、脊椎麻醉。但是,自 1981 年 Freemen 和 Cariie 定义了延长减速以来,临床对其判读和解释有一定的困难,因为很多种临床情况都可能出现延长减速。宫缩过强、仰卧位低血压等影响因素一旦消除,胎盘可以立刻恢复胎儿供血供氧,胎心率异常即可消失。延长减速并不完全代表胎儿缺氧,这部分减速图形通常与胎头下降过快、宫颈检查、放置胎儿头皮电极、胎儿即将娩出等相关。

发生脐带脱垂、脐带血管破裂出血、胎盘早剥、产妇子痫或癫痫发作等情况时,也会出现延长减速,甚至进一步发展至胎儿心动过缓,严重时会发生胎死宫内。因此,出现延长减速时必须排查外脐带脱垂、胎盘早剥和子宫破裂等引发严重胎儿急性缺氧事件是否存在。

二、子宫收缩

在探讨胎心电子监护的问题时,宫缩的监护经常容易被忽视。以往主要依靠触诊及孕妇自己的感觉实现对宫缩的观察,目前临床应用电子胎心监护对宫缩强度、周期、持续时间和宫缩间期的基础子宫张力进行评估。胎心率减速图形与宫缩出现的时间关系已被纳入胎心电子监护评估内容。因此,应重视产程中胎心电子监护提供的子宫活动的相关数据。

宫缩的基本生理功能是将宫腔内容物挤压出去。描述宫缩的指标有频率、持续时间、强度、协调性。在正常产程中,宫缩强度变化较大,临产早期平均强度为 30mmHg,第一产程末期为 50mmHg,第二产程为 50~80mmHg。真正临产时宫缩的频率、协调性、强度均增加。子宫活动的监测途径有很多种,触诊耗时长,经常需要评估,不能提供持续长时间段记录。电子胎心监护宫缩监测器为我们提供了更准确的宫缩监护方法。

1.宫缩观察方法　目前临床常常使用电子胎心监护外置宫腔压力探头监测宫缩,宫腔压力探头中央的压力感受器能通过子宫形态的改变探测肌肉的收缩情况。目前最常用的外监护法为弹力带法,即使用弹力绷带将宫腔压力探头固定于腹壁。需要注意的是,宫腔压力探头必须放置到正确的位置才能得到准确的测量数据,接近宫底处稍下位置,弹力带固定必须松紧合适,然后调零校准基线压力。

外监护宫缩设备得到的数据不仅受羊膜腔内压力的影响,还受局部子宫肌肉张力和腹壁肌肉收缩的影响,母体呼吸运动、咳嗽、呕吐、弹力带的松紧度都会影响准确宫缩的记录。孕妇腹壁厚度也会影响到外监护监测到的宫缩强度数据,如肥胖者外监护得到的宫缩曲线质量较差。外监护的最佳体位是仰卧位,但大部分孕妇不适应这种体位,因为这种体位限制了孕妇的正常活动。如果孕妇变换体位,会使宫腔压力数据的基线出现很大变异。在第二产程中,外监护数据常常被孕妇分娩主动用力的动作干扰,而无法得到准确的宫腔压力值。外监护法获得的数据最准确的是宫缩频率,其次为宫缩持续时间,再次为宫缩强度。1973年,Stookey 及其同事描述了在自然分娩和引产过程中可见的异常宫缩。异常的子宫收缩主要表现为图形异常、频率异常、宫腔基线压力异常,异常的宫缩图形特点为不对称、多峰宫缩,如图 6-12。

内监护是一种有创性的监测手段,应用存在一定的风险。实施内监护必须要破膜,放置监测导管增加了宫内感染的风险。放置内监护导管还会引起其他并发症,如子宫穿孔、胎儿损伤出血甚至胎盘早剥,这些并发症比较罕见,目前临床已经较少应用。

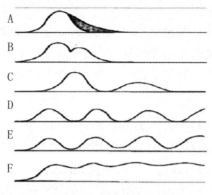

图 6-12　异常宫缩类型

A.不对称宫缩波形,迟缓相延长(阴影区域);B.多峰宫缩波形;C.配对宫缩波形;D.宫缩过频;E.宫缩过频伴宫腔基线压力增高;F.强直性宫缩

2.宫缩计量　单位时间内对子宫活动进行计量是很重要的,在产程进展不顺利时需要评估宫缩是否充足,而过度的子宫活动可能导致母胎的不良结局,产程中乳头刺激和使用缩宫素是引起子宫过度活动的常见原因。

子宫活动测量的内容包括宫缩频率、持续时间、强度、宫腔基线压力、宫缩间期。子宫活动在产程中变异较大,并与分娩次数有关。初产妇的子宫活动高于经产妇。正常宫缩是宫缩小于等于 5 次/10 分,观察 30 分钟,取平均值;宫缩过频是宫缩大于 5 次/10 分,观察 30 分钟,取平均值。宫缩间期的持续时长目前还没有一个公认的"正常值"范围,最近有研究提示宫缩间期在第一产程小于等于 51 秒、第二产程小于等于 36 秒,与脐动脉血 pH 小于等于 7.11有明确相关性。理想的宫缩间期,应该能够保证胎儿脑供氧维持稳定水平。如果宫缩间期持续时间 2~3 分钟,胎儿脑供氧可以比宫缩期有所增加。宫缩间期宫腔压力应回到基线水平,这样流经胎盘绒毛间隙富氧的母血可恢复到正常量。

3.影响宫缩的因素　母体的病理状态或体位是增加或降低宫缩强度、频率的主要原因。最常见的导致宫缩改变的疾病包括羊水过多、子痫前期、胎盘早剥和绒毛膜羊膜炎。胎盘早剥经常引发子宫活动过强,表现为多峰收缩、收缩过频、宫腔基线压力增高等。母体体位对子宫活动的影响多见于产妇仰卧位,因为仰卧位子宫胎盘血流灌注要比侧卧位差。药物可以影响子宫活性,常见的宫缩刺激剂有麦角新碱、雌激素、去甲肾上腺素、缩宫素、前列腺素类、抗利尿激素;宫缩抑制剂有利托君、间羟异丙肾上腺素、苯氧苯酚胺、沙丁安醇、非诺特罗、硝酸甘油、阿托西班、硫酸镁。

4.子宫活动对胎儿的影响　氧气能够穿越母胎屏障迅速扩散,这是由母胎血氧分压差造成的,一般母体血氧分压较高,胎儿较低。当胎盘绒毛间隙可获得的氧下降超过正常水平的50%时,胎儿则进入低效率的无氧代谢。较高的胎儿血红蛋白量,是胎儿脑保护效应和胎儿心率较快的特点。胎儿特有的机制能够使之在分娩过程中能够耐受一定程度的低氧刺激,胎儿能在宫缩时维持正常的氧代谢。宫缩虽然能引起流经子宫动脉的血流量减少,但是流经脐动脉的血流基本保持稳定,对于健康无合并疾病的胎儿,正常宫缩不会导致胎儿酸中毒。有合并疾病的胎儿由于保护机制不足,或者说子宫过度收缩,会导致胎儿不良结局。分娩期血流动力学研究提示,子宫收缩时宫动脉的血流呈波动状变化,另一项研究则提示,宫腔内压力超过35mmHg时子宫动脉舒张末期血流消失。最新研究提示,正常的宫缩间期能够保证母体高氧合的血流,利于恢复充盈胎盘绒毛间隙。因此,分娩期维持正常的子宫活动,尤其是保证足够长的宫缩间期是非常重要的。

第三节　产时电子胎心监护的评价系统

关于电子胎心监护的研究在不断进行中。1958年,Edward Hon发明了持续记录胎心的方法并描述了3种减速。1966年,Caldeyro-Barcia首次提出长变异和短变异的概念。1969年,Hammacher将胎心加速与胎儿正常酸碱平衡状态联系起来,并提出变异与胎儿窘迫之间的联系。这些观点不仅为日后的研究奠定了基础,而且也为电子胎心监护评估和处理提供了依据。

电子胎心监护作为电子生理监测手段已经广泛地应用于产科,但是目前尚未完全统一评判标准。2004年,美国联合委员会(The Joint Commission)特别提出,应该为胎心电子监护制定明确的指南。2008年,NICHD和SMFM共同组成的工作组对1997年的标准进行了更新,并提出了产时胎心电子监护的三级解释体系。近几年,ACOG、RCOG及SOGC等权威机构均遵照循证医学原则,制定了胎心电子监护相关指南。2009年,ACOG基于NICHD的研究报告对胎心电子监护基本术语提出了明晰而权威的最新解释,并建议使用三级胎心电子监护判读系统,根据结果做出处理。

1.产时电子胎心三级解释系统　2015年7月,中华医学会围产医学分会组织全国专家在综合国内外相关领域最新文献资料的基础上,推荐使用2008年由NICHD,ACOG和SMFM共同组成的工作组所提出的产时EFM的三级解释系统(表6-3)。其内容主要涉及胎心率电子监护基本术语、操作要点、解析及运用原则。这是国内发布的第一个基于循证医学证据的统一标准,旨在规范妇产科人员对电子胎心监护的理解和应用。

表6-3　产时电子胎心监护三级解释系统及其意义

分类	处理
I类	
I类胎心率图形包括以下情况:	
·基线率:110~160次/分	
·胎心率基线变异:中度	正常的胎心监护图形,提示在监护期内胎儿酸碱平衡状态良好。后续的观察可按照产科情况常规处理,不需要特殊干预
·晚期或变异减速:无	
·早期减速:有或无	
·加速:有或无	

分类	处理
Ⅱ类 Ⅱ类胎心率图形包括所有不能被划为Ⅰ类或Ⅲ类的胎心率图形。Ⅱ类胎心率图形包括以下情况： 基线率 ·心动过缓不伴有基线变异消失 ·心动过速 胎心率基线变异 ·轻度的基线变异 ·不伴有反复性减速的基线变异消失 ·显著的基线变异 加速 ·胎儿受刺激后没有诱发出加速 周期性或间歇性减速 ·反复性变异减速伴有轻度或中度基线变异 ·延长减速超过2分钟，但不超过10分钟 ·反复性晚期减速伴有中度基线变异 ·变异减速伴有其他特性，如减速恢复到基线缓慢，尖峰型，或"双肩峰"	可疑的胎心监护图形，既不能提示胎儿宫内有异常的酸碱平衡状况，也没有充分证据证明是Ⅰ类或Ⅲ类胎心监护图形。Ⅱ类胎心监护图形需要持续监护和再评估。评估时需充分考虑产程、孕周，必要时实施宫内复苏措施。如无胎心加速伴微小变异或变异缺失，应行宫内复苏；如宫内复苏后胎心监护图形仍无改善或发展为Ⅲ类监护图形，应立即分娩
Ⅲ类 包括以下条件之一： 基线变异消失和以下的任意一项： ·反复性晚期减速 ·反复性变异减速 ·心动过缓 正弦型胎心率图形	异常胎心监护图形，提示在监护期内胎儿出现异常的酸碱平衡状态，必须立即行宫内复苏，同时终止妊娠

2.产时胎心率图形分类、结果判读及处理的加拿大标准　2007年，SOCG发布了产时胎心率图形评估和管理框架的加拿大标准，此标准将监护结果分为正常、不典型和异常三级，依照标准对产时胎心率进行评估和处理。

此标准对异常减速的次数提出了明确的量化标准，增加了对异常变异状态持续时间的要求，并明确了典型变异减速和复杂（不典型）变异减速的定义。加拿大妇产科医师协会公布的胎心率图形评估和管理标准，有助于临床医师细致、全面地评判胎心电子监护参数。

3.按照胎心率基本特性分类的英国标准　2007年，RCOG指南表明，无论产前无负荷试验还是产时子宫收缩负荷试验，均按胎心率的基线、变异、减速及加速4项特征分为放心、不放心及异常3种类型，然后按照这3种类型将结果划分为正常、可疑及病理性，见表6-4、表

6-5。

表6-4 按照胎心电子监护胎心率基本特性分类的英国标准

分类	基线	变异	减速	加速
放心	110~160bpm	变异幅度超过5bpm	无	存在
不放心	100~109bpm 161~180bpm	变异幅度小于5bpm,持续40~90分钟	90分钟,50%以上的子宫收缩伴随典型变异减速,单个延长减速时间不超过3分钟	缺乏加速,但是其他正常(无明确意义)
异常	小于100bpm,或大于180bpm,正弦型持续10分钟以上	变异幅度小于5bpm,持续90分钟	30分钟,50%以上子宫收缩伴随非典型变异减速或晚期减速,单个延长减速时间在3分钟以上	

表6-5 胎心电子监护类型的英国标准

类型	定义
正常	上述四项特征均为"放心"型
可疑	上述四项特征中只有1项为"不放心"型,其余3项为"放心"型
病理性	上述四项特征中至少有2项为"不放心"型,或至少1项为"异常"型

RCOC标准提示仅仅变异减少时,如果存在反复加速即可视为放心监护结果。早期减速发生较为罕见,产程中发生的减速多数是变异减速。胎儿心动过缓持续时间大于3分钟,应采取处理措施,考虑尽快分娩;如果胎心率减慢9分钟后仍未恢复,应将产妇转至手术室准备急诊手术。胎心率基线的增加即使在正常范围内,若伴随基线变异缺或减速等不利特征仍应警惕。对产妇施行连续产时胎心电子监护时,应每小时进行分析记录监护结果1次。

第四节 产时电子胎心监护三级管理原则

一、产时电子胎心监护管理

1.记录患者的一般情况 完善的电子胎心监护资料,首先需具备患者的基本信息,包括其姓名、年龄、住院号及检查编号,以保证每位患者信息的唯一性。

2.记录检查时间 准确记录监护开始时间和结束时间,结束时自动停止记录并提醒医师及患者,保证电子胎心监护时间的准确性。

3.走纸速度和刻度 电子胎心监护图纸应明确标记走纸速度,以方便评估人员根据走纸速度准确评判图形的持续时间,如图6-13中圆圈处为走纸速度标记。

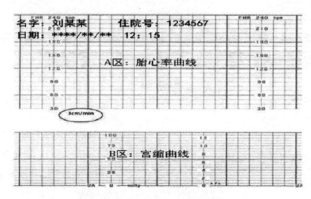

图 6-13　电子胎心监护图纸

4.监护检查时的记录　随着时代进步及互联网技术的发展,电子胎心监护中央控制系统可智能辨认胎心率基线、加速及减速,并可记录宫缩与胎心的关系,可提示胎动的次数及持续时间等,还可以识别电子胎心监护信号的缺失、超出正常范围值,出现报警指示,以帮助临床医师对电子胎心监护图形进行正确的辨别。出现临床异常情况需要及时记录,如患者的疾病史、该次检查时用药情况(如缩宫素、硫酸镁、地西泮等)、帮助改善患者电子胎心监护图形的措施(如患者吸氧、改变体位等),以便与电子胎心监护图结果相对照,提高电子胎心监护准确性。

5.同步母体心率监护　为避免将母体心率增快误认为胎儿心率的情况出现,现在的电子胎心监护增加了母体心率的同步监控。当出现母体心率增快的情况(如发热、甲状腺功能亢进等疾病时),相应地出现胎儿心率增快,这样更利于鉴别和诊断。

6.观察患者的情况　监护的过程中对患者的观察是必要的,要了解其主观感受及心理状态,对高危孕妇的情况要做好记录,对分娩过程疼痛耐受差的患者要给予鼓励及心理疏导。如出现电子胎心监护图形中断、丢失,要及时查找原因并予以适当处理。监护过程中由于胎儿或孕妇的活动、探头或压力传感器移位等导致记录信息异常的,应注意随时调整或重新定位、固定。调整处理的情况应同步记录。

7.监护结束的管理　依据仪器操作规范去除各种连接探头及束带,并做好仪器探头的清洁及患者监护区域体表的清洁,仔细了解并记录患者的情况。分析记录结果,出具报告,并分析异常报告,及时做出对应的处理。

二、产时 EFM 的指征和频率

胎心听诊、间歇胎心电子监护和持续胎心电子监护已被广泛讨论,结论为三者各有利弊。目前没有研究证据表明,产程中持续 EFM 在改善围产儿预后方面优于间断胎心听诊。通常向低危孕妇推荐间断胎心听诊,高危孕妇可适当增加听诊频率,而是否进行持续电子胎心监护应根据医疗机构设备和人员具体情况及患者病情决定。但是,必须注意的是,当进行间断听诊时,应至少听诊 60 秒,并包括宫缩的前期、中期、后期。如间断听诊发现异常,应立即行 EFM。

1.传统的听诊是依赖人的听觉来获取胎心率和心律的,仅提示短暂胎心率变化,或快或慢,无法衡量胎心率与宫缩之间的微细变化,失去了及早发现胎儿低氧甚至窒息的机会。再者,受听诊者听觉敏感性和心理因素的影响,同一患者的听诊数与实际胎心率有很大的误差。

2.低危产妇采用胎心听诊或间歇胎心电子监护是可行的,但在胎心率观察中一旦发现异常胎心率时,应立即给予持续胎心电子监护,直至胎心率转为正常。高危因素的产妇、产程活跃期至胎儿娩出、催产素输入、羊水粪染和子宫收缩异常都应持续胎心电子监护。

3.在产时发生胎儿窘迫的产妇中,有63%的产妇并不存在已知的危险因素,因此,持续胎心电子监护不能预测急性灾难性的胎儿状态变化,如胎盘早剥或脐带脱垂,但胎心率会以最快的反应引起观察者的重视。在一些人手不足、分娩量较大的医院,产时持续监护是一个分娩管理的好帮手,但大量的持续监护数据也增加了分析、评估胎儿状况的难度,同时将孕妇限制于床上不仅增加了其心理负担,也不利于自由体位分娩。

4.高危妊娠应考虑增加产时监护频率,必要时持续监护。

三、产时 EFM 三级解释系统应用

1.Ⅰ类图形管理　Ⅰ类图形属正常胎心监护的图形,提示胎儿正常血氧状态,与胎儿酸中毒无关,可以按常规的方式连续或间歇监测管理,不需要特殊干预。Ⅰ类图形应具备以下特点:正常胎心率水平(110~160bpm),正常变异(振幅 6~25bpm),没有变异减速和晚期减速。正常变异和加速反映胎儿处于正常酸碱平衡状态,缺乏加速也不能提示胎儿酸中毒存在。但是,需要注意的是,胎心率反映了缺氧对胎儿心血管系统刺激的反射,尤其在产时宫内状况变化多端时,胎儿所处环境随时发生变化。因此,不能因为一次 EFM 正常就放松对胎儿的监护,尤其在第二产程,建议有条件的医院采用持续电子胎心监护,实时观察胎心率变化,以利于及早发现胎儿缺氧。

2.Ⅱ类图形管理　Ⅱ类图形为可疑 EFM 图形,介于Ⅰ类和Ⅲ类评价系统之间的图形,Ⅱ类图形不排除胎儿处于异常血氧状态,因此,应对其进行动态观察,进行进一步的评估、监测、必要的临床干预及再评估。Ⅱ类图形在分娩后期,建议根据临床情况及时评估潜在风险,综合评判并处理。对Ⅱ类图形应持续观察和及时记录,评估必须包括对监护结果进行分类和异常图形演变两方面进行描述,直至恢复到Ⅰ类图形,在这期间频密地评价,妥善保存记录档案。

(1)Ⅱ类图形不排除胎儿缺氧酸中毒:Ⅱ类图形是可疑的胎心监护图形,分娩结局好坏不一,既不能提示胎儿宫内有异常的酸碱平衡状况,也没有充分证据证明是Ⅰ类或Ⅲ类胎心监护图形。Ⅱ类图形的处理原则主要依据是否存在高危因素、图形进行性变化趋势及产程进展情况进行综合分析。2011 年美国剖宫产率超过 32%,一些医院甚至超过 50%,分娩时出现Ⅱ类或Ⅲ类电子胎心监护结果是常见的剖宫产指征。对于剖宫产来说,在不同的医院之间及在从事产科工作的医务人员之间,Ⅱ类电子胎心监护报告的发生频率有很大的差异,医护人员对图像的不同解读可能是导致这种差异最主要的原因。因此,专家普遍认为Ⅱ类电子胎心监护缺乏明确的管理协议与评估及处理差异密切相关。

(2)Ⅱ类图形以变异减速常见:2017 年英国国家卫生及医疗优化研究院更新的产时胎儿监护临床路径,依据变异减速是否合并特殊图形特征将其分为典型变异减速和非典型变异减速,见表 6-6。典型变异减速与脐带短暂受压有关,不提示胎儿宫内不安全状态;而合并了特殊图形特征的非典型变异减速属于不放心的胎心率图形,尤其当伴有其他不正常或

不放心的胎心率改变时,与胎儿缺氧或酸中毒有关(图6-14)。针对变异减速常常由于脐带因素所引发的情况,改变产妇体位是缓解脐带受压的首选措施。当反复性变异减速伴正常变异或加速(包括自发或诱导引起的加速)则提示胎儿目前严重酸中毒概率低,发生机制通常与子宫收缩时脐带受压和牵拉有关。

表6-6　变异减速的分类

分类	图形特点
典型变异减速	突然出现,持续时间短暂; 这种减速很常见,可能是正常分娩过程中脐带受压的表现,可以通过让孕妇改变体位使之减轻或消失
非典型变异减速	减速持续时间超过60秒; 出现变异减弱或缺失; 减速后胎心率未回到基线水平; 棘形或W形的减速图形; 减速没有出现前后"肩峰"

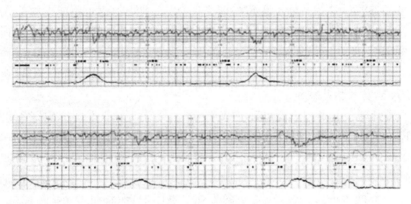

图6-14　产时不典型变异减速

（3）重视延长减速的处理:延长减速可能与急性或慢性的胎盘脐带血供异常有关,也可能发生于有先天性心脏畸形或心肌传导缺陷的胎儿。引发延长减速的原因很多,其中一过性影响因素占多数。但是,研究指出,第二产程发生的延长减速风险较高,具有较强的不可预测性,应首先排除急性严重缺氧因素如胎盘早剥、子宫破裂和脐带完全性梗阻的影响,观察者应慎重对待、积极处理。第二产程出现的延长减速经宫内复苏治疗短期观察后,仍未改善或转为Ⅲ类胎监图形,建议迅速分娩(图6-15)。对延长减速的处理,包括改变产妇体位、增加产妇输液量和吸氧等。如胎心率不能很快恢复,应将产妇转送手术室并做好剖宫产手术的准备。此时,持续的监护可以为我们提供胎心率变化的证据。

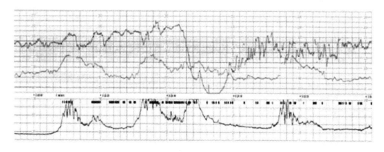

图 6-15 延长减速

(4)重视基线变异和加速:通过对基线变异和加速的评估,对Ⅱ类图形进行管理,从而使临床医师能够立即排除临床上显著代谢性酸中毒的存在。由于胎儿头皮 pH 分析和胎儿脉搏血氧监测临床上不实用,因此,当出现Ⅱ类或Ⅲ类胎监图形时,可用手指刺激胎儿头皮或用声震刺激引发胎心增速(图 6-16)。实验证实,存在胎心自发加速或声震刺激引起的加速,以及正常变异,对于Ⅱ类图形胎儿正常酸碱平衡的预测价值很高。鉴于胎儿从低氧、缺氧、乳酸堆积到代谢性酸中毒是一个渐进式动态变化的过程,氧供应恢复可以使得异常胎心率出现好转,也可能因持续供氧异常导致胎心率进行性异常改变,最终发生严重的酸碱失衡。因此,对Ⅱ类图形应更为严密地监护甚至持续监护,反复评估监护图形,尤其对于在低危产妇的产程管理中出现高危情况时,需通过 EFM 及早发现可能存在的并发症,并予以及时纠正。

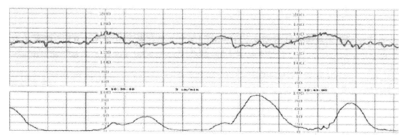

图 6-16 声震刺激引发胎心率加速

Ⅱ类胎监图形变异性较大,临床处置既要掌握原则性,又要注重个体性,以不增加不必要的干预又不能增加胎儿缺氧的风险为原则。

3.Ⅲ类图形管理 胎儿依赖自身的缓冲系统调节机体糖和脂肪在氧化中产生的酸性物质和碱性物质。在长时间的分娩过程中,自身缓冲系统完善及胎盘功能正常的胎儿可以维持短暂或轻度缺氧,不至于发生酸碱紊乱。但是,若胎儿持续缺氧引起 CO_2 蓄积,CO_2 和 H_2CO_3 都增加,H^+ 上升,HCO_3^- 下降,则可发生呼吸性酸中毒。如宫内氧气输入不能改善,无氧酵解产生大量的乳酸,pH 下降,逐步发展至代谢性酸中毒。由于 CO_2 是挥发性气体,可以通过胎盘向母体血流弥散,故正常情况下排放迅速,即使排放异常导致呼吸性酸中毒的胎儿预后也较好。而代谢性酸中毒与乳酸增加和无氧糖代谢有关,乳酸通过肾脏和胎盘排泄缓慢,无氧代谢中乳酸产生过多或大量堆积即发展为代谢性酸中毒,胎儿可能发生多器官损害,尤其是严重窒息对胎儿神经系统的损害。除了严重的急性缺氧事件如胎盘早剥、脐带脱垂和子宫破裂,胎儿缺氧、酸中毒直至器官损害也是一个动态变化的过程,早期发现、尽早干预对胎儿是最有利的。尤其在实际临床工作中,进行性变化的 EFM 往往会成为分娩结局不良法律纠纷的争执点。因此,对于Ⅲ类图形应重视可能发生的新生儿分娩结局不良纠纷。

Ⅲ类图形是异常胎心监护结果,包括以下任何一项:基线变异缺失伴反复性晚期减速、反复性变异减速、胎儿心动过缓,以及正弦波形。Ⅲ类图形表示胎儿急性或慢性缺氧、酸中毒风险增加,胎儿有可能在宫内发生了较长时间的慢性缺氧,已经出现了器官损害;也可能由于急性缺氧或产程进展不顺利导致了胎儿酸碱失衡。

4.胎儿宫内复苏的措施　对产时Ⅱ类和Ⅲ类胎监的评估及管理能及时发现异常胎监图形,通过宫内复苏改善胎儿宫内状况,可以大大降低胎儿宫内缺氧引起的酸中毒概率。

可采取提高胎儿血氧饱和度及子宫胎盘血液供应的宫内复苏措施,包括改变体位、吸氧、静脉输液和抑制宫缩等(表6-7)。改变体位,孕妇取左侧或右侧卧位;给氧,增加母胎氧梯度,增加胎儿脐动脉血氧含量;补液,纠正脱水和低血压,硬膜外麻醉引起的低血压可使用麻黄碱或去甲肾上腺素予以纠正。应重视子宫收缩过频件有或不伴有胎心率异常变化的评估和管理,接受缩宫素输入的产妇,子宫收缩过频的处理包括降低子宫收缩频率,目的在于将胎儿低氧血症或酸血症的进展降低到最小的风险。必要时可使用宫缩抑制剂缓解宫缩,如在美国常用特布他林 0.25mg 静脉或皮下注射。检查宫颈,确认有无脐带脱垂。可行人工破膜,检查羊水是否有胎粪污染。放置胎儿头皮电极及宫内监护导管,对于频发变异减速考虑羊膜腔灌注。除此之外,多项复苏措施同步实施比使用单项治疗方法可以更迅速地改善胎儿状况。宫内复苏措施实施后,Ⅱ类图形可能转变为Ⅰ类图形,如引发胎儿缺氧的不利事件继续发展应采取紧急处理。

表6-7　宫内复苏措施

目标	相关的胎心率模式	可行的干预措施
提高胎儿血氧饱和度和子宫胎盘血供	反复性晚期减速;延长减速、胎儿心动过缓;微小变异、变异缺失	改变体位;吸氧;静脉输液;减慢宫缩频率
抑制宫缩	胎儿心动过速;反复性变异减速	停用缩宫素或促宫颈成熟药物;使用宫缩抑制剂
减少脐带受压	延长减速、胎儿心动过缓	改变体位;如果脐带脱垂在抬高先露部的同时准备立即分娩

5.常见异常电子胎心监护的评估和处理　收缩过频分以下两种情况。①自然分娩:Ⅰ类电子胎心监护无须干预,但鉴于收缩过频可能导致胎儿的不利分娩结局发生,即使Ⅰ类电子胎心监护也应严密观察,避免进一步出现胎儿缺氧、酸中毒。对于Ⅱ类及Ⅲ类电子胎心监护可用子宫收缩抑制剂;②引产或加强宫缩:Ⅰ类可降低子宫收缩剂剂量,Ⅱ类或Ⅲ类应停止使用子宫收缩剂,考虑使用子宫收缩抑制剂减缓宫缩。

胎心异常需对因治疗,如胎心过速的常见病因有母体感染、发热、胎盘早剥、药物及甲亢等,胎心过缓的常见原因有低体温、败血症、胎儿心脏畸形等。基线微小变异的常见原因包括胎儿沉睡、使用麻醉剂或硫酸镁等药物及胎儿酸中毒等。可用胎儿头皮刺激及声震刺激判断胎儿是否处于沉睡状态。变异减速间断性的变异减速,可不需干预。如果变异减速频繁发生、持续时间长、减速程度大、无基线中等变异或增速时,提示胎儿有酸中毒的可能。羊水过少引起脐带受压是变异减速的常见原因,这种情况可行羊膜腔灌注,能降低剖宫产率,提高 Apgar 评分及改善脐血 pH。频发晚期减速可采用常规宫内复苏方法来改善胎盘灌注，如果伴有基线微小变异与加速缺失，需尽快终止妊娠。延长减速的病因如与硬膜外或脊椎麻醉、长时间脐带受压、子痫发作、胎盘早剥或脐带脱垂有关，一旦宫内复苏措施失败，应立即终止妊娠，常需紧急阴道助产或剖宫产。

第五节　宫缩对胎心率的影响

一、子宫收缩的生理机制

子宫肌为平滑肌群，肌层的全部细胞中，粗、细肌丝长且随机成束，其收缩程度远远大于横纹肌，可允许分娩中在各个方向上施力，从而为迫使胎儿娩出奠定良好的基础。

现有研究表明，子宫收缩力与催产素受体、前列腺素 F 受体和连接蛋白 43 等关键蛋白的表达密切相关。随着妊娠的进展，这些关键蛋白的表达发生改变，使子宫兴奋性增加，并对刺激宫缩的药物发生反应。此外，不同部位的子宫肌层在分娩过程中各自发挥不同的作用，其机制也可能与上述关键蛋白的不同表达有关。以狒狒为研究对象的试验表明子宫肌层区域内的前列腺素受体具有差异表达，也有人类研究报告表明在子宫底部肌层细胞中，催产素受体有更高的表达。

妊娠晚期，子宫下段形成，胎儿的下降，一方面可压迫宫颈部的 Frankenhauser 神经节，刺激引起宫缩；另一方面可导致宫颈的扩张，子宫颈的机械牵拉增强子宫活动，这种现象被称为弗格森反射，其确切机制目前尚不清楚。催产素释放增加的假说可能解释其发生机制。

二、描述子宫收缩的参数

常见的描述子宫收缩的参数有频率、强度、持续时间、间隔时间。

1.频率　单位时间内子宫收缩的次数。

2.强度　最大宫腔压力减去宫腔基线压力。宫腔基线压力是指两次宫缩间探测到的宫腔压力最低值，包含大气压、静水压、子宫及周围组织的弹性回缩力。

3.持续时间　从宫缩开始至宫缩结束的时间。不同的测量方法所得的结果有差异。

4.间隔时间　上一次宫缩结束到下一次宫缩开始的时间间隔。

三、子宫收缩的监测方法

1.母体感觉　母体感觉是宫缩监测最经济易行的方法，母体在有痛感时可感觉到宫缩。当宫腔内压力大于等于 15mmHg 时，可以导致子宫下段和宫颈扩张，这种扩张能引起母体疼痛，并自觉宫缩。此监测结果容易受到母体疼痛阈值、体重指数、分娩次数的影响，一般来说，有早产风险者、初产妇和肥胖者相对较难感觉到宫缩。

2.腹部触诊　腹部触诊是最简单也是最重要的方法。产科医护人员将手掌放在孕妇腹壁上，在有宫缩时可感到宫体部凸起变硬，消退时变软松弛。只有当宫腔内压力大于10mmHg 时，方可在腹壁上触及宫缩。此结果易受到孕妇腹壁厚度、肌肉紧张程度及产科医护工作者的工作经验的影响。因宫缩起始和宫缩消退宫腔压力较低时宫缩均难以触及，故宫缩的实际持续时间往往比触诊结果更长。

3.仪器监护

(1)外监护:临床上常常使用外置的宫腔压力探头监测宫缩,并可以与多普勒胎心率监护设备同步记录胎心率和子宫收缩的信息。将宫腔压力探头置于孕妇腹壁宫体部,可记录宫缩的开始、高峰、结束。外监护记录的宫腔压力是一个相对的宫缩强度。该监护方法仅能提供有关收缩频率的准确信息,无法提示有关收缩强度持续时间及基础子宫压力的信息。测量结果与设备敏感度、孕妇体重指数、体位、放置的探头位置、绑探头的弹力绷带松紧度有关。

(2)内监护:内监护是子宫收缩监测的金标准,但是应用并不广泛。在宫腔内放置一个液体塑胶导管,导管上装有数字化探头,可放置在胎先露部上,导管与压力感受器相连,感受器随着宫腔内液体的压力变化而变化,并产生放大的电信号,将宫腔内压力描记于胎监图纸上,并同步记录胎心率变化。使用子宫内导管对子宫收缩进行内部监测可提供收缩强度、持续时间和基础宫腔压力的准确信息,但由于导管是一次性的,并且需要破膜,因此费用较为昂贵,且该监护方法也增加了感染和出血的相关风险。目前,尚未发现内监护的使用有益于改善分娩结果,因此不推荐在临床常规使用。

四、子宫收缩的分类

1.生理性子宫收缩 妊娠早期的子宫活动可分为两种:Alvarez 波和 Braxton-Hicks 收缩。Alvarez 波起源于子宫局部组织,强度弱,持续时间短;有节律性,频率约 1 分钟 1 次;在妊娠早期出现,接近足月时消失。Braxton-Hicks 收缩是一种强度稍大(10~20mmHg)的、不规则的宫缩,随着妊娠进展,其频率逐渐增加,在妊娠后期可能突然转变为规律性的收缩,但确切的宫缩转换机制目前尚不明确。

在分娩发动前,子宫活动增加,可出现不规则宫缩,又叫作假临产,其频率不一、强度不持续增加、持续时间短、间歇时间长而不规则,不伴宫颈管的缩短和宫颈口的扩张,常在夜间出现而在清晨消失,强镇静剂能将其抑制。

2.临产的子宫收缩 第一产程初始,子宫收缩力弱,宫腔压力多数为 25~30mmHg,持续时间约 30 秒,间歇期较长,为 5~6 分钟;随着产程进一步发展,宫腔压力进一步增高,达 40~60mmHg,持续时间延长,约 60 秒,间歇时间缩短,仅 1~2 分钟,宫缩变规律。临产后的子宫收缩,能迫使宫颈管消失、宫口扩张、胎先露部下降、胎盘和胎膜娩出。产程中的异常子宫收缩包括以下几种。

(1)低张性子宫收缩:宫缩高峰期压力低于 30mmHg,间歇时间超过 5 分钟,持续时间小于 50 秒,称为低张性子宫收缩。低张性子宫收缩造成产程延长,产程停滞。

(2)高张性子宫收缩:宫缩高峰期压力不稳定,间歇时间长短不等,无宫缩时宫腔压力增高,大多高于 12mmHg,称为高张性子宫收缩。此类型宫缩也常常造成产程停滞。此类型宫缩使子宫肌壁血管严重受压,子宫血流量减少,对胎儿血流灌注不利。

(3)强直性子宫收缩:子宫收缩失去节律性、无间歇,呈持续性强直性收缩,常见于缩宫剂使用不当时。

(4)宫缩过频:若在 10 分钟内有 5 次以上活动性宫缩,或者宫缩持续时间超过 2 分钟及 2 次宫缩的时间间隔小于 60 秒,且没有胎心率异常者称为宫缩过频。若伴有胎儿心率异常,则为子宫过度刺激。

五、影响子宫收缩的因素

1.子宫收缩减弱

(1)子宫肌源性因素:影响子宫肌纤维正常收缩能力的因素,如子宫肌纤维过度伸展(如多胎妊娠、巨大胎儿、羊水过多等)、瘢痕子宫、子宫畸形、子宫肌瘤、子宫腺肌症、经产妇、高龄产妇等均可导致子宫收缩乏力。羊水过多时对子宫收缩的影响个体差异较大,当子宫平滑肌纤维被过度拉伸时,子宫收缩明显减弱;如果羊水量进一步增加,则可能出现宫腔基线压力增高,宫缩持续时间明显延长。

(2)胎儿因素:胎儿头盆不称或胎位异常可使胎头下降受阻,胎先露部不能紧贴于子宫下段和宫颈内口,无法刺激引起良好的子宫收缩。

(3)内分泌因素:分娩启动后,胎先露衔接异常的孕妇体内乙酰胆碱、缩宫素、前列腺素的合成和释放减少;或孕妇体内缩宫素受体量少,对促宫缩类物质不敏感;胎儿、胎盘合成与分泌硫酸脱氢表雄酮量较少,致宫颈成熟度欠佳,等等,均可导致子宫收缩乏力。

(4)药物因素:在产程早期大剂量使用宫缩抑制剂(如间苯三酚、阿托西班、沙丁胺醇、特布他林、盐酸利托君等)、解痉剂、镇静剂均可直接抑制子宫收缩。先兆早产的患者静滴盐酸利托君过程中,子宫收缩逐渐减弱的胎心监护图。硬膜外镇痛的神经阻滞不会降低宫缩的频率和强度,在其他例子中,截瘫妇女和双侧交感神经切除术后妇女的子宫肌层收缩是正常的,但产妇无痛感。

(5)产妇精神因素及心理因素:产妇对分娩的恐惧、紧张等情绪可导致大脑皮质功能紊乱;待产时间过久、体力消耗过多、能量补充不足、睡眠减少、膀胱过度充盈、水电解质紊乱,均可导致原发性宫缩乏力。

(6)母体因素:母体体位对子宫活动有影响。研究发现,一般情况下,当产妇从仰卧位转向侧卧位时,宫缩强度增加,但频率下降。产程中的乳头刺激也可引起子宫活动增加。

2.子宫收缩增强

(1)妊娠并发症:胎盘早剥经常引发子宫活动过强,表现为宫缩过频、宫腔压力增高、强直性宫缩等。胎盘早剥导致的胎心率改变往往由子宫活动过强和胎盘为胎儿供血、供氧面积减少所导致的。

(2)药物因素:不恰当使用缩宫剂、前列腺素类(如地诺前列酮栓)、麦角新碱等,常常可引起子宫强直性收缩。

(3)阴道操作:过于粗暴的阴道操作,频繁的宫颈内口探查、不合时宜的人工破膜等,均可导致宫缩增加。

(4)产妇精神因素及心理因素:产妇过于紧张、害怕的情绪也可导致子宫局部平滑肌不放松,引起异常子宫收缩增加。

六、子宫收缩影响胎心率的机制

子宫收缩时,位于子宫肌层的螺旋动脉受到压迫,进入绒毛间隙的母体血液间歇性减少,从而减少氧气在胎盘膜上的扩散。这种胎盘交换间歇性中断发生在正常分娩过程中。胎儿氧分压的降低与收缩的强度和持续时间有关。科学研究表明,当宫缩间隔小于2分钟时,绒毛间隙血流减少的可能性增加。如果重复这种情况,胎儿氧合的间歇性中断超过临界水平,则可能导致胎儿失代偿,从低氧血症发展到缺氧、酸血症到酸中毒,甚至窒息,从而出现异常的 FHR 模式。

胎儿生活在相对缺氧的宫内环境中,分娩前动脉血氧饱和度为 70%。在分娩过程中,间歇性子宫收缩可能进一步降低胎儿的血氧饱和度至 30%。与成人不同的是,胎儿含有 18～22g/dL 的胎儿血红蛋白,这有助于提高胎儿血液的携氧能力。此外,与成人血红蛋白不同的是,胎儿血红蛋白增加了对氧的亲和力,导致氧分子在较高的氧分压下结合,在极低的氧分压下迅速释放氧。在低氧条件下,成人可以增加呼吸频率和深度,增加氧摄入量,维持能量正平衡,保护心肌。而胎儿在缺氧时不能通过呼吸增加其供氧量,且其不具备显著增加每搏量(即心肌收缩力)的能力,因此,当子宫收缩时,胎儿主要通过改变心率来应耐缺氧。据研究,宫缩可能通过以下 5 个方面的机制导致胎心率改变,各机制互相渗透,共同作用,影响胎心率。

1.外周化学感受器反射 外周化学感受器反射是目前被系统研究的一种宫缩影响胎心的共同机制,在宫缩影响胎心率的机制中占据重要位置。有相当多的证据表明,宫缩会影响胎儿气体交换,导致一过性胎儿缺氧和外周化学感受器反射介导的快速减速。正常胎儿可以通过减少氧耗、增加氧气摄取及血液重新分布来适应宫缩时反复但短暂的缺氧。这解释了为什么在分娩过程中,尽管反复减速,许多婴儿出生时还是健康的。这种短暂的缺氧可以触发外周化学感受器,其能对动脉氧分压急性下降做出快速反射反应。但在受损胎儿中(如子宫胎盘功能不全者),收缩将导致一过性低氧血症,触发化学感受器。该化学感受器激活迷走神经和自主神经系统,影响四个效应器,即心率、收缩力、外周阻力和静脉自身容量。这些心脏和血管参数的变化导致血压的变化,从而触发压力感受器。这一受体反过来也激活迷走神经和自主神经系统,再次导致四个效应器的改变。除这种中枢反射机制外,局部的自我调节机制也会引起局部血管扩张,这也会影响氧气压力和血压水平。胎心率的最终改变取决于各种反馈机制之间的平衡。

与压力感受器介导的短暂减速不同的是,当化学感受器受到刺激时,需要更长的时间才能恢复到最初的胎心率基线,这是因为新鲜含氧血液需要到达母体静脉窦才能消除对化学感受器的刺激。由于起始和恢复均延迟,晚期减速往往与胎儿代谢性酸中毒有关。

2.胎头受压时的机械感受器反应 在分娩过程中,胎头与子宫壁相互作用导致胎儿头骨压力增加。当胎头进入产道后,胎头所受到的压力进一步增加。胎头受到的这种压力被认为是导致胎心率减慢的重要原因,但控制这种反射的神经通路尚不清楚。数学模型显示,只有压迫严重足以损害大脑血流量时,才会发生减速。但一项临床研究显示,母体腹部在胎头上的手动压力也会引起减速或心动过速,因此有学者推论胎心率改变可能是由头皮上的局部压力感受器启动的。

3.脐带受压引起的压力感受器反射 如果在宫缩过程中脐带在胎儿部位之间或胎儿与子宫壁之间被压紧,会使脐带血流受到干扰。血流和氧的暂时减少可能会引起胎儿血压和氧压的变化,从而激活压力和化学感受器的反射,导致胎心率突然降低。脐带在子宫中的位置不同,减速情况也可能不同。Barcroft 的动物实验认为脐带受压后胎心率减速的快速发生是由迷走神经反应所致,且脐带受压的类型、持续时间和间隔都是影响胎心率反应的重要因素。脐带受压引起的外周阻力增加导致胎儿血压迅速升高,刺激了位于颈动脉窦和主动脉弓的压力感受器,负反馈作用于房室结,通过迷走神经减慢心率。此外,刺激压力感受器也会减少交感神经对心脏的刺激。这种压力感受器介导的减速将在胎心监护(胎儿监护图)示踪上显示为脐带压迫引起的变异减速。由于这些通常是与子宫收缩有关的短暂发作,胎心基线很快就会恢复到正常水平,而且它们不会使胎儿暴露在任何缺氧损伤中。

4.Bezold-Jarisch 反射　选择性压迫脐静脉可以减少从胎盘到胎儿的静脉回流,从而减少中心血容量,这可能会触发 Bezold-Jarisch 反射,从而减少血容量并随后降低心脏充盈压力,激活心脏 C 纤维,从而触发迷走神经进而胎心减速。这种反射可以延长充盈时间,恢复每搏量,从而恢复心排血量。

5.内分泌反射　低氧不仅可以直接刺激肾上腺髓质的儿茶酚胺分泌,增加 FHR,而且还可以引起外周血管收缩,以实现血液的有效再分配;或者在更成熟的胎儿中,通过内脏神经的反射效应来刺激儿茶酚胺的分泌。另外,实验显示在长时间的严重减速期间,外周化学感受器反射的迷走神经和交感神经系统输出成分在 90~120 秒后开始减弱,因此,有人认为减速是由心肌缺氧的直接影响维持的。

七、子宫收缩对胎心率的影响

子宫收缩对胎心率的影响表现在以下 3 个方面。

1.基线改变　胎心基线的变化可能表明了胎儿对缺氧的反应。基线的两个具体参数很重要:速率和变异性。与子宫收缩有关的胎心基线变异性的基础尚不清楚。在人类胎儿中,急性低氧血症导致胎心率小幅升高,如果低氧血症持续,并进展为胎儿酸中毒,胎心率逐渐下降,导致心动过缓。如子宫胎盘宫内不全时会降低胎心率的基线和变异性。正常胎儿宫缩过程中胎心率变化的降低可能是由于缺氧以外的其他机制所致。脐带长时间压迫、胎儿长时间缺氧及子宫过度刺激所致的子宫胎盘功能不全都可能导致胎心基线减速,心动过缓。急性缺氧、机械压迫脐带可能导致基线变异增加。

2.加速　一个健康的胎儿不仅有足够的储备供应中央器官,而且有足够的葡萄糖和氧气用于非必需的躯体活动。因此,加速的存在是一个健康的、非缺氧性胎儿的标志。当宫缩导致产时缺氧时,胎儿最初通过减速来保护心肌;在缺氧进一步加重的过程中,胎儿将通过减少骨骼肌的运动来保存能量,这将导致胎心监护跟踪上的加速度消失。

3.减速　子宫收缩导致胎头受压、脐带受压及胎盘血流的减少,可使胎儿监护图形出现早期减速、变异减速、晚期减速。宫缩时,随着收缩峰值压力的增加,胎心减速的范围更广、更深。当低氧应激逆转时,减速会变得更浅和更窄。

晚期减速最常见的原因是子宫高张,常见于过量缩宫素刺激,也见于胎盘早剥表现的阴道流血和自发性高张子宫。晚期减速的程度与宫缩强度和持续时间有关。研究认为,晚期减速伴基线变异消失,反映了胎儿不能耐受宫内的缺氧压力。

宫缩激惹试验的原理基于胎心率对宫缩的反应,是对子宫-胎盘功能的一种评估手段。其理论基础是子宫收缩后肌层压力增加会导致穿过肌层的血管受压,使绒毛间的血流量和氧气交换减少。健康的胎儿能够耐受氧气供应的相对减少,而子宫胎盘功能受损的胎儿则不能承受额外的压力,并在胎心监护上表现出异常的特征。

第六节　产时异常监护图形

胎儿在分娩期间须经历严峻考验,是最容易出现异常尤其是胎儿窘迫的时期,因此,须对产时胎儿进行严密监测,以便及时了解胎儿在子宫内的安危状态。目前,产时虽有多种监护胎儿的方法,但电子胎心监护仍然是最为广泛使用的监护手段,具有不可取代的作用。但由于胎心监护图形具有多样性,产科医务人员在临床工作中难以进行简单分类、判断,从而影响其做出正确、客观的判断,导致出现过度处理或临床处理延误,增加了不必要的剖宫产、助产或母儿不良结局发生。本节内容主要就产时常见的异常图形与胎儿宫内安危的关系进行分析。

完整描述产时的 EFM 图形包括 5 个因素,即基线、基线变异、加速、减速及宫缩。宫缩又与胎心图形有着密切的关系,过频、过强或不协调宫缩均可导致异常的胎心图形产生,尤其是减速图形,忽视宫缩情况仅单纯分析 EFM 图形易导致错误的评估、决策。基于上述原因,我们应确保在规律,协调宫缩前提下判读 EFM 图形,或面对异常 EFM 图形时须关注到有无非正常宫缩导致的异常。

一、基线

胎心基线是指在任何 10 分钟内,除加速、减速和显著变异部分外,胎心率波动范围在 5 次/分内并持续 2 分钟以上的平均胎心率。在观察阶段,如果基线难以确定,可以参考前 10 分钟 EFM 图形确定基线。胎心率受到中枢神经系统及自主神经(交感、副交感神经)共同支配,同时也受到压力感受器和化学感受器的调控,在生理状态下,两者的相互作用可确保正常胎心基线维持在 110~160 次/分。当胎心基线未达到 110 次/分且持续时间 10 分钟及以上时,称为胎儿心动过缓。同样,一旦基线超过 160 次/分且持续时间 10 分钟及以上,则属于胎儿心动过速。

1.心动过速　在分娩期,出现胎儿心动过速的异常情况并不少见,其发生原因归纳起来主要有两大类,一是产妇自身因素,二是产时并发症或胎儿因素。

产妇因素导致的胎儿心动过速常见于以下原因:①产妇合并某些内科疾病,如甲状腺可能亢进,自身感染导致的发热,产妇最为常见的感染为泌尿、呼吸系统的感染;②使用了某些药物,如特布他林、阿托品;③产妇精神紧张、焦虑。

产时并发症或胎儿因素导致的心动过速常见于以下原因:①绒毛膜羊膜炎;②胎儿缺氧进一步加重;③胎儿急性失血,如胎盘早剥、前置胎盘出血、前置血管出血等可导致胎儿反应性出现短期的心动过速;③胎儿快速型心律失常;⑤胎儿受到刺激,如阴道检查时的头皮刺激。

(1)产妇自身因素的影响:孤立、单一的胎儿心动过速难以评估胎儿是否存在缺氧甚至胎儿窘迫,对于产时胎儿心动过速的评估,应首先识别其发生的根本原因,才能正确判断胎儿状况。对于产妇自身因素导致的胎儿继发心动过速,往往经过积极治疗原发疾病等处理,在产妇情况趋于稳定后胎心率可恢复正常,结局良好。

(2)产时胎动频繁的影响:产时胎动频繁,会引起胎心率加速。此时加速持续时间往往大于 2 分钟,即延长加速,当延长加速波相互融合,形成一个波动较为平缓的"基线",往往可持续十余分钟至 2~3 小时,引起判读基线困难,最易被误认为"胎儿心动过速"。另一种临床易误判情况多见于胎儿出现反复、周期性延长加速时,当上述情况持续存在较长时间时,产科医务人员易误判胎心加速为基线,而把真正的胎心基线误认为"减速",常误诊为"胎儿窘迫"导致临床过度处理。临床工作中要避免此类误判并不困难,可通过查看产妇情况,了解胎动情况、进行包括生命征在内的基本检查及复查病史、追踪 EFM 图形的动态变化，综合分析做出正确的判断。

（3）产时胎儿心动过速的影响：当胎儿在产时出现心动过速，排除了产妇自身疾病、药物影响、外在刺激等因素后，应考虑到胎儿自身出现了异常状况，往往是胎儿缺氧的早期表现，尤其基线长时间大于等于 180 次/分者。若心动过速发生的同时伴随有变异减少或减速的出现，更是胎儿缺氧严重的临床表现，此时，临床处理必须更为积极。

2.心动过缓　分娩期出现的心动过缓，同样，其首要处理是识别原因，但是鉴于大部分原因与导致母儿不良结局的产时并发症密切相关，因此临床工作者更需重视，只有胎心率小于 110 次/分且持续超过 10 分钟方能诊断为胎儿心动过缓，但临床干预切勿在明确心动过缓之后才进行，否则易导致因处理延迟而出现胎儿不良的结局。

临床工作中，大家更为困惑的是如何尽快识别心动过缓原因、如何确定胎儿是否已出现窘迫等。胎儿心脏传导异常引起的心动过缓，往往已在孕中、晚期出现，并延续至分娩期，通过详细问询病史，即可明确。产时新发的心动过缓，需要尽快了解产妇存在的高危因素，基线改变前有无操作、用药情况，并须认真查体，了解生命征、宫缩等情况，必要时行阴道检查等。经过上述处理，结合 EFM 图形的变化趋势，可初步判断心动过缓是否因外在因素刺激导致继发改变，抑或是否因胎儿缺氧引起的原发因素改变所致。对于外在因素引起的继发心动过缓，通过针对病因的治疗，原发病因得到纠正后基线往往可恢复正常。

排除心脏传导异常导致的心动过缓后，我们应明确的是，不管是继发还是原发的心动过缓，当胎心基线长时间明显降低或伴有其他异常图形出现时，胎儿可能已发生缺氧。

分娩期心动过缓常见于以下情况：①脐带因素，如脐带脱垂，严重脐带受压等；②严重胎盘早剥、前置胎盘出血等导致胎儿严重失血状况；③子宫破裂；④胎儿窘迫；⑤子宫过度刺激，出现宫缩过频过强；⑥产程进展迅速，胎头下降过快；⑦产妇低血压、低体温；⑧药物因素，临床多见于镇痛镇静类药物，如哌替啶、地西泮等；⑨分娩镇痛不良反应；⑩胎儿心脏传导异常。

以下情况出现时，提示胎儿已经出现窘迫，此时的处理，强调立即复苏的同时要做好紧急终止妊娠准备，一旦复苏效果不佳，应考虑紧急分娩。①胎心基线逐步降低，不足 100 次/分，甚至低于 80 次/分，并持续存在时；②心动过缓合并存在变异减少（包括微小变异、变异缺失）；③心动过缓合并存在反复变异减速或晚期减速。

加拿大、英国权威机构颁布的产时异常 EFM 图形处理标准，对提示存在缺氧、窘迫的心动过缓有明确的界定。SOGC 提出，心动过缓基线小于 100 次/分有且持续 80 分钟以上者，存在胎儿缺氧，需紧急全面评估；RCOG 提出，基线小于 100 次/分且持续 10 分钟以上者或小于 100 次/分伴延长减速 3 分钟以上，9 分钟内仍未缓解，提示胎儿存在窘迫，须紧急分娩。

在分析心动过缓的 EFM 图形时，需做好鉴别诊断，注意排除是否电子胎心监护仪描记了产妇心率导致的所谓"胎儿心动过缓"，通过认真检查产妇心率可做出鉴别，避免临床误诊。

二、基线变异

基线变异分为 4 种类型，中度变异是唯一的一种正常类型。显著变异的发生原因，目前主要认为与胎儿轻度缺氧有密切关系，在产时，健康胎儿在胎动时对脐带产生一过性的严重压迫或牵拉,导致脐带血液循环短暂障碍,产生短暂轻度缺氧而引发。此外,产时宫缩较频或较强也可引发轻微缺氧出现显著变异。微小变异及变异缺失统称变异减少,则与胎儿严重缺氧有密切的关系,是反映胎儿神经系统状况的敏感指标,也被认为是判断胎儿窘迫的一个重要指标。

众所周知,胎心率及基线变异是胎儿心脏功能的重要体现,而胎儿心脏活动受到中枢神经系统和自主神经支配,随着胎儿生长发育,其神经系统发育也逐步趋向成熟,此时,胎心率可逐步下降,而基线变异逐渐显著。在发育良好的神经系统支配下,胎儿心率可稳定维持在正常水平并产生中度变异。

若胎儿出现缺氧,进一步加重则会引起酸中毒,从而导致中枢神经系统受损,功能受损的神经系统无法正常支配胎儿心脏活动,此时,EFM 图形可表现出基线变异减少。

但我们也应该认识到,不仅仅是严重缺氧导致的中枢神经系统受损可发生基线变异异常,其他形式引起的中枢神经系统功能不全、障碍也可导致胎心基线变异的改变。例如,临床上常见的宫内感染,在炎症因子介导下可对神经系统发生损害,此时胎儿虽无缺氧,但也可能出现基线变异改变;胎儿颅脑发育异常或病变,也可引起中枢神经系统功能不全,导致胎心变异减少;胎儿某些心律失常,其存在易位起搏点,不受中枢神经系统支配,此时也可出现变异减少。

某些生理因素、药物因素同样会引起变异减少。临床最为常见的胎儿睡眠周期,即可表现出基线变异减少;产妇使用了硫酸镁或某些镇静、麻醉药物如地西泮、哌替啶、芬太尼等,同样有相似的表现。

综上所述,我们可以明确,胎儿严重缺氧可导致基线变异减少,但并非是唯一的变异减少的原因,并不直接反映缺氧,而是反映缺氧酸中毒对中枢神经系统的损害程度。

临床工作中,产科医务人员碰到产时基线变异减少的 EFM 图形时,需要高度重视,认真甄别是否严重缺氧所致,避免过度诊断导致的不当处理。如何更好地识别严重缺氧导致的变异改变呢? 我们认为必须在结合母胎高危因素,临床表现的基础上,追踪 EFM 图形的动态变化才能做出正确的结论。以下几点可帮助我们进行识别。

1.胎儿缺氧渐进性发展时,在缺氧早期,EFM 图形往往会出现其他异常指标,如晚期减速、变异减速,当减速伴随正常基线变异图形发展至减速、变异减少并存时,提示胎儿已出现严重缺氧,发生了酸中毒。

2.当心动过缓伴随变异减少持续存在,并排除心律失常、颅脑发育异常时,需要考虑有胎儿窘迫存在。

3.产时胎儿的醒睡周期一般不超过 60 分钟,若考虑睡眠引起的变异减少已超过 60 分钟且排除了药物因素,给予适当刺激如晃动胎儿、头皮刺激等,仍无改善,此时须警惕胎儿存在缺氧可能,需要更严密的监测并适当采取一些干预手段进一步明确。

三、加速

加速是指胎心率突然显著增加,自开始到波峰时间少于 30 秒,妊娠 32 周前,胎心率增加大于等于 10bpm,持续时间大于等于 10 秒,而 32 周后胎心率增加大于等于 15bpm,持续时间大于等于 15 秒。在胎动、胎儿受到外在刺激或脐带轻度受压时均可出现。胎心率加速与基线变异有着相同的临床意义,均是反映胎儿中枢神经系统状况的敏感指标,当产时胎儿出现良好加速时,意味着中枢神经功能正常,胎儿宫内状况良好。

在产时,加速多见于产程早期。此阶段母胎往往状态良好,仍有较多胎动及加速,随着产程进展,宫口逐步开大,胎头逐步深定,产妇疲惫,此时胎动明显减少,加速减少甚至消失,因此,在此阶段难以通过加速的有无来协助判断胎儿是否缺氧及其严重程度。可根据 EFM 图形及其他指标动态变化综合判断,也可通过刺激胎儿(如胎儿头皮刺激、声震刺激等)观察加速是否出现来进一步协助判断。相关研究显示,胎儿出现缺氧,其早期首发表现多为散发晚期减速,随着缺氧程度的加重,晚期减速的频率逐步增加,继而出现加速图形的消失,最后阶段基线改变、变异减少,频繁减速图形可陆续出现或并存,提示加速消失并非是胎儿缺氧早期的表现。当 EFM 图形出现减速、基线变异等缺氧改变时,若同时合并存在加速或通过相应刺激(阴道检查刺激、声震刺激等)胎儿仍可出现加速反应时,提示胎儿缺氧损害仍未波及中枢神经系统,仍具有观察机会。据此,可协助产科医务人员对胎儿缺氧程度、EFM 图变化趋势、产程进展等进行综合分析,做出正确临床决策。

此外,以加速出现频率分类,可分为散在性加速及周期性加速两种类型。散在性加速是指无规律性、一过性发生的加速,其发生多与胎动、刺激有关,是胎儿状况良好的表现。周期性加速一般是指伴随宫缩而反复出现的加速,其发生机制与宫缩时脐带突然受压或较强宫缩等导致胎儿血供在宫缩时突然减少,血压下降,兴奋交感神经引起胎心率突然增加有关。此时胎儿状况仍然良好,但可能存在早期轻度缺氧状况,产科医务人员面对此类图形时需要加强胎心监测,动态观察 EFM 图形变化,监控有无继发出现减速图形。

四、减速

当产时胎儿出现缺氧,随着缺氧程度的加重,可逐步发展至代谢性酸中毒,继而损害中枢神经系统及其他重要器官,出现严重功能障碍,甚至胎儿死亡。大部分情况下,胎儿从出现缺氧发展至酸中毒需要一定的时间,在这个时间段内,胎心率会出现相应的变化,而胎心减速图形可以贯穿整个缺氧过程,是与缺氧有着密切联系的敏感指标。国外学者进行的相关研究证明,减速越严重,导致新生儿发生不良结局的概率就越高。其中频繁变异减速、晚期减速与酸中毒、低 Apgar 评分具有更大的相关性。

减速图形分为 4 种基本类型,即早期减速、晚期减速、变异减速、延长减速。下面我们将对减速的 4 种类型与胎儿缺氧关系进行逐一分析。

1.早期减速　早期减速是指伴随宫缩同步出现的减速,通常是缓慢地下降到最低点后再对称地缓慢上升至基线水平,减速图形的下降曲线及上升曲线常超过 30 秒,减速的出现和结束基本与宫缩同步,减速的最低点与宫缩的峰值也基本同步,若出现时间差,不应大于15 秒。

对于早期减速发生的原因,目前仍主要认为是因宫缩时胎儿头部受压所致,发生机制是胎头受压引起脑部血流一过性减少,产生暂时的局部缺氧,导致交感神经抑制,迷走神经兴奋而出现胎心率下降。目前形成的共识是,早期减速与胎儿缺氧无明显的关联。因此,欧美国家及我国权威机构颁布的相关指南、共识里,均指出 EFM 图形中若出现早期减速,而其他指标无异常者,仍属 I 级 EFM 图形(正常图形)。

产时早期减速出现的时机往往是在第一产程,宫口开大 5~7cm,胎头衔接达坐骨棘时,予以改变体位、吸氧等措施,图形不会消失,但若注射阿托品可使图形消失。若产程早期宫口开大 3~4 cm 前即反复出现,可能存在胎头衔接不佳导致局部反复受压,此时应警惕是否存在头盆不称的可能。早期减速下降振幅多在 20~30bpm,往往仍在正常基线范围内,若产时早期减速图形逐步发展为深大减速,有两种可能,一是提示胎头受压严重,这时须严密监测,警惕胎儿是否已开始出现缺氧;二是可能出现了早期减速+变异减速的融合图形,此时的图形特点是接近减速的谷底部分,其下降及上升均快速,提示宫缩时胎头受压与脐带受压同时发生。总而言之,早期减速有加重趋势时须严密监测,切勿仍把它作为一个单纯的生理性减速看待,应注意胎儿缺氧状况的变化并积极实施宫内复苏。

2.晚期减速　晚期减速是紧随宫缩出现的减速,其图形特点与早期减速相同,通常缓慢下降至最低点的时间不少于 30 秒,之后对称地、缓慢地上升至基线水平,与早期减速的区别在于两者起始点不同,晚期减速的出现、最低点和恢复分别落后于宫缩的开始、峰值和结束。

晚期减速发生的主要原因是子宫胎盘循环功能不良,宫缩时胎盘灌注血流进一步减少引起胎儿缺氧所致。其发生机制为:宫缩引起子宫胎盘血流灌注进一步减少,氧供减少导致胎儿缺氧,低氧血症刺激颈动脉窦及动脉的化学感受器引起交感神经兴奋,导致血管收缩继而血压上升,升高的血压刺激主动脉弓、颈动脉窦的压力感受器,兴奋迷走神经最终导致胎儿心率下降。

产时引起子宫胎盘循环功能不良的因素较多见,可以是原有慢性胎盘功能低下,临产后规律宫缩导致胎盘循环功能进一步下降,如妊娠期高血压疾病、胎儿生长受限、严重糖尿病、胎盘发育异常等;也可以出现在原有胎盘功能良好,产时出现合并疾病、并发症或外在刺激导致急性胎盘循环功能不良的病例。产时并发症如胎盘早剥、前置胎盘出血、子宫破裂,子宫过度刺激出现过频宫缩、强直宫缩,分娩镇痛或仰卧位引起的低血压,产妇某些内、外科合并疾病如呼吸衰竭、糖尿病酮症酸中毒、失血休克等,均可导致产时出现晚期减速。

晚期减速是一个对缺氧非常敏感的指标,既可在胎儿缺氧早期未出现器官受损时出现,也可在严重缺氧情况下导致酸中毒,中枢神经系统、器官严重受损时存在。在缺氧严重阶段,晚期减速发生的机制并非是迷走神经反射导致的心率下降,而是由于严重缺氧、酸中毒导致心肌受损,心脏功能抑制甚至衰竭,可继发出现心率下降。

通常,我们比较重视晚期减速,一旦出现晚期减速,容易出现过度解读的情况,导致"晚期减速=胎儿窘迫=剖宫产"处理流程的出现,我们应如何应对晚期减速并进行正确处理?通过上述内容,我们认识到分娩期出现晚期减速提示胎儿存在缺氧,此时我们需要考虑以下几个问题,减速出现的原因是什么?是否可通过宫内复苏改善胎儿缺氧?此时胎儿缺氧处在哪个阶段?有无继续观察的可能?在判读图形时认真思考上述问题,可帮助我们尽量避免临床工作中的不当处理。

外在因素作用导致急性胎盘循环功能低下者,如分娩镇痛不良反应、仰卧位低血压、宫缩过频过强、产妇疾病(如肺部感染、糖尿病酮症酸中毒)等,此时针对发生原因进行积极宫内复苏,胎盘功能障碍往往得到逆转并恢复正常。迷走神经反射引起的晚期减速,此时胎儿缺氧往往未处在严重阶段,仍可通过自身调节进行代偿,器官未受损,因此 EFM 图形通常伴随加速、中等基线变异,可继续观察。在给予宫内复苏的同时严密监测 EFM 图形综合变化,评估间隔时间不宜过长,建议不超过 30 分钟。经积极复苏处理,减速图形持续无改善,但加速及良好变异仍然存在时须结合产妇自身高危因素、产程进展情况等综合判断是否需要继续观察。若已伴随加速消失或变异进行性减弱,此时须认真判断有无酸中毒出现,可进行刺激试验(声震刺激、头皮刺激等)协助判断,经过刺激试验,EFM 图形仍无加速出现者,大约有 50%的胎儿出现了酸中毒,应采取措施促进分娩。心肌受损导致的晚期减速已是胎儿缺氧的严重阶段,此时 EFM 图形其他指标也随之发生相应改变,主要表现为加速消失、基线变异消失或微小变异,给予刺激试验通常无相应的变化,基线也可以发生改变出现心动过速或过缓,需要尽快进行分娩,并积极做好新生儿复苏的准备工作。

总而言之,仅凭单一的晚期减速图形分析难以判断胎儿缺氧程度,需要综合其他指标变化才能做出正确判断。晚期减速幅度与缺氧程度并非一致,缺氧严重者,心脏、神经系统等重要器官受损、功能受到抑制,此时减速幅度可能较小,甚至不足 10bpm。

3.变异减速　变异减速是指突发的、显著的胎心率急速下降,减速由开始至最低点时间小于 30 秒,胎心率下降大于等于 15 次/分,持续时间大于等于 15 秒,但小于 2 分钟。当变异减速伴随宫缩出现时,其发生、最低点、结束与宫缩并无规律性。与早期减速、晚期减速的区别主要有两点,即胎心下降快速、减速与宫缩无规律性。

(1)变异减速的分类:变异减速既是分娩期出现最多的减速图形,也是形态最多变、最复杂的图形,极易引起产科医务人员判读错误。根据减速幅度、时间,可分为轻度变异减速和重度变异减速。根据图形形状特点,又可将其分类为典型、不典型两种,典型者指减速图形快速下降、上升,减速前后均有加速出现(即出现"双肩峰",此时胎心率增加小于 20 秒,持续时间小于 20 秒),除此之外的变异减速可纳入不典型类别。

(2)变异减速发生的机制:变异减速发生的原因主要与脐带有关,当然脐带因素并非唯一的原因。脐带因素可见于脐带缠绕(绕颈、身、手及足等)、脐带脱垂、扭曲、牵拉、打结、受压等导致脐血管内血流受阻甚至中断。

脐带因素导致脐血流受阻引起胎儿缺氧,低氧血症刺激颈动脉窦及动脉的化学感受器引起交感神经兴奋,导致血管收缩继而血压上升,升高的血压刺激主动脉弓、颈动脉窦的压力感受器从而兴奋迷走神经,最终导致胎儿心率下降。脐带受压轻、时间短,则脐血流受阻轻,胎儿仅出现短暂的轻度缺氧,受阻解除后胎心率可迅速恢复,此时的减速图形通常表现为轻度减速或典型减速。脐血流受阻越严重,减速图形越深大,提示胎儿缺氧越明显,此时的图形则往往表现为重度减速或不典型减速,脐血流严重受阻持续时间长或长时间内反复出现严重血流受阻,胎儿可在短时间内发生严重缺氧,形成酸中毒而导致心肌受损,引发心率下降,此时的变异减速并非迷走神经反射引起而是由于心肌衰竭所致。

若胎儿孕期并未存在慢性缺氧等病理状态,仅分娩期间断出现短暂的轻度脐血流受阻,胎儿可耐受此类的一过性缺氧,不会出现不良结局,反映在 EFM 图形上的变化则是出现间歇性的单纯轻度变异减速或典型变异减速,基线、变异及加速均可在正常范围。而临床上尚可见到以下几种状况:间断发生的脐血流受阻始终无法缓解,胎儿将会在长时间内面临轻度缺氧状况,随着时间延长,对缺氧的耐受逐步下降,变化减速将会加重;或者脐血流受阻由轻微变为严重,此时胎儿缺氧迅速加重,无法耐受也会导致减速图形的恶化;还有一种情况则是胎儿自身已存在慢性缺氧情况,如 FGR、重度子痫前期等,在慢性缺氧基础上出现脐血流受阻可引发胎儿缺氧加重,可导致变异减速加重或变异+晚期减速出现。当出现上述情形时,EFM 图形往往表现出重度、不典型的变异减速,并可伴随加速消失,胎心基线升高,甚至基线变异消失等异常指标出现。此时,不典型减速往往会给产科医务人员带来判读困扰,从而导致临床不当处理。

（3）变异减速图形的识别和判读：如何识别不典型变异减速？在程卫红、程志厚主编的《胎儿电子监护学》（第二版）里列出了临床常见的不典型变异减速图形：①缺乏减速前和/或后加速；②减速前后加速过大；③减速恢复缓慢；④减速未能恢复到基线；⑤减速部分变异减少；⑥减速图形呈 W 形；⑦减速后加速超限（加速超过基线 20bpm，持续 20 秒以上）；⑧减速后心动过速（超射）。并指出上述不典型图形常与新生儿低 Apgar 评分有相关性，当然，仍需要更多的临床研究进一步佐证。

产时出现变异减速图形时，我们应如何去判读？如何更好地评估变异减速与胎儿缺氧的关系？是否可以继续观察？Roger K.Freeman 等编著的《胎心监护》提出，当 EFM 图形存在以下 4 种情况时可作为出现变异减速可以继续观察的指征：①变异减速持续时间不超过60 秒；②减速恢复快速；③胎心基线没有出现升高；④基线变异没有出现减少。同时指出，当严重变异减速伴随基线升高或变异减少时，提示胎儿脐带受压严重或受压解除缓慢导致了缺氧加重；另一种严重情况是减速未能很快恢复至基线，原因往往是胎儿同时存在脐带受压和胎盘储备不足，导致 EFM 图形表现出变异减速+晚期减速重合图形。上述异常 EFM 图形若伴随白发或诱发的加速消失，且原有异常未能改善，考虑胎儿已出现代谢性酸中毒，应采取安全、合理的手段尽快结束分娩。

4.延长减速　延长减速指的是明显低于基线的胎心率下降，其下降幅度大于等于15bpm，持续时间大于等于 2 分钟，但小于 10 分钟。当胎心基线下降超过 10 分钟时，应视为基线改变。产时出现的延长减速不一定与宫缩的规律性有关。

（1）延长减速的原因：产时延长减速出现的原因主要有两大类。第一类原因常见于胎儿自身并无异常，其胎盘功能储备良好，但由于受到外在突发、强烈的刺激，导致胎儿出现应急反应，刺激迷走神经兴奋引起胎心率下降。其之前的 EFM 图形往往是没有异常的 I 类图形，而此时出现的延长减速往往是单个或散发出现。分娩期间，常见如下情况：①子宫过度刺激，多于宫缩频繁或强直宫缩；②产妇出现仰卧位低血压；③产时采取了硬膜外麻醉或蛛网膜下隙麻醉进行镇痛；④突发的脐带脱垂或胎头下降过快引起脐带一过性受压、牵拉；⑤产妇合并某些内外科疾病，如产妇癫痫发作、突发的严重心律失常等。

第二类原因则是胎儿由于各种原因导致的缺氧加重，由之前出现的晚期减速、变异减速进一步发展而至，可把此时出现的延长减速理解为上述两种减速的加强类型，也可能由之前胎儿应急代偿出现的散发延长减速因其发生原因始终得不到纠正导致胎儿失代偿出现缺氧。此时的 EFM 图形除延长减速出现频率明显增加外，往往还会伴随其他提示缺氧的异常指标，如基线升高、变异减少或加速消失。分娩期间，此类原因多见于某些产科并发症，如胎盘早剥、前置胎盘出血、子宫破裂、持续长时间的严重脐带受压或其他脐带因素、羊水过少、严重妊娠高血压疾病、胎儿生长受限等，也可见于一些虽然经积极治疗但未能得到很好控制的内外科合并疾病，如心力衰竭、严重感染等。

其发生机制同样存在两种，即迷走神经反射机制及心肌衰竭机制。

（2）延长减速的识别与处理：对于产科医务人员而言，产时出现延长减速，比较容易识别，关键在于如何分辨该减速是胎儿应急反应引起的一过性胎心率代偿性下降还是缺氧进一步加重的结果，这决定了我们如何确定正确的临床决策。对于连续进行电子胎心监护的产妇，分辨相对容易，可通过分析 EFM 图形动态变化趋势，并结合母儿高危因素、基本的产科检查来帮助诊断，如之前 EFM 图形均良好，突发出现单个延长减速，而变异或加速往往正常,基本可以判断这是代偿性的延长减速。对于间歇进行电子胎心监护的产妇,因无法了解更多的 EFM 图形的动态变化,使分辨的难度有所增加,需要我们更详细地回顾病史并在认真检查产妇、胎儿的基础上进一步严密监测 CTG 图形变化,根据延长减速持续时间、下降幅度、出现频率并结合胎心基线、变异及加速的改变进行综合判断。缺氧加重者.延长减速出现频率较前明显增加,基线可以发生改变,也可伴随变异减少,加速消失,此时我们可以考虑进行胎儿刺激试验(头皮刺激或声震刺激)协助判断,若减速伴随变异减少或加速消失,给予刺激后胎儿尚能出现加速或变异得到改善,提醒此时胎儿存在缺氧但仍未出现代谢性酸中毒。

产时出现延长减速后,除需要判断其发生性质外,更为重要的处理应是寻找其最可能发生的原因。胎儿宫内储备良好者,可耐受外在因素短暂刺激引起的延长减速,及时找出原因并进行针对性复苏,EFM 图形可很快恢复正常,胎儿不受影响。临床工作中,并非所有产时出现的延长减速均能在第一时间明确其性质及原因,当减速持续数分钟仍未能恢复,提示我们需要采取更为积极的措施结束分娩。Roger K.Freeman 等著的《胎心监护》里指出,当原因不明的延长减速已持续 5~7 分钟时,应考虑做好紧急手术准备,启动手术团队并转移到手术间继续严密监测,若减速仍继续宜考虑即刻剖宫产。而手术的紧迫性应取决于多重因素,包括胎心率下降幅度及持续时间、出现频率、变异情况及母胎高危因素等。若减速得到缓解,无须采取紧急剖宫产,但应根据减速前后 EFM 图形变化情况、母胎高危状况、产程进展等综合判断是否须采取积极的措施促进产程进展。

第七节　产时特殊的胎儿监护图形分析

产时胎心监护由于其与宫缩产程相关,故具有复杂性与多样性,图形结果的判读影响到临床处理。本节通过羊水过少、脐带缠绕、脐带扭转、脐带脱垂、胎盘早剥、子宫破裂、绒毛膜羊膜炎 7 种特殊病例的产时胎心监护图形,结合新生儿结局等临床资料,可更直观地学习胎心监护图形,并指导临床处理。

一、羊水过少

妊娠晚期羊水量少于 300mL 者,称为羊水过少,其发生率为 0.4%~4%。羊水过少严重影响围产儿预后,羊水量少于 50mL,围产儿病死率高达 88%。超声检查是诊断羊水过少最重要的辅助检查方法。妊娠晚期 AFV≤2cm 为羊水过少,AFV≤1cm 为严重羊水过少;AFI≤5cm 为羊水过少。超声检查还能及时发现胎儿生长受限,以及胎儿肾缺如、肾发育不全、输尿管或尿道梗阻等情况。

1.病因　羊水过少主要与羊水产生减少或羊水外漏增加有关。常见原因有以下 4 种。

(1)胎儿结构异常:以胎儿泌尿系统结构异常为主,如 Meckel-Gruber 综合征、Prune-Belly 综合征、胎儿肾缺如(Potter 综合征)、肾小管发育不全、输尿管或尿道梗阻、膀胱外翻等引起少尿或无尿,导致羊水过少。染色体异常、脐膨出、膈疝、法洛四联症、水囊状淋巴管瘤、小头畸形、甲状腺功能减低等也可引起羊水过少。

(2)胎盘功能减退:过期妊娠、胎盘退行性变可导致胎盘功能减退。胎儿生长受限、胎儿慢性缺氧引起胎儿血液重新分配,为保障胎儿脑和心脏血供,肾血流量降低,胎儿尿生成减少,导致羊水过少。

(3)羊膜病变:某些原因不明的羊水过少与羊膜通透性改变,以及炎症、宫内感染有关。胎膜破裂,羊水外漏速度超过羊水生成速度,可导致羊水过少。

(4)母体因素:妊娠期高血压疾病可致胎盘血流减少,孕妇脱水、血容量不足时,孕妇血浆渗透压增高,使胎儿血浆渗透压相应增高,尿液形成减少。孕妇服用某些药物,如前列腺素合成酶抑制剂、血管紧张素转化酶抑制剂等有抗利尿作用,使用时间过长,可发生羊水过少。孕妇一些免疫性疾病如系统性红斑狼疮、干燥综合征、抗磷脂综合征等,也可导致羊水过少。

2.临床表现 羊水过少的临床症状多不明显,多伴有胎儿生长受限,孕妇自我感觉腹部较其他孕妇小,有时孕妇于胎动时感觉腹部不适,胎盘功能减退时常伴有胎动减少。检查宫高腹围较同期孕周小,合并胎儿生长受限更明显,有子宫紧裹胎儿感。子宫敏感,轻微刺激易引发宫缩。临产后阵痛明显,且宫缩多不协调。胎膜破裂者,阴道漏出清亮或血性流液。阴道检查时发现前羊膜囊不明显,胎膜紧贴胎儿先露部,人工破膜时羊水流出量极少。

3.监护图形特点 羊水过少的主要威胁是脐带及胎盘受压。在妊娠中,由于长期的压迫使胎儿储备减少,或者本来储备已经相当低。因此,NST常呈无反应型。一旦偶发宫缩,多有伴随宫缩的晚期减速发生。进入产程后,由于子宫收缩,脐带受压不可避免,因此频发各种变化减速是其特点,若缺氧继续加重,便可发生晚期减速。于第二产程常致重度心动过缓,是胎儿危急征兆。

4.对母胎的影响

(1)对胎儿的影响:羊水过少时,围产儿病死率明显增高。轻度羊水过少时,围产儿病死率增高13倍;重度羊水过少时,围产儿病死率增高47倍。死亡原因主要是胎儿缺氧和胎儿结构异常。羊水过少若发生在妊娠早期,胎膜与胎体粘连造成胎儿结构异常,甚至肢体短缺;若发生在妊娠中、晚期,子宫外压力直接作用于胎儿,引起胎儿肌肉、骨骼畸形,如斜颈、曲背、手足畸形等;先天性无肾所致的羊水过少可引起Patter综合征(肺发育不全、长内眦赘皮襞、扁平鼻、耳大位置低、铲形手及弓形腿等),预后极差,多数患儿娩出后即死亡。羊水过少往往伴有胎儿生长受限,甚至出现胎死宫内。

(2)对母体的影响:手术分娩率和引产率均增加。

5.处理方法 根据胎儿有无畸形和孕周大小选择治疗方案。

(1)羊水过少合并胎儿严重致死性结构异常:确诊胎儿为严重致死性结构异常应尽早终止妊娠。超声检查可明确胎儿结构异常,染色体异常检测应依赖于介入性产前诊断,结果经评估并与孕妇及家属沟通后,胎儿无法存活者可终止妊娠。

(2)羊水过少合并正常胎儿:寻找并去除病因。动态监测胎儿宫内情况,包括胎动计数、胎儿生物物理评分、超声动态监测羊水量及脐动脉收缩期峰值流速与舒张末期流速的比值,胎儿电子监护。

1)终止妊娠:对妊娠已足月、胎儿可宫外存活者,应及时终止妊娠。合并胎盘功能不良、胎儿窘迫,或破膜时羊水少且胎粪严重感染,估计短时间不能结束分娩者,应及时行剖宫产术终止妊娠,以降低围产儿死亡率。对胎儿储备功能尚好,无明显宫内缺氧,可以阴道试产,并密切观察产程进展,连续监测胎心变化。对于因胎膜早破导致的羊水过少,按照胎膜早破处理。

2)严密观察:对妊娠未足月,胎肺不成熟者,可针对病因对症治疗,尽量延长孕周。根据孕龄及胎儿宫内情况,必要时终止妊娠。

二、脐带缠绕

脐带围绕胎儿颈部、四肢或躯干者,称为脐带缠绕。90%为脐带绕颈,以绕颈1周者居多,占分娩总数的20%左右。

1.发生原因

(1)脐带过长:脐带缠绕躯干、四肢。

(2)胎儿小。

(3)羊水过多。

(4)胎动频繁等。

2.临床表现

(1)胎先露部下降受阻:由于脐带缠绕使脐带相对变短,影响胎先露部入盆,或可使产程延长或停滞。

(2)胎儿宫内窘迫:当脐带缠绕周数过多、过紧或宫缩时,脐带受到牵拉或受压,可使胎儿血液循环受阻,导致胎儿窘迫。

(3)胎心率变异:胎儿宫内缺氧时,可出现频繁的变异减速。

(4)脐带血流异常:彩色多普勒超声检查时,可在胎儿颈部周围显示脐带血流信号。

(5)胎儿皮肤压迹:超声检查见脐带缠绕处皮肤有明显压迹,脐带缠绕1周呈U形压迹,内含一小圆形衰减包块,并可见其中小短光条;脐带缠绕2周呈W形;脐带缠绕3周或3周以上呈锯齿形,其上为一衰减带状回声。

3.监护图形特点 分娩过程随着产程的进展,胎儿先露下降,脐带被拉紧或缠绕过紧、脐带相对过短,出现变异减速,并可发展为晚期减速。

4.对胎儿的影响 脐带绕颈对胎儿影响与脐带缠绕松紧、缠绕周数及脐带长短有关。轻松的缠绕不影响胎儿及正常分娩。缠绕周数多、过紧会使脐带受牵拉,或因宫缩使脐带受压,导致胎儿血循环受阻,胎儿缺氧。单羊膜囊双胎由于脐带缠绕可导致50%的围产儿死亡。几乎所有的单羊膜囊双胎都存在一定程度的脐带缠绕,因此应加强胎儿监测,以便在胎儿死亡前及早发现脐带受压。

5.处理 出现上述临床情况时应警惕脐带缠绕,尤其是在胎心监护出现异常时,应及时处理。

(1)临产前超声检查已经确诊脐带缠绕,应在分娩过程中加强胎心监护,一旦发生胎儿窘迫应及时处理。

(2)若为催产素点滴中,予停滴催产素。

(3)若经过吸氧、改变体位等均不能缓解,应立即终止妊娠。

(4)对单羊膜囊双胎孕28周后应严密随访,加强胎儿监测,观察有无脐带受压迹象。建议给予糖皮质激素促胎儿肺成熟治疗,并于妊娠32~34周内终止妊娠,以抵消不可预测的胎死宫内的风险。大多数专家建议单羊膜囊双胎选择剖宫产分娩。

三、脐带扭转

脐带扭转是脐带异常的一种,胎儿活动可以使正常的脐带呈螺旋状,即脐带顺其纵轴扭转,生理性扭转可达 6~11 周。脐带过分扭转呈绳索样,多在近脐轮部。

1.发生原因　脐带过度扭转所致。

2.临床表现

(1)胎动异常:胎动过频或胎动减少,进而胎动消失。

(2)胎心率异常:缺氧早期,胎心率于无宫缩时加快,大于 160 次/分;缺氧严重时胎心率小于 110 次/分。

3.监护图形特点　胎动的异常可伴胎儿心动过速或胎儿心动过缓,随着病情的加重,胎心基线轻度变异或变异消失,出现复发性变异减速、晚期减速。

4.对胎儿的影响　脐带过分扭转呈绳索样,导致血管闭塞或伴血栓存在,胎儿血液循环减慢,导致胎儿缺氧,严重者可致胎儿血液循环中断而死亡。

5.处理方法　迄今为止医学上仍然无法预测出脐带扭转。

(1)急性胎儿窘迫:应采取果断措施,紧急处理。

1)宫内复苏:左侧卧位,吸氧。

2)阴道检查评估宫口情况,停止滴缩宫素,必要时使用宫缩抑制剂。

3)尽快终止妊娠:根据产程进展,决定分娩方式,做好新生儿抢救准备。要求胎儿娩出时新生儿科医师在场,共同完成新生儿出生后的早期复苏。

宫口未开全,出现下列情况之一者,应立即行剖宫产:①胎心率小于 110 次/分或大于 180 次,分并伴羊水污染;②胎儿电子监护 CST 或 OCT 出现频繁晚期减速或重度变异减速;③胎儿头皮血 pH 大于 7.20。

宫口开全时,胎头双顶径已过坐骨棘平面以下,应尽快经阴道助产。

(2)慢性胎儿窘迫:视孕周、胎儿成熟度及胎儿窘迫程度决定处理。

1)一般处理:左侧卧位、吸氧。

2)期待疗法:孕周小者,胎儿娩出后存活的可能性小,应尽可能保守治疗以延长胎龄,同时促胎儿成熟,等待胎儿成熟后终止妊娠。

3)终止妊娠:妊娠近足月,胎动减少,OCT 出现频繁的晚期减速或重度变异减速,胎儿生物物理评分低于 4 分者,均应以剖宫产终止妊娠为宜。

四、脐带脱垂

胎膜未破时脐带位于胎先露部前方或一侧,称为脐带先露或隐性脐带脱垂。胎膜破裂时脐带脱出于宫颈口外,降至阴道内甚至露于外阴部,称为脐带脱垂。

1.病因

(1)胎头未衔接时如头盆不称、胎头入盆困难。

(2)胎位异常,如臀先露、肩先露、枕后位。

(3)胎儿过小或羊水过多。

(4)脐带过长。

(5)脐带附着异常及低置胎盘等。

2.临床表现　有脐带脱垂危险因素存在时,应警惕脐带脱垂的发生。胎膜未破,于胎动、宫缩后胎心率突然变慢,改变体位、上推胎先露部及抬高臀部后迅速恢复者,应考虑有脐带先露的可能,临产应行胎心监护。胎膜已破出现胎心率异常者,应立即行阴道检查,了解有无脐带脱垂和有无脐带血管搏动。在胎先露部旁或其前方及阴道内触及脐带者，或脐带脱出于外阴者，即可确诊。超声，特别是彩色多普勒超声检查有助于明确诊断。

3.监护图形特点　如果脐带受压不严重，胎儿监护可能无明显异常。如脐带受压，可在胎膜破裂后或胎动、子宫收缩后突然出现胎心率异常，严重的变异减速或延长速减，改变体位、上推胎先露部及抬高臀部后胎心率可恢复。

4.对母胎的影响

（1）对胎儿的影响：发生在胎先露部尚未衔接、胎膜未破时的脐带先露，因宫缩时胎先露部下降，一过性压迫脐带导致胎心率异常。胎先露部已衔接、胎膜已破者，脐带受压于胎先露部与骨盆之间，引起胎儿缺氧，甚至胎心完全消失；以头先露最严重，肩先露最轻。若脐带血液循环阻断超过 7 分钟，会胎死宫内。

（2）对母体的影响：增加剖宫产率和手术助产率。

5.处理方法

（1）脐带先露：经产妇、胎膜未破、宫缩良好者，取头低臀高位，密切观察胎心率，等待胎头衔接，宫口逐渐扩张，胎心持续良好者，可经阴道分娩。初产妇、足先露或肩先露者，应行剖宫产术。

（2）脐带脱垂：发现脐带脱垂，胎心尚好，胎儿存活者，应争取尽快娩出胎儿。

1）宫口开全：胎头已入盆，行产钳术；臀先露行臀牵引术。

2）宫颈未开全：产妇立即取头低臀高位，将胎先露部上推，应用抑制子宫收缩的药物，以缓解或减轻脐带受压；严密监测胎心，同时尽快行剖宫产术。

6.预防方法　妊娠晚期及临产后，超声检查有助于尽早发现脐带先露。对临产后胎先露部迟迟不入盆者，尽量不做或少做肛查或阴道检查。

五、胎盘早剥

胎盘早剥指妊娠 20 周后正常位置的胎盘于胎儿娩出前，部分或全部从子宫壁剥离，发病率约为 1%。属于妊娠晚期严重并发症，是病情危急的妊娠晚期出血原因之一，且发展迅猛，若处理不及时可危及母胎生命。

1.高危因素　胎盘早剥的确切发病机制目前尚不清楚。其高危因素包括机械性因素及产妇有血管病变、宫腔内压力骤减、高龄多产、有胎盘早剥史、吸烟、吸毒、绒毛膜羊膜炎、接受辅助生殖技术助孕、有血栓形成倾向等。

2.临床表现及分级　胎盘早剥典型的临床表现是阴道流血、腹痛，可伴有子宫张力增高和子宫压痛，尤以胎盘剥离处最明显。阴道流血特征为陈旧不凝血，但出血量往往与疼痛程度、胎盘剥离程度不一定符合，尤其是子宫后壁胎盘的隐性剥离。早期表现常以胎心率异常为首发变化，宫缩间歇期子宫呈高涨状态，胎位触诊不清。严重时子宫呈板状，压痛明显，胎心率改变或消失，孕妇甚至出现恶心、呕吐、面色苍白、出汗、脉搏细弱、血压下降等休克征象。

在临床上推荐按照胎盘早剥的 Page 分级标准评估病情的严重程度（表 6-8）。出现胎儿宫内死亡的患者胎盘剥离面积常超过 50%；接近 30% 的胎盘早剥会出现凝血功能障碍。

表6-8　胎盘早剥的 Page 分级标准

分级	标准
0 级	分娩后回顾性产后诊断
Ⅰ 级	外出血,子宫软,无胎儿窘迫
Ⅱ 级	胎儿宫内窘迫或胎死宫内
Ⅲ 级	产妇出现休克症状,伴有或不伴有弥散性血管内凝血

3.辅助检查

(1)超声检查:可协助了解胎盘的部位及胎盘早剥的类型,并可明确胎儿大小及存活情况。典型的声像图显示胎盘与子宫壁之间出现边缘不清楚的液性低回声区即为胎盘后血肿,胎盘异常增厚或胎盘边缘"圆形"裂开。需要注意的是,超声检查阴性结果不能完全排除胎盘早剥,尤其是胎盘附着于子宫后壁时。

(2)电子胎心监护:协助判断胎儿的宫内状况。

(3)实验室检查:主要包括全血细胞计数、血小板计数、凝血功能、肝肾功能及电解质检查等。Ⅲ级患者应检测血气分析,弥散性血管内凝血(DIC)筛选试验结果可疑者应进一步进行纤溶确诊试验(包括凝血酶时间、优球蛋白溶解时间和血浆鱼精蛋白副凝试验)。

4.并发症

(1)胎儿宫内死亡:如果胎盘早剥的面积大、出血量多,胎儿可因缺血缺氧而死亡。

(2)弥散性血管内凝血:胎盘早剥是妊娠期发生凝血功能障碍最常见的原因,约1/3伴有死胎发生。

(3)失血性休克:无论显性或隐性胎盘剥离,出血量多时可导致孕妇休克。

(4)急性肾衰竭:胎盘早剥大量出血使肾脏灌注严重受损,导致肾皮质或肾小管缺血坏死。胎盘早剥多伴妊娠期高血压、慢性高血压、慢性肾脏疾病等。肾内小动脉痉挛,肾小球前小动脉极度狭窄,肾脏缺血,进而出现急性肾衰竭。

(5)羊水栓塞:胎盘早剥时羊水可经剥离面开放的子宫血管进入母体血液循环,触发羊水栓塞。

5.监护图形特点　一般0级、Ⅰ级的胎盘早剥,胎心监护往往没有异常的表现。但当胎盘剥离的面积逐渐增大时,胎心监护图像中就可能出现胎心基线的变化,或基线变异度减小或消失,出现变异减速、晚期减速、正弦波形等。

临产前或临产初期胎心监护表现为胎心基线大于等于180bpm 或小于110bpm,且持续10分钟以上,或基线变异度减小或消失,或频密的小宫缩波,NST 无反应型,OCT 或 CST 可见复发重度变异减速或晚期减速,经吸氧、改变体位、宫内复苏等处理后无改善,当不能用其他原因解释时应考虑胎盘早剥发生的可能,单次胎心监护结果不能作胎儿宫内状况的判断指标,应进行动态胎心监护。

6.对母胎的影响　胎盘早剥对母胎影响极大。剖宫产率、贫血、产后出血率、DIC 发生率均升高。胎儿急性缺氧,新生儿窒息率、早产率、胎儿宫内死亡率均明显升高,围产儿死亡率约为11.9%,是无胎盘早剥者的25倍。更为严重的是,胎盘早剥新生儿还可遗留显著神经系统发育缺陷等后遗症。

7.处理方法　胎盘早剥严重危及母胎生命,母胎的预后取决于处理是否及时与恰当。

治疗原则为早期识别、积极处理休克、及时终止妊娠、控制 DIC、减少并发症。

(1)纠正休克:监测产妇生命体征,积极输血、迅速补充血容量及凝血因子,维持全身血液循环系统稳定。

(2)监测胎儿宫内情况:持续监测胎心以判断胎儿宫内情况。对于有外伤史的产妇,疑有胎盘早剥时,应连续至少 4 小时胎心监护,以期早发现胎盘早剥。

(3)终止妊娠:一旦确诊Ⅱ级、Ⅲ级胎盘早剥应及时终止妊娠。根据孕妇病情轻重、胎儿宫内状况、产程进展、胎产式等,决定终止妊娠的方式。

1)阴道分娩适用于 0 级和 Ⅰ 级患者,一般情况良好,病情较轻,以外出血为主,宫口已扩张,估计短时间内可结束分娩。

对 20~34⁺⁶周合并Ⅰ级胎盘早剥的产妇,尽可能保守治疗延长孕周,孕 35 周前应用糖皮质激素促进胎肺成熟。注意密切监测胎盘早剥情况,一旦出现明显阴道流血、子宫张力增高、凝血功能障碍及胎儿窘迫时应立即终止妊娠。

2)剖宫产术适用于以下情况:①Ⅰ级胎盘早剥,出现胎儿窘迫征象者;②Ⅱ级胎盘早剥,不能在短时间内结束分娩者;③Ⅲ级胎盘早剥,产妇病情恶化,胎儿已死亡,不能立即分娩者;④破膜后产程无进展者;⑤产妇病情急剧加重危及生命时,无论胎儿是否存活,均应立即行剖宫产术。

(4)并发症的处理

1)产后出血的处理:由于凝血功能障碍及子宫收缩乏力,胎盘早剥患者常发生产后出血。应给予促宫缩药物,针对性补充血制品。另可采用压迫止血、动脉结扎、动脉栓塞、子宫切除等手段控制出血。

2)严重并发症的处理:强调多学科联合治疗,在 DIC 处理方面应重点补充血容量及凝血因子,应在改善休克状态的同时及时终止妊娠,以阻止凝血物质继续进入血管内而发生消耗性凝血。对肾功能不全的处理,在改善休克后仍少尿者(尿量<17mL/h)则给予利尿剂(如呋塞米、甘露醇等)处理。同时注意监测肾功能,维持电解质及酸碱平衡,必要时行血液透析治疗。

六、子宫破裂

目前在我国的"两孩政策"下,有剖宫产史再次妊娠的妇女人数逐年增加。剖宫术后再次妊娠阴道试产(trial of lab rafter cesarean section, TOLAC)的成功率各国报道不一,有60%至 80%不等,子宫破裂的发生率为 0.5%~1%。TOLAC 一旦发生子宫破裂,孕妇输血率、子宫切除率和围产儿发病率、死亡率均明显增加。因此,对有 TOLAC 意愿的孕妇必须在产前充分评估、具备阴道分娩适应证、规范的产时管理、具备相应的应急预案的前提下实施TOLAC。

1.TOLAC 的适应证

(1)孕妇及其家属有阴道分娩意愿,是 TOLAC 的必要条件。

(2)医疗机构有抢救剖宫产后阴道分娩(vaginal birth after cesarean, VBAC)并发症的条件及相应的应急预案。

(3)既往有 1 次子宫下段横切口剖宫产史,且前次剖宫产手术顺利,切口无延裂,如期恢复,无晚期产后出血、产后感染等;除剖宫产切口外子宫无其他手术瘢痕。

（4）胎儿为头位。

（5）不存在前次剖宫产指征，也未出现新的剖宫产指征。

（6）2次分娩间隔18个月及以上。

（7）B超检查子宫前壁下段肌层连续。

（8）估计胎儿体质量不足4000g。

2.TOLAC的禁忌证

（1）医疗单位不具备施行紧急剖宫产术的条件。

（2）已有2次及以上子宫手术史。

（3）前次剖宫产术为古典式剖宫产术、子宫下段纵切口或T形切口。

（4）存在前次剖宫产指征。

（5）既往有子宫破裂史或有穿透宫腔的子宫肌瘤剔除术史。

（6）前次剖宫产有子宫切口并发症。

（7）超声检查胎盘附着于子宫瘢痕处。

（8）估计胎儿体质量为4000g及以上。

（9）不适宜阴道分娩的内外科合并疾病或产科并发症。

3.分娩期的监护及管理　为TOLAC孕妇提供严密的母胎监护、严格的产程管理、迅速地应急处理及新生儿复苏，以保障母儿安全。

（1）备血、留置导尿，开放静脉通路，做好紧急剖宫产的术前准备。

（2）建议行持续电子胎心监护，观察胎心率变化，判断胎儿的宫内状态。

（3）注意产妇主诉，监测其生命体征变化，注意子宫下段是否存在压痛、血尿等情况。

（4）产程进展缓慢，需要缩宫素静脉点滴加强宫缩时，尽量使用小剂量。

（5）当产程停滞或胎头下降停滞时，可放宽剖宫产指征。

（6）第二产程时间不宜过长，应适当缩短第二产程，必要时可行阴道手术助产，助产前需排除先兆子宫破裂。

（7）发现胎心异常、先兆子宫破裂或子宫破裂等征象时应实施紧急剖宫产，尽快娩出胎儿，手术中请新生儿科医师到场协助抢救新生儿。

4.子宫破裂的征象

（1）最常见的征兆是胎心监护异常，特别是出现胎儿心动过缓、变异减速或晚期减速等，发生率为66%~75%。

（2）严重的腹痛，尤其在宫缩间歇期持续存在的腹痛。

（3）子宫瘢痕部位出现压痛和反跳痛。

（4）孕妇心动过速、低血压、昏厥或休克。

（5）产程中胎先露位置升高。

（6）先前存在的有效宫缩突然停止。

（7）出现血尿。

（8）产前、产时或产后阴道异常出血。

（9）腹部轮廓改变，在以往的位置不能探及胎心。

5.子宫破裂的处理　疑诊先兆子宫破裂或子宫破裂时，争取在最短时间内行剖宫产终止妊娠，同时严密监测产妇的生命体征、出血等情况，维持其生命体征稳定，纠正出血的相关并发症,必要时输血治疗,并积极预防感染。

6.子宫破裂监护图形的特点 子宫破裂的监护图形有多样性,出现胎儿心动过缓、变异减速或晚期减速时,应警惕子宫破裂发生。故在 TOLAC 期间应进行持续胎心监护。

七、绒毛膜羊膜炎

绒毛膜羊膜炎是胎膜早破的常见并发症,两者互为因果。绒毛膜羊膜炎可导致母胎不良结局,破膜时间越长,绒毛膜羊膜炎的风险越大。

1.临床表现 主要表现:①母体体温≥38℃;②阴道分泌物有异味;③胎心率增快(胎心率基线大于等于 160 次/分)或母体心率增快(大于等于 100 次/分);④母体外周血白细胞计数增高($\geq 15 \times 10^9/L$);⑤子宫呈激惹状态,宫体有压痛。母体体温升高的同时伴有上述②~⑤任何一项表现可诊断为绒毛膜羊膜炎。

在单纯一项指标异常时应进行相应的鉴别诊断,并密切观察和监测。如产程中硬膜外阻滞的无痛分娩引起发热,其不伴有上述的临床症状或体征;妊娠、分娩及糖皮质激素的应用都会导致白细胞计数的增高,单纯的白细胞计数升高对于绒毛膜羊膜炎的诊断意义不大;某些药物或其他情况可以引起母体脉搏增快或胎儿心率增快,如β受体兴奋剂可以导致孕妇脉搏及胎心率增快。

2.监护图形的特点 产程中母体体温升高时,监护图形多数会出现胎儿心动过速,如同时伴随有变异减少或减速的出现,这是胎儿缺氧严重的临床表现。

3.处理方法

(1)绒毛膜羊膜炎的监测:建议每4~8小时监测孕妇的体温、脉搏,按常规和个体情况行血常规的检测、胎心率监测及胎儿电子监护,同时严密观察羊水性状、子宫有无压痛等绒毛膜羊膜炎征象,及早发现和处理绒毛膜羊膜炎。阴道检查可造成阴道内细菌的上行性感染,可增加绒毛膜羊膜炎及产后子宫内膜炎、胎儿感染及新生儿感染的风险,在期待保胎、引产过程中或产程中应尽量减少不必要的阴道检查。

(2)绒毛膜羊膜炎的处理:绒毛膜羊膜炎一经诊断,应及时应用广谱抗生素,目的是降低胎儿及新生儿发病率及死亡率。明确诊断绒毛膜羊膜炎后,无论孕周大小应尽快终止妊娠,不具备阴道分娩条件者应选择剖宫产术终止妊娠,感染时间越长,产褥病发生率越高,新生儿感染和死胎的可能性越大。胎儿娩出后需进行新生儿耳拭子、脐带血、羊水等细菌培养,胎盘胎膜送病理检查。但是若有典型的临床感染症状,如果无病理支持则不能否认宫内感染的诊断。

第八节　异常胎儿胎心监护及预后

众所周知,胎心率间接反映出胎儿循环系统的状况,并受其神经系统的调节,包括中枢神经系统及交感、副交感神经的双重支配。一般情况下,在胎儿状态良好时,随着胎儿的逐渐成熟及神经系统发育的完善,胎儿可表现出正常的宫内行为,包括不同形式的胎动、呼吸运动、伴随良好变异及加速的胎心率,并能感受外界的刺激及宫内环境的变化。例如健康胎儿对"声震刺激"会出现胎动增多、胎心率加快、呼吸运动减慢、眨眼、惊跳等反应,而这些反应往往随着胎儿妊娠周数的增加表现得越加明显。反之当胎儿出现异常情况,尤其这种异常直接或间接影响胎儿循环及神经系统时,例如胎儿心功能不全、缺氧、胎儿神经系统发育异常等,则可表现出异常的宫内行为,包括胎动的减少、胎心率变异的减少或缺失、对缺氧的耐受不良等,表现为异常的胎儿监护图形。

临床上将常伴有胎心率变化异常的胎儿分为无结构畸形的异常胎儿和伴结构畸形的异常胎儿。常见的无结构畸形的异常胎儿包括宫内发育迟缓的小胎儿、贫血胎儿、宫内感染的胎儿等;可影响胎心率结构畸形的原因包括胎儿先天性心脏发育异常、神经系统发育异常(如无脑儿)、严重脑积水脑室扩张等。因此,当我们在临床中遇到一些反复异常的胎监图形时,除考虑常见的引起胎儿缺氧的原因外,也应认识到胎儿存在其他异常情况的可能。

一、无结构畸形的异常胎儿胎心监护

1.胎儿贫血 胎儿贫血可用血红蛋白浓度或红细胞比容来定义。当胎儿血红蛋白浓度低于相应孕周两个以上标准差时可诊断为胎儿贫血。也可将胎儿红细胞比容小于30%作为临界值来确定胎儿贫血,以血红蛋白浓度判定同样可靠。常见的贫血原因有红细胞的同种异体免疫、细小病毒感染、遗传性疾病如地中海贫血、双胎输血综合征、母胎输血综合征等。严重贫血可导致胎儿水肿甚至死亡。在贫血早期,胎儿身体内血液重新分布,机体可通过自身反应予以调节,但随着贫血程度的加重,血容量明显减少,组织缺血缺氧日益加重直至失代偿。胎心监护图形则可出现进行性恶化:早期胎动减少或消失,神经系统受抑制后胎心基线变异缺失。当胎儿血红蛋白<7g/dL,可间歇或持续出现正弦图形,若不予以干预,胎儿大多预后不良。

2.胎儿宫内感染 妊娠期间病原体可由血行经胎盘感染胎儿,也可由生殖道感染羊膜腔蔓延至胎盘进而感染胎儿。妊娠早期宫内感染可引起流产、死胎、早产、先天畸形等。妊娠晚期或分娩时羊膜腔内感染可引起新生儿脓毒症、肺炎和呼吸窘迫,也与婴儿长期神经功能受损有关,新生儿脓毒症可导致26%的新生儿死亡。绒毛膜羊膜炎多继发于未足月胎膜早破、产程过长、产时过多阴道操作等。胎儿感染后最常表现为胎心率加快、基线升高,多在160bpm以上。有研究表明,当孕妇体温每升高1℃,胎儿基础心率约增快15次/分。随着时间的推移,胎心短变异可减少或消失,一些胎儿临产后可出现胎心减速,且多为晚期减速。因此对于感染发生的高危人群,当胎监图出现上述表现时应注意排除胎儿宫内感染的可能性。由于母体的其他疾病如甲亢、贫血、其他系统感染导致的发热,以及使用可引起心率增快的药物等均可使胎心率增快,因此应注意结合临床表现进行鉴别。

3.胎儿生长受限 估算胎儿体重在相同胎龄第10百分位以下,且胎儿失去正常的生长潜能,称之为胎儿生长受限。胎儿生长受限的病因大致可分为三类:母体、胎儿或胎盘(表6-9)。尽管这些致病因素背后的初期病理生理机制各不相同,但它们往往(并不总是)具有相同的最终作用机制,即子宫-胎盘灌注水平及胎儿营养水平低下。导致胎盘灌注水平异常的胎盘形成异常是最常见的与胎儿生长受限相关的病理状态。已有研究证实,胎儿生长受限的发生与某些胎盘疾病有关,包括胎盘梗死、血管瘤、轮状胎盘、胎盘早剥,以及脐带异常附着(包括边缘附着或帆状附着)。

表6-9　胎儿生长受限病因学

·母体疾病情况

孕前糖尿病

肾功能不全

自身免疫性疾病

发绀型心脏病

妊娠相关高血压疾病

抗磷脂抗体综合征

·特定物质的使用或滥用(如香烟,酒精,可卡因,麻醉剂)

·多胎妊娠

·致畸物暴露

·传染性疾病(如疟疾、巨细胞、风疹、弓形虫或病毒)

·遗传和结构畸形(如13三体综合征、18三体综合征、先天性心脏病或腹裂)

·胎盘疾病或脐带异常

多胎妊娠当中发生小于胎龄儿的风险也高达25%。尤其在单绒毛膜双胎中,由于两个胎儿之间胎盘份额不均导致的双胎之一选择性生长受限,IUGR的比例达10%~15%。Hack等对150例单绒毛膜双胎胎盘进行了研究,发现受损胎儿的转归受两个因素影响:胎盘面积比例不均、不同类型胎盘吻合血管的存在。尽管导致FGR的原因多种多样,但大部分都会导致同样的病理生理改变:子宫胎盘灌注受损。由于这个病理特点,随着胎儿的生长,血氧供应逐渐不能满足胎儿生长所需,为保证重要脏器(心、脑、肾)的能量供给,胎儿体内血流需重新分布。这时可由多普勒超声检查发现胎儿脐动脉舒张期血流减少(阻力增加),大脑中动脉舒张期血流增加(阻力下降),此时胎儿为保证脑内循环有足够的氧分而出现"脑保护"效应。如胎盘缺血、缺氧的情况进一步加重,脐动脉舒张期血流出现消失甚至反向,进而影响右心功能,出现静脉导管心房收缩波(A波)减少、消失甚至反向,最终死胎。

由此,胎儿生长受限的胎监图形往往表现出胎儿储备减少、胎盘功能减退等特点,胎心监护可出现变异减少或消失,一旦出现宫缩可伴发晚期减速及变异减速,或胎心基线的改变。

二、伴结构畸形的异常胎儿监护

胎儿先天结构畸形的表现多样,可发生于胎儿任何器官及系统中,可为单一畸形,也可为多发畸形,但并非所有存在结构异常的胎儿,胎心监护均有异常表现。由于维持正常胎心率的基础在于良好的心肌收缩运动和正常的血液循环,以及能够正常调节的自主神经中枢。因此当胎儿结构异常严重影响血液循环及正常的神经系统功能时,胎心监护可出现有一些特异性表现。常见的可能伴有胎监异常的结构畸形包括以下3种。

1.先天性心脏结构异常　超过半数先天性完全性传导阻滞的胎儿合并有器质性心脏病。所有存在心脏传导阻滞的胎儿都应该接受全面心脏解剖结构评估。虽然可能存在任何类型的心脏疾病,但最常见的疾病为大动脉转位和某些类型的心脏异位。除完全心脏传导阻滞外,一些结构性的心脏异常由于原发性的窦房结异常,也可导致持续性窦性心动过缓。

但往往需要与胎盘早剥、脐带脱垂、胎儿低血压等造成的严重胎儿窘迫相鉴别。此外，一些心脏结构异常、心脏肿瘤、心肌病等可以使胎儿有心压力增加，中心静脉压力增加，继发胎儿非免疫性水肿，胎心监护异常。

2.胸腔异常　　胸腔异常包括先天性肺气道畸形、膈疝、肺部肿瘤等，如引起动脉、静脉血流受阻导致胎儿水肿发生时，也可伴有胎心监护异常。

3.中枢神经系统发育异常　　一般认为使胎心率保持于一定水平，是自主神经中枢作用于窦房结的结果，但自主神经本身并不影响其变异和加速。当植物中枢神经以外上位中枢，如大脑皮层接收到神经末梢传来的光觉、触觉、听觉及胎动等刺激时，可使胎心率产生加速，而于基线上发生重叠变化。以此推断，一些中枢神经系统发育异常致其功能障碍的胎儿，胎心监护可出现类似严重缺氧的胎心监护图形特点。如无脑儿胎心监护，往往表现为一条细窄变异消失的光滑曲线。

总之，胎儿结构异常复杂多样，胎监图大多无明显特异性表现，但无论胎儿存在哪些疾病或异常，只要最终导致胎儿低氧，循环衰竭，胎监图均可表现出与一般宫内缺氧的胎心监护特点。临床工作中，应认识到胎儿因素为影响胎心监护的重要因素之一，将胎心监护作为评价胎儿状况的重要手段之一，熟悉并掌握一些常见胎儿疾病的胎心监护特点，适时终止妊娠。对于一些不明原因的胎心监护异常，也应扩大临床思维，注意鉴别诊断，排除胎儿异常的可能。

第七章 远程胎心监护

电子胎心监护在孕期保健中占据了重要的地位。孕晚期的胎心监护是通过监测胎儿心率基线变化的频率、振幅及其持续时间，来判断胎儿胎盘功能和健康状况的最直接和最有效的手段。产前胎心监护能够及时了解胎儿宫内有无缺氧等情况，为临床诊断、干预提供依据，以降低新生儿窒息概率，改善预后。

第一节 远程胎心监护的发展和基本原理

一、远程胎心监护的发展

随着国家医疗改革的深入，医疗器械、医疗方式的改变逐步进行，远程医学改变了传统医学的模式。1998年日本科学家就有关于"互联网+胎心监护"的探索，虽然早期的数据传输还有很多问题，但是通过40名孕期妇女对系统的评估结果显示，该系统易于孕妇使用和接受，其所获得的NST数据足以用于临床解释。96%的参与者希望在下次怀孕时再次使用远程监护，83%的人会建议将其用于怀孕的朋友。

我国土地面积大，人口众多，经济发展水平参差不齐，围产医学在我国的发展并不平衡，各地区医疗服务水平差距很大。目前国内已形成《电子胎心监护应用专家共识》，其中更新和细化了胎心监护的应用条件和判读标准。这为互联网远程胎心判读的可行性提供了理论依据。同时，近年来随着信息技术的进步，无线网络功能日益强大，为各种数据的跨地区的远程实时传输和再现提供了可靠的技术保障。

2003年，"互联网+远程胎心监护"在我国各地医院开始了临床观测。孕妇将无线多普勒探头与自己的智能手机连接，可随时随地进行胎儿监护。完成20~40分钟监护后可将结果一次性上传到云端，医师通过手机、iPad、电脑等登录医师端做出远程诊断，并实时将判读结果反馈给孕妇，及时进行诊治，降低围产儿不良结局发生率，提高围生期质量。经过上百组的对比测试，"互联网+远程胎心监护"的数据，真实准确，可以作为医师诊断的标准。

随着国家全面开放两孩政策的实施，不可避免地出现既有生育人数、高龄孕产妇数量的增长，更有高危妊娠、危急重症增多及基层转诊的巨大压力。

我国政府大力提倡发展互联网医疗，鼓励医疗机构和互联网企业合作，将互联网的先进技术应用到医疗服务行业。2015年，《国务院关于积极推进"互联网+"行动的指导意见》明确提出鼓励医疗机构与互联网企业合作；鼓励推广线上医疗卫生诊疗模式，鼓励医师多点执业。2018年7月，国家卫生健康委员会和国家中医药管理局联合印发了《互联网诊疗管理办法(试行)》《互联网医院管理办法(试行)》及《远程医疗服务管理规范(试行)》三个文件。在线诊疗、互联网医院及远程医疗是互联网医疗的三大新兴领域。相关文件陆续出台，推动"互联网+医疗"向前迈了一大步。

2016年1月，相关公司与国家妇幼中心共同设立"基于互联网+多中心远程胎心监护和传统胎心监护的一致性评价研究"项目,"互联网+远程胎心监护"在全国 600 余家医院铺开。"互联网+远程胎心监护"可以在保证胎心监护数据准确的前提下,让胎心监护更快捷、更简单、更安全。

二、"互联网+远程胎心监护"的基本原理

1."互联网+远程胎心监护"设备的必要性 我国医疗资源的匮乏,医院没有足够的人力和物力满足每个孕期妇女频繁进行胎心监护的需求,一般在孕晚期 34～36 周才会要求进行每周 1 次的胎心监护。这在一定程度上给孕期妇女造成一种错觉,认为有医院产检的胎心监护就足够了。引导不够充分及信息不对称,导致很多家庭对胎心监护并未重视起来,孕妇认知欠缺。医院进行 NST 检查时,体位、脐带、胎儿睡眠等都会影响测量时间内的数据,阴性结果只能说明胎儿在短期内是安全的,阳性结果也不能说明胎儿一定存在缺氧等问题,需要做其他的相关检查,排除多种原因引起的假阳性。而远程胎儿监护需要检出的是具有较大阴性预测意义的正常胎心率图形,因此,不管有无高危因素,孕期妇女均应使用远程胎儿监护系统,实行家庭自我监护,以确保胎儿的安全。

2."互联网+远程胎心监护"设备的安全性 家用胎心监护仪大多使用多普勒原理,其超声波频率一般为 2～3MHz。所发射的声波实质上来源于频率高于听觉范围的机械振动,与手机、微波炉等射频电子产品发射的电磁波完全不同。在声波强度上,多普勒超声输出功率小于 $5mW/cm^2$,低于国家安全标准 50%以上,超声剂量极低,是一种对人体安全的设备,孕期妇女不用担心过多地使用多普勒超声检查会带来危害。

3."互联网+远程胎心监护"设备的适应性 多普勒胎心监护仪的最大优势就在于它具有高度的灵敏性,在怀孕的第 12 周左右就可以听到胎儿的心跳,而这个时期正是最容易发生流产和胎儿停滞发育的时期。到了孕 20 周以后,大多数胎儿都已经有了明显的胎动,不同的胎儿心律失常类型在胎心监护图形上表现不同,孕期管理策略也不尽相同。使用远程胎心监护仪可以让孕期妇女第一时间掌握胎儿的状况,以便采取最有效的措施。孕 28 周以后的孕妇,胎儿分化完全,可以加长监护的时间和次数,需要使用胎心监护仪来确定胎儿是否安全。对高危孕妇应持续监护胎心,如有必要,可长时间(超过 1 小时)持续监护。此时一旦发生胎盘功能不良、脐带绕颈等因素造成的胎儿宫内窘迫,就随时有可能会发生胎死宫内、脑瘫等严重并发症。

孕妇使用便携的电子胎心监护设备将胎儿在持续一段时间内胎心率的变化,通过"超声换能"和"压力换能"的装置,用图纸描记出来。通过手机的移动网络将胎心监护结果实时上传到网络服务器,再由有经验的医师对胎儿宫内状况进行评估并在第一时间将判读结果反馈给孕妇。"互联网+远程胎心监护"系统不仅可以实时地进行监测,采取相应的措施及时处理胎儿因各种原因引起的缺氧,改善胎儿的缺氧状况,让其尽早脱离缺氧的环境,防止发生胎死宫内,也可以为边远地区或医学不发达地区的孕妇提供与大城市大医院水准一致的胎心监护服务,造福于孕妇和婴幼儿群体。

第二节　"互联网+远程胎心监护"设备的使用及其管理

一、"互联网+远程胎心监护"设备的使用

1.医师端

(1)医师 PC 工作站:使用医院系统用户名或医师个人手机号登录微胎心远程监护系统。医师进入系统,查看胎监结果,回复孕妇问医内容,同时还可以查看孕妇历史监测记录,查看及打印精细图,更易于判读。

(2)医师移动工作平台(手机):支持 Android 系统和 ISO 系统,随时随地给孕妇判读指导,不受场地限制。

2.孕妇端

(1)手机扫描二维码下载"胎儿安全监护医师" App。

(2)安装后进入软件点击登录。

(3)点击监护仪(将超声探头的卡座拔下即为开机);打开手机蓝牙和手机网络(部分手机需要"同意"蓝牙配对);点击屏幕微进行连接配对。

(4)配对成功后用微胎心监护仪查找胎心位置,在监护仪探头上均匀涂抹上适量耦合剂后放于腹部寻找最佳胎位,同时听取胎心音,直到胎心音清晰且有规律后,用胎监带绑定。

(5)在"设置"中选择"自动监测"功能,选择界面右上角的"立即开始",20 分钟后自动停止;也可以通过手动点击"立即开始"来启动监测。

(6)监测完成后选择上传全部数据或上传曲线数据。点击"问医"按钮,在问医页面输入想要咨询的问题,然后提交,状态变为"等待回复"。

(7)医师对咨询做出回复后,App 会有通知消息提示查看。点击消息内容或查看监测列表"已回复状态"数据查看内容。

二、"互联网+远程胎心监护"设备的使用注意事项

1.孕妇具体操作注意事项

(1)在进行胎心监测前孕妇应排空膀胱,充盈的膀胱会影响胎心音的传导。在安静的环境下采用仰卧或半卧位,消除紧张情绪。

(2)均匀涂抹耦合剂,确保涂层接触良好,移动胎心音传感器,并及时补加耦合剂。

(3)胎心数据不连续,说明传感器位置不准确还需要调整。要找到胎心音最强的位置(一般为胎背近头侧),放置探头,得到良好的胎心曲线后绑带固定,注意松紧适宜。

(4)孕周较小、腹壁脂肪过厚、胎盘位于子宫前壁或羊水过多,都可能难以获得良好的曲线,应及时随胎动后胎心音位置的改变而调整探头位置。

(5)胎儿"睡眠-觉醒"周期一般为 20 分钟,因此监护时间不应少于 20 分钟。当胎儿处于安静状态时可以用手推动胎儿,胎儿觉醒后再进行监护。

(6)胎心率正常范围为 110~160 次/分,持续超过 160 次/分为心动过速,持续低于 110 次/分为心动过缓。如发现上述情况,除孕妇贫血、甲亢、感染、发热、心律异常、药物等情况外,应考虑为胎儿宫内窘迫,应尽快联系医师。

(7)监护仪一旦出现故障应立即停机,联系维修人员。

2.探头维护

(1)探头应小心使用。探头晶片为陶瓷制品,不能摔碰,不能划伤表面。

(2)推荐使用配套水基耦合剂,而油基耦合剂可能会损伤探头表面,应禁止使用。

(3)每次使用后,均需擦净探头表面的耦合剂,并插入卡座,妥善放置。

(4)可用湿布沾中性消毒液或清洗剂擦拭探头和卡座,也可使用湿布沾1000ppm的次氯酸钠溶液来擦拭消毒。

(5)监测过程中不要关闭声音,胎心音的监听是非常重要的。

(6)探头适用对象默认为孕妇,默认曲线为胎儿心率曲线,不得让其他人使用或者人为敲击。

第八章　产后护理

第一节　产后康复指导

一、产后康复概念

产后康复是指在科学的健康理念指导下,针对女性产后心理和生理变化进行主动地、系统地康复指导和训练,包括子宫复旧、盆底功能康复形态恢复,乳腺的泌乳与形态的恢复、心理及营养等方面的检查与指导,促进产妇在分娩后的一年内快速、全面恢复身心健康。本节重点介绍产后盆底康复。

女性在妊娠期间,因胎儿及其附属物生长发育,孕妇腹腔压力增大,盆腔脏器自重增加,导致盆底肌肉负担加重。持续盆腹腔压力增加使盆底肌肉功能障碍疾病发生增加,如尿失禁、盆腔器官脱垂、慢性盆腔疼痛、性生活质量下降等。临床研究发现,约30%产后女性出现尿失禁。产后3个月内,约70%妇女存在性问题(性交疼痛占第1位)。同时,医源性因素作为盆底功能障碍的致病因素逐渐引起人们重视,如胎儿体重过大、会阴切开、阴道助产、阴道缝合术后,因此,对产后40天左右妇女常规进行盆底功能检查及康复训练,能有效减少盆底器官脱垂、尿失禁、性生活不满意等盆底功能障碍性疾病的发生。同时,经适当锻炼、康复理疗,能恢复盆底神经及肌肉功能,产妇阴道更好地恢复到孕前紧缩状态,提高性生活质量。

二、产后盆底康复

1.产后盆底功能障碍表现及发生情况

(1)产后疼痛:产后2个月内,约20%妇女发生不同部位疼痛,建议适当锻炼,增加钙摄入。

(2)产后盆底肌力降低:在产后6~8周盆底肌力下降最明显,因此需要尽早启动盆底康复。

(3)产后尿失禁:产后尿失禁发生率约30%,妊娠初期或妊娠前已有尿失禁妇女产后尿失禁发生率更高,需尽早、长期干预。

(4)大便失禁:产后大便失禁发生率为1%~5%,为盆底功能严重受损表现,需尽快就诊,明确诊断,部分患者需手术治疗。

2.产后盆底功能障碍原因　妊娠、分娩等机械性牵拉造成直接肌源性损伤;妊娠、分娩导致神经支配减少,使盆底肌肉发生失神经退行性变;神经递质减少或其他原因,如分娩损伤造成盆底血管病变、血流灌注不足导致肌肉萎缩变性等。

(1)妊娠与盆底功能障碍:妊娠期间因子宫重量逐渐增加,损伤盆底功能、结构;盆底胶原总量减少、胎盘分泌了大量孕激素,松弛素导致盆底松弛。

(2)分娩与盆底功能障碍的相关因素:损伤盆底肌纤维和神经,减弱盆底胶原组织、尿道支持结构受损。

(3)分娩后与盆底功能相关因素:产褥期长期仰卧位导致子宫后位,易致经血排出不畅;习惯蹲式劳动;过早地参加体力劳动;慢性咳嗽、习惯性便秘、慢性腹泻;长期从事蹲位、站立、肩挑、搬举重物等。

3.产后早期盆底损伤表现

(1)阴道分娩后会引起盆底肌收缩力量减弱:产后8个月盆底括约肌收缩力尚不能恢复到产前的水平,34%妇女产后6周不能主动有效收缩盆底。

(2)盆底神经的损伤:会阴神经引起盆底肌肉收缩时间延长。

(3)对尿道控尿机制影响:尿道关闭压力降低,有效尿道长度缩短。

随着社会老龄化加重,由于妊娠、分娩造成的盆底功能障碍的发病率将会进一步升高,必须重视产后对盆底功能的恢复和训练,为此建议将采取以下措施:①普及相关知识教育,提高患者对本病的认知程度;②提高医护人员对于本病的认识;③妇产科医师在患者就诊时,应主动筛查有无尿失禁问题;④设立盆底功能障碍性疾病专科门诊,方便广大女性患者就诊,产后女性应建议做常规的盆底康复训练。

4.产后盆底功能康复治疗　产后盆底功能障碍防治应该将盆底部和腹部的盆底功能障碍进行一体性防治,产后盆底功能障碍防治效果明显,结合使用多种治疗手段比单独使用一种治疗手段效果更佳。

(1)产后康复适应人群:①产后有盆底功能障碍症状者;②预防产后出现盆底功能障碍引起并发症;③产后6~8周产后盆底功能减退或功能不全;④盆底部和腹部肌肉收缩之间生理协同作用困难。

(2)产后康复禁忌证:分娩通常可造成神经损伤,故对产后近期有神经损伤的情况。在产后盆底功能障碍物理治疗中避免使用电刺激治疗。

(3)产后康复治疗:盆底肌锻炼。

1)凯格尔操锻炼

①目的:增强支持尿道、膀胱、子宫和直肠等盆腔器官盆底张力、增加尿道阻力、恢复松弛盆底肌,达到预防和治疗盆腔器官脱垂、尿失禁和大便失禁。

②训练方法:教会产妇正确识别进行锻炼盆底肌群:指导产妇将示指和中指置于阴道内,收缩肛门时,手指周围感觉到有压力包绕,即为正确的肌群收缩;嘱产妇收缩会阴及肛门周围肌肉,每次持续3~5秒后放松,每天10~15分钟,每天2~3次。

③护理要点:在收缩盆底肌群同时要尽量避免其他肌肉,如大腿、腹部肌肉收缩;训练前应对肛提肌强度和收缩情况等进行全面的评估,制订出个性化训练方案;训练强度和时间可以逐渐增加,开始每次收缩尿道、肛门和会阴2~3秒后放松,间隔5~10秒重复收缩和放松动作,连续5分钟,每天2次,以后逐渐增加训练量至每天10~15分钟,每天2~3次;训练可以在一天中任何时间进行,取站立、仰卧和坐位等任何体位均可进行;训练时排空膀胱、双膝并拢、呼吸深而缓;持续8~10周,最好可终身进行。

2)盆底康复器(阴道哑铃):盆底康复器是1985年Plevnik介绍的加强盆底肌方法,由带有金属内芯的医用材料塑料球囊组成,球囊的形状和体积相同,重量从20~70g不等,或重量相同直径大小不等,尾部有一根细线,方便从阴道取出。盆底康复器常分5个重量级,编号为1~5,重量逐步增加。具有简单、方便、安全、有效、无不良反应等特点,属初级的生物反馈治疗。

①训练方法:将阴道哑铃送进阴道内,并进行收缩,放置时间从1分钟开始逐渐延长至10min,当患者适应后,推荐每天1次,每次15分钟,连续3个月。

②护理要点:随着锻炼的时间增加逐渐增加阴道哑铃的重量,已达到更佳的锻炼效果;

阴道哑铃需专人专用,不可交叉使用,使用后应清洗晾干后备用。

3)生物反馈治疗:通过高科技仪器将盆底肌生物活动情况以声音、图像等直观形式,实时形象表现出来,协助妇女避免腹肌、臀肌等不该用力的肌肉收缩,以达到主动、正确收缩盆底肌。进行生物反馈治疗时,仪器能检测到正确收缩的盆底肌肉,医务人员根据收缩情况指导女性正确、有选择性地收缩和放松盆底肌,而保持其他肌肉松弛,为每位女性制订个性化的治疗程序,指导其训练。

①训练方法:通过专用仪器,对每位产后女性盆底功能进行评估,根据个体情况选择不同生物反馈程序进行盆底肌肉锻炼。

②护理要点:恶露未净、有阴道流血、月经期女性不宜做生物反馈治疗;训练程序可根据训练情况进行调整,及时和患者进行沟通,了解训练后的不良反应及时处理;要求患者持续训练以保证肌肉锻炼效果,一般产褥期结束后即可开始治疗,每周进行 2 次治疗,10 次为一个疗程,已出现盆底功能障碍表现者如压力性尿失禁、阴道壁膨出者 15 次一个疗程。至少 3 个疗程的治疗。45 岁以上的女性每周治疗 3 次。盆底肌肉治疗应结合电刺激治疗才能取得良好疗效,盆底功能较差者可进行多个疗程的治疗。

4)电刺激治疗:电刺激是指借助专业设备使用特定参数的电流,刺激盆腔组织器官或支配神经纤维,通过对效应器的直接作用,或对神经通路活动影响,改变膀胱、尿道功能状态,以改善储尿或排尿功能。电刺激不仅可以作用于盆底肌,还可以作用于逼尿肌,抑制其不稳定收缩,达到治疗急迫性尿失禁。盆底肌电刺激平均有效率在 50% 以上。其主要不良反应为少数患者因反复操作可能发生的阴道激惹和感染。

生物反馈及电刺激治疗是目前国内外治疗盆底功能障碍性疾病首选非手术性治疗方案,对产后发生尿失禁等盆底功能障碍性疾病的女性应尽早在专业医护人员的指导下进行治疗。对经过评估未发生病理性损伤的女性并不推荐进行预防性生物反馈电刺激治疗。

5.选择性剖宫产能否防止产后盆底功能障碍发生

(1)妊娠过程本身对盆底功能有重要影响:整个妊娠期间,子宫重量逐渐增加,子宫在盆腔、腹腔的位置逐渐变得垂直,到妊娠晚期子宫几乎变成了一个垂直器官,更大力量直接压向盆底支持组织;妊娠晚期盆底韧带胶原溶解增加,韧带松弛,宫颈环受到的合力虽然是向后下的,但以向下为主。作用于生殖裂孔。因此,妊娠期间已逐渐发生盆底功能损害。

(2)妊娠 30~34 周时,约 50% 孕妇存在尿失禁,多胎妊娠妇女妊娠期间及产后更易并发尿失禁,3 年以上剖宫产患者尿失禁发生率增高。

总之,单纯通过提高剖宫产率,无法有效避免女性盆底功能损害。预防盆腔脏器脱垂、尿失禁、产后性生活质量低下等分娩并发症发生。而且,剖宫产率上升到一定程度,新生儿死亡率并不下降,孕产妇死亡率则明显增加,剖宫产后子宫瘢痕形成影响下次妊娠结局,因此。应严格掌握剖宫产指征,通过有效产后康复,保障母婴健康。

第二节　新生儿喂养

一、母乳喂养好处

母乳是婴儿最佳的天然食物,母乳含有婴儿生长发育必需的各种营养成分。母乳喂养对婴儿、母亲、家庭及社会都具有其他喂养方式无可比拟的益处,尤其对婴儿而言,合理的母乳喂养对婴幼儿生长发育、营养和健康都极为重要。

1.母乳喂养对婴儿的好处

(1)提供给婴儿足够的营养:对于营养良好的母亲,母乳喂养能够满足 0~6 个月婴儿的营养和生长需要。母乳中不仅含有适合婴儿消化吸收的各种营养物质。而且比例适中。

乳汁中存在各种促进子代胃肠道发育的物质,从而提高婴儿对母乳营养素的消化、吸收、利用,如生长因子、胃动素、胃泌素、乳糖、双歧因子(促进乳酸杆菌、双歧杆菌等益生菌在肠道的生存)及消化酶类(乳糖酶、脂肪酶)等。

随着婴儿的生长发育,母乳的成分及营养物质比例都会随之相应改变,以满足婴儿的需求,减少营养性疾病的发生。

(2)免疫调节

1)降低患病风险:乳汁中至少有 50 种成分具有免疫特性。母乳中的免疫球蛋白主要是分泌型 IgA、IgM、IgG 等,这些抗体物质在肠道中不被降解,因而具有抗病毒及抗细菌的高度活性。母乳中还含有一类非特异性免疫物质,如溶菌酶,对防止细菌感染有重要作用。母乳中乳铁蛋白可与婴儿肠道中的细菌竞争铁元素,使其因得不到必要的铁而停止生长和增生,为机体抗感染机制清除细菌创造了条件。此外,母乳中含有的免疫活性细胞可合成或产生补体、溶菌酶、乳铁蛋白、干扰素等多种细胞因子而发挥免疫调节作用。通过母乳,婴儿获得各种免疫因子。增强自身的抗感染能力,从而减少疾病的发生。

母乳喂养对于防止婴幼儿腹泻具有积极作用。出生后 6 个月内的母乳喂养对于保护婴幼儿免于罹患腹泻和急性呼吸道感染具有明显作用。母乳喂养同非母乳喂养相比,能够明显降低 1 岁以内婴儿发生猝死综合征的机会,并降低在儿童和成人期发生糖尿病、淋巴瘤、白血病等疾病的危险。

2)预防过敏:母乳具有物种特异性。母乳中所含的蛋白质对新生儿来说是同种蛋白,不属于抗原,不会被新生儿的免疫系统所排斥,从而降低致敏及过敏现象的发生。母亲饮食中的异源蛋白经母体的消化降解,有适度的免疫原性,给婴儿的免疫系统比较温和的刺激,诱导婴儿产生免疫耐受,为今后婴儿饮食多样化打下良好的免疫基础。另外,母乳喂养能够帮助婴儿肠道快速建立以双歧杆菌为优势的共生菌群,降低肠道通透性,有助于避免外源性物质进入血液,引发过敏反应。

(3)促进发育

1)促进神经系统发育:①必需营养素:热能营养素,矿物质,维生素,胆固醇,必需脂肪酸,如牛磺酸、DHA 等;②喂养过程中良性神经系统刺激,如温度、气味、接触、语言、眼神等,促进中枢神经系统发育,增进婴儿对外环境认识及适应。母乳喂养能促进婴儿嗅觉、味觉、温度觉、听觉、视觉、触觉发育。

2)促进肠道发育:新生儿小肠肠壁薄弱,通透性高,屏障功能差,大分子物质容易通过肠道黏膜直接进入血液,肠内毒素、消化不全产物和过敏原等可经肠黏膜进入体内,引起全身感染和变态反应性疾病。母乳喂养对处于危险期的新生儿提供了非常重要的保护作用,除了已经明确的抗体、补体、乳铁蛋白、溶菌酶、吞噬细胞、淋巴细胞等抗感染免疫成分外,还发现一些物质,如表皮生长因子(EGF)、转化生长因子(TGF)等对于新生儿肠道发育具有促进作用。另外,母乳中的糖皮质激素、甲状腺素等可以引导新生儿肠道致密细胞联结形成,改变其通透性,发挥肠道的屏障作用。

正常生理状态下,肠道菌群对人体有重要的作用,包括促进体内维生素合成、生长发育、参与机体物质代谢,形成黏膜屏障、发挥免疫防御作用等。新生儿肠道微生态的建立是决定婴儿短期和长期健康状态的重要因素,喂养方式的不同又会对肠道微生态的形成有决定性的影响。

(4)对婴儿的远期影响:纯母乳喂养至6个月,并在适当辅食添加的基础上持续母乳喂养至1~2岁可减少成年后肥胖、高血压、高血脂、糖尿病、冠心病等疾病发生概率。

(5)促进情感交流:母乳喂养可促进婴儿的感知功能,激发人类独有的感情和高级神经中枢的活动,不仅可促进智力发育,还可使婴儿对母亲产生信任感,建立依恋关系。哺乳是潜在的母子心灵沟通的过程,通过母乳喂养,婴儿能够频繁地与母亲进行皮肤接触,有利于母婴情感联系的建立,帮助母亲顺利适应角色转换。另外,母亲的抚摸、温柔的话语,带给婴儿深刻、微妙的心理暗示与情感交流,使婴儿获得最大的安全感;母婴目光的对视,增加了相互的了解与信任,进而发展为对周围世界的安全感。母乳喂养对婴儿甚至儿童期的气质发育具有积极的影响,母乳喂养儿比人工喂养儿情绪更稳定,社交恐惧、焦虑、烦躁、睡眠障碍等问题的发生率明显降低。此外,母乳喂养还被认为是注意缺陷、多动障碍的保护因素。

2.母乳喂养对产妇好处

(1)促进子宫复旧,减少产后出血:产妇在哺乳期母乳喂养不但可以增加母子间感情、增加婴儿安全感,促进婴儿健康成长,同时促进产妇体内分泌催产素,有助子宫收缩,减少产后出血,加速子宫复旧,促进产妇产后康复;预防产妇远期乳腺疾病。

(2)快速恢复体重:妊娠期妇女,其体重和身体脂肪含量增加,增加脂肪在哺乳期通过母乳喂养消耗。产后母乳喂养,特别是按需哺乳、纯母乳喂养,能够大量消耗脂肪,并调整脂肪体内分布,协助体型恢复。连续母乳喂养6个月以上时,可逐渐消耗妊娠期间储存脂肪,使母亲体型逐渐恢复至妊娠前状态。美国的一篇研究也证实,哺乳女性产后体重恢复速率高于非哺乳女性。

(3)降低患乳腺疾病、妇科肿瘤风险:母乳喂养可以降低妇女患乳腺癌风险,尤其是绝经前女性乳腺癌危险。25%妇女在一生中进行母乳喂养时间决定乳腺癌发生比例。母乳喂养还可以降低患子宫内膜癌和卵巢癌概率。2002年,发布在杂志Lancet上的Meta分析指出,每12个月母乳喂养可以降低4.3%乳腺癌发生率。近期研究认为英国乳腺癌患者中3%妇女母乳喂养时间不足6个月。

(4)减少骨质疏松风险:随着女性年龄增长,骨质疏松逐渐成为一个严重问题。研究表明,母乳乳汁分泌钙含量增加,使机体产生钙质代谢改变,不仅提高骨质对钙的吸收率,而且提高肾脏重吸收率,使尿中的钙析出量显著降低。因此虽然妊娠期和哺乳期女性的骨密度损失可达5%,但在断奶后6个月内可完全恢复。而且多项研究表明,在同等条件下,与未发育或未哺乳相比,生育多个孩子和哺乳期较长的女性,其骨密度较高,绝经期后骨折风险低;但哺乳期建议高钙饮食,多吃奶制品,适当补充含维生素D钙制剂。

(5)生育调节:坚持纯母乳喂养,昼夜喂奶,能抑制排卵,产生哺乳期间闭经,延长生育间隔,起到避孕作用;但不主张以母乳喂养作为避孕措施,建议母亲采用避孕工具(避孕套)避孕。

(6)促进心理健康,加深母子感情:哺乳有助于母亲身心健康,哺乳时增加的催产素具有让产妇放松、满足作用,哺乳时产妇受到催产素作用更易入睡,从而缓解产妇分娩过程和哺乳期间紧张和压力。另外,与哺乳母亲相比,母乳喂养增强了母亲副交感神经系统的调节功能,增加血管弹性,进而减少抑郁症状;母乳喂养还可以增强神经内分泌系统对应激的反应,并减少不良情绪。母乳喂养过程中亲子互动能够增进母婴情感联系。

3.对家庭及社会的好处

(1)减少人工喂养费用及人力:母乳喂养是一个自然过程,母亲按需喂养。无须计算奶量。母乳卫生、温度适合、方便,可以随时、随地哺乳。可免去配奶、温奶、洗涮奶瓶及奶嘴等麻烦。从经济角度考虑,配方奶粉价格攀升;目前,全人工喂养婴儿一个月需3600g(4桶)左右奶粉,预期每月奶粉费用在1000~1600元。

(2)减少婴幼儿患病医疗开支:美国2001年关于母乳喂养经济学研究显示,如果美国住院母乳喂养率从当时64%提高至75%,6个月母乳喂养率29%~50%,仅对儿童三项疾病(中耳炎、肠道疾病和坏死性小肠结肠炎)医疗费用可以预计节省36亿美元,如果将更多儿童疾病计入,该数字还将更高。

(3)有利情绪稳定、提高工作效率:鼓励和支持女性员工母乳喂养,能够让母亲和婴儿更健康。母亲能够更好地专心工作,减少病假、事假,提高工作效率。企业中,营造一个温馨的母乳喂养氛围,不仅能够让员工安心,增加员工忠诚度和工作积极性,还能体现公司以人为本,尊重女性权益、利益,可以提升企业社会形象。

4.对人类远期健康质量好处 "人类疾病与健康起源"研究,许多成年疾病,特别是影响健康与寿命的疾病,如肥胖、糖尿病、高血脂、高血压、冠心病等与胎儿宫内营养、乳儿期喂养方式、生后1~2年追赶生长速度及第二次脂肪存积(青春前期)密切相关,母乳喂养可减少婴儿(生后1~2年)生长发育迟缓,有利于预防成年期代谢性疾病的发生。

二、提高母乳喂养成功率

1.母乳喂养差异率除产妇背景因素外还与医院实际操作有关,需大力改善并加强医院操作和规范化处理。应遵守爱婴医院《成功促进母乳喂养十项措施》,该措施由WHO和UNICEF共同发起,于1991年6月在土耳其首次发表。以下是2018年更新的《成功促进母乳喂养十项措施》的内容。

2.围生期政策和措施需有利于母乳喂养顺利开始,美国母乳哺育医疗会(ABM)对围生期的指南包括以下内容:婴儿出生后应即刻与母亲进行皮肤接触,直到完成首次喂养,并在整个产后阶段鼓励该行为;在完成首次喂养之前,延迟其他常规医学措施(如称重、测量、洗澡、血液检查、疫苗注射及眼部清洁等);将肌内注射维生素K,时间延迟至首次喂养之后,但在出生6小时之内完成;确保每24小时内亲喂8~24次;确保至少在每次护理交班时,由经过培训的护理人员对母乳喂养进行正规评估和记录(包括姿势、含接、乳汁流速情况、相关检查);对母乳喂养新生儿不应添加任何补充食物(水、葡萄糖、市售婴儿配方奶,或其他液体),除非在医疗指征情况下,根据循证医学证据指导为治疗高胆红素血症或低血糖症患儿添加相应食物;告知母亲使用奶瓶、人工奶嘴和安抚奶嘴的风险。

3.所有母乳喂养的新生儿应在3~5天时,即出院48~72小时期间由儿科医师进行回访;评估婴儿情况(如排泄情况);评估体重,评价喂养情况,就母婴双方的各种问题进行交流;观察如何喂养婴儿。

4.建议母婴同室,按需哺乳。婴幼儿喂养全球战略建议婴儿纯母乳哺育至 6 个月,适时添加营养、安全的辅食,并持续哺乳至 2 岁或 2 岁以上。

三、乳房异常情况处理

1.乳房肿胀

(1)乳房胀奶:在产后初期,产妇分泌奶水增加时。感觉乳房热、重而硬,但乳汁流出顺畅,可见乳汁由乳房滴出,这是正常的胀奶,有时胀奶会有硬块;应让婴儿多吸吮以移出乳汁,哺乳后乳房重及硬的感觉或硬块都会减轻,乳房变软,感觉舒适。

(2)乳房肿胀:肿胀是指乳房过度充盈,催乳素激增会使乳房的血流量增加,同时伴有乳汁增多和间质组织水肿。因为水肿的关系。乳房会看起来发亮,母亲也会觉得乳房疼痛。当乳房肿胀时,因为乳房内液体压力的增加,加上催产素反射作用的降低,会使乳汁流出更不顺畅。乳头也会因为皮肤紧绷,变得扁平,而当乳头因为紧而变平时,婴儿就不易做到深含乳及有效的吸吮,而造成妈妈的乳头疼痛及皲裂。有时乳房肿胀会合并皮肤发红及发热,而被误诊为乳腺炎,但这种发热通常在肿胀消退 24 小时内就会消失,医疗人员应清楚胀奶及乳房肿胀的差异,胀奶不需治疗,但乳房肿胀则需医疗人员花时间去处理。

乳房胀奶及乳房肿胀的差异:胀奶时乳房会热、重、硬,但乳汁流出顺畅,产妇不会发热;乳房肿胀时乳房会感觉痛、水肿、紧绷,尤其是乳头看起来发亮、红红的,产妇可能出现发热。

(3)乳房肿胀的预防:需要有效率高效、彻底、频繁地排出乳汁。①最好的含接,早期频繁哺乳。按饥饿信号需求哺乳,不限频率或时长的哺乳;②先完成一侧乳房再开始另一侧;③若母婴分离,使用手挤奶或吸奶器将乳汁移出;④因肿胀不适可在哺乳间歇期冷敷乳房;⑤若婴儿吸吮结束时,乳房仍然肿胀,不需要额外移出乳汁,移出过多乳汁乳房会产生过多乳汁,可再次进行冷敷缓解肿胀。

(4)乳房肿胀的应对:①若婴儿能够吸吮,频繁地让婴儿吸吮乳房,并帮助产妇和婴儿采取正确的姿势;②若乳房肿胀明显,影响了新生儿含接乳晕,应帮助产妇用手或吸奶器挤出部分乳汁后再进行母乳喂养,也可以采用反向施压的方式将乳晕按摩松软;③若婴儿不能吸吮,指导产妇用手或吸奶器将乳汁挤出或吸出,使乳房松软舒适;④若婴儿吸吮结束时,乳房仍然肿胀,不需要额外移出乳汁,因肿胀不适可在哺乳间歇期冷敷乳房;⑤夜间催乳素高,乳房奶量大,鼓励产妇坚持夜间哺乳或通过其他方式移出乳汁;⑥按摩乳房的方法:使用手掌鱼际肌在乳房肿胀处按摩,力度从小逐渐增大,以产妇能耐受的最大力度为宜。

2.乳头皲裂　乳头皲裂主要是由于婴儿含接姿势不正确、婴儿吸吮力量大引起。

(1)听取产妇主诉和评估乳头皲裂情况。

(2)观察产妇在喂奶中的表现和婴儿含接是否正确。

(3)观察和评估婴儿口腔解剖结构有无异常。

(4)若无效含接或产妇哺乳姿势不正确,指导母亲哺乳技巧;若婴儿口腔解剖结构异常,使用相适应的哺乳姿势哺乳,或使用辅具哺乳。

(5)哺乳结束时,用示指轻轻下按婴儿下颌,以免口腔负压情况下拉出乳头而导致皮肤破损,或将与乳头大小相称的手指置于婴儿上下牙龈之间,破坏婴儿口腔的负压状态,便于乳头的移出。

(6)哺乳后,乳头涂乳汁让其自然风干。哺乳后可以使用不影响哺乳的纯羊脂膏(乳头皲裂霜)涂抹乳头促进愈合。

（7）鼓励和指导产妇继续哺乳。

（8）乳头皲裂或者疼痛严重时，可以暂停哺乳24~28小时，给伤口以修复时间，以手挤奶方式移出乳汁。

3.扁平及凹陷乳头

（1）分娩后尽量早接触、早吸吮、早开奶。

（2）剖宫产产妇回室后，责任护士应尽快帮助产妇完成与婴儿的皮肤接触。

（3）由于部分婴儿可能在乳房上含接困难，应告诉产妇多让婴儿靠近乳房，只要婴儿感兴趣就会尝试含接乳房。

（4）哺乳前可尝试进行乳头伸展练习：将两拇指平放在乳头两侧。慢慢地由乳头向两侧外方拉开，牵拉乳晕皮肤及皮下组织，使乳头向外突出，接着将两拇指分别放在乳头上侧和下侧，将乳头向上、向下纵行拉开。

（5）指导产妇母乳喂养技巧，如乳房塑形、哺乳姿势等。

（6）有指征为婴儿加奶时，避免使用奶瓶加奶，可使用杯喂方式加奶。

（7）使用乳头保护罩应慎重，并指导产妇使用要点。婴儿能在乳房上含接时，应及时撤下乳头保护罩。

4.短乳头　哺乳婴儿含接时建议含住乳头和大部分乳晕，同时增加产妇喂养信心。

5.乳腺炎

（1）遵医嘱使用抗生素，同时多喝水并尽可能多休息。

（2）继续哺乳，患侧乳腺也需要哺乳，哺乳有利于乳腺炎的恢复。

（3）若因疼痛影响哺乳，可在哺乳前30分钟服用镇痛药缓解疼痛。如布洛芬或对乙酰氨基酚等。

6.乳房脓肿　尽快至乳腺专科就诊，明确诊治方案。

（1）及时清除乳腺脓液，根据患者具体情况采用穿刺抽出脓液，必要时需切开引流。

（2）遵医嘱暂停母乳喂养，如乳汁仍分泌，需及时地挤出乳房中乳汁，一旦脓肿消除，应尽快恢复母乳喂养。

7.完全不能母乳喂养女性

（1）产妇患有癌症需要进行化疗或放疗时，应暂停母乳喂养。

（2）产妇患有严重心脏病、慢性肾炎、高血压，为避免病情加重，不宜哺乳。患精神病和癫痫患者，若在哺乳时发作，可能对婴儿造成损害，应注意避免。

（3）产妇患有结核病或流行性传染病等

不宜喂奶，以免传染婴儿。

（4）产妇吸毒或静脉注射毒品，在戒毒前不宜母乳喂养，以免伤害新生儿。如果产妇单次服用咖啡因、阿片或大量饮酒后，应建议暂停母乳喂养，产妇挤出母乳并弃去，婴儿暂时行人工喂养。

（5）母亲HIV阳性，不宜母乳喂养。

8.产妇乙肝表面抗原阳性时母乳喂养　如产妇肝功能正常，仅为乙肝表面抗原阳性，新生儿出生后已按规定接种乙肝疫苗和乙肝免疫球蛋白，可以母乳喂养。

四、母乳喂养指导

1.目的 母乳是婴儿天然的理想食品,进行母乳喂养有利于母婴健康。

2.一般指导

(1)喂养前,产妇洗净双手,将婴儿抱于怀中。

(2)产妇将拇指与其余4指分别放于乳房上、下方,呈C形托起整个乳房。

3.产妇体位 产妇舒适地坐或躺,在其腰部和手臂下方放置一软枕,坐位时在足下放一脚凳,以使产妇放松,哺乳的姿势主要有以下几种。

(1)侧卧式:适用于:①剖宫产术后产妇,以避免切口受到压迫;②产妇备感疲惫,希望在婴儿吃奶时休息;③乳房较大,利于婴儿含接;④夜间哺乳时;⑤喷乳反射时,奶出来速度太快,侧卧式可以减缓奶流出来速度。哺乳时产妇应保持清醒,过于疲惫或疾病暂停哺乳,以免未能及时发现婴儿异常情况,或压伤婴儿等。

(2)摇篮式:大多数产妇喜欢和常用哺乳姿势。

(3)橄榄球式:适合于双胎、婴儿含接困难、乳房较大者。

4.婴儿体位 婴儿头与身体在一条直线上,身体贴近产妇,面向乳房。婴儿鼻头在含到乳房之前正对着产妇的乳头,婴儿颈部稍微伸展,婴儿口腔与乳母乳头保持正确关系,以免鼻部受压而影响婴儿呼吸,要防止婴儿颈部过度伸展形成吞咽困难。

5.婴儿含接 婴儿含接前可以用产妇乳头触碰婴儿唇周使其将嘴张开;当婴儿嘴张大时,顺势将产妇乳头放进其口中,随即婴儿含住乳头及周围乳晕部分。保持婴儿腹部紧贴于乳母胸腹。乳房过大者,将整个乳房稍向上托起。婴儿臀部稍向产妇身体一侧挪动,重新调整位置以保持婴儿呼吸通畅。有效吸吮时,能听到婴儿吞咽声音,产妇能感觉到乳腺腺体内导管有液体流动感觉。充盈乳腺通过婴儿吸吮,肿胀感迅速消失、乳腺体积减小。原则上一侧乳腺哺乳时间20分钟左右,再换成另一侧乳房哺喂,如一次不能吸净双侧乳房中乳汁,应及时用吸奶器排空,可保存在洁净容器中,放入冰箱保存。HMBANA(北美人乳库协会)母乳储存指南指出:新鲜母乳放于4℃冰箱冷藏可保存<8天(健康婴儿),放于-5℃冰箱冷冻可保存<6个月(健康婴儿)。

6.其他

(1)哺乳结束时,用示指轻轻下按婴儿下颌,取出乳头。

(2)将婴儿竖起,轻叩背部1~2分钟,排出胃内空气,防止溢奶。

7.护理要点

(1)挤出一些初乳涂擦在乳头上可增加婴儿吸乳兴趣。

(2)在进行母乳喂养指导时,指导者应选择舒适姿势,产妇及婴儿身体应有足够支撑,避免肌肉过度疲劳,出现背痛和其他不适。

(3)哺乳时应保持愉快心情、舒适体位,全身肌肉松弛,有利于乳汁排出。

(4)鼓励丈夫陪伴,使产妇尽可能在安静平和的氛围中进行哺乳,同时注意保护产妇隐私。

(5)确保婴儿口内含有尽可能多的乳晕部分,以保证深含乳。注意保持婴儿呼吸通畅。

(6)在进行母乳喂养过程中,产妇应面对面地注视婴儿,通过眼光、语言、抚摸等沟通技巧与婴儿进行情感交流。

(7)如果产妇一侧乳房中乳汁未排空,应将该侧乳房中剩余乳汁挤出,下一次喂哺时先喂另一侧乳房,两侧乳房交替喂哺。

五、人工促乳汁排空

1.目的

(1)挤出多余乳汁,预防乳房肿胀。

(2)母婴分离时,保持产妇泌乳状态。

2.适应证

(1)母婴分离情况。

(2)产妇需要接受治疗或服用药物,而这些措施对婴儿不安全。

(3)乳汁分泌量超过婴儿食量。

3.手挤法

(1)刺激喷乳反射。

(2)将容器靠近乳房,拇指及示指置于距乳头根部2cm处,两指相对,其他手指托住乳房。

(3)用拇指和示指向胸壁方向轻轻下压。

(4)用拇指和其余手指指腹相对挤压乳窦。

(5)连续用手指对向挤压及朝胸壁一侧压迫乳房。直至乳汁停止流出,重复该过程直至乳汁流出减缓及获得所需要乳汁。

4.吸乳法　使用手动吸奶器、电动吸奶泵或吸奶器抽吸。

(1)安静、不受干扰而温暖的环境。

(2)在抽吸之前按摩乳房。按摩时,将手窝成杯状从四周罩住乳房,自胸壁至乳晕方向轻柔而沉着地敲击,或抖动或轻轻地晃动乳房。也可用指尖轻轻敲击乳房刺激喷乳反射。

(3)将吸奶器漏斗和按摩护垫紧紧压在乳房上,不要让空气进入。

(4)打开吸奶器开关或手动产生负压。

5.护理要点

(1)挤奶次数:产妇母婴分离情况应在产后尽快开始挤奶,并且每24小时8~12次,越早开始,越能维持泌乳状态。

(2)挤奶时间:未限制每次挤奶时间,产妇应根据奶量而不是时间来判断挤奶过程长短,应达到挤不出来为止,然后休息,频繁地挤奶会产生更好的效果。

(3)挤奶环境安静温馨、能保护产妇隐私。

六、人工喂养

1.目的　为不能实施母乳喂养婴儿提供营养支持。

2.操作方法

(1)按照配方乳生产商提供配制方法进行配制。

(2)喂养前测奶温,避免过烫或过冷,可采用前臂掌侧皮肤感受奶温。

(3)喂养时,以半躺卧位抱持婴儿,婴儿体位舒适、吞咽较少空气。

(4)喂完后应将新生儿竖抱,轻叩背部1~2分钟,排出胃内空气,防止溢奶。

(5)妥善保管喂养工具,定时消毒。

3.护理要点

(1)当准备配方奶时,如果水源可安全饮用,可使用温开水拌和配方奶。如果使用来自井中或不能安全饮用水源时,在使用配方奶之前需煮沸。可以使用瓶装水及经过过滤器过滤的水,但不宜使用蒸馏水,因为其缺乏某些水中本应含有的有益矿物质。

(2)配制浓度合适,用水过少会造成婴儿腹泻、脱水及其他障碍;用水过多会影响婴儿获得的热量和营养素,所以应严格按照配方乳包装上的使用说明配制。

(3)选择恰当的人工奶嘴,如果配方奶滴出过缓或根本滴不出,婴儿会疲劳且不能得到足够的配方奶。如果人工奶嘴孔洞过大,易呛奶,甚至导致误吸。

(4)以右臂或左臂交替抱持婴儿,促进婴儿眼部肌肉、颈部肌肉对称发育,因为婴儿吃奶时会凝视喂乳者。

(5)不应将奶瓶固定好而让婴儿独自吸奶。哺乳中与人相互交流,可使婴儿的情绪饱满,并对其照料人产生信任感。

(6)不应在婴儿使用的水中加入蜂蜜,给1岁以下婴儿喂蜂蜜可能导致婴儿肉毒素中毒。

第三节　新生儿护理

在产科,助产士不仅要照顾产后妇女的健康,同时也对新生儿的健康负有责任。新生儿的健康成长对产妇的康复,尤其是心理康复有直接的影响。因此,掌握新生儿护理技术是助产士提供良好母婴服务的保证。

一、新生儿沐浴

1.目的　沐浴不仅能清洁皮肤,还通过水对皮肤的刺激加快血液循环,促进新陈代谢,从而增加食欲,改善睡眠,同时沐浴过程中新生儿能够很好地感受到皮肤触觉、温度等感觉刺激,使其得到训练和发展。

2.用物准备　浴盆、水温计、沐浴露、洗发露、浴巾、小方巾、衣服、一次性纸尿裤、消毒液、棉签、护脐带、磅秤等。

3.方法

(1)为浴盆套上盆套,盛半盆热水并测量水温。水温是浴温的1/2~2/3为宜,下水前要再试一下水温,准备浴水时,水要先放凉水再放热水。

(2)将新生儿放于浴台上,脱去衣服及尿布,用浴巾包裹新生儿全身,测量体重并记录。

(3)左手掌托住头颈部,左臂及左肘部夹住新生儿臀部及下肢。

(4)用小方巾清洗眼,从内眦擦向外眦,以后依次洗脸、鼻、耳郭。

(5)左拇指与中指分别将新生儿双耳郭折向前方,并轻轻按住,堵住外耳道口,右手洗头,用清水洗净,并用浴巾擦干头发。

(6)解开浴巾,平铺于浴台上,左手握住新生儿的左肩及腋窝,使其头颈部枕于操作者前臂,右手握住其左大腿,使其臀部位于操作者右手掌上,轻轻放入水中。

(7)松开右手,用小方巾取沐浴露依次清洗颈部、上肢、前胸、腹部、腹股沟、下肢。

(8)右手握住新生儿左肩及腋窝,使其头部及胸部靠于右手臂,左手用小方巾从上向下清洗新生儿的后颈、背腰、会阴及臀部、腿、脚。

(9)将新生儿置于浴巾内,迅速包裹并擦干。

(10)用干棉签蘸干脐窝,用消毒液消毒脐带和脐窝,其顺序为:从内向外呈螺旋形消毒,包扎护脐带。

(11)穿好纸尿裤,穿好衣物,保暖。

4.护理要点

(1)沐浴的时机选择在喂奶前后1小时左右,以防止溢奶或呕吐。

(2)沐浴时保持适宜的环境,室温应该在24~26℃,水温37~39℃为宜。

(3)沐浴过程中动作轻柔,保暖、避免受凉,保证安全。

(4)操作者在操作前修剪指甲,取下身上硬物。

(5)沐浴前检查新生儿的全身皮肤有无破损、干裂等。观察脐带有无红肿、渗血等情况。

(6)沐浴过程中密切观察新生儿的反应及全身皮肤有无红肿、皮疹、脓点等。

(7)沐浴过程中,应通过语言和非语言方式与新生儿进行情感交流,充分表达爱和关怀。

二、新生儿抚触

1.目的 通过对新生儿进行科学和系统的抚触提高迷走神经兴奋性,促进胃泌素和胰岛素的释放,有利于消化吸收,促进新生儿体重增长和智力发育;减少哭闹;促进呼吸循环功能;刺激新生儿淋巴系统,增强抗病能力;增进母子感情,改善新生儿睡眠状况,满足新生儿情感需求。

2.用物准备 浴巾、尿不湿、婴儿润肤油、新生儿衣物等。

3.操作者准备 操作者不佩戴首饰,修剪指甲、眼神柔和有爱。

(1)将新生儿平放于铺有消毒浴巾的抚触台上,脱去衣服及尿不湿。

(2)温暖双手并涂以润肤油。抚触顺序:头部→胸部→腹部→上肢→下肢→背部→臀部(所有的操作步骤均可重复4~6次)。

(3)前额、下颌:新生儿仰卧,两拇指指腹自眉心向两侧推至颞部;双手两拇指指腹自下颌中央向上推至耳后下方,反复进行3~5次。

(4)胸部:操作者双手放在新生儿胸前两侧肋缘,右手向上滑向新生儿右肩复原,左手以同样方法进行,反复进行3~5次。

(5)腹部:右手四指指腹自右上腹滑向右下腹;自右上腹经左上腹滑向左下腹;自右下腹经右上腹,左上腹滑向左下腹。抚触过程中避开脐部、动作轻柔。

(6)上肢:双手握住新生儿手臂,自上臂至手腕轻轻挤捏和搓揉;两拇指指腹由手腕推至手指根部;捏提手指各关节。

(7)下肢:双手握住新生儿一侧下肢,自股根部至踝部轻轻挤捏和搓揉;两拇指指腹由足跟推至足趾根部;捏提足趾各关节。

(8)背部:新生儿俯卧,用双手由背部从颈部向下按摩,然后用指尖轻轻按摩脊柱两侧肌肉,再次从颈部向底部迂回运动。最后按摩臀部。

(9)将婴儿衣服、尿布或尿不湿穿好,整理用物。

4.护理要点

(1)室内温度应为26~28℃。保持空气流通,防止噪声,避免刺激光源。

(2)抚触应选择在两次喂奶之间,清醒、不疲倦、不饥饿、不烦躁、沐浴或游泳后,午睡醒后或晚上睡前较好。

(3)抚触过程中应注意观察新生儿的反应,如有哭闹、肌张力增加、肤色异常、呕吐等则应停止抚触。同时,应通过目光、语言等与新生儿进行交流。

三、尿布更换法

1.目的 保持臀部皮肤清洁、干燥,使新生儿舒适,预防尿布疹。

2.用物准备 纸尿裤或尿布、温热水、小毛巾、护臀霜。

3.方法

(1)打开包被,左手轻轻提起新生儿双足,解下被大小便浸湿的尿布或纸尿裤。

(2)用温热水洗净臀部,干毛巾擦干臀部,并涂上护臀霜。

(3)将干净的纸尿裤或尿布垫于臀下穿好,注意松紧度。拉平新生儿衣服,盖好被子。

4.护理要点

(1)室内温度调节至 24~28℃。

(2)尿布或纸尿裤穿戴应松紧合适,防止因过紧而影响新生儿活动或过松造成大小便外溢。

(3)操作过程中应观察新生儿大小便的颜色、性状及臀部皮肤的完整性等。

(4)更换尿布的过程中,应与新生儿进行语言及非语言交流。

第九章 眼科常见疾病护理

第一节 白内障

一、疾病知识

1.定义 白内障是指晶状体囊和晶状体蛋白变性而导致晶状体混浊、视力下降的眼病。

2.病因

(1)老年性白内障:为最常见的一种白内障。随着年龄的增加,四五十岁后,晶状体会慢慢发生硬化、混浊而出现了视力障碍。有资料表明,人到了 60 岁,半数都患有白内障;到了 80 岁,百分之百均有中等度以上的白内障。

(2)外伤性白内障:晶状体受强力震荡或晶状体囊破裂,房水液倒灌,或车祸、钝器伤害、尖锐物品的刺伤或穿透性眼内药物引起的白内障。

(3)并发性白内障:眼球的其他组织先有了疾病,殃及晶状体,造成白内障,葡萄膜炎、陈旧性的网膜剥离便是例子。全身疾病如糖尿病,也会改变房水液的成分而导致白内障。

(4)代谢性白内障:如糖尿病、甲状腺疾病等引起的白内障。

(5)药物性白内障:因长期使用类固醇等药物所引起的白内障。

(6)先天性白内障:由于遗传性、染色体变异、胎内感染等所引起的白内障。婴儿瞳孔内可见白色或灰色的混浊点,视力发展差。

3.临床表现

(1)进行性视力减退:早期常有固定不动的眼前黑影。

(2)眩光:轻者表现为强光环境下对比敏感度下降;重者在夜间迎面的车灯照明下可发生失能性眩光。后囊下白内障眩光症状最为明显,皮质性白内障也比较常见此症状。

(3)近视倾向:见于核性白内障患者。核的硬化增加了晶状体的屈光力,导致轻至中度近视,老视患者出现第二视力;晶状体的屈光状态进一步改变时,这种暂时性的进步随即丧失。

(4)单眼复视:晶状体核的改变局限在内层,造成晶状体中心有小的折光区。有时称为油滴状白内障。常见于年轻的半乳糖代谢障碍者。选择框架眼镜、角膜接触镜或棱镜均不能矫正。

4.治疗方法

(1)非手术治疗:目前国内外都处于探索研究阶段,一些早期白内障,临床用药以后病情会减慢发展,视力也稍有提高。白内障从早期进展至成熟是一个较漫长的过程,它有可能自然停止在某一发展阶段而不至于严重影响视力。早期白内障可口服维生素 C、维生素 B_2、维生素 E 等,也可用一些药物延缓病情发展。通常一些中期白内障患者,用药后视力和晶状体混浊程度也可得到一定改善。但成熟期的白内障,药物治疗则无实际意义。

(2)手术治疗

1)白内障超声乳化术:为近年来国内外开展的新型白内障手术。使用超声波将晶状体核粉碎使其呈乳糜状,然后连同皮质一起吸出,术毕保留晶状体后囊膜,可同时植入房型人工晶状体。老年性白内障发展到视力低于0.3,或白内障的程度和位置显著影响或干扰视觉功能,患者希望有好的视觉质量,即可行超声乳化白内障摘除手术。其优点是切口小,组织损伤少,手术时间短,视力恢复快。

2)白内障囊外摘除:切口较囊内摘出术小,将混浊的晶状体核排出,吸出皮质,但留下晶状体后囊。后囊膜被保留,可同时植入后房型人工晶状体,术后可立即恢复视力功能。因此,白内障囊外摘除已成为目前白内障的常规手术方式。

二、药物治疗护理

1.术前药物治疗的护理干预

(1)手术前1~3天对患者泪道行无菌冲洗。

(2)予抗生素进行术前预防性抗菌治疗,首选喹诺酮类抗菌药(如左氧氟沙星等),按照医嘱及时调整用药频次,使药物保持有效的眼内浓度。

(3)严格消毒相关手术器械,首选一次性手术器械,部分仅能抗低压的特殊器械进行等离子消毒,于气流接入口处安装过滤器。

(4)手术前生理盐水彻底冲洗结膜囊。

(5)消毒结膜囊和皮肤,予0.5%聚维酮碘溶液对眼表菌落数进行有效控制,注意禁止采用含去垢剂成分的聚维酮碘溶液,防止意外损伤角膜,出现永久性混浊。

2.术中药物治疗的护理干预

(1)眼周的无菌覆盖:优先对眼周围范围皮肤进行消毒处理,然后将无菌薄膜完整贴附于眼周,减少感染可能性。

(2)必要时行抗菌药灌注液的制备:将万古霉素合盐溶液混合制备成灌注液。

(3)前房内抗菌药的应用:遵照医师诊断,在有必要进行抗菌处理时,首选头孢呋辛。

(4)结膜下抗菌药的应用:结膜下注射抗菌药对预防感染有显著效果,但抗菌药的选用要依据医师临床诊断。由于结膜或眼内注射庆大霉素可能引起黄斑坏死,所以针对庆大霉素的应用,临床仍未形成广泛共识。

3.术后药物治疗的护理干预　术后将老年患者安全转至病房,保障休息充足但不限制体位。护理人员对各项生命体征和术眼恢复状况保持密切监测,术眼若有轻微不适感属于正常,若产生剧烈疼痛,应立即通知住院医师采取有效处理,考虑眼压升高、上皮损伤或感染等可能。务必注意保护术眼,防止出现机械性接触。患者应避免用力咳嗽等情况,防止出现晶体移位等并发症。术后次日进行滴眼操作,直到炎症反应消失,为使术眼得到有效清洁,滴眼过程中应轻拉下眼睑,并观察术眼附近恢复状况。护理干预全程严格遵守无菌原则,密切关注眼痛、角膜水肿混浊和结膜混合充血等并发症。

三、特殊检查或特殊治疗沟通重点

检查目的:了解玻璃体、视网膜、视盘黄斑区和视神经是否正常及脉络膜有无病变,对白内障术后视力恢复进行准确的评估。

1.A型及B型超声波　了解有无玻璃体病变、视网膜脱离或眼内肿物,也可了解眼轴长度及脱位的晶状体位置。

2.视网膜电图(ERG)　对评估视网膜功能有重要价值。单眼白内障患者为排除黄斑病变、视路疾患所致的视力障碍,可作诱发电位(VEP)检查。

四、心理护理

1.心理行为问题对白内障围术期的影响　老年性白内障患者多患有多种疾病,生活自理能力退化及心理承受能力下降,常会出现心理问题。

(1)术前焦虑恐惧:患者因眼疾住院将会离开自己熟悉的生活环境,住进陌生的环境,接触陌生人;加之心理承受能力差,对诊疗措施的畏惧、对治疗效果的担心、对疾病缺乏了解而对病情发展的忧虑等种种因素均会导致焦虑情绪的产生;此外,担心因疾病会对家庭带来过多的麻烦而造成一定的损失、以往手术心理体验或情感障碍、因对医师缺乏信任从而对医护人员的医护人员误解等均会产生焦虑,从而对手术过程产生影响。

(2)术后悲观与抑郁:进行手术后患者心理将会发生变化,特别是复明手术的患者,他们与一般患者不同的是,术后迫切想了解术中情况及术后效果,当复明效果达不到本人的期望值时,易产生悲观与抑郁情绪,感到失望、无助、苦闷,表现为不愿意说话,易激怒,食欲缺乏,睡眠不佳等,这也将影响患者术后恢复。

2.心理护理的发展　心理护理主要指为了提升患者及家属对疾病带来的变化的适应能力,护理人员可以针对患者现存的和潜在的心理需求,运用心理学相关知识和技术给予患者关心、支持、帮助。近几年,临床护理实践已经广泛应用心理护理进行干预,使患者的心理状态得到提升,改善生活质量。有研究显示,舒适护理和心理护理是优于常规护理的新型护理模式,能够有效提高患者的治疗效果。最新的研究显示,生理疾病会导致负性心理,负性心理可以通过大脑皮质下中枢对生理产生反作用,加重疾病或延长病程。因此可以说明心理和生理相互作用,做好患者围术期的心理护理至关重要。

3.白内障围术期心理护理现状

(1)患者入院当天护理:入院当天,护理人员及时向患者介绍医院整体流程、普及白内障相关知识,提高患者对白内障疾病的知晓程度,护理人员对患者提出的相关疑问,需要耐心解释,包括科室环境及住院的相关规章制度,协助患者及家属办理入院手续,向患者发放临床护理评估单,并解释评估单的内容等。建立其对手术治疗的信心,使患者保持良好心理状态,积极主动配合手术,从而消减其紧张、恐惧心理。

(2)术前护理:手术前 2 天,护理人员应引导患者适当放松,指导患者如何进行深呼吸,深吸气然后缓慢呼气,保持练习 10 分/天,4 次/分,将心理指导与身体放松相结合。护理人员可以向患者播放其感兴趣的音乐或者相关视频,促进患者身心放松以转移其注意力。同时护理人员应及时与患者及家属进行交流,及时掌握患者情绪变化,引导患者摆脱不良情绪,积极配合护理人员开展工作。如果患者情况较复杂,可以采取发泄疗法,引导患者把内心所想宣泄出来,护理人员耐心倾听,使患者心情舒畅以积极配合治疗。

(3)术中护理:手术时,护理人员应陪伴在患者身边,并密切关注患者表情变化,可以适当对患者进行肢体按摩及语言鼓励,缓解患者紧张的心理状态。护理人员对患者提出的疑问做出及时回应,尽可能满足患者需求,从而使得患者积极配合手术。

(4)术后护理:术后为患者提供舒适的体位,使得患者全身心放松,提醒患者减小运动幅度,术后 6 小时可适当运动,给予患者需要安静、舒适的休息环境,病房嘈杂影响患者休息,注意保持病房干净整洁卫生,营造良好的病房环境,病房光线保持柔和,不要太亮,因强光刺激患者容易产生焦虑不安。同时要适当控制家属探视时间,让患者充分休息。以上所述因素可避免患者情绪波动,使其保持良好的心理状态,促进术后快速恢复。提醒患者禁止用手揉眼睛,避免发生细菌感染,并注意保暖。鼓励食用清淡、营养的食物,忌辛辣、刺激性食物,注意眼部卫生,并保持良好心态。

五、术后并发症护理

1.术后前房积血　术后若发生前房出血症状,护理人员注意安抚患者,使其减少焦虑情绪,保持半卧位休息,防止进行剧烈运动,以半流质饮食为主,可适当进食粗纤维,避免大便干结,进而避免血液流入玻璃体内。

2.角膜水肿　若出现角膜水肿症状,且发现患者思想包袱过重,可向其阐述治疗进展及预后,以释放心理负担。如有必要,可遵照医嘱在局部或全身给予激素、高渗滴眼液和降压药治疗。

3.虹膜睫状体炎　若发生虹膜睫状体炎症状,应及时进行扩瞳处理,扩瞳首选托吡卡胺眼液。务必注意:尽量不用阿托品眼液,防止扩瞳导致人工晶状体脱出。护理人员应完善患者健康教育宣教,告知用药目的和严格遵守医嘱按时用药。

4.高眼压　密切关注患者眼压,及时给予降压药,如有必要可予全身性降眼压药(如醋甲唑胺和甘露醇)。安抚患者紧张焦虑情绪,告知其情绪可明显影响眼压,保持放松心情对眼疾恢复有帮助。醋甲唑胺是一种碳酸酐酶抑制剂,不良反应主要有头痛、耳鸣、四肢麻木和消化道不适等。甚至偶有导致中毒性表皮坏死松解症(药物不良反应中最严重的一种)。长期服用醋甲唑胺将引起血尿、低血钾、肾绞痛等不良症状。醋甲唑胺是磺胺类衍生物,在处方前注意询问患者有无磺胺过敏史,并在用药阶段关注患者症状改变。20%甘露醇要妥善保存,给药前仔细检查,防止出现结晶。研究提出,为解决甘露醇结晶问题,可把甘露醇置入微波炉中加热处理。而另有研究者对此保留意见,认为在加热操作中甘露醇可能发生爆裂,且甘露醇加热后难以迅速降温给药。有人认为长期给予20%甘露醇可能产生低血钾、肾毒性等不良反应,给药时应严格控制药量与滴速。患者若出现不良反应,应迅速采取对症护理。

5.眼内炎

(1)预防措施

1)规范卫生消毒操作:为预防白内障术后眼内炎,医护人员必须规范手术切口消毒操作。目前,在若干术前预防处理中,眼科医学界普遍认同用聚维酮碘溶液行结膜囊消毒操作。笔者自2010年开始选择900~1100mg/L聚维酮碘溶液10mL行白内障术前结膜囊和睫毛根部消毒操作,结果令人满意,伴随抗菌药使用率的大幅降低,院内感染发生率一直保持在0.01%以下水平,低于相关研究的0.04%~0.13%。

2)采用抗生素:局部给予抗菌药的临床疗效明显,中华医学会眼科学分会白内障学组也提出了相关专家意见:术前应用广谱抗菌药物(如氟喹诺酮类、氨基甙类)有良好的预防感染效果。而全身给予抗菌药,曾经一向被认为是白内障围术期的必要处理,为防止滥用抗菌药,现已逐渐淘汰。

(2)药物治疗的护理干预

1)玻璃体腔注射抗菌药,能及时控制病情发展,中华医学会眼科学分会白内障学组于2010年给出了指导意见:根据不同致病菌,可予万古霉素与阿米卡星或万古霉素与头孢他啶组合用以玻璃体腔注药。仍需指出,玻璃体腔注药不可过度依赖,应视具体病例而定。

2)因大部分抗菌药难以进入玻璃体内,所以全身给药只是辅助治疗措施。一般在术前行全身给药,因此难以配合药敏试验与细菌培养结果而用药。经验性用药往往给予万古霉素和头孢他啶联合用药,以全面覆盖革兰氏阳性与阴性细菌,剂量是万古霉素静滴 2 次/天,1.0g/次,头孢他啶静滴 3 次/天,1.0g/次。静脉给药需保证眼部炎症基本消失。

六、出院指导

1.评估患者的病情、自理能力、合作程度及心理状态。

2.做好出院前的准备工作。

3.出院证的办理、相关资料的复印,做好出院宣教。

4.饮食宜清淡易消化,忌饮食过饱和油腻食物,忌烟酒。保持大便通畅,如便秘可用缓泻剂,避免排便过度用力或屏气发生意外。

第二节　青光眼

一、疾病知识

1.定义　青光眼是一组以视盘萎缩及凹陷、视野缺损及视力下降为共同特征的疾病。病理性眼压增高、视神经供血不足是其发病的原发危险因素,视神经对压力损害的耐受性也与青光眼的发生和发展有关。

2.病因

(1)增高的眼压通过机械压迫和引起视神经缺血两种机制导致视神经损害。眼压增高持续时间越久,视功能损害越严重。

(2)青光眼眼压增高的原因是房水循环的动态平衡受到了破坏。少数是因为房水分泌过多,但多数还是房水流出发生了障碍,如前房角狭窄甚至关闭、小梁硬化等。

(3)眼压升高并非青光眼发病的唯一危险因素,部分患者眼压正常却发生了典型的青光眼病理改变,也有部分青光眼患者眼压虽得到控制,但视神经损害仍然进行性发展,说明还有其他一些因素与青光眼发病有关,如眼球局部解剖学变异、年龄、种族、家族史、近视眼、心血管疾病、糖尿病、血液流变学异常等。

3.临床表现

(1)急性闭角型青光眼是由于眼内房角突然狭窄或关闭,房水不能及时排出,引起房水涨满,眼压急剧升高而造成的。表现为突感雾视、虹视,伴额部疼痛或鼻根部酸胀。发病时前房狭窄或完全关闭,表现突然发作的剧烈眼胀、眼痛、畏光、流泪、头痛、视力锐减、眼球坚硬如石、结膜充血,伴有恶心、呕吐等全身症状。急性发作后可进入视神经持续损害的慢性期,直至视神经遭到严重破坏,视力降至无光感且无法挽回的绝对期。

(2)慢性闭角型青光眼表现为眼部干涩、疲劳不适、胀痛、视物模糊或视力下降、虹视、头昏痛、失眠、血压升高,休息后可缓解。有的患者无任何症状即可失明,检查时眼压可正常或波动,或不太高,在 20~30mmHg,眼底早期可正常,此型最易被误诊。如此反复发作,前房角一旦粘连关闭,即可形成暴发型青光眼。

(3)多发生于 40 岁以上人群,25%的患者有家族史。绝大多数患者无明显症状,常常是疾病发展到晚期,视功能严重受损时才发觉,患者眼压虽然升高,前房角始终是开放的。

(4)早期症状有四种:①经常感觉眼睛疲劳不适;②眼睛常常酸胀,休息之后就会有所缓解;③由于玻璃体混浊,视野内常有黑影飘动;④眼睛经常感觉干涩。

4.治疗方法

(1)用药治疗

1)缩瞳剂是一种专门治疗闭角型青光眼的药物。它是急性闭角型青光眼的首选药物,而且在治疗早期要频繁点药。慢性期可以通过虹膜激光根切术减少甚至停止使用缩瞳剂。

2)α_2肾上腺素受体激动剂、β受体阻滞剂、碳酸酐酶抑制剂、前列腺素类似物四类药物主要是通过各种途径降低眼压,避免长期高眼压造成视神经的损害。它们是治疗原发性开角型青光眼的一线药物,也可以治疗慢性闭角型青光眼、正常眼压性青光眼、高眼压症等。

四类药物在降眼压的效果方面存在很大的差异。前列腺素类似物的降眼压效果最好,其次是β受体阻滞剂,然后是α_2肾上腺素受体激动剂,局部使用碳酸酐酶抑制剂的效果最差。

(2)手术治疗

1)急性闭角型青光眼:急性发作时要局部频滴缩瞳剂,同时联合应用β-肾上腺受体阻滞剂点眼,口服碳酸酐酶抑制剂等以迅速降低眼压。待眼压降低,炎性反应控制后进一步考虑行激光切除或其他抗青光眼手术。

2)慢性闭角型青光眼:初期可用缩瞳剂或β-肾上腺受体阻滞剂局部治疗,若药物不能控制眼压或已有明显视神经损害者,需行滤过手术治疗。

3)原发性开角型青光眼:可先试用药物治疗,局部滴用1~2种眼药控制眼压在安全水平,并定期复查。药物治疗不理想可行激光治疗,或滤过手术。目前最常用的滤过手术是小梁切除术。

4)先天性青光眼:婴幼儿型以手术治疗为主,可通过房角切开术、小梁切开术治疗;青少年型早期可与开角型青光眼相同,药物治疗不能控制时,可行小梁切开或小梁切除术。

5)继发性青光眼:治疗原发病同时,进行降眼压治疗,若眼压控制不满意,可针对继发原因行相应的抗青光眼手术治疗。

二、用药指导

1.用法用量

(1)点药前要先洗手,以免手上细菌带入眼内。

(2)混悬液剂型使用前要先摇晃,使药液均匀、药效稳定。

(3)点眼药后需闭眼3~5分钟,以增加药效。切记不同种类眼药水不要同时点,应至少间隔5分钟后,再点另一种,否则泪液和后点的眼药水会把先点的眼药水排泄、稀释。

(4)若需同时使用眼药水及药膏,要先点眼药水,5分钟后再涂眼膏。

(5)点眼药后立即用棉球加示指压住内眼角的泪小点3分钟,可防止药水从内眼角的泪小点流入鼻腔被吸收,减少药物不良反应。

(6)眼药水不要放置在高温处,如暖气片上、灶台旁、阳光直射的窗台上等,也不要放在相对湿度大、灰尘多的地方,避免受热、受潮、受污染而变质。

2.不良反应 患者可能突然出现剧烈的头痛、眼睛胀痛、视力下降等症状;并且表现为眼角膜水肿、浑浊,结膜混合充血,前房浅、前房角闭塞,房水中有纤维蛋白性渗出物。此时,患者的眼压快速升高,眼球变硬,眼部明显肿胀。

3.注意事项　病理性眼压增高、视神经供血不足是其发病的原发危险因素,视神经对压力损害的耐受性也与青光眼的发生和发展有关。青光眼患者在用药的时候一定要严格遵照医嘱,控制好用药的时间及间隔时间,使药效得到最大程度的发挥,减少药物带来的不良反应。手术越早,对视力恢复越好。

三、特殊检查或特殊治疗沟通重点

1.基本检查

(1)眼压:正常眼压范围为 10~21mmHg,若眼压超过 21mmHg,或双眼压差值大于 5mmHg,或 24 小时眼压差值超过 8mmHg,则为病理性眼压升高。测量眼压的方法有多种,目前公认 Goldmann 压平眼压计准确性最好。

(2)房角:通过房角镜检查直接观察房角的开放或关闭,从而区分开角型和闭角型青光眼。

(3)视野:视野检查是诊治和随访青光眼治疗效果的最重要的检查之一,包括中心视野和周边视野检查。

(4)视盘:通过检眼镜、裂隙灯前置镜或眼底照相的方法,观察"杯盘比 C7D"的大小、边沿有无切迹、视盘有无出血、视网膜神经纤维层有无缺损等。

2.超声生物显微镜(UBM)　该技术可在无干扰自然状态下对活体人眼前段的解剖结构及生理功能进行动态和静态记录,并可做定量测量,特别对睫状体的形态、周边虹膜、后房形态及生理病理变化进行实时记录,为原发性闭角型青光眼,特别是原发性慢性闭角型青光眼的诊断治疗提供极有价值的资料。

3.共焦激光扫描检眼镜(CLSO)　该检眼镜采用了低能辐射扫描技术、实时图像记录及计算机图像分析技术,通过共焦激光眼底扫描,可透过轻度混浊的屈光间质,获得高分辨率、高对比度的视网膜断层图像,能准确记录和定量分析视神经纤维分布情况、视盘的立体图像,并能同时检查视盘区域血流状态和完成局部视野、电生理检查,对青光眼的早期诊断、病情分期及预后分析均有重要价值。

4.定量静态视野和图形视觉诱发电位　青光眼出现典型视野缺损时,视神经纤维的损失可能已达 50%。计算机自动视野计通过检测视阈值改变,为青光眼的早期诊断提供了依据。图形视觉电生理 PVEP、PERG 检查,在青光眼中有一定敏感性及特异性。如将上述两种检查结合起来,能显著提高青光眼的早期检出率。

四、心理护理

1.突发和意外的急性创伤会给患者和家属造成极大的身心痛苦,医护人员应及时说明患者的病情、发展、预后及可能出现的后果,提供抢救信息,稳定患者和家属的情绪,鼓励患者积极配合治疗。

2.为患者提供周到的生活照顾,做好针对性的心理护理,满足其基本生活需要和心理要求,有助于减轻焦虑和恐惧,帮助患者树立康复信心。

五、出院指导

1.评估患者的病情、自理能力、合作程度及心理状态。

2.做好出院前的准备工作。

3.出院证的办理、相关资料的复印,做好出院宣教。

4.饮食宜清淡易消化,忌饮食过饱和油腻食物,忌烟酒。保持大便通畅,如便秘可用缓泻剂,避免排便过度用力或屏气发生意外。

第三节　超高度近视

一、疾病知识

1.定义　近视是指在调节放松的状态下,平行光线经眼球屈光系统后聚焦在视网膜之前,在视网膜上不能清晰成像。屈光度为-6D(D指屈光度)或以上的近视眼为高度近视,超高度近视是指近视度数在1000度以上。

2.病因

(1)遗传因素:近视眼已被公认有一定的遗传倾向,高度近视更是如此。有遗传因素者,患病年龄多较早,度数多在600度以上。但也有高度近视眼者无家族史。

(2)发育因素:婴儿期因眼球较小,故均系远视,但随着年龄的增长,眼轴也逐渐加长,至6岁后方发育正常。如发育过度,则形成近视,此种近视称为单纯性近视,多在学龄期开始,一般都低于600度。眼球至20岁左右即停止发展。如幼年时进展很快,至15~20岁时进展更迅速,以后即减慢,这类近视常高于600度,可到2000~2500度或3000度。这种近视称为高度近视或进行性近视或病理性近视。此种近视到晚年可发生退行性视网膜脉络膜病变,因此视力可逐渐减退,配镜不能矫正视力。

(3)环境因素:从事文字工作或其他近距离工作的人,近视眼比较多,青少年学生中近视眼也比较多,而且从小学五、六年级开始,其患病率明显上升。这种现象说明近视眼的发生和发展与近距离工作的关系非常密切。尤其是青少年的眼球,正处于生长发育阶段,调节能力很强,球壁的伸展性也比较大,阅读等近距离工作时的调节和集合作用,使内直肌对眼球施加一定的压力,眼内压也可能升高。

3.临床表现

(1)远视力降低,近视力正常。集合能力减弱,可有眼位外斜或外隐斜,常有视疲劳。

(2)高度近视眼,多属于轴性近视,眼球前后轴伸长,其伸长几乎限于后极部。故常表现眼球较突出,前房较深,瞳孔大而反射较迟钝。在极高度近视眼,晶状体完全不能支撑虹膜,因而发生轻度虹膜震颤。

(3)暗适应功能降低。

(4)高度近视眼因眼轴的过度伸长,可出现眼底的退行性改变:①豹纹状眼底;②视盘周围的脉络膜萎缩;③黄斑部可形成不规则的、单独或融合的白色萎缩斑,有时可见出血。此外,在黄斑部附近偶见小的圆形出血,称为Foster-Fuchs斑;④后巩膜葡萄肿;⑤锯齿缘部囊样变性。

4.治疗方法

(1)一般治疗:提倡优生优育,避免遗传因素;培养正确的阅读习惯,并注意营养均衡。

(2)配戴眼镜:在近视眼的眼前放置一适当凹透镜,平行光线通过后被分散入眼,焦点因此后移,正好落在视网膜上,可获得清晰的远视力。选择矫正近视凹透镜片度数的原则是,从可获得正常视力(1.0~1.2)或最满意的视力(即矫正不到1.0时的最佳视力)的几个凹透镜片中选其中度数最小的作为该眼的矫正度数。

(3)手术治疗:常使用的术式为由晶体眼人工晶体植入术(implantable contact lens, ICL)。ICL眼内晶体是一种柔软的人工晶体,植入虹膜后的后房内,采用独特的双面拱形设计固定在睫状沟内,厚度仅50μm左右,术后视力优于配戴框架眼镜、角膜接触镜及其他在角膜上实施的屈光矫正技术。

二、用药指导

1.点药前要先洗手,以免手上细菌带入眼内。

2.若需同时使用眼药水及药膏,要先点眼药水,5分钟后再涂眼膏。

3.眼药水勿放置在高温处,如暖气片上、灶台旁、阳光直射的窗台上等,也不要放在相对湿度大、灰尘多的地方,避免受热、受潮、受污染而变质。

三、辅助检查

全身检查:血压、血糖、心肺肝肾功能、凝血、血常规、血型、二便,避开经期、孕期。

四、心理护理

1.医护人员应及时说明患者的病情、发展、预后及可能出现的后果,稳定患者和家属的情绪,鼓励患者积极配合治疗。

2.告知患者视力随着角膜周围切开部位伤口的恢复而有所变化,但大多数会愈合,并保持良好。另外,视力在1~2周后趋于稳定,嘱患者定期复查,减轻患者焦虑情绪。

五、出院指导

1.评估患者的病情、自理能力、合作程度及心理状态。

2.做好出院前的准备工作。

3.出院证的办理、相关资料的复印,做好出院宣教。

4.饮食宜清淡易消化,忌饮食过饱和油腻食物,忌烟酒,多食蔬菜、水果及富含蛋白质的食物,防止便秘。

5.指导患者正确点眼的方法。

6.定期门诊复查。

7.手术后4周内,不可游泳,不要用力揉眼睛,除了医师所指示外,不要使用另外的眼药水,同时避免刮胡水、发胶类的定型喷雾水等。

8.1~2周时间内禁止提拿过重物品或从事剧烈运动,在手术后的恢复期内禁止用力揉眼或对眼睛造成压力。

第四节　准分子激光治疗近视

一、疾病知识

1.定义　近视眼也称短视眼,因为这种眼只能看近不能看远,这种眼处在休息状态时,从无限远处的平等光线经过眼的屈光系统折光后,焦点落在视网膜之前,无法在视网膜上形成清晰的图像。

2.病因

(1)近视的生理原因:处于生长发育期的青少年,由于用眼不当,长时间的近距离用眼,使睫状肌和眼外肌长期处于紧张状态,眼球壁长期受压,眼球壁逐渐延伸,眼轴拉长。

(2)用眼过度,光线不够充足等。

3.临床表现 近视眼最突出的主观症状是远视力的降低、视疲劳,单纯性近视并不能看作眼的病态变化;高度近视眼可有飞蚊症、玻璃体液化、变性。近视眼早期症状主要有以下几种。

(1)眼疲劳症状:看书时间一长,感觉字迹重叠或串行,再看前面的物体若即若离,浮动不稳,这些都是眼疲劳所造成的睫状肌调节失灵的表现。

(2)知觉过敏症状:在发生眼疲劳的同时,许多人还伴有眼睛灼热、发痒、干涩、胀痛,重者疼痛向眼眶深部扩散,甚至引起偏头痛,也可引起枕部、颈项、肩背部的酸痛,这是眼部的感觉神经发生疲劳性知觉过敏所致。

(3)神经失调症状:如对学习产生厌烦情绪,脾气变得急躁,学习成绩下降。晚上睡眠时多梦、多汗,身体容易倦怠,且有眩晕、食欲缺乏等。这些是由于受眼疲劳影响所产生的中枢和自主神经失调的表现,也是即将产生近视眼的信号。

4.治疗方法 角膜手术包括准分子激光原位角膜磨削术(LASIK)、准分子激光角膜切削术(PRK)、放射性角膜切开术及较少用的自动板层成形术、角膜环放置术、表面角膜移植术、角膜镜片术等。此类手术一般用于近视眼已停止发展者。手术能通过改变角膜的曲度,矫正近视性屈光不正,但对病理性近视眼的眼底变化及各种并发症并无作用。

二、用药指导

1.用法用量 术后用药指导:术后用药非常重要,须告知患者坚持执行滴眼药医嘱。

(1)泰利必妥,每天4次,连续用药7~10天。

(2)0.1%爱丽眼液,每天滴4次,连续用10周。

(3)贝复舒和0.1%氟美童眼液:根据患者术后视力和电脑验光情况调整用药,一般手术以+0.5D为标准,此时,氟美童用量:第1周每天滴4次,第2周每天滴3次,第3周每天滴2次,第4周每天滴1次后停药。若术眼过矫+1.00D以上,可根据过矫度数,减少氟美童的滴眼时间和次数,以减轻氟美童对角膜生长的抑制,并用贝复舒滴眼促进角膜生长;若术眼欠矫(即0~−0.25D),则可增加0.1%氟美童的滴眼次数,每天可滴5~6次,以抑制角膜生长过快。

2.不良反应 对0.1%氟美童使用量大者,对过矫或欠矫者,要密切观察眼压情况,防止发生激素性青光眼。

3.注意事项 术后第3天要求来院复查,根据复查情况调整用药。

三、辅助检查

1.全身检查 血压,血糖,心、肺、肝、肾功能,凝血,血常规,血型,二便,避开经期、孕期。

2.眼部检查 术前患者检查:视力、眼压、验光、角膜地形图、角膜测厚、眼轴测定、眼底及裂隙灯检查。用主觉插片验光和电脑验光,结合角膜厚度测定,确定实际矫正度数。角膜地形图可排除圆锥角膜禁忌证。

四、心理护理

LASIK 手术是在正常的眼球上手术,手术的目的是解除近视,摘除眼镜,故患者对手术效果的期望值高,由于术后初期,部分患者可能有视远物和视近物有一定困难,或有两眼视力不均、视物重影等症状,因此,应耐心向患者说明,术后可能遇到的这些问题,说明远、近视力的恢复需要一个过程,同时,因个人的差异,症状的出现和持续时间的长短也有所不同,要按医嘱用药,定期来院复查,不要急躁。

五、出院指导

1.评估患者的病情、自理能力、合作程度及心理状态。

2.做好出院前的准备工作。

3.出院证的办理、相关资料的复印,做好出院宣教。

4.指导患者正确点眼的方法。

5.术后 1 周内饮食宜清淡易消化,应当禁食辣椒、大葱等刺激性食物,并应禁烟酒。同时应注意睡眠充足,生活规律,避免大便干燥等。

6.术后第 1 天拆下眼罩,开放滴眼。

7.术后 2 周内洗头、洗脸时切勿将水溅入眼内,不要挤眼、揉眼,不进夜总会、歌舞厅等拥挤场所。

8.术后 1 个月内勿游泳,不在眼部使用化妆品并避免异物进入眼内;睡觉时最好戴上眼罩,为减轻眼部不适,术后 1 个月内外出时最好戴上挡风镜或太阳镜。

9.术后 3 个月内注意避免外力碰撞术眼。

10.术后注意用眼卫生,避免长时间、近距离使用眼睛的精细工作,避免长时间阅读、看电视等,以免引起视疲劳,影响手术效果。

第五节　翼状胬肉

一、疾病知识

1.定义　翼状胬肉是指球结膜充血、肥厚,以后发展成三角形的纤维血管组织。它可分为头部(三角形尖端)、颈部(角膜缘部)和体部(球结膜上)。

2.病因

(1)身体因素:包括遗传、营养缺乏、泪液分泌不足、过敏反应及解剖因素等。有人认为是由于泪膜异常,泪液分泌不足,角膜、结膜局部干燥引起的局部组织增生。

(2)环境因素:外界刺激如眼部长期受到风沙、烟尘、热、日光、花粉等过度刺激,尤其是渔民、农民、海员、砂石工人等长期户外劳动者在上述刺激因素作用下,角膜缘部结膜血管或结膜上皮组织发生非感染性慢性炎症,组织增生、成纤维细胞增生、淋巴细胞和浆细胞浸润,形成胬肉。

3.症状

(1)多无自觉症状或仅有轻度不适,在胬肉伸展至角膜时,由于牵扯而产生散光;或因胬肉伸入角膜表面生长遮蔽瞳孔而造成视力障碍;在非常严重的病例,眼球运动不同程度地受到影响。

（2）单侧胬肉多见于鼻侧，双侧者则分别在角膜的鼻、颞两侧。初期时角膜缘发生灰色混浊，球结膜充血、肥厚，以后发展为三角形的血管性组织。它可分为头、颈、体三部分，尖端为头部，角膜缘处为颈部，球结膜部为体部。

（3）胬肉按其病变进行情况可分为进行期或静止期。进行期胬肉的头部隆起，附近的角膜混浊，在前弹力层及浅基质层有细胞浸润；颈部宽大，体部肥厚，表面不平，有粗大而扩张的血管。静止期的胬肉头部平坦，角膜浸润吸收；体部不充血或轻度充血，表面光滑，病变静止。

4.治疗方法

（1）抗生素：用抗生素眼药水以控制结膜炎症减轻充血。在充血较重时可加用皮质类固醇眼药水。为减少外界刺激可戴适当的变色镜。

（2）其他：小而静止的翼状胬肉无须治疗。如胬肉为进行性或已接近瞳孔区，影响视力或眼球转动受限时则可行手术切除。

（3）冷冻治疗：用40℃的冷冻头接触胬肉头部及颈部，破坏其新生血管并使之萎缩。此法适用于较小和较薄的翼状胬肉。

（4）手术治疗

1）适应证：①翼状胬肉为进行性的、肥厚且充血；②胬肉已接近瞳孔区，影响视力。

2）翼状胬肉的手术治疗要求应该达到3个主要目的：①应安全地将胬肉切除干净；②达到良好的光学效果；③避免复发。因此，在选择手术方法要特别慎重。

3）手术方法

①翼状胬肉单纯切除术：适应于翼状胬肉侵入角膜较多，且为进行性胬肉或接近瞳孔缘威胁患眼视功能者，或对白内障、角膜移植术切口有影响或手术后会刺激翼状胬肉发展者，或胬肉有碍患者美观者。此种手术方法操作也较简单，手术时间相对较短，但术后易复发。

②翼状胬肉切除联合游离结膜瓣移植术：适应于翼状胬肉肥厚充血、生长较快者，或翼状胬肉切除术中结膜缺失较多者。此手术方法操作相对较复杂，并有一定难度，且特别注意避免用于移植的结膜瓣正反面颠倒，但手术效果较好，术后复发率相对较低。

③翼状胬肉切除及带蒂结膜瓣移植术：此种手术方法也适用于胬肉肥厚充血、生长较快者。结膜富有弹性和很好的依从性，可利用这一特性将邻接翼状胬肉切除区的球结膜分离，做适当的松解剪开后进行移位移植，以修复暴露的巩膜区。此方法不会出现结膜瓣反转，且血液供应好，被移植的结膜生长愈合较快。缺点是结膜被牵拉移位时可能有一定张力，故缝合伤口时应良好对位以免结膜伤口裂开。

二、用药指导

1.小而静止性的胬肉，不影响视力者，无须治疗。合并有沙眼或慢性结膜炎者，可应用抗生素或皮质激素眼药水点眼，如0.3%诺氟沙星眼药水或0.5%可的松眼药水，每天3~4次。

2.手术治疗的患者术前使用左氧氟沙星滴眼液点眼，2小时一次；术后可照射β射线，进行性胬肉手术后复发率高，术后可用氟米龙眼液眼点眼，每天3次，也可用普拉洛芬眼液点眼，每天4~6次。

三、辅助检查

1.全身检查　血压，血糖，心、肺、肝、肾功能，凝血，血常规，血型，二便，避开经期、孕期。

2.眼部检查　视力、视野、眼底、前房角镜检查。

四、心理护理

1.正确进行心理疏导,鼓励患者积极配合治疗,树立战胜疾病的信心。

2.对于手术治疗的患者,术前应向其解释胬肉的病因、发病机制及手术注意事项;术后疼痛可以口服镇痛类药物,同时进行心理疏导消除其焦虑、恐惧情绪。

五、出院指导

1.评估患者的病情、自理能力、合作程度及心理状态。

2.做好出院前的准备工作。

3.出院证的办理、相关资料的复印,做好出院宣教。

4.指导患者正确点眼的方法。

5.饮食宜清淡易消化,应当禁食辣椒、大葱等刺激性食物,禁烟酒。同时应注意睡眠充足,生活规律,避免大便干燥等。

6.预防翼状胬肉复发应注意避免眼睛受风沙、烟尘、有害气体、过度阳光及寒冷等因素的刺激,注意眼部卫生。

第六节　上睑下垂

一、疾病知识

1.定义　上睑下垂是指上睑提肌和 Müller 平滑肌的功能不全或丧失,使上睑呈现部分或全部下垂,轻者遮盖部分瞳孔,严重者则瞳孔全部被遮盖,先天性者还可造成弱视。双侧下垂者为了克服视力障碍,常常仰首视物,形成一种仰头皱额的特殊姿态。

2.病因

(1)先天性:绝大多数是因上睑提肌发育不全或缺损,或因支配上睑提肌的神经缺损而引起。属于先天发育畸形,多为双侧,有时为单侧,可为常染色体显性或隐性遗传。

(2)后天性:其原因有外伤性、神经源性、肌源性及机械性等四种,其中肌源性者多见于重症肌无力症。

(3)癔症性:为癔症引起,双上睑突然下垂或伴有癔症性瞳孔散大,有时压迫眶上神经可使下垂突然消失。

3.临床表现

(1)麻痹性上睑下垂:由动眼神经麻痹所致。多为单眼,常合并有动眼神经支配的其他眼外肌或眼内肌麻痹。

(2)交感神经性上睑下垂:为 Müller 平滑肌的功能障碍或由颈交感神经受损所致。如为后者,则同时出现同侧瞳孔缩小、眼球内陷、颜面潮红及无汗等,称为 Homer 综合征。

(3)肌源性上睑下垂:多见于重症肌无力症,常伴有全身随意肌容易疲劳的现象。这种上睑下垂的特点是休息后好转,连续瞬目时立即加重,早晨轻而下午重。皮下或肌内注射新斯的明,15~30 分钟后症状暂时缓解。

(4)其他

1)外伤损伤了动眼神经或上睑提肌、Müller 平滑肌,可引起外伤性上睑下垂。

2)眼睑本身的疾病,如重症沙眼、睑部肿瘤等,使眼睑重量增加而引起机械性上睑下垂。

3)无眼球、小眼球、眼球萎缩及各种原因导致眶脂肪或眶内容物减少,可引起假性上睑下垂。

4.治疗方法　主要是防止视力减退和改善外貌,应针对病因治疗。先天性上睑下垂如果影响视力发育,应早期手术矫正。如果是轻度上睑下垂,不影响视力发育,可择期手术改善外观。单侧下垂遮挡瞳孔者更应争取早期手术,手术时间最好在 6 岁以前,以防形成弱视。肌源性或麻痹性上睑下垂可应用三磷酸腺苷、维生素 B_1 或新斯的明。久治无效时再慎重考虑手术。

上睑下垂的手术方式有:①增强上睑提肌的力量,如缩短或徙前肌肉;②借助额肌或上直肌的牵引力量,开大睑裂。可根据病情及各肌肉力量的情况选择手术方式。

二、用药指导

1.点药前要先洗手,以免手上细菌带入眼内。

2.若需同时使用眼药水及药膏,要先点眼药水,5 分钟后再涂眼膏。

3.眼药水勿放置在高温处,如暖气片上、灶台旁、阳光直射的窗台上等,也不要放在相对湿度大、灰尘多的地方,避免受热、受潮、受污染而变质。

三、辅助检查

全身检查:血压,血糖,心、肺、肝、肾功能,凝血,血常规,血型,二便,避开经期、孕期。

四、心理护理

1.医护人员应及时说明患者的病情、发展、预后及可能出现的后果,稳定患者和家属的情绪,鼓励患者积极配合治疗。

2.睁眼困难、两眼大小不对称等导致患者容貌、形象受损,可造成患者自卑心理,护士应评估患者情绪及情况,使患者能够正确对待,保持良好情绪。

五、出院指导

1.评估患者的病情、自理能力、合作程度及心理状态。

2.做好出院前的准备工作。

3.出院证的办理、相关资料的复印,做好出院宣教。

4.饮食宜清淡易消化,忌饮食过饱和油腻食物,忌烟酒,多食蔬菜、水果及富含蛋白质的食物,防止便秘。

5.指导患者正确点眼的方法。

6.定期门诊复查。

第七节　眼睑肿瘤

一、疾病知识

1.定义　眼睑肿瘤是指机体在各种致瘤因子作用下,眼睑局部组织细胞增生所形成的新生物,因为这种新生物多呈占位性块状突起,也称赘生物。良性或是恶性肿瘤均可损害眼部组织及其功能,恶性肿瘤可损害眼球及视功能,并可向眶周、颅内扩散或全身转移。全身某些部位器官组织的恶性肿瘤也可转移至眼部,但若是通过视神经孔或眶上裂向颅内扩展生长,也可威胁患者生命,造成严重后果。

2.病因　眼睑肿瘤的成因不十分清楚。但有一种叫"基底细胞癌"的恶性肿瘤,是与长期日光曝晒有关的。年龄大的人,罹患恶性瘤的风险也较大。

3.临床表现

(1)皮脂腺囊肿:好发部位为眉部眼睑,尤其内眦部,是皮脂腺或毛囊腺的潴留囊肿。其表面光滑,是一个呈球形的皮下良性肿瘤,和皮肤粘连,肿瘤的顶部有皮脂腺开口,此处常有蜡样栓。囊肿的内容物有上皮细胞、角质素(角蛋白)、脂肪颗粒、胆固醇结晶等,囊肿本身被厚的上皮层包绕与周围组织相隔。可长期无任何症状,有时可发育很大,如受外伤可引起炎性变化。个别的可能钙化或恶性变。

(2)眼睑肿瘤皮样囊肿:为先天性皮样新生物,由于胚胎期发育异常,外胚叶部分断裂被埋于皮下或结膜组织下而形成的。易发生于眼睑之内或外侧部,发生部位与眶骨缝有关,常起源于这类骨缝;也可以发生于眉弓、眶及结膜。形状为圆形或卵圆形,大小不一,一般不超过核桃大,质软,囊肿张力大时,硬度增加如肿瘤样。囊肿周围有结缔组织包膜,表面光滑,边界清楚,略有弹性,一般不与皮肤粘连,但与骨膜常常粘连,因属于先天性异常故易早期发现。有时合并有眼睑缺损、畸形等先天异常。

4.治疗方法　一般采用手术切除,应查清切除边缘是否已无肿瘤,以免复发。

二、用药指导

1.点药前要先洗手,以免手上细菌带入眼内。

2.若需同时使用眼药水及药膏,要先点眼药水,5分钟后再涂眼膏。

3.眼药水勿放置在高温处,如暖气片上、灶台旁、阳光直射的窗台上等,也不要放在相对湿度大、灰尘多的地方,避免受热、受潮、受污染而变质。

三、辅助检查

1.全身检查　血压,血糖,心、肺、肝、肾功能,凝血,血常规,血型,二便,避开经期、孕期。

2.病理检查　切除的肿瘤样本送病理科检验。

四、心理护理

1.医护人员应及时说明患者的病情、发展、预后及可能出现的后果,稳定患者和家属的情绪,鼓励患者积极配合治疗。

2.出于对疾病的担心,患者在行为上产生退缩,心理上产生依赖,甚至在等待病理检验结果的过程中焦虑不安。应鼓励患者保持乐观情绪,恢复自尊和自信,树立战胜疾病的信心。

五、出院指导

1.评估患者的病情、自理能力、合作程度及心理状态。

2.做好出院前的准备工作。

3.出院证的办理、相关资料的复印,做好出院宣教。

4.饮食宜清淡易消化,忌饮食过饱和油腻食物,忌烟酒,多食蔬菜、水果及富含蛋白质的食物,防止便秘。

5.指导患者正确点眼的方法。

6.定期门诊复查。

第八节 眼眶周围肿瘤

一、疾病知识

1.定义 眼眶肿瘤是指位于眼眶部的有机体变异细胞过度增生所形成的肿块,其生长和机体不协调,当致病因子的刺激停止后,肿瘤组织仍不停生长。包括眼眶原发性和继发性肿瘤。原发性肿瘤中以血管瘤最为常见,继发瘤中以黏液囊肿发生率最高。眼眶肿瘤并不是一种常见病,在肿瘤发生的早期可以没有任何症状。当肿瘤生长到一定体积,压迫神经出现视力下降或发生眼球突出等症状时才被发现。

2.病因 眼眶肿瘤可原发于眶内各种组织成分,也可由邻近结构蔓延,或远距离转移而来。

3.临床表现

(1)良性肿瘤:在眼睑的肿瘤当中,大部分为良性肿瘤,常见的有以下几种。

1)眼睑血管瘤:是一种先天性血管畸形,大多数出生时已经存在,随年龄增长瘤体逐渐增大,多为单眼发生。临床上将它们分为两种类型:①毛细血管瘤,又叫血管痣。长在眼睑皮内,上下睑都可受累。开始为暗红色小点,扁平状或微隆起,以后可长成为分叶或结节状肿块,一般生长缓慢,有的终生不变;②海绵状血管瘤,多生长在眼睑皮下或球结膜下,呈紫蓝色葡萄状隆起,质柔软而略具弹性,压之可暂时消失,哭闹或低头时,肿瘤迅速增大或颜色加深,有时可摸到跳动。

2)黑痣:也叫色素痣,有人称之为良性黑瘤。一般出生时即有,婴幼儿期生长较快,然后逐渐增大,成年后趋向稳定。多生长在眼睑内外眦部、睑缘;数量及大小不一,小的如米粒大,大的可扩展至整个眼睑;呈棕黑或棕灰色,略高出皮肤,表面平坦,可有毛发长出。有的黑痣对称地分占上下睑各半,闭眼时则合二为一,这种痣叫作分裂痣。

3)眼睑黄色瘤:常见于老年人,女性多于男性,常有血脂或胆固醇增高。一般发生在上睑内侧,双眼对称,数量及大小不等。瘤体呈淡黄扁平隆起,略高出皮肤,不肿不痛,发展很慢。

4)表皮样和皮样囊肿:大多数为先天发育异常而产生,也可由于外伤或局部炎症引起。位于皮下组织内,小如蚕豆,大如鸟蛋,表面光滑,质地柔软,微具弹性,一般无感觉。皮样囊肿一般和皮肤不粘连,与骨膜相连,可沿骨缝生长。在眶缘皮下内、外侧多见,囊腔内含有皮脂腺状油质,还可含有毛发。

5)眼睑乳头状瘤:多发生在眼睑边缘,瘤体如针柄大小,排列密密麻麻,呈淡红色隆起,有痒感。长大后如杨梅样外观,抓破后易出血,部分患者有恶变的可能。

(2)恶性肿瘤:常见的眼睑恶性肿瘤有以下4种。

1)眼睑恶性黑色素瘤:从睑缘,内、外眦部发生,初起时形似黑痣,但色素浓淡不一,可见高低不平、大小不等的黑色素结节,局部血管丰富,表面如破溃,很容易形成溃疡。一般患者仅有轻度痒感,无其他感觉,往往被忽视。肿瘤可侵犯整个眼睑,早期即可出现转移,出现耳前淋巴结肿大、肝转移等。以 50 岁以上的老年人为多。

2）眼睑基底细胞癌：占眼睑恶性肿瘤的 80%，常发生于下睑或内眦部，多见于老年男性。肿瘤初起时眼睑皮肤出现米粒大小结节状隆起，无任何不适感觉，结节周围可无新生血管。进一步发展，局部溃烂，形成侵蚀性溃疡，边缘隆起，周围较硬。一般进展缓慢，病程常常达几年至几十年，很少发生远处转移。

3）眼睑鳞状细胞癌：肿瘤常侵犯上睑，多有炎症或瘢痕损害，与基底细胞癌很相似，但角化明显，常迅速形成溃疡，在表面增生，进展较快，往往在发病后数月即可出现远处转移，恶性程度较基底细胞癌高。

4）睑板腺癌：源于睑板腺，上睑多见，形态不一，早期类似睑板腺囊肿，黄色外观，可呈不规则花瓣状，但质地比较硬，进展较慢，可侵犯睑缘及结膜，也可转移至眼眶深部及颌下淋巴结。本病多发生在老年时期，老年人如发现质硬的睑板腺囊肿，应及时到医院检查治疗。

4.治疗方法

（1）手术治疗：无论良性或恶性眼眶肿瘤，手术摘除肿瘤是最常用且行之有效的方法。适用于 95% 以上的眼眶肿瘤，如眶脑膜瘤、眶海绵状血管瘤、泪腺肿瘤、视神经胶质瘤、视神经鞘瘤及眶皮样囊肿等。

（2）放射治疗：适用于眼眶的恶性肿瘤及转移癌，如乳腺癌、肺癌及肾癌的眼眶转移，鼻咽癌蔓延至眼眶及肿瘤摘除后的辅助治疗等。

（3）药物治疗：大多数眼眶肿瘤药物治疗无效。对那些不能够耐受手术或放射治疗，效果不佳者，可选择药物治疗。

二、用药指导

1.点药前要先洗手，以免手上细菌带入眼内。

2.若需同时使用眼药水及药膏，要先点眼药水，5 分钟后再涂眼膏。

3.眼药水勿放置在高温处，如暖气片上、灶台旁、阳光直射的窗台上等，也不要放在相对湿度大、灰尘多的地方，避免受热、受潮、受污染而变质。

三、辅助检查

1.全身检查　血压，血糖，心、肺、肝、肾功能，凝血，血常规，血型，二便，避开经期、孕期。

2.突眼计或超声测量　双眼突眼度相差>2mm 者具有诊断价值。良性肿瘤：突眼，眶内肿块表面较光整，与眶骨无粘连，眼底可见网膜受压条纹。恶性肿瘤：突眼，常伴眼球运动障碍，眼睑和结膜充血水肿，眶内肿块表面不光整或有分叶，常与眶骨粘连，眼底可见视神经盘水肿、淤血、网膜出血等。

3.组织活检　是鉴别肿瘤良恶性的金标准。

四、心理护理

1.医护人员应及时说明患者的病情、发展、预后及可能出现的后果，安慰稳定患者和家属的情绪，鼓励积极配合治疗。

2.出于对疾病的担心，患者在行为上可能产生退化，心理上产生依赖，甚至在等待病理检验结果的过程中焦虑不安，应鼓励患者保持乐观情绪，恢复自尊和自信，树立战胜疾病的信心。

五、出院指导

1.评估患者的病情、自理能力、合作程度及心理状态。

2.做好出院前的准备工作。

3.出院证的办理、相关资料的复印,做好出院宣教。

4.饮食宜清淡易消化,忌饮食过饱和油腻食物,忌烟酒,多食蔬菜、水果及富含蛋白质的食物,防止便秘。

5.指导患者正确点眼的方法。

6.定期门诊复查。

第九节　眼球内恶性肿瘤

一、疾病知识

1.定义　内眼肿瘤是恶性肿瘤之一,表现为瞳孔内有黄色白色反光(俗称猫眼),视力消失,眼压升高,前房积血等。

2.病因

(1)未分化型:瘤细胞为圆形、椭圆形、多边形或不规则形。胞核大,圆形,卵圆形或不规则形,染色深,有 1 个以上核样结构体。核内常见 1~2 个不规则核仁。胞质少,有丰富的细胞器,主要为游离的核糖体及线粒体。瘤细胞围绕着一个血管形成的细胞柱,其中可见部分瘤细胞坏死及钙质沉着,此称为假菊花型。该型分化程度低,恶性度较高,但对放射线敏感。

(2)分化型:又称神经上皮型,由方形或低柱状瘤细胞构成,细胞围绕中央腔环形排列,称菊花型。其中央腔内的"膜"为酸性黏多糖物质。胞核较小,位于远离中央腔一端,有一个核仁。胞质较多,主要细胞器为线粒体、微管、粗面内质网及高尔基器等。此型分化程度较高,恶性度较低,但对放射线不敏感。还有一些病例瘤细胞分化程度更高,已有类似光感受器的结构,恶性程度最低。瘤细胞簇集似莲花型,又称感光器分化型,最近称此型为视网膜细胞瘤,以区别于一般的视网膜母细胞。

3.临床表现　临床表现根据肿瘤的表现和发展过程一般可分四期。

(1)当肿瘤增生突入到玻璃体或接近晶体时,瞳孔区将出现黄光反射,故称黑蒙性猫眼,此时常因视力障碍而瞳孔散大、白瞳症或斜视。眼底改变:可见圆形或椭圆形,边界清楚,单发或多发,白色或黄色结节状隆起,表面不平,大小不一,有新生血管或出血点。

(2)青光眼期:由于肿瘤逐渐生长体积增大,眼内容物增加,使眼压升高,引起继发性青光眼,出现眼痛、头痛、恶心、呕吐、眼红等。

(3)眼外期:肿瘤穿破巩膜进入眶内,导致眼球突出;也可向前引起角膜葡萄肿或穿破角膜在球外生长,甚至可突出于睑裂之外,生长成巨大肿瘤。

(4)全身转移期:转移可发生于任何一期,例如发生于视神经盘附近的肿瘤,即使很小,在青光眼期之前就可能有视神经转移,但一般来说其转移以本期为最明显。

4.治疗方法

(1)手术治疗:包括肿瘤切除术、眼球摘除术、眶内容摘除术。标本送病理检查。

(2)放射治疗:邀请放射科会诊,用深部 X 线、Co 等深部照射,或 P、Sr 等浅层照射,按放射治疗常规处理。

（3）综合疗法：综合应用中药、西药、放疗及手术等疗法。

（4）免疫疗法：有学者认为本病与免疫改变有关，故设想采用免疫抑制剂治疗，以控制肿瘤的增生。用特异性 Rb 转移因子、基因工程 Rb 单克隆抗体及其生物导弹，细胞因子（rIL-2、rIFN、rTNF）、TIL、LAK 细胞等联合治疗已获得了较好的效果。

二、用药指导

1. 点药前要先洗手，以免手上细菌带入眼内。

2. 若需同时使用眼药水及药膏，要先点眼药水，5 分钟后再涂眼膏。

3. 眼药水勿放置在高温处，如暖气片上、灶台旁、阳光直射的窗台上等，也不要放在相对湿度大、灰尘多的地方，避免受热、受潮、受污染而变质。

三、辅助检查

1. 诊断检查

（1）注意肿瘤发生时间、部位及发展经过，有无家族史。

（2）注意肿瘤位置、大小、境界、色泽、形状、硬度，有无压痛及波动，有无破溃，与深部或邻近组织的粘连情况，能否移动，眼睑和眼眶附近听诊有无杂音等。

（3）检查有无局部及远处转移，如脑、骨骼、胸部及腹部脏器等。必要时，请有关科室会诊，区别眼部为原发性还是转移性。

（4）检查视力、视野，眼球突出方向、突出度，眼球运动，眼压，眼底，必要时做巩膜透照或放射性核素 P 测定，B 型超声检查。

（5）X 线片检查眶骨及视神经孔。有条件时可作眶静脉造影及 CT 扫描、磁共振成像（MRI）检查。

（6）检查全身情况，必要时查肝功及肾功。

（7）治疗前后照正位及侧位照片。

（8）情况许可时取活体组织送病理检查。

2. CT 检查

（1）眼内高密度肿块。

（2）肿块内钙化斑，30%～90%病例有此发现可作为诊断根据。

（3）视神经增粗，视神经孔扩大，说明肿瘤向颅内蔓延。荧光眼底血管造影：早期即动脉期，肿瘤即显荧光，静脉期增强，且可渗入瘤组织内，因荧光消退迟，在诊断上颇有价值。

3. B 超检查　可分为实质性和囊性两种图形，前者可能为早期肿瘤，后者代表晚期肿瘤。

4. 尿化验　患者尿中香草扁桃酸（VMA）和高香草酸（HVA）24 小时排泄增多。

5. 乳酸脱氢酶（LDH）的活力测定　当房水内 LDH 值高于血清中值，二者之比大于 1.5 时，强烈提示视网膜母细胞瘤可能。

6. 其他　尚可作放射性核素扫描、巩膜透照法、癌胚抗原等。诊断诊断根据病史、年龄和临床症状；X 线片可见到钙化点，或视神经孔扩大。

四、心理护理

1. 医护人员应及时说明患者的病情、发展、预后及可能出现的后果，安慰稳定患者和家属的情绪,鼓励积极配合治疗。

2.出于对疾病的担心,患者在行为上可能产生退化,心理上产生依赖,甚至在等待病理检验结果的过程中焦虑不安,应鼓励患者保持乐观情绪,恢复自尊和自信,树立战胜疾病的信心。

五、出院指导

1.评估患者的病情、自理能力、合作程度及心理状态。

2.做好出院前的准备工作。

3.出院证的办理、相关资料的复印,做好出院宣教。

4.饮食宜清淡易消化,忌饮食过饱和油腻食物,忌烟酒,多食蔬菜、水果及富含蛋白质的食物,防止便秘。

5.指导患者正确点眼的方法。

6.定期门诊复查。

第十章 精神障碍护理

第一节 器质性精神障碍

器质性精神障碍是一组由于脑部疾病或躯体疾病导致的精神障碍,可分为脑器质性精神障碍和躯体疾病所致精神障碍两大类。在临床实践中,通常将精神障碍区分为器质性和功能性两类,但这种区分只是相对和有条件的。随着科技水平的快速发展,各种检测手段的日益进步,原被认为是功能性的精神障碍,已发现有脑实质及超微结构方面的改变。

一、器质性精神障碍的常见临床综合征

虽然器质性精神障碍病因类别很多,但原发性生物学病因与器质性精神症状表现之间并无特异性的依存关系。不同病因引起的精神症状可以不同;而相同的病因在不同的患者身上可能引发不同的症状,甚至在同一患者身上发生由某种症状群转变为另一种症状群的现象。其中,谵妄综合征是常见的急性脑器质精神症状,痴呆综合征是常见的慢性脑器质精神症状。

1.谵妄综合征 谵妄是一种病因非特异的综合征,起病急剧,以意识障碍、显著的兴奋躁动、感知觉障碍为三联征的一组器质性精神障碍症状群,又称急性脑病综合征。病因大多数由于多种躯体疾病所致,为脑部急性病变,如颅内病变、急性感染、中毒、外伤、内分泌紊乱、代谢障碍和营养缺乏等。

谵妄状态下中枢神经系统的变化一般认为是广泛的脑神经细胞急性代谢紊乱的结果,一般是可逆的、非结构性的病变。

谵妄的发生率非常高,有研究报道,在内、外科住院患者中为 5%~15%,重症监护病房(ICU)患者中为 15%~30%,严重烧伤住院患者中为 20%~30%,老年病房住院患者中为16%~50%。

(1)症状特点:谵妄起病大多急性,突然发生。少数患者有 1~2 天的前驱期,表现为倦怠、焦虑、恐惧、失眠、多梦等。谵妄状态的症状复杂多变,波动性大,呈昼轻夜重或"落日效应",此为鉴别器质性与非器质性症状的重要特点之一。持续时间的长短与原发疾病的轻重有密切关系。

1)意识障碍:谵妄时主要是意识清晰水平的下降,表现为清醒程度下降及对外界的感觉与注意减退,定向障碍。定向障碍往往根据谵妄的严重程度,从轻到重依次为时间—地点—人物—自我定向障碍。注意力显得松散、凌乱,推理与解决问题的能力受损。

2)知觉障碍:有大量的错觉、幻觉,且形象生动逼真,患者在错觉或幻觉的影响下,可产生焦虑、恐惧、不安的情绪行为反应。

3)思维障碍:患者的抽象思维、理解力受损,常常出现思维不连贯或回答不切题;有的患者在幻觉的基础上出现妄想,这些妄想具有系统性差、持续时间短、片段性的特点,有别于功能性精神障碍的妄想。

4)记忆障碍:主要表现为新信息的保存困难,对病中经过大多不能回忆。

5)情绪障碍:以焦虑、恐惧、易激惹多见,也可有抑郁、欣快、淡漠等。

6)精神运动障碍:患者常有不协调的精神运动性兴奋(如无目的的摸索,或出现职业性的重复动作),少数可出现精神运动性抑制。有的表现为不可预测地从一个极端突然转变为另一个极端。惊跳反应明显而强烈。

7)不自主运动:患者可有神经病学症状性质的不自主运动,如震颤、扑翼样运动、多发性肌阵挛等。

8)自主神经功能障碍:如皮肤潮红或苍白,多汗或无汗,瞳孔扩大或缩小,血压升高或降低,心跳加快或减缓,体温过高或过低,恶心、呕吐、腹泻等,在多数谵妄患者中均可见到。

9)睡眠节律紊乱:睡眠-觉醒周期紊乱,表现为失眠,严重时白天及夜间均不睡或睡眠周期颠倒,即白天瞌睡,夜晚失眠。夜间也可发生噩梦或梦魇,其内容可以延续至觉醒后以幻觉或错觉的形式存在。

(2)治疗与预后:谵妄状态是一种内科急症,必须尽快寻找和治疗导致谵妄状态的病因,去除原发病,以免造成脑组织永久性的损害。谵妄状态的治疗包括病因治疗、支持与对症治疗。支持疗法包括维持水电解质平衡,补充营养与适量的维生素;对症治疗包括对于兴奋躁动或幻觉妄想比较严重的谵妄,可给予抗精神病药(如氟哌啶醇或抗焦虑药等)治疗。

谵妄状态一般预后良好,病程短暂,多数持续数小时至数天。极少数超过1个月,常随原发病好转而恢复。但如果原发病严重,使脑部发生不可逆的病变,或较长时间兴奋躁动,不进饮食而引起躯体功能衰竭,可导致死亡。

2.痴呆综合征 痴呆是在脑部广泛性病变的基础上出现的一种常见的慢性脑病综合征。临床特征为记忆、理解、判断、推理、计算和抽象思维多种认知功能减退,可伴有幻觉、妄想、行为紊乱和人格改变,并因此严重影响患者的职业或社会功能。患者一般无意识障碍。

引起痴呆最常见的病因是脑组织变性引起的疾病,其中以阿尔茨海默病(Alzheimer's disease,AD)最常见,占所有痴呆的50%~60%;其次是血管性痴呆;其他的脑病变如外伤、脑瘤、药物中毒等也可引起痴呆。

痴呆一般起病缓慢、进行性、不可逆(15%左右可逆),少数患者起病较急(如脑炎、脑外伤、脑缺氧后痴呆)。要排除假性痴呆(如抑郁性痴呆)、精神发育迟滞、归因于社会环境极度贫困和教育受限的认知功能低下、药源性智力损害等。

(1)症状特点

1)记忆减退:最明显的是学习新事物的能力受损。

2)以思维和信息处理能力减退为特征的智力损害:如抽象概括能力减退,难以解释成语、谚语。掌握的词汇量减少,不能理解抽象意义的词汇,难以概括同类事物的共同特征,或判断力减退。

3)情感障碍:如抑郁、焦虑、淡漠或敌意增加等。

4)意志减退:如懒散、主动性降低。

5)其他高级皮质功能受损:如失语、失认、失用或人格改变等。

6)伴有精神症状:如幻觉、妄想(不系统、片段、不持久)。

7)一般无意识障碍。

8)日常生活和社会功能受损。

9)病程:以上症状表现至少6个月。

(2)治疗原则:尽早发现可逆性痴呆(如甲状腺功能减退所致痴呆、营养缺乏所致痴呆等),使其在造成脑部不可逆损害之前给予充分治疗。对伴发的精神症状,如焦虑、抑郁、妄想等给予对症处理。对不可逆的痴呆,加强康复训练、护理,减轻或延缓其功能残缺。

药物治疗可给予促脑代谢药物、血管扩张药物、神经肽类等,但效果不肯定。

二、器质性精神障碍的分类

1.脑器质性精神障碍　脑器质性精神障碍是指脑部感染、变性、血管病、外伤、肿瘤等病变引起的精神障碍。按脑组织损伤的病因,脑器质性精神障碍可分以下几种。

(1)阿尔茨海默病,是一组病因未明的原发性退行性脑变性疾病。多起病于老年期,隐匿起病,缓慢不可逆地进展(2年或更长),以智能损害为主。

(2)脑血管病所致精神障碍,是在脑血管壁病变基础上,加上血液成分或血流动力学改变,造成脑出血或缺血,导致精神障碍。

(3)脑变性疾病所致精神障碍,包括匹克病、路易体病、肝豆状核变性等疾病所致的精神障碍。

(4)颅内感染所致精神障碍,包括病毒性脑炎、流行性脑炎、结核性脑炎、神经梅毒等疾病所致的精神障碍。

(5)脑外伤所致精神障碍,包括脑震荡、脑挫裂伤、颅内血肿等疾病所致的精神障碍。

(6)脑肿瘤所致的精神障碍,包括神经胶质瘤、垂体腺瘤、脑膜瘤、神经鞘瘤及转移癌等疾病所致的精神障碍。

(7)癫痫所致精神障碍,可分为发作性精神障碍和非发作性精神障碍。

2.躯体疾病所致的精神障碍　躯体疾病所致精神障碍是指各种躯体疾病,如躯体感染、内分泌、血液、营养、代谢等疾病过程中,由于影响了脑功能而出现的各种精神障碍。它与脑器质性疾病所致精神障碍不同,前者的脑功能紊乱是继发的,而后者是脑部原发性损害所致。按器官系统及致病因素大致可分以下几种。

(1)躯体感染所致精神障碍,是病毒、细菌及其他微生物引起的全身感染导致的精神障碍。如流行性感冒、肺炎、伤寒、病毒性肝炎、艾滋病等疾病所致的精神障碍。

(2)内脏器官疾病所致精神障碍,是指由重要内脏器官(如心、肝、肺、肾等)严重疾病继发脑功能紊乱而发生的精神障碍。如心源性脑病、肝性脑病、肺性及肾性脑病等所致的精神障碍。

(3)内分泌疾病所致精神障碍,由于内分泌疾病引起的内分泌功能失调所致的精神障碍。如甲状腺功能异常、肾上腺皮质功能异常、垂体功能异常、性腺功能异常、糖尿病等所致的精神障碍。

(4)营养代谢性疾病所致精神障碍,由于代谢障碍及营养不良导致精神障碍。如烟酸缺乏(糙皮病)、维生素 B_6 缺乏、叶酸缺乏、水电解质紊乱等所致的精神障碍。

(5)结缔组织疾病所致精神障碍,包括多发性肌炎、皮肌炎、结节性动脉周围炎、硬皮症等所致的精神障碍。

(6)其他疾病所致精神障碍,包括系统性红斑狼疮、白血病、各类贫血所致的精神障碍,以及癌症所致精神障碍、手术前后所致精神障碍、烧伤后所致精神障碍、染色体异常所致的精神障碍等。

三、护理评估

护理人员必须对器质性精神障碍的症状特性及其原因有充分的了解,准确地评估患者是否为器质性精神障碍。器质性精神障碍的症状常因中枢神经系统受损部位的不同而有很大差别,会表现出不同程度和不同类型的精神症状,也可能同时并存数种精神症状。因此,在选择有效的护理方案前,护理人员应根据患者的病情及临床表现对其进行全面评估。护理评估包括生理功能方面、心理功能方面、社会功能方面。

1.生理功能方面

(1)既往疾病史,包括疾病家族史、药物过敏史、生长发育史、手术史和外伤史等,排除其他功能性精神障碍。

(2)患者一般状况,包括生命体征、营养状况、进食情况、大小便和睡眠情况等。

(3)生活自理能力,皮肤是否完整,肢体感觉和运动情况,有无感知觉障碍,有无偏瘫,有无神经系统阳性体征。

(4)原发疾病的进展情况,包括疾病的症状表现、发展变化、治疗情况等。

2.心理功能方面

(1)病前的性格特点、兴趣爱好,对自身疾病是否了解,是否配合治疗,对治疗是否有信心。

(2)情绪的强度和敏感度,有无焦虑、抑郁、烦躁、淡漠、兴奋躁动等。

(3)人格变化情况,有无孤僻、固执、离群、主观、自私、多疑等。

(4)有无注意障碍、记忆障碍、思维障碍、智能障碍、意识障碍等。

3.社会功能方面

(1)患者的人际关系、工作能力、日常生活能力、可利用的社会资源及运用资源的能力。

(2)患者家属与患者关系如何,能否给患者提供关心、帮助及支持。

(3)患者的社会关系和家庭经济状况。

四、护理诊断

器质性精神障碍除精神症状之外,同时还存在各种躯体症状,因而相比其他精神障碍更加复杂。涉及的护理问题更为广泛,以下列出一些较为常见的护理诊断。

1.生理功能方面

(1)营养失调(低于机体需要量):与患者认知障碍不知道进食、消耗增加有关。

(2)有受伤的危险:与步态不稳、智能障碍、意识障碍、感觉障碍、躯体移动障碍、癫痫发作等有关。

(3)有呛噎的危险:与吞咽困难、假性延髓性麻痹有关。

(4)睡眠形态紊乱:与脑部缺氧和精神症状有关。

(5)排便异常:与意识障碍及药物不良反应等有关。

(6)皮肤完整性受损的可能:与长期卧床、排便异常、高热、皮肤水肿等有关。

(7)清理呼吸道无效:与咳嗽能力受损有关。

(8)有感染的危险:与营养失调、生活自理能力降低、机体免疫力下降有关。

(9)躯体移动障碍:与神经、肌肉受损有关。

(10)活动无耐力:与氧的供需失调、代谢改变等有关。

(11)舒适的改变:与疾病症状或保护性约束有关。

2.心理功能方面

(1)焦虑和抑郁:与疾病、认知和社会支持系统缺乏有关。

(2)语言交流障碍:与理解和使用语言功能受损有关。

(3)思维过程的改变:与意识障碍、认知能力下降有关。

(4)定向力障碍:与注意力不集中、记忆力减退、意识障碍等有关。

3.社会功能方面

(1)生活自理能力缺陷:与认知功能下降、感知觉受损有关。

(2)社交障碍:与认知能力减退、定向力下降、思维过程改变、言语及运动障碍有关。

(3)有暴力行为的危险:与幻觉、妄想、错觉等有关。

(4)自我概念紊乱:与认知功能下降有关。

五、护理目标

1.生理功能方面

(1)患者不出现误吸、窒息、跌倒、受伤等意外。

(2)患者能形成按时排便的习惯。

(3)患者能恢复最佳的活动功能,身体活动能力增加。

(4)睡眠有明显改善,白天睡眠减少,夜间睡眠质量提高。

(5)饮食量增加,能保持良好的营养状态,能满足机体代谢的需要,相关指标达标。

(6)皮肤完整无破损,肢体功能恢复,能离床活动,未发生压疮等。

(7)患者能有效排痰,不发生窒息及肺部感染。

(8)舒适感增加。

2.心理功能方面

(1)患者的情绪稳定,焦虑和抑郁改善。

(2)患者能与医护人员、亲友、病友等进行有效交流。

(3)患者能主动确认自己活动的场所,如病室、餐厅、卫生间等,能记住经常和自己接触的病友及医护人员。

(4)患者保持良好的意识状态。

(5)患者生理、心理的舒适感增加。

3.社会功能方面

(1)患者能最大限度地恢复自理能力。

(2)患者能最大限度地保持沟通能力。

(3)患者能认识到自伤、伤害他人等行为,并能有意识约束自己的冲动想法及行为。

六、护理措施

(一)安全护理方面

1.预防意外伤害

(1)防跌倒护理

1)针对外因:患者的鞋子大小合适,避免穿拖鞋,穿脱鞋、裤、袜时坐着进行。环境布局简洁,过道无障碍物,常用物品放置方便易取。病室、浴室及厕所内地面保持干燥,洗手间和浴室铺防滑垫,厕所及过道安装扶手,光线适宜。患者避免从事危险性活动,改变姿势时要注意留一定的缓冲时间,活动时应有人陪伴或搀扶。

2)针对内因:分析患者的危险因素和发病的前驱症状,掌握发病规律,积极防治可能诱发跌倒的原因。对感知功能障碍和平衡能力下降的患者,应给予助步器、助听器、老花镜,同时加强防护,定期进行体格检查。对使用降压药、抗精神病药物的患者应防止体位性低血压,应遵循"三个半分钟"原则,即醒来后先平躺半分钟,坐起上半身半分钟,双下膝靠床沿垂地半分钟,然后再站起来。对高危患者设置警示牌,提醒医护人员及看护者小心照护。

3)健康指导:如高危人群、药物宣教、运动指导、辅助用具的正确使用等。

(2)防冲动护理:应注意患者情绪变化,经常巡视病房,严密观察发现可疑动向,及时排除患者可能伤人的危险因素,保管好尖锐的器具、药物等危险物品。当患者出现暴力行为时,应保持镇定并安慰患者,必要时遵医嘱,给予药物控制或保护性约束。患者在意识模糊、幻觉妄想情况下,可出现奔跑、挣扎、毁物、伤人等冲动攻击行为,护士应掌握幻觉的频次、内容和时间,加强监护,卧位时拉上床挡;躁动时使用保护性约束,以防患者坠床。

(3)防呛噎护理

1)食物选择:避免有刺、骨头、块状等容易呛噎的食物,避免黏性较强的食物,如年糕、粽子等,避免食物过冷过热。对有吞咽困难者应给予半流质饮食,对偶有呛咳者,合理调整饮食种类,以细、碎、软为原则,温度适宜。

2)进食体位:尽量取坐位,卧床患者床头抬高 15°~30°,进餐后不要过早放平床头,一般保持半小时以上。

3)进食时指导患者细嚼慢咽,每次进食一口量,吞咽困难者,可用汤匙将少量食物送至舌根处,待完全咽下。再送入下一口食物。进食时出现呛咳应暂停进食,呼吸平稳后再喂食物。进食时避免和患者讲话、说笑。

4)对有吞咽障碍者,指导吞咽功能训练。

(4)防走失护理:提供稳定、安全的住院环境。避免独自外出,并在患者口袋内或衣服上缝上有患者姓名和电话号码的标志。

2.用药安全

(1)保证服药到口:口服药必须由护士按顿送服,不能放置在患者身边,必须帮助患者将药全部服下。以免患者遗忘或错服。对伴有抑郁、幻觉、自杀倾向及拒绝服药的患者,要检查其口腔,确保将药物咽下,防止患者将药物吐掉或取出。

(2)密切观察药物疗效及不良反应:如服用降糖药要观察低血糖反应、服用降压药要监测血压等。中重度痴呆患者服药后常不能诉说其不适,护理人员要细心观察患者服药后的反应,及时反馈给医师,以便及时调整给药方案。

(3)加强用药指导:护理人员应对患者、家属、陪护人员仔细解释用药目的、时间、方法、疗效及有可能出现的不良反应。

3.预防交叉感染　病室每天开窗通风,定期用紫外线进行空气消毒;严格执行消毒隔离制度,严格执行无菌操作及手卫生制度;保持皮肤、床铺的整洁、干燥,减少发生感染和压疮的危险。

(二)生理功能方面

1.提供安全、安静、舒适、整洁的住院环境。病室温湿度适宜,空气流通,光线柔和,避免强光刺激。

2.对于谵妄患者,"维持生命"应列为最优先考虑的护理措施。若患者过于激动、混乱、无法满足其生理所需,应协助补充营养、水分、电解质等,纠正或防止体液失衡。

3.饮食护理 根据患者的营养状况制订合理的膳食,提供清淡易消化的食物,少量多餐,保证患者的营养、水分补充及维持水电解质的平衡。对有吞咽障碍或不能进食的患者,可采用鼻饲或静脉营养。对有精神症状的患者,如猜疑、被害妄想的患者可以安排和其他患者一起进餐。暴饮暴食的患者宜单独进餐,控制进食量。癫痫伴发精神障碍的患者应给予低盐饮食,避免过饱等诱发癫痫。

4.睡眠护理 尽量减少或消除影响睡眠的不良因素,为患者创造一个安静、舒适的睡眠环境。白天多安排一些活动,如散步、文体活动等,使之不易睡觉或打瞌睡,产生适当的疲劳感。晚上要按规定的作息时间睡觉,早上按时起床。睡觉前避免情绪刺激,不饮茶、咖啡等饮料,用热水洗澡或泡脚,做一些按摩,听安神催眠的音乐等,让患者精神松弛、舒适地入睡。必要时遵医嘱给予小剂量的安眠药。谵妄状态患者的房间不能过于黑暗,以免造成嗜睡的、类似夜间的环境。避免过分吵闹引起惊跳反应。

5.排泄护理 痴呆患者大小便不能自理或有失禁的现象,应耐心地训练患者养成定时排便的习惯。大小便后及时清理,并用温水擦洗干净。对于便秘患者,鼓励其多做适当的运动,或被动运动。提供富含粗纤维的食物,给予按摩,必要时遵医嘱给予灌肠。

6.个人生活护理 对于轻中度痴呆患者,除了给予适度的生活照顾外,应尽量指导其自理日常生活,鼓励并安排其参加一定的活动,如听音乐、阅读等,多与患者聊天、帮助患者回忆过去的生活经历等。护理人员要适时适地地给予患者必要的卫生指导,采取适当措施制止患者的不卫生行为,维持良好的个人卫生习惯,减少被感染的机会。根据天气变化及时建议患者添减衣服,病房经常开窗换气。长期卧床患者要定时翻身、叩背,预防压疮。

(三)心理功能方面

1.谵妄状态的护理 谵妄状态症状变化快。行为紊乱不可预知,且常出现感知觉障碍,其中幻视是最常见的症状,且形象生动逼真,导致患者出现焦虑、恐惧情绪,使患者惊恐而想逃离现场,甚至跳窗或有暴力行为。因此,对伴有幻觉的患者,应特别注意安全,以免患者伤害自己或他人。应有专人护理,加强防范,尽量减少室内物品,病床要拉上床栏,控制患者的活动范围等,必要时遵医嘱予保护性约束或镇静剂。对于处于视幻觉恐惧状态的患者,若是去帮助患者清除幻觉物体,通常是无效的。如患者要求清除他床上的虫(幻觉),若护理人员真的去清除床上实际不存在的虫,会强化患者对幻觉的真实感而使其更加害怕。所以,合适的护理是不断地告诉患者这是不存在的,这只是因为疾病所致的幻觉,医师和护理人员都会帮助你,家属也应以一致的态度帮助患者。

2.认知功能障碍的护理 首先,要尊重患者,对因认知功能障碍出现的一些难以理解的行为,要理解、宽容。用诚恳的态度对待患者,耐心地听取患者的诉说,对患者的唠叨不要指责,切忌使用伤害感情或损害患者自尊心的语言和行为,使其受到心理伤害,产生低落情绪,甚至发生攻击性行为;其次,不能因为患者固执、摔打东西而对其进行人格侮辱,或采用关锁的方法来处理。多观察患者的言行变化,多与患者交谈,掌握患者的心理状态,并分析产生焦虑、激越等行为的具体原因,然后有计划、有目的地与患者交谈,掌握谈话技巧,消除其思想顾虑,以促进病情的稳定与缓解。

3.癫痫伴发精神障碍的护理　癫痫性精神障碍的患者情绪敏感、多疑,易波动、易激惹,因而易发生意外。护士在进行心理护理过程中,要注意与患者沟通的技巧,善于倾听。尊重患者,态度和蔼,语气委婉,向患者解释疾病的特点,帮助患者克服负性情绪和性格弱点,增强患者的自信心,积极配合治疗。

(四)社会功能方面

1.提高生活自理能力　督促患者保持日常生活习惯,每天按时自行洗漱、梳头、刮胡须、如厕、洗脚等。让患者做些轻便的家务劳动。既可以减轻早期的焦虑情绪,还可以促进患者的身体健康。

2.定向力训练　定向力障碍是痴呆患者很常见的问题,应重点关注。患者房门上设置明显的标记,或在病床单位放置个人熟悉的物品,如家庭照片等,帮助患者确认自己的房间和床单位。在病房里挂日历、闹钟有助于患者对时间定向的保持;鼓励患者读报或收听广播电视,可保持或促进患者对新事物的兴趣。

3.提高患者的应对能力　指导和帮助患者妥善处理相关的社会与家庭矛盾,应对生活事件。对家属做好相关疾病知识的健康宣教,使家属能理解、接纳患者,尽量避免有害的应激源对患者造成的伤害,协助患者维持身心平衡。

4.认知功能的训练　多和患者交谈,交谈时保持目光接触,态度温和,说话语言简单通俗、语调适中、吐词清晰,一次只说一个主题或问一个问题,直到患者听懂。用简单问题提问患者,或让其解释简单词语的含义,鼓励患者多说话,多看书,听广播,看电视,接受外界的各种刺激。可用卡片、图片、益智玩具等来帮助患者保持记忆,对容易忘记的或经常出错的事情,应设提醒标志。反复强调患者的能力和优点,对患者当前的能力表示认同、理解和支持,切忌嘲笑、责骂。

(五)健康宣教

1.痴呆患者　宣教对象主要为患者、家属及陪护人员。对于患者的宣教宜采取长期反复宣教的方法,对于家属及陪护的宣教,主要从安全护理、日常饮食及亲情关怀方面入手。告知痴呆目前尚无特效的治疗方法,加强家庭护理是目前减轻痴呆患者的痛苦、提高患者生活质量的唯一途径。平时尽量保持患者生活环境中的各种事物恒定不变,必须改变时要采用缓慢渐进的方式。痴呆患者学习新事物的能力很差,生活环境的改变会使其不知所措。加速自理能力的下降。但现实生活中变化总是难免的,照顾者应尽量使变化小一点、慢一点,并反复教导和训练患者适应新环境。告知家属正确认识痴呆是一种疾病,应将患者的病情与诊断告知社区相关人员和邻里,并到社区卫生服务机构登记备案,以便得到他们的协助。

2.谵妄状态的患者　应告知患者及家属精神症状与器质性疾病的关系。当原发疾病得到控制后,精神症状可以减轻或者消失。指导患者和家属了解疾病复发的先兆,掌握自护的方法。

七、护理评价

1.生理功能方面

(1)患者营养状况良好,睡眠充足,大小便正常。

(2)皮肤完整,无受伤、跌倒等意外事件的发生。

(3)不发生感染等并发症。

2.心理功能方面

(1)患者的意识状态好转,记忆力、定向力改善,无不良情绪。

(2)对疾病有一定的认识。

3.社会功能方面

(1)患者能主动料理自己的生活,生活有规律。

(2)不发生暴力行为,能与他人进行有效交流并参加一定的社会活动。

第二节　精神活性物质所致精神障碍

精神活性物质所致精神障碍是指来自体外的且可显著影响精神活动的各种物质所致的精神障碍。此类精神障碍包括酒依赖、酒中毒、鸦片类物质、镇静安眠药、麻醉剂、兴奋剂及其他精神活性物质(农药、一氧化碳、重金属及其他物质中毒)所致的精神障碍等。急性中毒或戒断可出现意识障碍或精神病状态,慢性中毒可出现人格改变、遗忘综合征和痴呆。

依赖俗称成瘾,是一组因反复使用精神活性物质引起的认知、行为和生理症状群,包括:对精神活性物质的强烈渴求;尽管明白对身体有害,但仍继续使用,难以控制;导致耐受性增加、戒断症状和强制性觅药行为。所谓强制性觅药行为,是指使用者将寻求药物作为自己一切活动的中心,远远高于其他活动,如责任、义务、道德等。

依赖又分为躯体依赖和心理依赖。躯体依赖也称生理依赖,是由于反复使用精神活性物质使中枢神经系统发生了某些生理、生化变化,以致需要这类物质持续地存在于体内,主要表现为耐受性增加和戒断症状。心理依赖又称精神依赖,它是指患者对精神活性物质强烈的渴求,以致不择手段地设法获取这类物质。吸毒者成瘾后的"终身想毒"和戒毒后的复吸,都是心理依赖的表现。

滥用又称为有害使用,是一种偏离医疗所需或有悖于社会常规的间断或不间断地自行使用精神活性物质。由于反复使用导致了明显的不良后果。如影响中枢神经系统,使人产生不恰当的行为改变,导致社会和职业功能受损,不能完成工作、学业,损害躯体、心理健康,以及导致法律上的问题等。滥用强调的是不良后果,滥用者没有明显的耐受性增加或戒断症状,反之就是依赖状态。

耐受性是指长期持续使用某种精神活性物质,使机体对该物质的敏感性降低,逐渐产生耐受现象,效果也随之减弱,原来的剂量则达不到预期的效果,必须增加使用剂量方能保持原有的反应或药效的一种状态。

戒断状态指停止使用精神活性物质或减少使用剂量,以及使用拮抗剂后所出现的特殊的心理生理症状群,并影响使用者的社会功能。其机制是由于长期用药后突然停药引起的适应性反跳,此时若立刻恢复使用原来的精神活性物质,则戒断症状可缓解。不同的精神活性物质所致戒断症状的严重程度与病程,因其药理特性不同而不同,一般为与药理作用相反的症状。

一、精神活性物质的分类

1.根据精神活性物质的药理特性分类

(1)麻醉性镇痛药:具有镇静、镇痛、止咳、安眠、呼吸抑制、降温等中枢抑制作用,如海洛因、吗啡、哌替啶、鸦片、美沙酮、丁丙诺啡等。

(2)中枢神经系统兴奋剂:可使个体处于高度警觉、活动增加、情绪振奋、睡眠减少、呼吸兴奋、血管收缩、升高体温和抑制食欲等中枢神经兴奋状态,如可卡因、甲基苯丙胺等。

(3)大麻类药物:主要成分为四氢大麻酚,小剂量时既有兴奋作用又有抑制作用,大剂量时以抑制作用为主。

(4)中枢神经系统抑制剂:有镇静、催眠、抗惊厥作用,如酒精、苯二氮䓬类、巴比妥类等。

(5)致幻剂:也称迷幻剂,在不影响意识和记忆的情况下,能改变人的知觉、思维和情感状态,当达到一定剂量时可引起幻觉和情绪障碍,如麦角酸二乙酰胺(LSD)、北美仙人球毒碱、苯丙胺等。

(6)挥发性有机溶剂:会导致知觉受损、失去协调和判断能力,如乙醇、甲醇、丙酮、甲苯等。

(7)烟草:烟草中的主要成分是烟碱(尼古丁),具有兴奋和抑制双重作用。

2.其他分类

(1)根据使用的环境分类:社交性成瘾物质、处方用药和非法成瘾物质。

(2)根据国际公约分类:有麻醉药品和精神药物。

二、使用精神活性物质的相关因素

1.社会因素　包括:可获得性;家庭因素(如家庭矛盾、单亲家庭、家庭成员犯罪吸毒等);同伴影响、社会压力;文化背景、社会环境等因素。

2.心理因素

(1)个性因素:吸毒者有明显的个性特征,如反社会性、情绪调节较差、易冲动、缺乏有效的防御机制、追求即刻满足等。

(2)药物的心理强化作用:精神活性物质具有明显的强化作用,包括正性强化和负性强化。正性强化作用如增加正性情绪的作用,吸毒后的快感等;负性强化作用如对抗负性情绪,吸毒者必须反复使用才能解除戒断症状等。

3.生物因素

(1)遗传学因素:遗传因素在药物依赖中起到重要的作用,药物滥用的易感性因素是由基因所决定的。一方面是直接遗传的酒精或药物依赖易感性,另一方面是间接的方式,将反社会人格传给下一代。

(2)神经生物学机制:研究发现,中脑多巴胺边缘系统神经通路(犒赏通路)是自然犒赏物(食物、水、性等)、精神活性物质产生快感的重要部位。人类所滥用的物质,通过犒赏通路,使多巴胺的释放增加,起到强化效应的作用。

三、酒精所致精神障碍

酒精是亲神经性物质,吸收后迅速分布到全身各器官系统,中枢神经系统是最敏感的,心血管、胃肠道、肝脏等也会受到明显的影响。少量饮酒可使人产生欣快感、健谈、控制力下降及轻度的行为障碍。一次大量饮酒可引起急性精神神经症状,长期饮酒可引起各种精神障碍,包括依赖、戒断综合征、精神病性症状,以及躯体损害的症状和体征等。

(一)流行病学

世界卫生组织指出,酒精的有害性使用在全球都是对健康危害最为严重的问题之一。中南大学精神卫生研究所对国内 5 大城市饮酒的流行学调查结果表明,普通人群(15 岁以上)男、女和总饮酒率分别为 74.93%、38.85% 和 59.00%。人均年饮酒量为 4.47L。纯酒精,男性饮酒量为女性的 13.4 倍,男性、女性和总的酒依赖时点患病率分别为 6.60%、0.20% 和 3.80%。

人口学特征:①男性为主;②重体力劳动者高;③少数民族患者多。有研究认为,酒依赖的危险因素。按作用强度排列依次为:大量饮酒、男性、年龄较大、体力劳动、受教育年限少和吸烟者。

(二)病因与发病机制

1.生物因素　酒中毒的家族聚集性非常明显,一级亲属患酒依赖的危险性比对照组高 4~7 倍;单卵双生子的饮酒行为和酒依赖的一致性高于双卵双生子;寄养子研究显示,生身父母为酒依赖患者,则其子女不论生活于哪类家庭,患酒依赖的危险性都增加 2.5 倍。

2.心理因素　有研究表明,男性饮酒是为了获取主观上的力量感,在生理上感觉酒精引发的温暖感,在心理上体验酒后的强健与优越,在社交上体验到他人对自己的敬意。此外,神经心理学研究结果提示,嗜酒者的儿子大多具有特征性的神经心理缺陷,如冲动性、过于自信、活动过多及对伤害的回避能力差等,这些特点使得嗜酒者的儿子易发展为酒中毒。

3.社会因素　社会、家庭、经济、文化习俗等因素均与酒精引起的精神障碍关系密切。具有酒依赖家族史、家庭成员饮酒的相互影响,均为酒依赖高发的危险因素。不少患者病前都曾企图通过饮酒来缓解应激造成的紧张和焦虑,从而促进饮酒行为不断强化。

(三)临床类型及表现

1.急性酒精中毒　急性酒精中毒又分为单纯醉酒、复杂性醉酒和病理性醉酒。

(1)单纯性醉酒:又称普通醉酒状态,指一次大量饮酒引起的急性中毒,中毒的严重程度与患者血液中的酒精含量及酒精代谢速度有关。醉酒初期为兴奋期,表现为欣快话多、控制力差,伴有心率加快、面色潮红、呼吸急促及各种反射亢进。随后为麻痹期,表现言语零乱、步态不稳、困倦嗜睡,或情绪不稳、易激惹,伴皮肤血管扩张、呕吐、意识清晰度下降;明显的麻痹症状如运动失调、发声不清、眼颤等出现之后,精神兴奋症状则随之消失,可伴有心率加快、血压下降、恶心、呕吐,若进一步发展则出现意识障碍、嗜睡、昏睡,甚至昏迷。除重症外,一般能自行恢复,不留后遗症。

(2)病理性醉酒:是个体特异性体质引起的对酒精过敏反应。患者对酒精的耐受性极低,少量饮酒即引起精神病性发作,出现严重的自我意识和环境意识障碍。表现高度兴奋、极度紧张、片段的幻觉妄想,常突然出现目的不明的攻击性行为。一般不出现话多、欣快和明显的中毒性神经系统症状。常在饮酒后数分钟发生,持续数分钟到数小时不等,多以深睡告终,清醒后患者对发作过程不能回忆。

（3）复杂性醉酒：是介于单纯性醉酒和病理性醉酒之间的一种状态。患者常患有脑器质性疾病或影响酒精代谢的躯体疾病，对酒精的敏感性增强，耐受性下降，当饮酒量超过以往的醉酒量时，便产生急性中毒反应，急速加深的意识障碍。严重精神运动性兴奋持续的时间更长，伴有错觉、幻觉或片段的妄想，易激惹，有冲动破坏行为。有的患者会出现极端的抑郁状态，号啕大哭、自责自罪，易出现自杀行为。发作常持续数小时，缓解后患者对发作过程部分或完全遗忘。

2.慢性酒中毒

（1）酒精依赖：俗称"酒瘾"，是由反复饮酒所致的一种特殊心理状态。患者有对酒的渴求和需要不断饮酒的强迫感，可持续或间断出现，若停止饮酒则出现心理和生理戒断症状。其临床特征：①对酒的渴求、强迫饮酒、无法控制；②固定的饮酒模式，在固定的时间饮酒而不顾场合，以避免或缓解戒断症状；③饮酒已成为一切活动的中心，明显影响工作、家庭生活及社会活动；④耐受性逐渐增加，为取得饮酒初期达到的效果，或防止生理性戒断症状的发生而不断增加饮酒量；⑤戒断综合征反复出现，如果减少酒量或延长饮酒间隔，即引起体内酒精浓度下降而出现戒断综合征。最常见的症状是手、足、四肢和躯干震颤，共济失调，情绪急躁，易有惊跳反应，还可见多汗、恶心和呕吐等，若及时饮酒，上述戒断症状能迅速消失。因夜间睡眠时间较长，血浆酒精浓度下降明显，故戒断症状多发生于清晨。所以，绝大部分患者均在清晨饮酒，借以缓解戒断症状引起的不适。这种现象称作"晨饮"，对依赖综合征的诊断有重要意义。病情较重者若相对或绝对戒断。可出现严重惊厥、意识混浊或震颤谵妄；⑥酒依赖患者经过一段时间的戒断后如重新饮酒则更为迅速地再现依赖综合征。

（2）酒精戒断综合征

1）单纯性戒断反应：长期大量饮酒者停止或骤然减少饮酒量，数小时后出现自主神经功能亢进症状，如出汗、心动过速、血压升高、失眠、厌食、焦虑、头痛、恶心、呕吐，短暂的视、触、听幻觉。绝大部分的戒断反应为轻到中度，一般在 8 小时内出现，24~72 小时达高峰，2 周后明显缓解。

2）癫痫样发作：也称酒精性癫痫，指严重酒依赖患者在中断饮酒后或大量饮酒等情况下出现的癫痫样发作。多与突然断酒或急剧增减酒量有关，可能是酒精对脑细胞的直接作用和（或）断酒后血中酒精浓度急剧发生变化。影响脑细胞正常代谢而诱发脑电波异常所致。绝大多数（95%以上）是全身性发作。少数患者为部分性发作，个别患者可呈癫痫持续状态。

3）震颤谵妄：震颤谵妄是最严重的、可导致死亡的酒精性疾病状态，是在慢性酒精中毒基础上出现的一种急性脑病综合征，多发生于持续大量饮酒的酒精依赖患者，可由外伤、感染等机体抵抗力下降因素促发。常在戒酒或减量后 3~5 天突然发病，主要表现为严重的意识模糊、定向力丧失、生动的幻觉和妄想，极端恐惧不安或冲动行为，四肢粗大震颤和共济失调，并常伴有发热、大汗、心动过速、血压升高及瞳孔散大等，严重时可危及生命。震颤谵妄持续时间长短不等，一般为 3~5 天。恢复后患者对病情经过部分或全部遗忘。

（3）酒精中毒性幻觉症：是一种因长期饮酒引起的幻觉状态。酒依赖患者在突然减少或停止饮酒后 1~2 天出现大量丰富鲜明的幻觉，以幻听幻视为主。常见原始性幻视及评论性和命令性幻听。在幻觉基础上，可出现片段妄想及相应的紧张恐惧或情绪低落，严重者可出现自杀行为。患者发病期间意识清晰，也无明显精神运动性兴奋和自主神经功能亢进症状。持续时间不定，少则几小时，最长不超过 6 个月。

（4）酒精中毒性妄想症：酒精依赖患者在意识清晰的情况下出现嫉妒妄想与被害妄想，受症状支配可出现无端怀疑、暴怒、攻击，甚至酿成凶杀后果。嫉妒妄想的发生通常与患者长期饮酒致使性功能下降有关。该症起病缓慢，病程迁延，如长期坚持戒酒可以逐渐恢复。

3.酒精中毒性脑病

（1）柯萨可夫综合征（Korsakoff′s syndrome）：多数患者在一次或多次震颤谵妄后发生，也可在长期饮酒及营养缺乏的基础上缓慢起病。出现近事遗忘与虚构、定向障碍，患者表现近记忆缺损突出，学习新知识困难，无意地编造经历或远事近移以填补记忆的空白。不少患者出现欣快表情、定向力障碍和感觉运动性失调，往往经久不愈，仅有少数患者可恢复正常。尽管病情较重，但多数患者无明显即刻记忆障碍、意识障碍和广泛的认知功能损害。

（2）酒精中毒性痴呆：由于长时间饮酒及多次震颤谵妄发作后可出现人格改变、智力低下、记忆障碍的痴呆状态，出现记忆、思维、理解、计算、定向能力和语言功能的损害。严重者生活不能自理，性格变得自私，控制能力丧失，行为粗暴和残忍等，预后不良。

（3）韦尼克脑病（Wernicke′s encephalopathy，WE）：其病因是维生素 B_1 缺乏。由于长期饮酒引起慢性中毒后，嗜酒者常以酒代餐而进食不足、吸收不良和代谢障碍导致营养不良，维生素 B_1 严重缺乏。一般起病较慢，呕吐和眼球震颤是最早出现的症状，眼肌麻痹是本病的特征之一，之后发展为共济运动障碍，走路时步基较宽，容易跌倒，或难以站立及行走，个别患者可伴有言语含糊、构音不连贯；80%左右患者出现精神症状，轻者表情淡漠、举止随便、对周围环境不感兴趣、注意力不集中，对时间、地点和人物的定向力下降；重者出现谵妄，定向力和记忆力严重缺损。不少患者可出现低体温、低血压和心动过速，还可有肝病、心力衰竭、胰腺炎和周围神经疾病等并发症的，预后较差。

四、阿片类及非酒精成瘾物质所致精神障碍

（一）阿片类物质所致精神障碍

阿片类物质指对人体产生类似吗啡效应的一类药物，有天然的，也有人工合成的。常见的阿片类物质包括阿片、阿片中提取的生物碱吗啡、吗啡的衍生物海洛因、人工合成的哌替啶、美沙酮、喷他佐辛等。阿片类药物具有特殊的改变心情、产生强烈快感的作用，镇痛镇静作用，能抑制呼吸、咳嗽中枢及胃肠蠕动，同时能兴奋呕吐中枢和缩瞳作用，止泻、扩张皮肤血管，改变内分泌等作用。医疗上主要是利用其强有力的镇痛作用。但其所致的欣快和抗焦虑作用常常被滥用，成为全球性的公共卫生和社会问题。

1.阿片类物质的作用　阿片类物质可通过不同的途径给药，如口服、注射或吸入等。口服时以非脂溶性形式存在于胃内，大部分从肠道吸收，平均代谢时间为 4~5 小时，大部分由肝脏代谢、肾脏排泄，故依赖者必须定期给药，否则会发生戒断症状。

（1）镇痛镇静作用：阿片类物质能使人处于安静状态。易入睡，减弱对疼痛的反应，产生松弛感。

（2）抑制呼吸中枢：减慢呼吸频率，大剂量可使呼吸变慢而不规则，故吸食过量会使生命受到威胁。

（3）抑制咳嗽中枢：这是阿片类药物作为镇咳药的基础。长期吸毒者因抑制咳嗽反射。容易引起呼吸道感染。

（4）兴奋呕吐中枢：出现呕吐，但随着吸食次数的增加机体可出现适应。

（5）缩瞳作用：阿片类物质作用于第三对脑神经而产生缩瞳效应。针尖样瞳孔或瞳孔较小是吸毒及吸毒过量者的重要体征之一。

（6）抑制胃肠蠕动：抑制胃肠蠕动、兴奋胃肠括约肌，使胃肠道紧张度增高而推进性蠕动减弱，使食物通过肠道速度减慢，导致便秘、食欲下降等。

（7）欣快作用：作用于中脑边缘系统，能产生强烈的快感。如静脉注射海洛因者，药品一经注入，患者有遍及周身且强烈的快感，即瞬间的"冲劲"；一分钟左右，出现似睡非睡的松弛状态，烦恼、忧愁、焦虑、紧张一扫而空，觉得宁静、平安、快慰、温暖，愉悦的幻想在驰骋，即所谓的"麻醉高潮"，松弛效应可延续 0.5~2 小时；之后的 2~4 小时表现出精神抖擞、自我感觉良好的状态。

2.阿片类依赖症状　海洛因成瘾为常见类型，男性多见，年龄在 19~38 岁。吸食方式开始阶段是将海洛因粉末加入香烟中抽吸；随后绝大多数吸毒者将海洛因粉末置于锡纸上加热，用吸管将烟吸入，最后采用静脉注射。成瘾后表现出以下症状。

（1）精神症状：情绪低落，易激惹；性格变化，自私、说谎、缺乏责任感；记忆力下降，注意力不集中，睡眠障碍。

（2）躯体症状：营养状况差，体重下降，食欲丧失。性欲减退。男性患者出现阳痿，女性月经紊乱、闭经。头晕、冷汗、心悸、体温升高或降低，白细胞升高，血糖降低。

（3）神经系统症状：可见震颤、步态不稳、言语困难、缩瞳、腱反射亢进，也可有掌颏反射、吸吮反射、霍夫曼征阳性、感觉过敏。部分患者脑电图轻度异常。

3.戒断综合征　戒断综合征的严重程度常与成瘾物质类型、使用量、使用时间与频度及心理因素有关。

（1）疼痛症状群：疼痛症状出现依次为：骨痛、四肢关节疼痛、腰痛、浑身肌肉疼痛、头痛等。常伴有强烈或显著的情绪反应，如焦虑、烦躁、易激惹，有时甚至出现激越行为。

（2）神经精神症状群：对依赖物质的强烈渴求感，情绪抑郁、焦虑、烦躁不安、坐卧不宁、睡眠障碍等，偶有错觉、幻觉、谵妄。

（3）消化道症状群：食欲下降、厌食、恶心、呕吐、腹胀、腹痛和腹泻等。

（4）呼吸系统症状群：常有胸闷、气短、呼吸加快、胸痛等。

（5）自主神经系统症状群：常见流泪、流涕、怕冷、鸡皮征、寒战、冷汗、发热和寒热交替等。

（6）泌尿生殖系统症状群：可有排尿困难、少尿、无尿和滑精等。

（7）心血管系统症状群：主要有心悸、心率加快和血压升高等。

（8）其他症状：体重减轻，其他躯体原发性疾病症状的复发。

阿片类物质成瘾的急性戒断症状是一个自限性过程，一般在停止使用海洛因后 6~8 小时出现，24~72 小时达到高峰，3 天后症状开始缓解，第 5~7 天大部分症状基本消除，第 10~14 天绝大部分症状消失。可有部分残留症状，如失眠、烦躁不安、情绪低落、乏力、慢性渴求等。称之为稽延症状。稽延症状也是导致复吸的重要原因之一。

4.急性中毒　急性中毒往往发生在剂量及纯度掌握错误的情况下或自杀行为者身上。中毒症状主要表现为烦躁不安或欣快、脸红、口干、瞳孔缩小等；严重时出现意识不清，可达深度昏迷；呼吸极慢，甚至每分钟 2~4 次；皮肤冰凉，体温下降，血压下降；瞳孔呈针尖样，当缺氧严重时瞳孔可扩大；肌肉松弛。舌向后坠阻塞气道；特征性表现是昏迷、呼吸抑制、针尖样瞳孔三联征。常因休克、肺炎、呼吸衰竭导致死亡。

5.并发症　营养不良、便秘和感染性疾病较为多见。静脉注射阿片类物质引起的并发症多而严重,如肝炎、皮肤脓肿、蜂窝织炎、血栓性静脉炎、肺炎、败血症、梅毒、破伤风、细菌性心内膜炎、艾滋病等。孕妇滥用阿片类物质可发生死胎、早产、婴儿体重过低、新生儿死亡率高等。

6.复吸　复吸是依赖者在经历主动或被动的躯体脱毒后重新开始吸毒的行为,脱毒后1~2周复吸率最高。调查显示半年复吸率高达95%,故依赖者的吸毒模式为吸毒—脱毒—复吸—再脱毒—再复吸的反复循环、不断加重的有害方式。

(二)镇静催眠药或抗焦虑药所致精神障碍

1.巴比妥类　根据半衰期的长短可分为超短效、短效、中效及长效巴比妥类药物。短效及中效巴比妥类药物临床上主要用于失眠,滥用可能性最大。

(1)作用机制:巴比妥类药物作用于与觉醒有关的脑干网状结构组织,选择性抑制上行激活系统的活动。小剂量产生镇静催眠作用,较大剂量可使感觉迟钝、活动减少,引起困倦和睡眠,中毒剂量可致麻醉、昏迷乃至死亡。长期用药者大幅减药或突然停药,可引起快动眼睡眠反跳,多梦、噩梦频繁,严重干扰睡眠,只能再次服用,从而产生依赖。

(2)戒断症状:症状的严重程度取决于滥用药物的剂量和滥用时间的长短。用药剂量越大、时间越长,戒断症状越严重。在突然停药12~24小时内,戒断症状陆续出现,如厌食、软弱无力、焦虑不安、失眠。随后可出现肢体粗大的震颤。停药2~3天,戒断症状可达高峰,出现呕吐、体重锐减、心动过速、血压下降、四肢震颤加重、全身肌肉抽搐或出现癫痫大发作,有的出现高热谵妄。

(3)急性中毒:主要表现为嗜睡,言语不清,步态蹒跚,呼吸慢、逐渐变成不规则,血压降低,唇甲发绀,皮肤湿冷,尿量减少或尿闭,黄疸,肝功能异常,血氨升高;严重时出现昏迷、瞳孔缩小、腱反射消失、呼吸停止。呕吐物和尿中可测出巴比妥酸。

2.苯二氮䓬类(benzodiazepines,BZD)　主要药理作用是抗焦虑、松弛肌肉、抗癫痫、催眠等。不同的 BZD 的作用时间差异较大,不同个体对治疗剂量 BZD 的反应差异也很大。长期使用 BZD 的患者突然停药,容易引起谵妄、癫痫发作和精神异常等戒断症状。

(三)中枢神经系统兴奋剂

中枢神经系统兴奋剂或称精神兴奋剂,其中苯丙胺类药物(amphetamine type stimulants,ATSs)在我国的滥用有增加的趋势。据毒品和犯罪问题办公室估计,15~64 岁人群苯丙胺类全球年度流行率为 0.3%~1.3%,约 1400 万至 5700 万人在过去一年用过一次该类物质。15~64岁人群摇头丸的全球年度流行率估计为 0.2%~0.6%,即过去一年有约 1100 万至 2800万使用者。

1.药理作用　根据药理机制可将 ATSs 分成两类,一类主要是苯丙胺和甲基苯丙胺(冰毒),另一类是 3,4-亚甲二氧基甲基安非他明(摇头丸)、3,4-亚甲二氧基乙基苯丙胺等。前者以兴奋为主,后者兼有致幻作用。苯丙胺和甲基苯丙胺均是通过肝脏代谢,代谢物和少量的药物原形从尿中排出体外,增加多巴胺和去甲肾上腺素的神经传递,有明显的神经毒性,滥用者随着年龄的增长易罹患帕金森病。摇头丸还会对记忆和认知功能产生影响。

2.临床表现

(1)戒断症状:苯丙胺类药物依赖的躯体戒断症状、体征通常不明显,长期、大量滥用苯丙胺类药物后,停止使用数小时至数周可出现用药渴求、焦虑、抑郁、情绪低落、无活力、疲乏、失眠或睡眠增多;严重者可出现伴有焦虑的严重抑郁、震颤、噩梦等。心理渴求比较强烈,并可有明显的自杀观念或激越行为等。

(2)急性中毒:大量滥用苯丙胺类药物可引起血压升高、脉搏加快或减慢、头痛、恶心、呕吐、出汗、口渴、发热、瞳孔扩大、睡眠障碍、呼吸困难、震颤、反射亢进、兴奋躁动等症状;部分滥用者可出现咬牙、共济失调。严重者出现心律失常、惊厥、循环衰竭、出血或凝血功能障碍、高热、胸痛、昏迷甚至死亡。

(3)慢性中毒:长期大量滥用苯丙胺类药物可出现体重下降、磨牙动作、口腔黏膜损伤和溃疡、较多躯体不适主诉、肌腱反射亢进、运动困难和步态不稳等,伴有注意力和记忆力等认知功能障碍。

(4)精神障碍:可在长期滥用药物后逐渐出现,也可在一次滥用后发生,其症状类似偏执型精神分裂症,表现为错觉及幻觉、敏感、多疑、偏执、被害妄想、自伤和伤人等,个别患者出现躁狂样表现。

(四)氯胺酮

1.药理作用　氯胺酮是一种非巴比妥类静脉麻醉剂,能选择性地阻断痛觉,呈一种意识和感觉分离状态,即"分离性麻醉"。氯胺酮对边缘系统呈兴奋作用,产生快感。70%~90%的氯胺酮在肝内代谢,可透过胎盘。粉末装氯胺酮俗称"K粉",可采取气雾法、口服、静脉注射、肌内注射、鼻吸等多种方式摄取。

2.临床表现　服用氯胺酮后常会出现分离状态,突出表现为灵魂出窍或濒死体验。常见症状有意识障碍、麻木、幻觉、谵妄、焦虑、共济失调、痛感缺失、肌肉僵硬、攻击或暴力行为、语言障碍、人格解体、眼神茫然和失眠等。因痛感缺失可以造成人身伤害。躯体症状有垂直或水平眼球震颤、血压上升、心跳加快、刻板行为等。连续使用数天后,可有记忆方面的问题、幻觉、偏执、怪异行为及精神分裂症样的表现,过量可致死。

(五)大麻

自20世纪60年代以来,大麻滥用已在全世界范围内出现,据《2011年世界毒品报告》称,2009年全世界有1.25亿~2.03亿人消费大麻。大麻药草是最常使用、生产和缉获的类型,临床用于控制某些癌症和艾滋病患者的恶心和呕吐。

1.急性效应　大麻中的四氢大麻酚(THC)使中脑边缘系统的多巴胺浓度升高,可致欣快、放松感,出现感知觉的改变,如视、听等感官敏感,短期的记忆和注意损害。急性效应持续2~3个小时后出现嗜睡和情绪低落,偶伴焦虑、恐惧或惊恐等表现。摄入量大时,可出现幻觉、妄想及人格解体等中毒性精神病样表现。躯体方面可出现心率加快,支气管松弛扩张,眼部血管扩张、结膜充血,手抖变凉,口干及身体的协调和平衡障碍。驾驶员及机械操作者可因急性认知和行为受损而造成严重事故。

2.慢性效应

(1)戒断、渴求与耐受:长期大量使用大麻者,在停药后也可出现戒断综合征,如睡眠障碍、食欲减退、易激惹、焦虑、情绪低落或攻击行为等,并有明显的用药渴求。少数大麻使用者在停药数天或数周后,会再次体验陶醉的症状,即表现为"闪回"。

(2)大麻所致精神障碍:大麻可以促发或加重精神分裂症样症状,表现为情感淡漠、孤僻、对事物缺乏兴趣和追求、人格与道德沦丧等,临床上称之为"动机缺乏综合征",可严重影响学业和职业。此外,大量长期使用可造成认知功能损害,影响注意力和记忆力。

(六)烟草

烟草依赖是一种慢性高复发性疾病,世界卫生组织已将烟草依赖作为一种疾病列入国际疾病分类,确认烟草是目前对人类健康的最大威胁。尼古丁是烟草致依赖的主要成分。其特点为无法克制的尼古丁觅求冲动,以及强迫性地、连续地使用尼古丁,以体验其带来的欣快感和愉悦感,并避免可能产生的戒断症状。如血压下降、唾液分泌增加、头痛、失眠、易激惹等。尼古丁对自主神经节和中枢神经系统具有特殊作用,小剂量能反射性引起呼吸兴奋、血压升高,大剂量表现为先兴奋而后迅速转为抑制。大多数吸烟者均有戒烟后复吸的经历,需要多次尝试才能最终戒烟。

五、精神活性物质所致精神障碍的治疗

(一)酒精所致精神障碍的治疗

1.药物治疗

(1)戒酒硫:可以抑制乙醛脱氢酶的代谢,当患者先使用此药再饮酒,数分钟内乙醇和乙醛在体内堆积,导致面部潮红、头痛、窒息感、恶心、呕吐和低血压等,使之厌恶饮酒。禁忌证是冠状动脉疾病、心肌病、急性中毒状态。

(2)纳曲酮:为非选择性阿片受体拮抗剂,对脑内啡肽有拮抗作用,可减少对酒精的摄入量,减少酒精的正性强化作用,降低复发频率及减少复发。纳曲酮在肝脏代谢,故肝功能不全者应避免使用。

(3)阿坎酸钙:为一种合成化合物,具有与神经递质 γ 氨基丁酸(GABA)相似的化学结构。主要是通过乙酰化过程透过血脑屏障,刺激 GABA 抑制性神经的传导,并且拮抗兴奋性氨基酸尤其是谷氨酸而达到降低患者对酒精的依赖程度,戒除酒瘾的目的。主要不良反应为胃肠道反应和皮肤瘙痒。

(4)苯二氮䓬类药物:可用于酒精戒断综合征、震颤谵妄、癫痫发作的预防等。要根据患者具体的年龄、既往有无癫痫发作、肝功能情况而定。

(5)纠正电解质紊乱:酒依赖患者经常有电解质的缺乏,如镁、磷、钾和钠。癫痫和谵妄的发生可能与镁的缺乏有关。要及时补充电解质,维持电解质平衡。

(6)补充维生素和叶酸:因患者长期进食量少及酒精抑制小肠吸收维生素而致叶酸和维生素 B 缺乏。应在第一时间给予戒断综合征患者足够的维生素 B 治疗。

(7)抗精神病药物:震颤谵妄持续时间较长者,可使用小剂量的抗精神病药物,如氟哌啶醇及非典型抗精神病药物等,但要注意锥体外系等不良反应。

2.心理行为治疗

(1)认知治疗:改变导致适应不良行为的认知方式;改变对滥用酒精的错误认知;帮助患者应对急性或慢性渴求;促进患者社会技能恢复,改善患者的生活能力。

(2)行为治疗:通过正性强化(奖励)及负性强化(惩罚)等行为矫正技术,强化患者的良性行为。如应激应对训练、自我控制训练、厌恶疗法等。

(3)集体治疗:使患者有机会发现他们之间共同的问题,相互理解,学习如何表达自己的

情感和意愿。集体治疗也给患者提供讨论和修改治疗方案的场所,以制订切实可行的治疗方案,有助于预防复发、促进康复。

(4)家庭治疗:鼓励家属支持患者戒酒,改善环境,消除各种不良刺激,促进患者的康复和提高其社会适应能力。

(二)阿片类及非酒精成瘾物质所致精神障碍的治疗

阿片类药物依赖是一种慢性、高复发性疾病,其治疗是一个长期过程。需采用医学、心理、社会等综合措施。包括停止滥用药物、针对戒断症状给予脱毒治疗、针对心理依赖及其他躯体、心理、社会功能损害进行康复和防复吸治疗,最终实现康复和回归社会。

1.脱毒治疗　指通过治疗减轻由于突然停药导致的躯体戒断症状。可分为替代治疗与非替代治疗,两者可以结合使用。

(1)替代治疗:利用与阿片类药物有相似药理作用的其他药物替代原使用药物。在一定的时间内逐渐减少并停止使用替代药物,以减轻戒断症状的严重程度。目前常用的替代药物有美沙酮和丁丙诺啡。

1)美沙酮:为 μ 阿片受体激动剂,药效与吗啡类似,具有镇痛作用,并可产生呼吸抑制、缩瞳、镇静等作用。具有作用时间较长、不易产生耐受性、药物依赖性低的特点。治疗原则是:逐日递减、先快后慢、只减不加、停药坚决。在用药中和停药后对症处理各种症状。可口服,使用方便,半衰期长,每天只需服用一次,一般开始剂量为 $10\sim20mg/d$,不超过 $40mg/d$ 。

2)丁丙诺啡:是 μ 阿片受体的半激动剂,其镇痛作用是吗啡的 $25\sim50$ 倍,非肠道及舌下给药有效,口服生物利用度差。舌下含片,每天总量不超过 8mg。

(2)非替代性治疗:应用中枢 α_2 受体激动剂来减轻阿片类药物依赖的戒断症状。以可乐定和洛非西定为代表,其控制戒断症状的作用比美沙酮和盐酸丁丙诺啡弱。常见的不良反应为口干、倦怠、眩晕、便秘和体位性低血压。过量症状包括体位性低血压、眩晕或昏厥、心率减慢。长期使用后突然停药可出现反跳性血压升高、头痛、恶心、唾液增多、手指颤动等症状,故药物使用时间不应超过 2 周。

(3)中药脱毒治疗:目前经国家食品药品监督管理局批准的戒毒中药近 10 种,适用于轻、中度阿片类药物依赖的吸毒人员,对重度依赖的吸毒人员单纯使用中药疗效尚不够理想,需要与其他药物联合使用。

(4)其他脱毒治疗:如针灸、电针等,疗效需进一步验证。苯二氮䓬类抗精神病药物、曲唑酮、丁螺环酮等,主要用于缓解焦虑、控制失眠等。

2.急性中毒的治疗

(1)一般原则:保持呼吸道通畅,严密监测生命体征、脑水肿、心肺功能并给予相应的处理;保持给药途径的通畅,维持水电解质平衡、利尿、促进排泄;注意意识状态和惊厥发作,并对症处理等。抢救巴比妥类药物中毒的关键是洗胃和增加排泄。氟马西尼可用于地西泮类中毒,效果较好。

(2)特殊处理:特异性的阿片受体拮抗剂纳洛酮治疗,可有效扭转阿片类过量中毒所致的中枢神经体征。

3.防复吸治疗　纳曲酮是阿片受体拮抗剂,能消除阿片类物质产生的强化效应,淡化患者对药物的渴求性和身体的依赖性,使其保持正常生活。

注意事项:①纳曲酮可引起转氨酶一过性升高等肝脏毒性反应,应用前或应用中需检查肝功能,肝功能不全者应慎用;②为避免发生戒断症状或戒断症状恶化,在应用纳曲酮之前7~10天无阿片类物质滥用现象,且尿检阴性和催瘾试验阴性;③维持治疗期间要进行尿液吗啡检测,防止偷吸或偶吸现象;④治疗期间应避免使用阿片类镇痛药,防止降低药效或产生戒断症状。

4.精神病性症状的治疗 绝大部分患者在停止吸食后的2~3天精神病性症状即可消失。对于症状严重者一般选用抗精神病药物,如氟哌啶醇、苯二氮䓬类镇静药物。

5.心理行为治疗 心理行为治疗是阿片类药物依赖治疗的重要内容,主要针对患者的心理依赖及其他心理行为问题,预防复吸。

(1)动机强化治疗:帮助患者认识自己的问题,制订治疗计划并帮助他们坚持治疗,有助于提高戒毒治疗的成功率。

(2)认知治疗:改变导致适应不良行为的认知方式和对精神活性物质的错误认知,帮助他们正确应对急、慢性药物渴求,预防复吸。

(3)预防复吸治疗:帮助患者提高自我效能与应对复吸高危情景的能力,识别诱发药物渴求、复吸的心理及环境因素,找出有效应对的方法,降低复吸率。

(4)行为治疗:通过各种行为治疗技术强化不吸毒行为及其他健康行为,降低复吸的可能性。

(5)集体治疗:通过交流发现患者间的共同问题,增进相互间的交流和理解,制订出切实可行的治疗方案。也可使患者在治疗期间相互监督、相互支持,增进其与医师间的接触。有助于预防复吸、促进康复。

(6)家庭治疗:通过改善患者的人际关系,特别是与其家庭成员间的关系,促进家庭成员间的情感交流,提高治疗支持程度。避免在治疗结束后又回到一个病态的家庭环境中去;让家属帮助患者调整社会适应能力和工作能力,促使患者远离不良环境,维持良好的婚姻状态。

六、护理评估

(一)病史

1.药物使用史 既往使用精神活性物质的种类、剂量、使用途径(口服、静脉、吸入)等;饮酒量、饮酒的种类、饮酒的模式;使用药物或饮酒开始的年龄、时间等。

2.治疗史 包括既往治疗环境、治疗种类(自愿或强制)、具体治疗方法、合作程度、治疗时间、患者对治疗的态度及评价、效果及不良反应等。

(二)生理功能方面

1.一般情况 营养状况、体重、有无脱水症状、有无中毒或戒断症状等。

2.生命体征 体温、呼吸、脉搏、血压及意识状态。

3.躯体情况 皮肤有无注射痕迹、瘢痕、感染、立毛肌竖起等。瞳孔大小、有无流泪;鼻腔有无溃疡、流鼻涕、流脓;口腔有无感染、溃疡;心肺功能、肝肾功能;神经系统有无损伤或麻木感;有无并发症等。

4.实验室及其他辅助检查 包括血液、尿毒品检查、三大常规、HIV、肺部 X 线检查、肝功能、乙肝全套、心电图、脑电图等检查结果。

(三)心理功能方面

1.认知活动

(1)有无感知觉异常:如出现幻听、幻视等症状。

(2)有无思维内容及思维过程的改变:如酒精所致的幻觉症、嫉妒妄想等。

(3)有无注意力、记忆力、智力损害:如遗忘、错构、虚构等。

(4)定向力、自知力是否完整。

2.情感活动

(1)有无焦虑、烦躁、抑郁、紧张、恐慌等。

(2)有无兴奋、吵闹、易激惹和情绪不稳等。

(3)是否对以往行为感到自责、悲伤、羞愧等。

3.意志行为活动

(1)用药动机:如好奇心重、追求快感、生活苦闷、烦恼事多想通过药物逃避等。

(2)防卫机制的应用:戒断过程中是否积极应对,有无抱怨、诉苦、争执等。

(3)觅药行为表现:有无不惜手段持续用药,如说谎、偷盗、藏匿、攻击等行为。

4.人格特征

(1)有无人格不成熟或缺陷,如适应不良,过度敏感、易冲动,对外界耐受性差,反社会倾向等。

(2)有无自信和决策能力缺乏,自卑感强烈而隐蔽。自我中心倾向增强,行为标准下降,义务感、责任感、道德感降低,内心孤独、退缩、不合群、仇恨、缺乏爱心等。

(四)社会功能方面

1.社会功能　学习、工作、生活能力是否降低。

2.人际关系　患者与家庭成员的关系有无受损,有无子女受虐待、教养不良、婚姻破裂等现象。

3.有无不良行为　如逃学、矿工、欺骗、偷窃、赌博等不负责任行为,有否不道德行为,有否影响社会安全的犯罪行为等。

4.社会支持系统状况　家庭成员有无精神活性物质滥用及依赖情况,能否得到家庭成员及亲友的理解、关心及帮助。

七、护理诊断

1.生理功能方面

(1)急性意识障碍:与精神活性物质过量中毒、戒断反应等有关。

(2)营养失调,低于机体需要量:与消化系统功能障碍、生活无规律、营养摄入不足等有关。

(3)有感染的危险:与机体抵抗力下降、不良卫生习惯有关。

(4)睡眠形态改变:与情绪障碍导致入睡困难或戒断症状有关。

(5)生活自理能力缺陷:与躯体并发症、戒断症状等有关。

2.心理功能方面

(1)认知改变:与精神活性物质过量中毒、戒断反应等有关。

（2）思维过程改变：与精神活性物质过量中毒、药物依赖导致中枢神经系统受损、戒断反应等有关。

（3）焦虑：与调适机制发生严重的损伤、需要未获满足、发现使用物质的后果引起更大的焦虑、戒断症状等有关。

（4）自我概念紊乱（低自尊、自暴自弃、自罪、自责）：与缺乏正向反应、家庭关系不良、社会支持缺乏等有关。

（5）个人应对无效：与不适当的调适方法、认知歪曲、支持系统缺乏等有关。

3.社会功能方面

（1）有暴力行为的危险（对自己或对他人）：与酒精或药物中毒、戒断综合征或个人应对机制无效有关。

（2）有出走的危险：与认知障碍、自控能力降低有关。

（3）社交障碍：与人格改变、行为退缩有关。

八、护理目标

1.生理功能方面

（1）意识恢复。

（2）生命体征保持平稳，不发生并发症。

（3）营养和睡眠状况得到改善，大小便正常，体重增加。

（4）躯体戒断症状消失。

2.心理功能方面

（1）感知觉和思维过程恢复正常。

（2）情绪稳定，能有效处理和控制自己的情绪和行为。

（3）纠正不合理的认知，能认真执行戒毒、戒酒计划并主动配合。

（4）能应用恰当的调适方法，有效处理生活中的压力事件。

3.社会功能方面

（1）不发生暴力冲动行为和出走行为。不发生自伤、受伤情况。

（2）能逐步主动行使社会职能和承担社会责任。

（3）能与他人建立信赖感，建立正确的行为模式和人际关系。

（4）能积极获取有关信息，认识精神活性物质滥用的危害，有效利用社会支持资源。

九、护理措施

（一）安全护理

1.为患者提供安全、舒适与外界相对隔离的住院环境，减少外界干扰，谢绝吸毒同伴来访，让患者安心治疗。

2.识别幻觉、妄想等症状，避免不良刺激，避免接触幻觉妄想对象，防止患者冲动、自伤或伤人，必要时遵医嘱给予隔离或保护性约束。

3.伴有人格障碍者，表现易激惹、冲动，甚至违反规章制度、不服从治疗，可给予行为治疗，接触时应注意方式方法，既要坚持原则，又要正确疏导，避免直接冲突。

4.加强巡视，严密观察治疗药物的起效过程与不良反应，及时处理。患者入院3～5天后,大多数戒断反应严重,难以克制生理上的痛苦和心理上的依赖,要求提前出院或欲自行出走。应加强巡视。密切观察患者的言谈举止,分析掌握心理活动,保证患者的安全。

5.严格执行病区安全管理制度,定期安全检查,及时维修损坏的设施,杜绝危险物品(剪、刀等)和精神活性物质带入,防止再次使用精神活性物质(如酒精或药物)。

6.出现震颤、步态不稳、共济失调等神经系统症状者,外出、如厕时要适当扶行,防止跌倒、骨折等。

(二)生理功能方面

1.生活护理

(1)饮食护理:精神活性物质依赖者饮食无规律,大多表现出食欲下降、厌食,戒断反应重时甚至拒绝进食。应给予易消化、营养丰富的饮食,以流质或半流质为宜,观察患者每餐进食情况,鼓励患者多饮水。对吞咽困难、不能进食或拒绝进食者给予鼻饲或静脉营养支持。

(2)睡眠护理:患者多存在顽固性失眠、睡眠质量差或昼夜节奏颠倒等,如不及时纠正,其注意力就会集中在躯体不适感上,易诱发复吸或对镇静催眠药物依赖。在药物调整基础上,应采取措施协助患者改善睡眠状况,如指导患者建立规律的作息时间;改善睡眠的环境,保持宁静、舒适、光线适中、空气清新;睡前不宜太饿或太饱,不宜大量饮水;睡前避免过度兴奋,放松心情;用温水泡足或洗澡,注意足部保暖并严密观察和记录患者的睡眠时间。

(3)个人卫生护理:鼓励患者在其能力范围内自理生活,加强口腔护理、皮肤及大小便护理,保持床单位整洁、干燥、舒适;戒毒患者对疼痛异常敏感,护理时应注意操作轻柔;对奇痒难忍的患者,除给予药物缓解外,还应给予心理疏导,分散其注意力,鼓励患者坚定治疗的信心。

2.对症护理

(1)过量中毒的护理:根据药物种类给予适当的处理方法,如洗胃、给予拮抗剂等。密切观察意识、生命体征,保持水电解质及能量代谢的平衡。保持呼吸道通畅,做好口腔护理及皮肤护理,预防并发症。

(2)戒断症状的护理:密切观察戒断症状,适时用药。一般先流泪、流涕、打哈欠,之后相继出现全身症状,如全身酸痛、心悸胸闷、发冷发热、出汗,甚至觉得万箭穿心,白蚁啃骨,非常难受。生不如死。要尽早准确地发现和评估症状,掌握适宜的给药时间,防范患者夸大症状或症状严重时引起呼吸衰竭,危及生命。患者在戒断反应期间应卧床休息,避免剧烈活动,减少体力消耗,改变体位或姿势时动作要缓慢,防止意外。

(3)用药护理:在逐渐减药的过程中,要认真观察患者各种不良反应,其中生理状况危机的处理应优先考虑,配合医师做好危重患者的抢救和护理。病房内随时备好抢救药品及器材。

(4)躯体并发症护理:物质依赖患者多伴各种躯体疾病,如心血管系统、消化系统、神经系统损害及传染性疾病等。对心血管系统疾病患者,应密切监测血压、脉搏;对肝功能异常及消化系统疾病患者,加强饮食护理,减少刺激性食物;对神经系统损害,如手指颤抖、共济失调患者,应防止发生跌倒或其他意外。

3.防止交叉感染 毒品依赖者多伴有栓塞性静脉炎、肝炎、性病等。要严格执行消毒隔离制度,密切观察,及时发现各种传染性疾病,及时报告,及时隔离处置,防止发生交叉感染。

(三)心理功能方面

1.建立良好的治疗性护患关系　尊重患者,采取接受的态度,耐心倾听患者叙述不适的感受,并自然传递出愿意帮助患者的愿望。

2.加强认知干预,矫正不良行为　根据患者的具体情况,提供精神活性物质滥用和成瘾的相关知识,让患者能主动认识物质滥用的危害,自觉配合戒除毒瘾。努力规范患者的行为,严防患者的觅酒或觅药行为。

3.指导患者运用良好的应对方式　指出患者不良的应对方式,如当遇到不愉快的事件时,选择愤怒、扔东西、酗酒等不良应对方式难以奏效,无法解决问题等。与患者一起分析、识别并运用更有效的应对方式,来对待和处理情绪问题。

4.建立正性的自我概念　帮助患者重新认识自己,对正向的行为表现给予肯定与鼓励,帮助患者改变对自己的负性评价,以积极的态度看待自己,增强自尊。

5.鼓励患者参加有益的活动　组织各种文娱活动和康复训练,如编织、绘画、下棋、运动、音乐或技能竞赛等,以转移对精神活性物质渴求心理的注意力。

6.帮助认识高危因素　帮助患者认识复吸的高危因素及正确的处理方法,如回避以往滥用药物时有关的人、地点、事物等。

7.指导患者处理常见心理问题的策略。

(1)否认:大部分患者即便问题很严重,仍否认失去自制,否认给个人和家庭带来的痛苦。而"承认"问题是改变行为的第一步,应选择适当时机指出患者的成瘾行为,并与患者共同讨论制订行为契约,促使患者控制自己的行为且采用正向的行为。

(2)易激惹:指导患者以非破坏性的方式将焦虑、愤怒等不良情绪表达出来,运动、音乐、绘画、写日记、走进大自然等都可以作为疏泄途径。

(3)依赖:依赖是物质滥用者的人格特质之一。逃避责任是依赖行为的表现之一。因此,护理人员不可代替患者作决定,而要与患者协商,调动患者的自主性。

(4)低自尊:患者的人际关系和活动已遭破坏,或失去原有的职位及朋友,自尊性低。护理人员应协助患者确认现存的资源,同时采用肯定训练技巧协助患者增强自尊。

(5)再犯行为:成瘾者的觅药行为有很高的再犯率,必须重建患者的生活,利用戒除成功的案例去培养患者的信心。

(四)社会功能方面

1.争取家庭、社会的理解与支持　家庭成员向患者提供物质和心理支持非常重要,要利用各种机会,主动与家属沟通,强化家庭功能,改善家庭成员对患者的态度,让家属更深入的理解、关怀、鼓励和支持患者。社区需建立康复活动中心,让脱毒者拥有一个既可学到有用知识,又能够开展活动的场所,为脱毒者创造无歧视的社会康复环境。

2.积极参加自助团体　自助团体是帮助物质依赖者及其家属的另一种方法。"匿名戒酒会"(AA)是自助团体的标准模式,是完全由戒酒者所组成的一个组织,相互的支持可以提供彼此戒酒的力量。

3.过渡性安置机构的利用　许多社区有暂时性的安置计划,例如酒瘾或药瘾的"中途之家"。给患者提供戒断期到康复回归社区的过渡期,并提供个体的和团体的咨询,指导患者有关成瘾和康复方面的问题,帮助患者调整自己慢慢适应社区生活。

(五)预防复发与健康指导

1.加强卫生宣传,文明饮酒,不酗酒、不空腹饮酒、不喝闷酒,避免以酒代药导致成瘾。

2.加强药品管理和处方监测,严格掌握成瘾药物的临床应用指征。

3.控制对成瘾药的非法需求,打击非法种植和贩运毒品。提倡低度酒、水果酒,减少烈性酒。

4.加强心理咨询和健康教育。重点加强对高危人群的宣传及管理。

十、护理评价

1.急性中毒患者保持生命体征稳定、无并发症。

2.患者营养状况得到改善。

3.患者能认真执行戒除物质成瘾计划,有明显的进步并已戒除酒精或药物依赖。

4.患者能有效处理人际关系,主动行使社会功能和承担社会责任。

5.患者的焦虑情绪得到缓解,情绪稳定。

6.患者能主动参加各种活动,充分利用社会支持资源。

第三节　精神分裂症

精神分裂症是一组病因未明的常见精神障碍,主要表现为认知、情感、意志行为等多方面的障碍,以精神活动与周围环境不协调,自身知、情、意不协调和人格解体等"分裂"症状为主要特征,故称分裂症。通常无意识障碍和明显的智能障碍。多起病于青壮年。病程迁延,呈反复加重或恶化,部分患者最终发展为整体功能衰退。

一、流行病学

1.发病率与患病率　精神分裂症是精神障碍中患病率最高的疾病之一,可见于各种社会文化和各地理区域中。该病在成年人中的终身患病率为 1.0‰ 左右,每年新发病率在 0.22‰ 左右。

2.发病年龄与性别　国内的大多数流行病学调查资料提示,精神分裂症的发病高峰年龄段集中在成年早期,男性 15~25 岁,女性 25~29 岁。女性患病率略高于男性。

3.社会经济状况　城市精神分裂症的患病率高于农村,并且患病率与家庭经济水平呈负相关。西方国家调查资料显示,低社会阶层人群和无职业人群的发病率高。

二、病因和发病机制

精神分裂症的病因及发病机制至今尚不明确,但大多研究认为其发病与生物、心理、社会多方面因素相关。

1.生物学因素

(1)遗传因素:国内外家系调查、双生子及寄养子等研究均发现遗传因素在本病的发生中起重要作用。其一级亲属患精神分裂症的危险度比普通居民高 10 倍以上。与患者血缘关系越近,患病率越高,单卵孪生的同病率是双卵孪生的 4~6 倍。精神分裂症是一个遗传学模式复杂、具有多种表现类型的疾病,确切的遗传模式不清,大多认为是多基因遗传,也有研究认为是遗传易感性和环境因素共同作用所致。

（2）神经生化异常

1）多巴胺（DA）假说：多巴胺是一种神经递质，它可传达人类的情绪、各种喜怒哀乐及知觉程度。多巴胺假说认为精神分裂症是中枢 DA 功能亢进，或由于 DA 受体增加导致对 DA 的敏感性增加所致。研究表明，精神分裂症患者一般在尾状核、杏仁核及边缘系统处多巴胺受体浓度增高。而经典抗精神病药物（氯丙嗪）则是通过阻断 DA 受体发挥治疗作用的。

2）5-羟色胺（5-HT）假说：该假说认为精神分裂症的发生可能与 5-HT 代谢异常有关。近年来，临床上非典型（新型）抗精神病药物的广泛应用，使得这一假说在精神分裂症发病机制中的作用再次受到重视。

3）谷氨酸生化假说：该假说认为中枢谷氨酸功能不足是精神分裂症可能的病因。抗精神病药物的作用机制之一就是增加中枢谷氨酸功能。

（3）大脑结构异常：CT 和 MRI 检查发现，精神分裂症患者的大脑结构与正常同龄人对照，有明显的异常，部分患者脑室扩大，脑皮层额部及小脑结构较小，且以上变化均见于第一次精神分裂症发作的患者，与既往治疗无关。

（4）宫内感染和产伤：有研究表明，母孕期病毒感染，或患产科并发症较多的新生儿，其成年后患精神分裂症的概率明显高于对照组。

2.心理社会因素　不良的生活事件、经济状况、病前性格、家庭环境及父母的养育方式等心理社会因素，在精神分裂症发病中可能起到了诱发和促进作用。

三、临床表现及常见类型

（一）临床表现

精神分裂症的临床表现复杂多样，大部分精神症状均可见于本病。不同的临床类型及不同阶段，表现出不同的典型症状。

1.前驱阶段（早期症状）　前驱阶段是指在明显的精神症状出现前。患者仅出现一些非特异性的早期症状。由于早期症状不具有特异性，症状的出现频率较低，患者对其有合理化的解释，且其他方面基本正常，不易被发现，尤其是隐匿或缓慢起病的患者更易被忽视。如果能早期识别和早期诊断。其预后可能会大大改善。前驱阶段的主要临床表现为以下几种症状。

（1）性格改变：原来勤快、热情、助人为乐、干净整洁的人变得懒散，对人冷淡、漠不关心、与亲友疏远、孤僻、不注意个人卫生，不遵守劳动纪律，无故旷工旷课、迟到早退，工作学习能力下降等。易被误认为是思想问题或者工作学习压力过大所致，不易引起重视。

（2）类神经症样症状：主要表现为各种躯体不适、失眠及萎靡不振、疲劳、头痛、焦虑、抑郁、不典型的强迫症状、注意力下降等症状，易误诊为"神经衰弱"，但患者对症状的描述和态度不同于神经症，也不迫切要求治疗。

（3）语言和行为的改变：部分患者可因躯体疾病或受精神刺激等因素诱发，突然出现失眠、兴奋、言语与行为明显异常，少数会出现片段性幻觉妄想，或出现不可理喻的语言和行为，或苦思冥想毫无意义的问题，或说话颠三倒四、漫无边际，使周围的人不可理解。

2.发展阶段（特征性症状）　表现出精神分裂症最典型、最突出的精神症状，患者的精神活动脱离现实，与周围环境不协调，以及思维、情感、意志活动之间不协调，即精神活动的"分裂"。

（1）感知觉障碍：精神分裂症最突出的感知觉障碍是幻觉，包括幻听、幻视、幻嗅、幻味、幻触等，以言语性幻听最为常见，可为评论性、议论性、命令性幻听。幻觉可影响患者的行为，表现为自言自语、侧耳倾听、与幻听声音争辩、愤怒，或表情痛苦、泪流满面，有的患者可在命令性幻听影响下发生自杀、自伤、毁物、伤人等行为。在意识清楚的情况下反复出现持续的、顽固的言语性幻听，是精神分裂症的重要症状。

（2）思维障碍：包括思维联想障碍、思维逻辑障碍和思维内容障碍。

1）思维联想障碍：思维联想过程缺乏连贯性和逻辑性是精神分裂症最具特征性的障碍。主要表现为思维散漫、思维破裂、思维贫乏。思维云集、思维中断、思维插入、思维被夺也较常见。

①思维散漫：交谈时患者对问题的回答不切题。所述内容游移于主题之外，结构松散、目的不明确，说不到点子上，但又似乎沾点儿边，让人难以理解。

②思维破裂：是精神分裂症最典型的表现。患者的思维结构断裂，句与句之间互不相关，甚至词与词或字与字之间无意义上的联系，使听者完全无法理解和交谈。

③思维贫乏：部分患者感到脑子空空，没啥内容可想。回答问题时异常简单。空洞单调，多为"是"或"否"，很少加以发挥。思维贫乏常与情感淡漠、意志缺乏构成慢性精神分裂症的三主症。

2）思维逻辑障碍：主要为逻辑倒错性思维、病理性象征思维、语词新作、诡辩性思维等。

3）思维内容障碍：精神分裂症患者的思维内容障碍以妄想最为常见，原发性妄想对于精神分裂症具有特征性的诊断意义。临床上常见被害妄想、关系妄想及影响妄想，还可见疑病妄想、钟情妄想、嫉妒妄想和被洞悉感、思维扩散等。精神分裂症患者的妄想内容往往荒谬离奇、自相矛盾，有时为多个毫无关联的妄想，具泛化趋势。

（3）情感障碍：情感淡漠、情感反应不协调是精神分裂症患者情感障碍的重要特征。

1）情感淡漠：患者对亲友、同事漠不关心，对外界刺激均无动于衷。情感淡漠是慢性精神分裂症特征性的阴性症状之一。

2）情感倒错或不协调：患者对客观刺激表现出不相称或相反的情绪反应。例如，谈及自己和家人的不幸遭遇时满面笑容，流着眼泪唱欢快的歌曲等，情感反应与思维内容不相符合；或对外界刺激的反应过度，常常为一点小事暴怒、高兴或焦虑。

（4）意志与行为障碍

1）意志减退或缺乏：慢性精神分裂症患者表现为孤僻、被动、退缩，不主动与人来往，社会功能明显受损。病情严重时丧失对生活的基本要求，不料理个人卫生，整日呆坐或卧床，完全脱离客观环境。意志缺乏也是精神分裂症特征性的阴性症状之一。

2）意向倒错：少数患者可出现吃一些不能吃的东西（泥土、肥皂），无故伤害自己的身体。

3）行为障碍：部分患者可表现为无故发笑、独处、发呆、退缩或控制冲动能力减退，易激惹，严重者出现冲动与暴力行为，发生自伤、伤人毁物等。偏执型患者可表现出意志活动增强，四处奔波，千方百计收集所谓的证据。有的则出现违拗、刻板、模仿等动作或出现幼稚、愚蠢、离奇等动作。

（5）紧张综合征：包括紧张性木僵和紧张性兴奋两种状态，两者可交替出现是精神分裂症紧张型的主要诊断依据。

1）紧张性木僵：表现为精神运动性抑制。以缄默、随意运动减少或完全抑制为特征。病情轻时少语、动作缓慢、长时间保持一个姿势。病情重时患者保持一个固定姿势,出现所谓"八不"状态(即不语、不动、不吃、不喝、面无表情、不解二便、不吐唾液、对任何刺激均不起反应)。严重的木僵患者,可出现蜡样屈曲和空气枕头。患者神志清楚,对周围的事物能感知,病情缓解后能回忆。

2)紧张性兴奋:主要表现为不协调性兴奋。患者行为冲动,不可理解,如突然起床、砸东西、伤人毁物,或在室内徘徊,或不停原地踏步,或动作刻板,言语单调等。

(6)自我意识障碍:患者认为自己的一部分内心体验或活动不属于自己,如头和身体分家,走路时自己的脚不存在,自己分裂成2个或3个人;在同一时间或不同时间内表现为完全不同的两种人格,或自称变成另一个人或某种动物,丧失"自我"的感觉。

(7)自知力障碍:精神分裂症患者多存在不同程度的自知力障碍,否认有病,不愿接受治疗,甚至拒绝、逃避治疗。当病情控制后,自知力逐渐恢复,患者会渐渐配合治疗。

3.后期阶段　经治疗后,部分患者可获临床痊愈,即不存在精神病性症状,也可残留类似神经症的症状;部分患者可呈发作性;少部分患者迁延恶化,以衰退为转归。

(二)临床分型

精神分裂症早期症状不具特异性,易被认为是神经衰弱或人格改变,不易被人注意和识别。当疾病发展到一定阶段,可根据临床占主导的症状将其划分为若干个类型。不同类型的精神分裂症的起病形式、病程和临床表现均有所不同,对于药物选择、预后估计及病因学研究有一定的指导意义。常见类型如下。

1.偏执型　偏执型又称为妄想型,临床上最为常见,发病年龄较晚,多在中年期,常缓慢起病。其临床表现以妄想为主,以被害、关系、嫉妒妄想和影响妄想为多见。妄想的内容多荒谬离奇、脱离现实,妄想的范围常逐渐扩大、泛化,大多患者可同时存在几种妄想。幻觉以批评、讽刺、威胁、命令等令人不愉快的内容多见。患者在幻觉妄想的支配下表现出相应的行为,如闭门不出、恐惧不安、报复、跟踪等,大多数患者不愿暴露自己的病态体验,沉浸在妄想或幻觉体验之中,行为孤僻,不与外界接触。情感表现多不稳定,易发怒、冲动伤人、自伤自杀等。患者在较长时间内人格相对完整,智能完好。该型自发缓解者较少,尽早系统治疗则预后较好。

2.青春型　青春型发病多在18~25岁,即青春期或成年早期,呈急性或亚急性起病,病程进展快,多在2周之内达到高峰。以情感改变、思维障碍和行为幼稚愚蠢为临床特点,表现为情感不稳定、喜怒无常、常伴傻笑,难以捉摸;思维破裂,言语凌乱,内容荒诞离奇;行为幼稚,爱扮鬼脸,常有兴奋冲动,可有本能活动亢进(性欲、食欲),意向倒错(吞食脏物、喝脏水)。部分患者有片段的幻觉、妄想。病情进展快,可有波动,甚至有短暂的自发缓解。但易复发。系统治疗、维持服药,可望获得较好预后。

3.单纯型　单纯型好发于青少年,缓慢起病,逐渐加重。临床表现以情感淡漠、思维贫乏、意志活动缺乏等阴性症状为主,少有幻觉和妄想,或有一过性的幻觉和妄想。早期多出现类似神经衰弱的症状,表现为易疲劳、失眠、工作效率下降等,逐渐出现日益加重的个性改变,不关心周围的人和事,孤僻离群、生活懒散、被动退缩,对工作学习的兴趣日益减少,本能欲望不足。情感日益淡漠,冷淡亲友。早期不易被察觉,或以为是"不求上进""受到打击后意志消沉"等。往往在病程多年后才就诊,治疗效果和预后一般较差。

4.紧张型　紧张型多在青壮年发病,起病急,病程多呈发作性。临床以明显的精神运动障碍为主要表现,可交替或单独出现紧张性木僵与紧张性兴奋,可自动缓解,经积极治疗预后较好。

5.未分化型　未分化型患者符合精神分裂症的诊断标准,有明显的精神症状但症状复杂,临床各型的部分症状同时存在,无法将其归到上述分型中的任一类别,故将其归入"未分化型"中,此型患者在临床并不少见。

英国学者 Crom 提出了精神分裂症阳性症状和阴性症状两个综合征的概念。阳性症状指精神活动异常或亢进,包括幻觉、妄想、行为冲动紊乱、情感不稳定且与环境不协调等,也称为Ⅰ型精神分裂症;阴性症状指精神活动减弱或缺乏,如思维贫乏、情感淡漠、意志活动减退、社会隔离、反应迟钝等,也称为Ⅱ型精神分裂症。研究发现,两者在临床症状、疗效、预后、生物学基础上都有不同之处,据此将生物学和症状学结合进行分型,有利于临床治疗药物的选择。混合型精神分裂症包括不符合Ⅰ型和Ⅱ型精神分裂症的标准或同时符合的患者。

四、治疗与预后

不论是首次发作还是复发的精神分裂症患者,抗精神病药物治疗应作为首选的治疗措施。健康教育、支持性心理治疗和社会康复训练等措施应贯穿于治疗的全过程,以达到降低复发率,最大限度地提高患者的社会适应能力。对部分药物治疗效果不佳和(或)有木僵、频繁自杀、攻击冲动的患者,急性治疗期可以单用或合用电休克治疗。

1.药物治疗　精神分裂症的药物治疗应系统而规范,强调早期、足量、足疗程。遵守单一用药、个体化用药、系统治疗的原则。精神分裂症患者的治疗程序包括急性治疗期(8~10周)、巩固治疗期(3~6个月)和维持治疗期(一年以上)。一旦诊断明确应及早开始用药,从小剂量开始,逐渐加量达到治疗剂量,待急性期精神症状控制后,应继续用治疗剂量巩固疗效,然后逐渐减量进行维持治疗。首次发作患者的维持治疗应持续 1 年以上,若无阳性症状及复发迹象,可试行停药观察方案;对目前症状控制良好已满一年,但既往有一次或多次发作的患者应长期维持治疗,甚至终身,除非有不可耐受的不良反应及某些禁忌证的出现。常用的抗精神病药物有以下几种。

(1)典型(传统)抗精神病药物:又称神经阻滞剂,主要通过阻断 D_2 受体起抗幻觉妄想的作用。常用的有氯丙嗪、奋乃静、三氟拉嗪、舒必利等。抗精神病药物的使用因人而异,根据患者的典型临床症状,考虑年龄、对药物的耐受性及可能出现的不良反应进行合理选择。对需控制兴奋躁动的患者可选用氯丙嗪、奋乃静、氟哌啶醇;对于慢性期、起病缓慢、以阴性症状为主的患者宜选用三氟拉嗪、舒必利等;对于服药不合作的患者可选用长效制剂。

(2)非典型(新型)抗精神病药物:通过平衡阻滞 5-HT 和 D_2 受体起到治疗作用。常用的药物包括利培酮、奥氮平、氯氮平等。特点是能够有效控制精神分裂症的阳性症状,对情感淡薄,意志减退等阴性症状也有一定疗效。不良反应少,特别是锥体外系不良反应轻于传统抗精神病药物,易被患者接受。

2.电休克治疗　电休克治疗对控制精神分裂症患者的极度兴奋躁动、冲动伤人、自伤自杀、拒食、自责自罪、抑郁情绪、紧张性木僵等症状疗效甚好。在药物治疗的基础上合并使用电休克治疗,可缩短病程,有利于患者尽快康复。一般每周 2~3 次,6~10 次为一个疗程。目前多采用改良的无抽搐电休克治疗。

3.心理与社会干预 心理与社会干预不仅可以改善精神分裂症患者的精神症状,恢复自知力,增强其对治疗的依从性,还可以改善家庭成员之间的关系,增加患者的社会适应能力。利用治疗性人际关系沟通技巧、行为矫正治疗、康复训练、生活能力训练、家庭干预等措施,可帮助患者恢复原有的工作或学习能力,重建恰当的人际关系,促进患者与社会接触,积极应对各种生活事件和心理危机,提高生活质量,或使患者尽可能保留一部分社会生活功能,减轻残疾程度。

精神分裂症的预后与病因、临床特点、病程及患者的遗传素质、个性特点、心理社会环境因素、治疗的及时性和系统性等密切相关。调查发现,在首次发作的精神分裂症患者中,有75%可以达到临床治愈,约20%可保持终身健康。一般认为,起病急、中年以后发病、病程短暂、有明显诱因、以阳性症状为主症或伴有明显的情感症状、家族遗传史不明显、病前无明显个性缺陷、社交与适应能力良好、家庭和睦、社会支持多则预后较好;反之预后不良。

五、护理评估

有计划地收集资料是护理评估的第一步,应从生理、心理、社会三方面进行。除了通过与患者的直接交谈,从语言、表情、行为中获得直接的资料外,也可从患者的亲友、同事提供的资料中获得信息,并可借助于一些心理社会功能评估量表来测定。通过对各种资料的综合分析并与客观标准比较,对患者的整体情况做出推断,为护理工作提供可靠依据。

1.生理功能方面 生理功能方面包括患者的意识状态、生命体征、饮食、营养、睡眠、排泄、皮肤、个人卫生、自理能力等情况。了解患者的个人生长发育史、家族史、既往史、过敏史、用药情况,以及实验室和其他辅助检查结果等。

2.心理功能方面 评估患者的各种症状表现,包括认知、情感、意志行为等方面,评估患者的自知力和对住院的态度,以及患者的个性特征等。

3.社会功能方面 评估患者的社会交往情况、经济状况、工作学习环境、社会支持系统、人际关系、有无应激性生活事件及患者的应对方式等。

六、护理诊断

1.生理功能方面

(1)有暴力行为的危险(对自己或他人):与幻觉、妄想、精神运动性兴奋、自知力缺乏有关。

(2)有营养失调的可能(低于机体需要量):与幻觉妄想、消耗量过大及摄入量不足有关。

(3)睡眠形态紊乱:与妄想、幻听、兴奋、不适应、睡眠规律紊乱有关。

(4)生活自理能力缺陷:与意志行为障碍、精神活动衰退有关。

2.心理功能方面

(1)感知改变:与感知觉障碍(幻觉、错觉)等有关。

(2)思维过程改变:与思维内容障碍(妄想)、思维逻辑障碍、思维联想障碍等有关。

3.社会功能方面

(1)不合作:与幻觉、妄想、自知力缺乏、药物不良反应有关。

(2)社交孤立:与幻听、妄想、沟通障碍、怪异行为、行为退缩等有关。

(3)医护合作问题:与药物不良反应,如急性肌张力障碍、体位性低血压等有关。

(4)知识缺乏:与患者及家属对疾病相关知识缺乏有关。

七、护理目标

1.生理功能方面

(1)患者在住院期间不发生伤害自己和他人的行为。

(2)患者能获得充分的营养,表现为能自行进食,食量正常,体重逐渐恢复正常。

(3)患者能说出应对失眠的几种方法,能按时入睡。保证每晚6~8小时睡眠。

(4)患者能保持身体清洁无异味,生活能基本自理。

2.心理功能方面

(1)患者的精神症状逐步得到控制,语言行为与现实环境相符,幻觉妄想减少或消失。

(2)患者能用别人可以理解的语言或非语言方式进行沟通,并表达自己内心的感受。

(3)患者能学会控制自己情绪的方法,能用恰当的方法发泄自己的愤怒。

(4)患者的日常生活不被精神症状所困扰,能最大限度地恢复社会功能。

3.社会功能方面

(1)患者配合治疗和护理,主动服药,并能描述不配合治疗的不良后果。

(2)患者能参加病区的文娱活动,学会与人交往。

(3)患者及家属对疾病的知识有所了解。

八、护理措施

(一)安全护理方面

1.合理安置患者　有自杀自伤、出走和暴力冲动等行为者,应安置在重症观察室,专人看护。妄想症状活跃、情绪不稳定、易激惹、兴奋的患者应与木僵、痴呆等行为迟缓患者分开安置,防范意外事件发生。

2.重点监护患者　所有工作人员应了解患者的病情、诊断、治疗情况,记住患者的姓名、面貌特征;对有严重消极、冲动、出走言行的患者及伴有严重躯体疾病者,其活动范围应控制在工作人员的视线内。严格床边交接工作,及时发现危急事件预兆,严防意外发生。

3.加强巡视　凡有患者活动的场所,均应有护士看护或巡视,密切观察患者的动态,每次交班都要清点患者人数,发现问题及时报告。患者离开病区时必须由工作人员护送,密切观察。睡觉时要观察患者的姿势、呼吸声和脸色,辨别患者是否假装入睡,发现患者蒙头睡觉应轻轻揭开。

4.安全用药　严格执行"三查八对"制度,发药时需由2名以上护士负责,一人发药,一人检查患者口腔、舌下和颊部,做到"送药到手,看服到口,不服不走"。一般先易后难,不合作者最后发。发药后及时收拾好用物,切勿将注射器、安瓿等遗留在病房,以免被患者当作自伤伤人的工具,保证治疗环境安全。严密观察疗效及药物不良反应,若发现患者有眩晕、心悸、面色苍白、皮疹、黄疸、吞咽困难、意识模糊等,及时报告医师并协助处理,做好重点观察和详细交班。

5.病房安全　管理工作人员进出各办公室、治疗室、开水间、库房等场所应随手锁门,不能让患者进入这些场所。向患者及家属宣教安全管理内容,如危险物品(剪刀、利器、长绳、打火机等)不能带入病房;病房内的病历、药品、玻璃制品等一律上锁管理,每班交接;每天进行安全检查,检查患者的床单位和衣服内有无暗藏危险物品;病房内的设施、危险物品等应重点检查,防止成为患者发生不安全行为的工具;保持安全通道的畅通;发现门窗、门锁、床、玻璃等有损坏时要及时维修。

(二)生理功能方面

1.日常生活护理 指导患者制订日常生活计划,指导患者养成良好的卫生习惯,早晚刷牙,定期更换衣裤、修剪指(趾)甲、洗头洗澡、理发剃须,女患者清洗会阴等。卧床患者定时床上擦身或沐浴,定时翻身,预防压疮。对生活懒散者进行生活自理能力训练,如穿衣叠被、洗脸刷牙等。循序渐进,不操之过急,对取得的进步及时表扬鼓励。

2.饮食护理 进餐一般采用集体用餐(分食制)方式。进餐过程中注意观察,防止倒食、拒食、暴饮暴食、藏食、抢食等行为,并提醒患者细嚼慢咽,防止噎食、窒息等意外。对拒食患者应及时了解原因,采取针对性措施,如有被害妄想患者可让其参与备餐和选择食物,有罪恶妄想患者可将饭菜搅拌使患者以为是残羹剩饭而进食。注意评估患者进餐后的情况,有无腹胀等,每周测体重一次。对食异物的患者要重点观察,防止吞食异物、脏物。

3.睡眠护理 为患者提供良好的睡眠环境,减少或去除影响患者睡眠的诱发因素,避免睡前大量饮水、吃刺激性食物、谈论兴奋性话题和看刺激性的电视节目。督促患者养成良好的睡眠习惯,减少白天卧床。必要时遵医嘱用药物诱导,观察睡眠改善情况,做好记录与交班。

4.大小便护理 每天观察患者的大小便排泄情况。鼓励便秘患者多饮水、多食粗纤维的蔬菜水果、多活动,必要时给予缓泻剂或灌肠;对排尿困难或尿潴留患者先诱导排尿,无效时遵医嘱导尿;对认知障碍患者应定时陪护上厕所,训练其养成有规律的排便习惯。

(三)心理功能方面

1.建立良好的护患关系 精神分裂症患者意识清晰,智能良好。但自知力障碍,不安心住院,对住院和医护人员有抵触情绪。必须与患者建立良好的护患关系,取得患者的信任,才能深入了解病情,顺利完成治疗和护理工作。护士应主动关心、尊重和接纳患者。温和、冷静、坦诚对待患者,使患者感到温暖、可信,患者才会主动倾诉内心体验和情感,接受护士的劝慰。

2.正确运用沟通技巧 护理人员应掌握不同患者的接触沟通技巧,施行个体化护理。与患者交谈时,耐心倾听患者的述说,鼓励患者用语言表达内心的感受而非冲动行为。交谈时态度要温和亲切,语言应具体、简单、明确,给患者足够的时间思考,不训斥、责备、讽刺患者,不与患者争论有关妄想的内容或追问妄想内容的细节,而是适当提出自己的不同感受。对自知力恢复的患者,多给予支持性的心理护理。

(四)社会功能方面

1.鼓励患者参加集体活动,合理安排文娱活动,转移其注意力,淡化不良刺激因素的影响,缓解恶劣情绪。

2.社交技能康复训练 精神分裂症患者通常住院时间较长,导致脱离社会而影响社交功能。社交技能训练从如何表达自己的感受开始,直至如何积极地寻求帮助,让患者逐步掌握并提高社交技能。

3.进行作业训练、工艺制作训练、职业劳动训练、药物自我处置技能训练、症状自我监控技能训练等。

(五)特殊状态的护理

1.幻觉状态的护理　应密切观察患者的情绪变化和言语行为表现,了解幻觉的类型、性质。对受幻觉影响而发生出走、伤人毁物的患者应安排在重症观察室,专人监护,防止意外事件发生。运用适当的沟通技巧,耐心倾听,不与其争论幻觉内容和争辩对象是否存在,而应尝试去体验患者的感受,给予同情和安慰,稳定其情绪。鼓励和督促患者参加各种工娱疗活动,分散注意力。病情好转后,与患者讨论分析病态体验,帮助其认识疾病,促进康复。

2.妄想状态的护理　患者在妄想的影响下,可出现自杀伤人、冲动毁物、拒食拒药等行为。护士应掌握与患者的接触技巧,在患者妄想状态的活跃期不要触及其妄想内容;患者叙述妄想内容时则不要与其争辩,不批评并进行对症护理。例如,对被害妄想患者,护士应耐心说服解释,外出有人陪伴,拒食时可采用集体进餐,及时转移被害妄想的嫌疑对象,注意安全;对有关系妄想的患者,在接触时语言应谨慎,不要过早否定患者的病态思维,不要在患者附近交头接耳、发出笑声或谈论其病情。以免患者猜疑,强化妄想内容。对有疑病妄想的患者应耐心倾听,并鼓励患者参加各种有益的工娱疗活动;对有自杀倾向的患者,禁止单独活动和在危险场所逗留。外出体检等要严密监护陪伴患者。

3.冲动与暴力行为的护理　护士应重点观察,事先预防。患者出现躁动不安、神情紧张、攻击辱骂性行为,以及不满、气愤、挑剔、抗议、摔东西等失控行为时要及时有效地干预,必要时采取保护性措施。患者一旦出现暴力行为,护士应冷静、沉着、敏捷,立即疏散围观患者,迅速控制场面,解除患者的危险工具,并将患者转移到安静的隔离房间,给予适当的肢体保护或根据医嘱对症治疗。约束时要向患者说明目的,并使肢体处于功能位置,松紧适度、血液循环良好,满足患者的基本生理需要,病情缓解后及时解除约束。行为控制后与患者一起讨论,让患者说出自己的感受并给予理解和帮助。

4.出走患者的护理　一旦发生患者出走,立即报告,组织力量及时寻找并通知患者家属。出走回归后,应了解患者的心理反应及出走企图和经过,认真记录,不可责怪埋怨患者,更不能加以惩罚或施加精神压力。制订和完善防范措施,防止其再次出走。

5.自杀自伤患者的护理　一旦患者发生自杀自伤等意外事件,应立即将其他患者隔开,迅速组织抢救。抢救复苏后做好心理安慰,鼓励患者说出内心真实的感受,了解其心理状态,制订针对性防护措施。若抢救无效死亡,应详细记录事件的经过、时间、地点、工具、当时在场人员、具体受伤情况、抢救经过等。记录应真实、准确,字迹清楚,签全名。将现场物证和病历妥善保管或封存。

6.不合作患者的护理　首先要了解不合作的原因,对因处理。护士应主动关心、体贴、照顾患者,使患者感到自己是被重视、被接纳的。选择适当的时机进行宣教,帮助患者了解自己的疾病及用药的必要性。给药时,应严格执行操作规程,做到"发药到手,看服到口,不服不走"。仔细检查患者的口腔、水杯等,但要注意采取适当的方式,尊重患者的人格。拒绝服药的患者,应耐心劝导,鼓励患者表达治疗后的感受和想法,必要时遵医嘱改用注射或长效制剂。

7.木僵患者的护理　严重木僵患者精神运动性抑制,无防卫能力,生活不能自理,但意识清楚。因此,要将患者安置在易观察的单独病室,保持环境的安静和安全,既要防止遭到其他患者的伤害,也要防止患者突然由木僵转为紧张性兴奋而冲动伤人、毁物;做好口腔、皮肤、大小便等基础护理,保证患者呼吸道通畅,平卧时头偏向一侧,定时为其翻身叩背,预防压疮发生,保证营养和水分的供给;做各项治疗护理时要简单说明目的,并避免在患者面前谈论病情及无关的事情,减少不良刺激;部分患者在夜深人静或安静时可在床上翻身或活动肢体,或主动进食,或去厕所小便,护士可将饭菜放在患者的床头,在门外观察其进食情况。严重木僵患者可有蜡样屈曲和空气枕头症状,每次治疗和护理后应将其肢体摆放于舒适的功能位置。

(六)预防复发和健康教育

精神分裂症是一种慢性精神障碍,且有反复发作的特点,复发次数越多,其功能损害和人格改变也越严重,最终导致精神衰退和人格瓦解,给患者、家属和社会造成重大损失。精神分裂症患者的治疗和康复,也是一个漫长的过程,为使患者更好地配合治疗。早日康复,应做好恢复期患者及家属的健康教育工作。

1.向患者和家属宣教有关精神分裂症的基本知识,使其认识到疾病复发的危害,认识药物维持治疗、心理治疗和康复训练对预防复发和延缓衰退的重要意义,积极配合治疗和康复训练。

2.指导家属妥善保管药物并监护患者按时服药,使家属了解精神药物的基本知识、常见的不良反应,并能采取适当的应急措施;认识到长期维持药物治疗是防止复发和促进康复的重要策略,按医嘱坚持服药,不可擅自增药、减药或停药,按时复诊。

3.教育患者及家属识别疾病复发的早期征兆,如拒绝服药、睡眠障碍、情绪不稳、日常行为习惯改变等,发现复发征兆应及时到医院就诊。

4.指导家属关心和爱护患者,不要歧视患者,避免精神刺激。督促患者养成良好的生活习惯,克服自卑心理,保持与亲朋好友的交往,扩大接触范围,使其尽早回归社会。

九、护理评价

1.生理功能方面

(1)患者不发生自杀、自伤、冲动等意外事件和护理并发症。

(2)患者能正常进食,体重恢复至正常标准。

(3)患者能保持每天6~8小时的睡眠。

(4)患者的生活自理能力部分或全部恢复。

2.心理功能方面

(1)患者的言行举止与现实环境相一致。

(2)患者的精神症状得到缓解或消失,自知力部分或全部恢复。

3.社会功能方面

(1)患者能与护士和病友正常地交往,并能较确切地表达心理问题与心理需要。

(2)患者能积极配合治疗和护理,参与工娱疗活动。

(3)患者对自身疾病的治疗和康复训练等有正确的认识。

第四节　心境障碍

心境障碍又称情感性精神障碍,是由各种原因引起的、以明显而持久的心境高涨或低落为主要特征的一组精神障碍。临床上主要表现为心境高涨或低落,常伴有相应的思维和行为改变,可有精神病性症状(如幻觉、妄想等);多为间歇性病程,具有反复发作的倾向,间歇期精神活动基本正常,一般预后较好,对社会功能影响较小,部分可有残留症状或转为慢性。心境障碍主要分为抑郁发作、躁狂发作、双相障碍、持续性心境障碍等类型。

一、流行病学

1.发病率与患病率　由于疾病概念、诊断标准、流行病学调查方法和调查工具的不同,报道的患病率相差甚远。1982年,我国12个地区精神病流行病学调查资料显示,心境障碍的终身患病率为0.76‰,时点患病率为0.37‰。1992年,对其中7个地区进行复查的资料显示,心境障碍终身患病率为0.83‰。时点患病率为0.52‰。西方国家心境障碍的终身患病率一般在20‰~25‰,高于我国报道的数字。WHO有关全球疾病总负担的统计资料显示,1990年抑郁症和双相情感障碍分别排在第5位和第18位,抑郁症与自杀合在一起占5.9%,居第2位;预计到2020年抑郁症疾病负担将上升到第2位。

2.年龄与性别　好发于青壮年,首次发病多在16~30岁,高发年龄在24~31岁。女性较男性的发病年龄早、患病率高。男性抑郁症的自杀率较女性高。男性多以躁狂发作的形式发病,而女性首次发作大多表现为抑郁发作。

3.其他　有调查认为,社会地位和经济收入较低者,患抑郁症的危险性高,经济收入和社会地位较高者,患双相障碍的危险性高;农村抑郁症患病率比城市高;分居或离异者患病率高。不同种族间患病率无明显差异。

二、病因与发病机制

心境障碍的病因与发病机制目前尚不清楚,大量研究资料提示遗传因素、神经生化因素、神经内分泌因素、脑电生理变化、神经影像学改变及心理社会因素等对本病的发生有明显影响。

1.遗传因素

(1)家系研究群体和家族调查发现,心境障碍患者有家族史者占30%~41.8%,心境障碍患者亲属患病率比一般人群高10~30倍。血缘关系越近患病率越高,一级亲属的患病率远高于其他亲属,且发病年龄逐代提早,疾病严重程度逐代增加。

(2)双生子与寄养子研究单卵双生子的同病率为56.7%,显著高于双卵双生子同病率12.9%。寄养子研究也发现,患有心境障碍的寄养子,其亲生父母患病率为31%,而养父母中只有12%,充分说明遗传因素在心境障碍发病中有着重要作用。

2.神经生化因素　大量研究资料显示,中枢生物胺类神经递质变化和相应受体功能改变可能与心境障碍的发生有关。5-羟色胺(5-HT)和去甲肾上腺素(NE)被认为与心境障碍的关系最为密切。

(1)5-羟色胺假说(5-HT):该假说认为5-HT功能活动的降低可能与抑郁发作有关,5-HT功能活动的增高可能与躁狂发作有关。一些抑郁发作患者的脑脊液中5-HT的代谢产物5-羟吲哚乙酸(5-HIAA)含量降低,且浓度越低抑郁程度越重。

(2)去甲肾上腺素假说(NE):该假说认为NE功能活动的降低可能与抑郁发作有关,NE功能活动的增高可能与躁狂发作有关。抑郁发作患者尿液中NE代谢产物3-甲氧基-4-羟基-苯乙二醇(MHPG)降低,转为躁狂症时MHPG含量升高。

（3）多巴胺（DA）假说：该假说认为DA功能降低可能与抑郁发作有关，DA功能活动增高可能与躁狂发作有关。抑郁发作患者尿中DA主要降解产物高香草酸（HVA）水平降低。

（4）γ氨基丁酸（GABA）假说：GABA是中枢神经系统主要的抑制性神经递质，有研究发现双相障碍患者血浆和脑脊液中GABA水平下降。卡马西平、丙戊酸钠具有抗躁狂和抗抑郁作用，它们的药理作用与脑内GABA含量的调控有关。

3.神经内分泌功能失调　研究发现，心境障碍患者存在下丘脑-垂体-肾上腺轴（HPA）、下丘脑-垂体-甲状腺轴（HPT）、下丘脑-垂体-生长素轴（HPGH）的功能异常。通过监测血浆皮质醇含量及24小时尿17-羟皮质类固醇的水平，发现抑郁症患者血浆皮质醇分泌过多，提示患者可能有下丘脑-垂体-肾上腺轴功能障碍。重症抑郁症患者脑脊液中促皮质激素释放激素（CRH）含量增加，提示抑郁发作时下丘脑-垂体-肾上腺轴（HPA）异常的基础是CRH分泌过多。

4.睡眠与脑电生理变化　睡眠脑电图研究发现，抑郁症患者睡眠总时数减少，觉醒次数增多，快眼动睡眠（REM）潜伏期缩短，与抑郁程度呈正相关。约30%的心境障碍患者有脑电图（EEG）异常，抑郁发作多倾向于低α频率，而躁狂发作时多为高α频率或出现高幅慢波。

5.神经影像学改变　CT研究发现，心境障碍患者脑室较正常对照组大，脑室扩大的发生率为12.5%～42%，单相抑郁与双相抑郁的CT异常率无明显差异。MRI发现抑郁发作患者海马、额叶皮质、杏仁核、腹侧纹状体等萎缩。抑郁症患者左额叶局部脑血流量降低，降低程度与抑郁的严重程度呈正相关。在伴有认知功能缺损的抑郁症患者中，左前扣带回血流量下降，并且比不伴认知缺损的患者更为严重。

6.社会心理因素　应激性生活事件与心境障碍的关系密切，具有易感素质的个体在某些应激性事件或环境因素的促发下容易发病。抑郁发作前92%有突发应激性事件；在最近6个月内有重大应激性事件者，其抑郁发作的危险系数增高6倍。但并非所有遭遇精神创伤或负性生活事件者都发病，可见，社会心理因素是心境障碍的重要诱因。此外，经济状况差、社会地位低下者也易罹患本病。

三、临床表现与分型

根据《中国精神疾病分类方案与诊断标准（第三版）》（CCMD-3），心境障碍包括躁狂发作、抑郁发作、双相障碍、持续性心境障碍等几个类型。临床上单相躁狂较少见，美国精神疾病分类与诊断标准DSM-Ⅳ提出只要有躁狂发作就归属双相障碍，认为单相躁狂最后多发展为双相，或是病程中有过轻度抑郁发作而未被发现。但临床上确实有少数患者终生仅为躁狂发作，ICD10和CCMD-3仍保留单相躁狂发作的分型。

（一）躁狂发作

躁狂发作的典型症状是"三高"症状，即情感高涨、思维奔逸、意志行为增强，且三者间协调一致，并和周围环境相符。可伴有幻觉、妄想等精神病性症状。躁狂发作大多急性或亚急性起病，好发季节为春末夏初，发病年龄在30岁左右。一般持续数周到6个月，平均为3个月，并有不同程度的社会功能损害。

1.情感高涨　情感高涨是躁狂发作的基本症状。典型表现为患者主观体验特别愉快，自我感觉良好，整日兴高采烈，洋洋得意。讲话时眉飞色舞，喜笑颜开，表情生动，似乎从来没有忧愁和烦恼;患者内心体验与周围环境相符合,言行富有感染力,常博得周围人的共鸣;部分患者以易激惹的心境为主,常因某种小事而大发雷霆,好争吵,甚至出现破坏和攻击行为,但常很快转怒为喜或赔礼道歉。老年患者表现心境高涨的较少,主要为易激惹。狂妄自大,言语增多,但常较啰嗦。

2.思维奔逸 患者在情感高涨的基础上联想速度明显加快,思维内容丰富多变,患者常自述"脑子反应特别快,好像加了润滑剂",说话滔滔不绝,口若悬河,口干舌燥、声音嘶哑仍停不下来,讲话的内容肤浅凌乱,给人信口开河之感。注意力常随境转移,话题从一个主题很快转到另一个主题,有时按词汇的同音押韵或意义相近来转换话题,即音联和意联。

3.意志行为增强 即协调性精神运动性兴奋,其内心体验与行为,行为反应与外界均较为统一。患者精力异常旺盛,自感有使不完的劲。对各种事物都感兴趣,整天忙碌不停,做事虎头蛇尾,有始无终,好管闲事,爱打抱不平。对自己的行为缺乏正确判断,脱离实际,不考虑后果,任意挥霍钱财,乱购物,随意将财物赠送同事或陌生人。与人一见如故,主动打招呼,没有陌生感,行为轻浮。

4.精神病性症状 在心境高涨的背景下,患者常出现幻觉和妄想,内容多涉及自己的财富、地位和权力等,与其情绪相符合。自认为是世界上最聪明、能力最强、最富有、最漂亮的,能解决所有问题,自命不凡,盛气凌人。躁狂发作患者的主动和被动注意力均有增强,但不能持久,易被周围事物所吸引(随境转移)。部分患者有记忆增强,但无重点,常常充满许多细节、琐事。

5.伴随症状 因患者自我感觉良好,精力充沛,故很少有躯体不适主诉,常表现为面色红润,两眼有神,不知疲倦,体检可发现瞳孔轻度扩大,心率加快,以及便秘等交感神经亢进的症状。患者食欲增加,性欲亢进,睡眠需求明显减少,每天只睡 2~3 个小时且无困倦感。因患者极度兴奋,体力消耗较大,年老体弱患者易引起失水、消瘦,甚至虚脱或衰竭。

(二)抑郁发作

抑郁发作的典型症状是"三低"症状,即情感低落、思维迟缓、意志活动减退。目前认为抑郁的核心症状包括情感低落、兴趣缺乏和快感缺失,可伴有躯体症状、自杀观念和行为。抑郁发作多数为急性或亚急性起病,好发季节为秋冬季,发作至少持续 2 周,平均病程为 6~8 个月,并伴不同程度的社会功能损害,给患者造成痛苦或不良后果。

1.情感低落 程度较轻的患者感到闷闷不乐、无愉快感、凡事缺乏兴趣,重者可悲观绝望、忧心忡忡、愁眉苦脸、唉声叹气,有度日如年、生不如死之感,患者常诉说"活着没有意思""心里难受"等。即使有令人高兴的事情也高兴不起来,对孩子、亲友失去热情。可伴有焦虑、紧张、恐惧、坐立不安、搓手顿足、来回踱步等症状。患者常有特殊的面部表情和姿势,如嘴角向下垂挂,两眉紧锁,两眸含泪,稍做诱导便泪如线下,弯腰垂臂,姿势和动作变化少,甚至终日坐卧不动。

在情绪低落的影响下,患者自我评价低,自感一无是处,毫无人生价值,有无望感、无助感、无用感和丧失感,这不仅是诊断的重要依据,也是抑郁患者自杀的根源。具体表现为以下几种症状:

(1)对过去感到自责自罪:患者对自己的轻微过失或错误痛加责备,自感罪孽深重,给家庭和社会带来了巨大的负担,严重者出现罪恶妄想。

（2）对现在感到无用和无助：患者认知扭曲，对任何事情只看到消极的一面，自感一切不如别人，自己无能和无用，连累了家庭和社会，并处于孤立无援的境地。

（3）对未来感到无望：患者预感将来的自己也一败涂地，或工作失败，或家庭不幸，或健康恶化，前途渺茫，毫无希望，感到生命已到尽头，活着毫无意义。

严重抑郁发作的患者常产生自杀观念或自杀行为。有调查发现，抑郁者的自杀率是正常人的20倍，约有67%的患者有自杀观念，有10%~15%的患者最终死于自杀。

2.思维迟缓　患者的思维联想速度缓慢，反应迟钝，思路闭塞，自觉愚笨。临床表现为主动言语减少，语速减慢，语音低沉，应答及交流困难。自感"脑子好像生锈了的机器开动不了"，思考问题困难，工作和学习能力下降。注意力和记忆力下降，属于可逆性变化，随治疗的有效而缓解。

3.意志活动减退

（1）兴趣减少或缺失：对原来喜爱的各种活动和爱好不再感兴趣，常闭门独居、疏远亲友、回避社交、不愿见人，自感对任何事情都"不再热心"，独坐一旁或整日卧床。

（2）精力缺乏：患者感到全身乏力，做任何事情都很费力，力不从心，无法胜任原有的工作和学习，严重时个人卫生也懒于料理。

（3）快感缺失：患者丧失体验快乐的能力，不能从平日的活动中获得乐趣。偶尔参加一些活动也只是为了消磨时间。

（4）抑郁性木僵：病情严重时，发展为不语、不动、不食，可达到木僵状态，称"抑郁性木僵"，但仔细进行精神检查，可发现其表情、姿势和内心体验是协调一致的，患者流露痛苦抑郁情绪。

4.精神病性症状　主要是幻觉和妄想，如罪恶妄想、疑病妄想、被害妄想、贫穷妄想等，幻听主要为嘲弄性或谴责性的言语性幻听，如"你去死，你是罪犯"，导致患者采取各种自杀自伤行为，这些症状多在抑郁高峰期出现，抑郁心理缓解后逐渐消失。伴有精神病性症状的患者自知力不完整。

5.睡眠障碍

（1）入睡困难、易醒和早醒：最具有特征的是早醒，表现为比平时提早2~3个小时醒来，之后再难入睡，在早醒的同时常伴有情绪低潮，情绪极差，睁着眼睛躺在床上，对自己完全丧失信心，陷入绝望，感到有根本无法逾越的困难。

（2）昼重夜轻：患者感到无论是情绪还是精力，都是早晨7~8点钟最差，下午逐渐好转，傍晚几乎可恢复常态，但入睡后，又进入下一次循环，即"昼重夜轻"。

6.非特异性躯体症状　抑郁症患者常以头痛、胸闷气短、胃肠功能紊乱、食欲缺乏、腹胀、便秘及心悸、出汗、发冷、尿频尿急等自主神经功能紊乱等症状为主诉。患者常常会纠缠于某一躯体主诉，并容易产生疑病观念，进而发展为疑病、虚无和罪恶妄想，但各项检查却没有阳性发现，相应的治疗效果也不明显。

（三）双相障碍

双相障碍指反复（至少2次）出现心境和活动水平的明显改变，有时表现为情感高涨、精力充沛和活动增加，有时表现为情感低落、精力减退和活动减少等。首次发病可见于任何年龄，但大多在50岁以前。双相障碍一般呈发作性病程，躁狂和抑郁反复循环或交替出现，可在一次发作中同时出现,也可快速转换。因日而异,甚至因时而异。抑郁发作持续时间长于躁狂发作,首次发作通常继之于应激事件后,但以后的发作与精神应激事件关系不大。发作间期通常完全缓解。发作频率、复发与缓解的形式均有很大变易。若躁狂和抑郁两类症状在大部分时间里都很突出,则应归为混合性发作。

1.双相Ⅰ型　有躁狂、抑郁发作史,躁狂、抑郁发作均严重。典型发作起病突然,迅速表现出症状,有 50%~60% 的患者躁狂发作后有抑郁发作,单纯躁狂发作较少见。

2.双相Ⅱ型　抑郁发作重而躁狂轻,轻躁狂可发生在抑郁发作的前或后,往往仅表现轻度高兴、愉快,与周围环境协调,易被误认为抑郁恢复后的正常现象。

3.循环型　双相情感障碍有 10%~15% 的双相情感障碍为此型。患者每年有四次以上情感障碍发作,躁狂与抑郁症状混合或迅速交替,每次发作符合轻躁狂或躁狂发作、轻抑郁或抑郁发作,或情感障碍混合发作。

(四)持续心境障碍

1.病理性心境恶劣　病理性心境恶劣是一种以持久的心境低落状态为主的轻度抑郁,感到心情沉重、沮丧,对工作学习无兴趣,缺乏信心和热情,对未来悲观失望,精神不振,不出现躁狂。常伴有焦虑、躯体不适感和睡眠障碍,但无明显的精神运动性抑制或精神病性症状。

2.环性心境障碍　环性心境障碍的主要特征是持续性心境不稳定,心境高涨与低落反复交替出现,但程度均较轻,且均不符合躁狂或抑郁发作的诊断标准。一般始于成年早期,呈慢性病程,伴或不伴有正常心境的间歇期。心境不稳定通常与生活事件无明显关系,与人格特征有密切关系,过去有人称之为"环性人格"。

(五)抑郁症的其他几种类型

1.隐匿型抑郁症　隐匿型抑郁症是描述一些抑郁情绪不太明显的抑郁患者,甚至有人认为其是抑郁症的一种特殊类型。隐匿型抑郁症患者约占全部抑郁症患者的 20%,女性约为男性的 2 倍多。主要表现为躯体性的,最常见的症状是全身软弱无力、易疲劳、持续性头痛或全身其他部位的慢性疼痛及不适感、食欲减退、厌食、体重下降、恶心、呕吐、口干、便秘、排尿障碍、胸部闷胀、耳鸣、月经紊乱、性冷淡、睡眠障碍等。反复要求医师检查诊治。仔细检查可发现抑郁的迹象,如兴趣降低、精力减退、信心不足、对家庭和工作不满意,甚至有消极、自杀念头,有人称之为"秘密杀手",值得警惕。

2.抑郁性神经症　抑郁性神经症是一种以轻型抑郁为表现特点的神经症,患者多有一定的人格素质,加之外界因素或长期内心冲突而促发。临床特点为具有持久的情绪低落、沮丧、压抑,伴有焦虑、躯体不适和睡眠障碍,一般无幻觉、妄想等精神病性症状,与外界接触良好,日常工作、学习、生活基本正常,有自知力。

3.更年期抑郁症　更年期抑郁症首次发病于更年期,女性多在 45~55 岁发病,男性多在 50~60 岁发病。一般起病缓慢,病程较长。早期症状主要为神经衰弱的表现,如头晕、头痛、乏力、失眠、烦躁等,而后出现各种躯体主诉,如胃纳减退、上腹部不适、口干、便秘、腹泻、心悸、血压异常、心率加快或异常、胸闷、四肢麻木、发冷发热、性功能障碍、睡眠障碍、眩晕等。更年期抑郁症患者的思维与行为抑制往往不明显,而是伴有明显的抑郁、焦虑症状。患者用悲观消极的心情回忆往事,对比现在,忧虑将来,觉得自己日落西山,一无是处,对以往的某些不足耿耿于怀,追悔莫及。表情紧张、面容憔悴、两眼充满恐惧绝望,严重时坐卧不安、往返徘徊、捶胸顿足或痛泣悲号,惶惶不可终日。部分患者逐渐形成罪恶妄想、疑病妄想、虚无妄想、人格解体等症状,也可出现幻觉、妄想,往往采取意想不到的自杀手段。患者病前性格、素质因素、以往痛苦遭遇和原有健康状况往往是潜在的因素,当外界环境发生变化时,促使其发生病理心理方面的改变。

4.老年期抑郁　首次发病于老年期,以持久的抑郁心境为主要表现。老年期抑郁具有三大基本特征,即自我低估、情绪改变及精神运动障碍。

(1)情感障碍:抑郁心境长期存在,但往往不如青壮年患者典型。患者常无精打采、郁郁寡欢、兴趣降低,充满孤独感,自觉悲观和绝望。大部分患者有突出的焦虑、烦躁症状,有的表现为敌意和易激惹,有的表现为情感反应淡漠或迟钝。

(2)思维障碍:患者感到脑力迟钝、注意力下降,表现应答反应缓慢和主动性语言减少,在抑郁心境基础上回忆不愉快的往事,无端丑化和否认自己,自责自罪或出现疑病、贫穷和罪恶妄想。

(3)认知功能减退:患者的计算能力、记忆力、理解和判断能力下降。智力检查可发现轻中度异常,有学者称之为抑郁性假性痴呆,较之老年性痴呆发病较急,并且情绪抑郁先于记忆障碍,再加上违拗、自伤、激越或坐立不安。

(4)意志和行为障碍:主动性下降,依赖性增强,遇事犹豫不决,回避社会交往,行动缓慢,卧床时间增加,重者可处于无欲状态,日常生活完全不能自理。伴焦虑的患者坐立不安、捶胸顿足。最严重的是患者有自杀企图和行为,且比青壮年患者更坚决,行为也更为隐蔽。

(5)躯体症状:本病具有情感症状向躯体症状转化的倾向,很多患者在抑郁情绪明朗化之前已有数月的躯体症状。躯体不适主诉以消化道症状最多见,如食欲减退、腹胀、便秘及说不清的腹部不适;乏力、头痛头晕、心悸和胸闷等也较为常见。在躯体不适症状的基础上,患者易产生疑病观念,进而发展为疑病或虚无妄想。

(6)其他:患者面容憔悴灰暗,体重下降,但其"内源性"症状,如情绪昼夜节律改变、睡眠障碍和性功能减退等因生理老化的影响而变得模糊不清。老年期抑郁大多缓慢发病,有单次发作和反复发作,少数患者在突发的精神刺激下急性发病,病程较长,预后较差,随年龄的增长而更容易复发,出现间歇期缩短及缓解不完全。

5.儿童抑郁症　以情绪抑郁为主。且常伴有自责自罪的情感障碍这一核心症状,并可有易激惹、敏感、哭闹、违拗、好发脾气、不安、厌倦、孤独等症状。认为自己笨拙、愚蠢、丑陋、没有价值、对周围不感兴趣、退缩、没有愉快感。有的患儿表现为自暴自弃、愤懑,有的表面似乎淡漠,但内心体验抑郁,甚至出现自残自杀行为,更有甚者认为自杀才会引起父母或老师的重视。与成人不同,儿童抑郁症患者很少主动诉说情绪抑郁。而常常以行为障碍为突出表现,如多动、攻击行为、害怕上学、打架、学习成绩下降、与同学关系不良等。还有部分患儿可表现有多种躯体症状,如睡眠障碍、食欲低下、疲乏无力、胸闷气短、心悸、头痛胃疼、周身不适、遗尿等,常被误诊为躯体疾病。及时治疗,一般预后较好。

四、治疗和预后

(一)治疗

心境障碍的药物治疗分为急性治疗期、巩固治疗期和维持治疗期。急性治疗期主要是控制症状、缩短病程;巩固治疗期主要是为了防止症状复燃、促进社会功能恢复;维持治疗期主要是预防复发。维持良好的社会功能。提高患者的生活质量。主要包括药物治疗、心理治疗和电休克治疗。

1.药物治疗

（1）躁狂发作

1）锂盐：是治疗躁狂症的首选药物，它既可治疗躁狂的急性发作，也可用于缓解期的维持治疗。单药治疗躁狂症的总有效率为70%~80%。临床常用碳酸锂，一般从小剂量开始，宜饭后服用，以减少对胃黏膜的刺激。碳酸锂治疗量的血药浓度与中毒量接近，故需密切观察病情变化和治疗效果，监测血锂浓度。特别是年老体弱者更需慎重，用量应为年轻患者的1/4~1/3。

2）抗惊厥药：对碳酸锂治疗无效或不能耐受其不良反应的患者可选用此类药物，临床主要使用卡马西平和丙戊酸盐。

3）抗精神病药：对躁狂时的兴奋、激惹、冲动症状或伴有的精神病性症状（如幻觉、妄想、怪异行为）等有治疗作用，且对躁动不安等症状的控制起效时间比锂盐快。主要有氯丙嗪、氟哌啶醇、氯氮平、利培酮、奥氮平等。锥体外系不良反应是老年患者应用时常遇到的麻烦，故尽量避免使用传统抗精神病药。

（2）抑郁发作

1）三环类（TCA）及四环类抗抑郁药物：属传统抗抑郁药物，代表药物有丙咪嗪、氯丙咪嗪、阿米替林和多塞平。用药应从小剂量开始，根据耐受性和不良反应逐步增加至足量和足疗程，尽可能使用最低有效量，减少不良反应。老年人躯体情况复杂，用药后可出现意识模糊、共济失调、记忆减退及严重心血管疾病，此类药物不作首选药。

2）单胺氧化酶抑制剂（MAOI）：吗氯贝胺是一种新型的可逆性、选择性单胺氧化酶抑制剂，避免了非选择性、非可逆性MAOI的高血压危象、肝脏毒性及体位性低血压等不良反应的缺点。适用于三环类抗抑郁药物治疗无效的患者，尤其适用于精神运动性迟滞的抑郁症，口服后迅速完全吸收，不良反应较轻，患者的耐受性好。

3）选择性5-HT再摄取抑制剂（SSRIs）：代表药物有氟西汀、帕罗西汀、舍曲林、西酞普兰等。适用于治疗各种类型的抑郁症，不良反应较少，半衰期较长，每天只需服药1次，患者易接受，较适宜老年患者应用。但起效也较慢，2~4周起效。

（3）维持治疗与预防复发：大部分病情严重或复发频繁的患者的疗程可达2年，目的是防复燃及促使社会功能的恢复，让病情保持平稳状态。部分患者需继续进行维持治疗，包括病程中有多次发作病史，既往有心境恶劣病史，急性期治疗反应不良，伴焦虑障碍或物质滥用，60岁以后发病的抑郁或双相障碍者。维持治疗可降低复发率。但尚无特效方法确保患者不会复发。

2.心理治疗　可在药物治疗的同时合并心理治疗，尤其是有明显心理社会因素作用的抑郁发作患者及恢复期患者。

（1）支持性心理治疗：通过倾听、解释、指导、鼓励和安慰等方法，帮助患者正确认识和对待自身疾病，主动配合治疗。

（2）认知治疗：帮助患者改变歪曲认知，建立积极的思考方式，学习新的应对方式。

（3）行为治疗：通过对个体反复训练，改善患者的人际交往能力和心理适应能力，矫正适应不良的行为。

（4）心理分析疗法：通过挖掘患者无意识的心理过程，将其召回到意识范围内，揭穿防御机制的伪装，使患者了解症状的真实意义，便可使症状消失。

3.电休克治疗　急性躁狂发作和药物治疗无效的患者、严重消极自杀企图及使用抗抑郁药治疗无效的患者，使用电休克治疗或改良后无抽搐电休克治疗见效快、疗效好。6～12次为一个疗程，电休克治疗后仍需用药物维持治疗。

4.其他治疗

（1）睡眠剥夺治疗：每周剥夺1～2次一夜睡眠，中间可间隔2～3天。进步后可逐渐延长间隔。具体做法是患者起床后约40小时不睡眠，监督患者在第二天晚上平时上床睡觉的时间才睡觉。适应证为中度抑郁患者，几乎无不良反应，缺点是疗效维持时间较短。

（2）光照治疗：对具有季节性抑郁特点的老年抑郁症患者较为有效，同时可改善睡眠。轻中度抑郁患者可以只用光照治疗，每天上午接受30分钟光照。重度抑郁患者可将光照治疗作为一种辅助治疗手段。

（二）预后

多数心境障碍患者预后较好，经系统治疗后临床症状可基本或完全消失，社会功能恢复，一般不残留人格缺陷。有15%～20%的患者可慢性化，残留有易激惹、心情不好和躯体不适等，社会功能不能完全恢复至病前水平。预后与反复发作、慢性化病史、阳性家族史、病前适应不良、合并躯体疾病、缺乏社会支持和治疗不适当等因素有关。

躁狂发作可反复发作，每次发作持续时间相近，间歇期一般缓解完全，多次发作后可慢性化。对每次躁狂发作而言，显著和完全缓解率为70%～80%。

抑郁发作可反复发作，大多数经治疗缓解的抑郁症患者，仍有30%一年内复发。有过1次抑郁发作的患者，其中50%的患者会再复发，有过2次抑郁发作的患者，今后再次发作的可能性为70%，有3次抑郁发作的患者，几乎100%会复发。间歇期一般缓解完全，多次发作后可慢性化。对每次抑郁发作而言，显著和完全缓解率为60%～80%。

双相情感障碍的治疗效果和预后不如抑郁发作或躁狂发作。

五、躁狂发作的护理

（一）护理评估

1.生理功能　方面患者的意识状态、生命体征；营养状况，有无食欲旺盛；睡眠需要减少等情况。

2.心理功能方面　评估患者的认知、情感表现，包括有无兴奋、情感高涨、易激惹、情绪不稳、思维奔逸、夸大、自负、好管闲事等；评估患者的意志行为活动情况，有无精力充沛、整日忙碌、奇装异服等行为反应，还要评估患者的病前个性特征及对住院治疗的态度、自知力等情况。

3.社会功能方面　评估患者的社会文化背景、经济状况、工作学习环境、人际交往能力及社会支持系统等情况。

（二）护理诊断

1.生理功能方面

（1）睡眠形态紊乱（睡眠需求减少）：与精神运动性兴奋有关。

(2)营养失调(低于机体需要量):与兴奋消耗过多、进食无规律有关。

(3)便秘:与生活起居无规律、饮水量不足等有关。

(4)有暴力行为的危险(对他人):与易激惹、自控能力下降有关。

2.心理功能方面

(1)思维过程障碍:与思维联想过程和思维内容障碍有关。

(2)遵医行为障碍:与自知力缺乏、自控能力下降、易激惹等因素有关。

3.社会功能方面

(1)生活自理能力下降:与兴奋、无暇料理生活有关。

(2)个人应对不良:与好管闲事、情绪不稳定、易激惹有关。

(三)护理目标

1.生理功能方面

(1)生活起居有规律,饮水充足,便秘缓解或消失,睡眠恢复正常。

(2)患者的活动量恢复正常,机体消耗与营养供给基本平衡。

(3)不发生伤害他人或自己的行为。

2.心理功能方面

(1)情绪高涨、思维奔逸、兴奋话多等精神症状得到有效控制。

(2)患者能控制自己的情绪,学会用恰当的方式宣泄不良情绪。

(3)患者了解躁狂发作的相关知识,能恰当表达自己的要求。

3.社会功能方面

(1)患者能建立良好的人际关系。

(2)患者的生活自理能力显著改善。

(四)护理措施

1.安全护理方面

(1)环境设置:为患者提供安全和安静的生活环境是首要的措施。躁狂症患者往往躁动不安,容易受周围环境刺激的影响。提供陈设简单、空间宽大、安静整洁、颜色淡雅的环境,常具有镇静和稳定患者情绪的作用。

(2)安全管理:加强对危险物品的管理,确保患者的活动范围内无危险物品,如刀子、玻璃、绳子等。定期做好安全检查,并对家属做好安全宣教,禁止将危险品带入病房。病房内物品宜简单实用,避免被患者当作自伤或伤人的工具。

(3)严密观察:严密观察患者的病情变化及言行举止。接触患者时,注意方式方法,避免激怒患者,不采取强制性的语言和措施,对患者的过激言行不予辩论,也不轻易迁就,应因势利导。

(4)治疗护理:在用药的过程中应密切观察患者的依从性、耐受性和不良反应。对应用锂盐的患者要观察有无中毒先兆,定期监测血锂浓度等。

2.生理功能方面

(1)维持营养:由于患者极度兴奋,整日忙碌于自认为有意义的活动,而忽略了最基本的生理需求。因此,护理人员必须为患者提供高营养、易消化的食物和充足的水分,最好安排单独进食,避免外界干扰,必要时鼻饲或静脉补充营养,保证机体的营养与水分需要。

（2）保证睡眠：合理地安排患者的活动时间，限制患者活动范围，控制活动量。采取各种措施促进睡眠，如睡前不喝浓茶、咖啡，不谈论兴奋性话题，不看惊险恐怖的电视，使患者能够得到充分的休息，保证每天睡眠 7~8 小时。

（3）生活护理：督促或协助患者料理个人卫生、衣着打扮，定时洗澡、更衣，及时增减衣物，注意防寒保暖。

3.心理功能方面

（1）建立良好的护患关系：患者常兴奋好动、语言增多，护士要以真诚、尊重、接纳的态度与患者建立良好的护患关系，获得患者的信任，不与患者争论，更不能讽刺和嘲笑患者。

（2）灵活运用沟通技巧：可采用引导、转移注意力的方法，鼓励患者表达内心的真实想法，帮助患者逐渐认识自己的疾病，有利于其病情缓解。

（3）满足患者的合理要求：指导和帮助患者正确评价和认识自我，学习控制情绪的方法。对于不合理或无法满足的要求，也应态度和蔼、耐心解释和劝说，不宜简单地拒绝，以避免激惹患者。

4.社会功能方面

（1）指导患者参加有益的活动，以发泄过剩的精力。躁狂症患者往往自觉精力旺盛、不知疲倦，加之自控力差、易激惹，容易出现破坏性行为，甚至伤人毁物。护理人员应根据患者的病情及场地，安排患者参加既消耗体力又不具竞争性的活动，也可鼓励患者把自己的生活"写"或"画"出来，这类静态活动既可减少患者的活动量，又可发泄患者内心感受。

（2）做好药物治疗的护理：药物是矫正患者行为的有效手段，用药过程中护理人员应密切观察患者的治疗依从性、药物耐受性和不良反应，尤其是应用锂盐的患者要定期监测血锂浓度。

5.特殊状态的护理

（1）躁狂持续状态：因患者活动过多、极度兴奋，精力异常旺盛，睡眠需要减少而不知疲倦，声嘶力竭仍不能安静，易导致脱水、虚脱，甚至衰竭而死亡。故应将患者安置在隔离室内，限制活动范围和活动量，避免过度消耗体力，确保营养和水分摄入及足够的睡眠。病情稳定后引导患者做既不需要专心又无竞争性的活动，以稳定患者情绪，并使其过剩的精力得以适当的宣泄。必要时遵医嘱予以保护性约束。

（2）冲动、毁物、暴力行为：有时患者以激惹、愤怒和敌意为特征，动辄暴跳如雷、怒不可遏，出现冲动、毁物、伤人行为。护理人员要及时评估，发现患者无理要求增多、情绪激动、挑剔、质问、有意违背正常秩序，出现辱骂性语言、动作多而快等，应及时采取预防措施，设法稳定患者情绪，当仍无法避免患者的破坏性行为，则进行保护性约束和隔离。患者一旦发生冲动、攻击行为，护理人员应沉着冷静，用简单、清晰、直接的言语提醒患者暴力行为的后果，降低患者的兴奋性，有效控制冲动和攻击行为，并注意保护其他患者免受伤害。

6.健康教育　对恢复期的患者，应告知维持用药对巩固疗效和减少复发的意义，增强遵医行为，防止疾病复发；教会患者克服急躁情绪及处理压力的方法，鼓励患者在无法控制其行为时能积极寻求医护人员的帮助；为患者创造条件和机会，学习和训练社交技巧，帮助患者学会关心他人，建立新型的人际关系；指导患者正确对待疾病，以良好的心态面对未来。

向家属介绍有关疾病知识及预防复发的常识，一旦发现复发的征兆，及时就诊；指导家属为患者创造良好的家庭生活环境，锻炼患者的生活和工作能力；指导家属督促和协助患者按时服药,定期门诊复查。

(五)护理评价

1.生理功能方面

(1)患者在住院期间不发生对自身或他人的伤害行为。

(2)患者的基本生理需要得到满足,包括营养、水分、排泄、休息等,体重和睡眠得到改善。

2.心理功能方面

(1)患者的情绪稳定。

(2)患者能恰当地与人交往,及时反映心理需求和心理问题。

(3)患者能认识和分析自己的病态行为,对自己的行为负责。

3.社会功能方面

(1)家属对疾病知识有所了解,能运用所掌握的知识照顾患者。

(2)患者能自行料理日常生活。

六、抑郁发作的护理

(一)护理评估

1.生理功能方面　患者的意识状态、生命体征;营养状况,有无入睡困难、早醒、醒后难以入睡等情况。

2.心理功能方面　评估患者的情感与认知表现,包括有无情绪低落、悲观绝望、无助和无用感、兴趣缺乏、乐趣丧失、思维迟缓、焦虑等;评估患者的意志行为活动情况,有无自杀、自伤、哭泣等行为反应,还要评估患者的病前个性特征、病前生活事件、患者应付挫折与压力的心理行为方式及效果、对住院治疗的态度等情况。

3.社会功能方面　评估患者的社会文化背景、经济状况、工作学习环境、人际交往能力及社会支持系统等情况。

(二)护理诊断

1.生理功能方面

(1)有自伤(自杀)的危险:与抑郁、自我评价低、悲观绝望等情绪有关。

(2)睡眠形态紊乱(早醒,入睡困难):与情绪低落等因素有关。

(3)营养失调(低于机体需要量):与抑郁导致食欲下降、自罪妄想有关。

(4)便秘与尿潴留:与日常活动减少、胃肠蠕动减慢、药物不良反应有关。

2.心理功能方面

(1)情境性自我贬低:与抑郁情绪、自我评价过低、无价值感有关。

(2)焦虑:与无价值感、罪恶感、内疚、自责、疑病等因素有关。

(3)思维过程障碍:与抑郁所致的消极的认知态度有关。

3.社会功能方面

(1)个人应对无效:与抑郁情绪、无助感、精力不足、疑病等因素有关。

(2)生活自理能力下降:与精神运动迟滞、兴趣降低、无力照顾自己有关。

(3)自我防护能力改变:与精神运动抑制、行为反应迟缓有关。

(三)护理目标

1.生理功能方面

(1)患者住院期间不伤害自己。

(2)患者能摄入营养均衡的食物,维持正常体重。

(3)睡眠充足并有满足感。

(4)维持正常大小便。

2.心理功能方面

(1)患者抑郁情绪得到缓解。

(2)患者对治疗及前途有信心。

(3)患者能用语言表达自我过去和未来的正向观点,自我评价有所提高。

(4)能叙述疾病相关知识,用适当的方式宣泄内心的愤怒与抑郁,恰当地表达个人需要。

3.社会功能方面

(1)患者能愿意并适当和他人交往。

(2)患者恢复日常生活能力,保持个人和床单位的整洁。

(四)护理措施

1.安全护理方面

(1)环境设置:将患者安置在设施安全、光线明亮、空气流通、整洁舒适的环境中,房间布置尽量以明快色彩为主,有利于调动患者良好的情绪。

(2)安全管理:定期检查患者的床单位,去除一切危险物品,如刀、剪、皮带、围巾、玻璃制品等。为患者提供治疗时,不要将用品遗留在病区,避免患者将此作为自杀工具。对病房安全设施如门、窗、电源等定期检查和维修,对药品及各种危险物品做到定点放置、班班清点,杜绝一切安全隐患。

(3)严密观察:严密观察患者的病情变化及言行举止,及时发现患者自杀的先兆。对有消极意念的患者,要做到心中有数,重点巡视,尤其在夜间、凌晨、午睡、节假日或特殊纪念日等时段,要特别注意防范。

(4)治疗护理:在治疗过程中应密切观察患者的依从性、效果和不良反应,发药时确保患者将药咽下,避免患者藏匿积蓄药物后顿服自杀。

2.生理功能方面

(1)加强饮食调理,保证营养供给:抑郁患者常因食欲下降或自责自罪而拒食,导致机体营养不良。护理人员应了解患者不愿进食或拒食的原因,制订相应的护理措施,保证患者的营养摄入。尽量满足患者的饮食习惯,提供色、香、味俱佳且营养丰富的饮食。陪伴患者用餐;让患者从事一些为别人服务的活动或把饭菜搅拌成剩饭状,促使患者接受食物。必要时给予喂食、鼻饲或静脉补充营养,以维持机体需要。

(2)改善睡眠状态:睡眠障碍是抑郁症患者最常见的症状之一,以早醒最为多见。由于抑郁症有昼重夜轻的特点,早醒时恰为患者一天中抑郁情绪严重的时段,也是发生自杀行为的高频时段。护理人员要了解患者失眠的原因,鼓励或陪伴患者多参加文娱活动,如打球、下棋、唱歌、跳舞等,尽量减少白天卧床和睡眠的时间,就寝前喝热饮、热水泡脚或洗热水澡,保证安静的睡眠环境。必要时可遵医嘱给服镇静催眠药诱导睡眠。

（3）生活护理：抑郁症患者常无力料理自己的日常生活，不注重外表及个人卫生，甚至连最基本的起居、梳理都感到困难。护理人员应帮助患者维护自我形象，鼓励和协助患者完成个人卫生料理，包括起居、梳理、洗漱、沐浴，发现患者的点滴进步及时给予表扬和鼓励，以增加患者对生活的信心。严重抑郁症患者，可出现长期卧床不动，应帮助患者定时翻身，做好二便的护理，预防压疮发生。

3.心理功能方面

（1）改善抑郁情绪：抑郁症患者情绪低落，对任何事物都失去兴趣，自责、自罪、意志活动减退，护理人员要以稳定、温和、接受的态度，运用治疗性的沟通技巧。针对相关因素进行心理疏导，帮助其分析和认识精神症状，鼓励和引导患者回忆以往愉快的经历和体验，以达到稳定情绪的目的。

（2）建立有效的护患沟通，鼓励患者抒发自身的感受：以耐心、诚恳的态度关心患者，选择患者感兴趣的或较为关心的话题进行交谈，鼓励患者表达自身感受，耐心倾听患者的诉说，分担患者的痛苦。严重抑郁症患者的思维缓慢，护理人员须以耐心、缓慢及非语言的方式表达对患者的关心和支持。

（3）阻断负向思维：抑郁症患者的认知方式总是呈现出一种"负向的定式"，对自己或外界事物常不自觉地持否定的看法（负向思维），护理人员要应用认知治疗的方法帮助患者认识负向思维，纠正不良认知。例如，帮助患者回顾自身的优点、长处和成就，修正不合实际的目标，协助完成某些建设性的工作和参加社交活动等，减少患者的负向评价。

（4）学习新的心理应对技巧：应积极营造和利用一切人际交往机会，鼓励患者参加易完成、有趣味的活动，引导患者关注周围及外界事物，改善患者消极被动的交往模式，建立积极健康的人际交往方式。同时，注意改善患者处处需要别人关心和协助的心理，通过学习和行为矫正训练，改变患者的病态应对方式。建立新的心理应对方式，为提高独立生活和工作能力打下基础。

4.社会功能方面

（1）预防暴力行为：抑郁症患者暴力行为包括自杀和杀人。预防自伤自杀是护理的重点工作。杀人较为少见，一般是扩大性自杀，即认为被杀对象活在世上是受罪，死了可以解脱痛苦，因此被杀对象多为患者亲人。

（2）指导患者料理好日常生活：帮助患者拟订一份简单的作息时间表。内容包括起居、梳理、洗漱、沐浴、进食、活动等，每天让患者按照时间表完成规定的内容，同时给予积极的鼓励和支持，帮助患者树立信心。

（3）药物治疗护理：发药时确保患者将药服下，防止藏药、吐药，或聚集药物一次大量吞服自杀，同时观察药物的疗效和不良反应，提高患者的治疗依从性。

5.特殊状态的护理

（1）预防自伤自杀行为的发生：因抑郁症患者有入睡困难、早醒及昼重夜轻的特点，其在午夜和凌晨发生自杀行为的概率最高。护理人员应随时了解患者自杀意念的情况及可能采取的方法，谨慎地安排患者生活和居住的环境，使其得不到自伤自杀的工具。对有严重自杀企图的患者应严加防范，其活动应控制在护理人员的视线内，禁止患者单独活动及在危险场所逗留，认真交接班，必要时设专人护理。

（2）自伤自杀的紧急处理：一旦患者发生自杀、自伤等意外应立即与其他患者隔离，配合医师实施有效的抢救措施。做好自伤后的心理安慰,鼓励患者说出内心的真实感受,了解其心理变化,制订针对性防护措施。若患者经积极抢救仍无效死亡,应详细记录事件的经过、时间、地点、工具、具体受伤情况、抢救经过等;记录应真实、完善、准确无误、字迹清楚、签全名;保留现场物证。必要时按程序封存病历。

（3）抑郁性木僵状态的护理:患者卧床不起、不言不动、不吃不喝、大小便潴留,但其意识清楚,情感活动和内心体验保持一致,因此,不能在患者面前谈论病情,应加强基础护理,保证营养和水分摄入,肢体放置在功能位,预防压疮等并发症。

6.健康教育

（1）帮助患者和家属认识疾病的症状、性质及预后;说明坚持服药的意义及不良反应的观察与处理方法;讲解预防复发的常识等。

（2）指导患者学习和训练社交技巧,使其能客观地评价自己,保持情绪稳定。

（3）指导家属为患者创造良好的家庭环境和人际互动关系,增强患者的自信心;协助患者管理药物并监护患者按时按量服药,密切观察患者的病情变化和药物不良反应。

（4）指导家属及时识别疾病复发的征兆。例如,从配合服药转变为拒药、情绪不稳等,要及时就诊,并保护患者不受冲动或自残行为的伤害。

（五）护理评价

1.生理功能方面

（1）患者在住院期间不发生伤害自身或他人的行为。

（2）患者的基本生理需要得到满足,包括营养,水分、排泄、休息等,体重和睡眠得到改善。

2.心理功能方面

（1）患者的情感高涨或低落得到有效控制。

（2）患者学会控制和适当宣泄自己的不良情绪,正确表达自己的意愿。

（3）患者能认识和分析自己的病态行为,对自己的行为负责。

3.社会功能方面

（1）患者能自行料理日常生活。

（2）患者能恰当地与人交往。

（3）家属对疾病知识有所了解,能运用所掌握的知识照顾患者。

第五节　应激相关障碍

在人类社会的发展历程中一直不断面临着各种灾难,如地震、水灾、火灾、空难、爆炸、疫病流行、战争、恐怖活动等。这些灾难不仅严重威胁人类的生命安全,而且给人们造成极大的心理创伤,并且灾难烙印被类似场景所触及,会产生不同程度的恐惧、绝望、焦虑、愤怒、烦躁不安、消沉自闭等。随着社会的迅速发展,人们生活中不期而至的应激性事件也越来越多,各种异乎寻常的精神压力使得人们产生认知、情绪、行为等多方面的变化。自20世纪50年代以来,应激是多学科关注的概念,也成为精神医学领域研究的热点。

一、概念

由于研究领域不同、研究的侧重点和目的各异,不同领域及不同时期的应激概念也有较大差异。将应激源分为两类,一类为使人振奋、增强动力的正性应激源;另一类为使人产生悲愤、痛苦的负性应激源;无论哪类应激源,个体都需要对其进行适应。大部分观点认为,应激是机体通过对应激源的认识、评价而觉察到威胁时,引起心理生理改变的过程,也是个体对面临的威胁或挑战做出适应和应对的过程。应激源是指需要个体动员自身的心理生理资源或外部资源进行调节。重新加以适应的生活境遇和环境改变,也称应激性生活事件。通常应激引起的防御反应是一种保护机制,不一定引起病理改变,但当应激反应的强度或持续时间超过一定限度,则会导致应激系统的失调,并对个体产生影响,导致应激相关障碍。

应激相关障碍是指由于强烈或持久的心理和社会环境因素直接作用而引起的一组功能性精神障碍,也称反应性精神障碍或心因性精神障碍。应激相关障碍包括急性应激障碍(acute stress disorder,ASD)、创伤后应激障碍(post-traumatic stress disorder,PTSD)、适应性障碍。其共同特点为:心理社会因素是发病的直接原因,起主导作用;临床症状表现与应激事件密切相关;病程、预后与精神因素的消除或改变环境有关;病因大多为突然发生的强烈刺激或持久反复的精神创伤;人格特点、受教育程度、智力水平、生活态度与信念等因素可构成易感素质;预后良好,无人格方面的缺陷。

二、流行病学

据我国12个地区精神障碍流行病学调查,应激相关障碍总患病率为0.68%。急性应激障碍的流行病学研究很少,仅个别调查发现严重交通事故后的发生率为13%~14%,暴力伤害后的发生率为19%,集体性大屠杀后的幸存者中发生率为33%。急性应激障碍可发生于任何年龄,但多见于青年人,男女患者比例接近。创伤后应激障碍在一般人群中的终身患病率为1%~14%,女性高于男性。某些特大爆炸事件的受害者创伤后应激障碍的发生率可高达78.6%,而地震、火灾、洪灾、交通事故等受害者的创伤后应激障碍发生率为18.8%~38.27%。创伤性事件的类型、遗传因素、个性特征等对创伤后应激障碍的发病率及症状表现有一定影响。适应性障碍的流行病学研究较少,发病以成年女性多见。良好的家庭和社会支持可以降低负性情绪,减少应激相关障碍发生的危险。

三、病因

剧烈的精神创伤、严重的生活事件或持久的困难处境是本病发生的直接原因,但并非每位遭受应激性事件的个体均会出现精神障碍,个体的生物学和心理学易感性起着不可忽视的作用。

1.应激性生活事件　在急性应激障碍和创伤后应激障碍的诊断中,强调应激性生活事件是异乎寻常的、危及生命安全或可能造成躯体严重损害的事件,患者亲身经历或目睹该场景。产生强烈的恐惧、紧张和无助感。适应性障碍的应激性事件可以是突如其来的,也可以是慢性和持久性的不愉快处境。应激性事件主要包括以下几类。

(1)严重的生活事件:包括目睹亲人突然死亡或受伤,严重的交通事故,刑事暴力、虐待等创伤性事件。

(2)重大的自然灾害:包括地震、雪崩、山洪暴发、泥石流、火灾等。

(3)战争场面:遭受炮击、轰炸,面临死亡危险或目睹血肉横飞的场景等。

(4)不愉快的处境:包括家庭关系长期不融洽、离退休和衰老带来的失落感和恐惧感、个体面临角色转换困难、移居、变换工作及工作压力大等。

2.个体易感性 应激事件是否引起应激相关障碍与遗传因素、个体易感性和应对能力有关。此外,个体的生理状态、既往经验、自我认知、社会态度、信仰、受教育程度、适应调节能力、家庭支持系统、社会文化背景也与疾病的发生、发展有一定关系。

3.生物学因素 有研究认为,创伤后应激障碍的患者存在神经内分泌和神经生化的异常,肾上腺皮质激素水平降低,甲状腺素水平升高,杏仁核或投射区域的功能紊乱,一些与创伤有关的线索,如类似场景、声音、图片等可引起患者较大的生理反应。正电子发射层扫描技术(PET)发现,当患者在回想创伤性事件时,出现大脑中颞部的血液供应减少,而大脑中颞部通过抑制杏仁核的功能对于消除恐惧方面起着重要的作用。

四、临床类型与主要表现

(一)临床类型

1.急性应激障碍 急性应激障碍又称急性应激反应(acute stress reaction,ASR),或急性心因性反应,指以遭受急剧、严重的精神创伤性事件为直接原因,患者在受刺激后数分钟或数小时内发病,历时较短暂,以意识障碍为主要表现的精神障碍,部分患者出现精神运动性兴奋、精神运动性抑制,可伴有严重的情绪障碍或自主神经系统症状。

(1)意识障碍:患者在遭受突如其来的应激事件时,可出现"休克时期",表现为目光呆滞,表情茫然,注意狭窄,意识清晰度下降,定向障碍,对周围事物感知迟钝或不能领会外界的刺激,语言凌乱或不连贯,动作杂乱无目的性,偶有冲动行为和人格解体表现,可有片段心因性幻觉。

(2)精神运动性兴奋:部分患者表现为伴有强烈恐惧体验的不协调性精神运动性兴奋,如激越、叫喊、失眠、行为紊乱,可出现冲动、伤人毁物行为,或情感爆发、言语增多,内容多与发病因素或个人经历有关。

(3)精神运动性抑制:部分患者表现为精神运动性抑制,表情茫然,目光呆滞,情感反应迟钝、麻木,行为退缩,少言少动。严重者可呈亚木僵状态,自发活动进一步减少,呆坐或卧床不起,沉默不语。

(4)情绪障碍和自主神经系统症状:可伴有严重的恐惧性焦虑和自主神经系统症状,如心动过速、震颤、出汗、面部潮红等。

上述症状可单独或混杂出现,症状因个体易感性和应付能力而有较大的差异性。创伤性经历常因想象、思考、梦境、触景生情等多种途径引发个体反复体验,而患者则会尽量回避易引起其痛苦回忆的刺激和场景。常在几天至一周内恢复,一般不超过一个月,预后良好,缓解完全。事后可有部分或全部遗忘,或不能回忆创伤的重要情节。

2.创伤后应激障碍 创伤后应激障碍又称延迟性心因性反应,指在遭受强烈的或灾难性精神创伤事件后出现的延迟和(或)持久性异常精神反应。如目睹战争、地震、雪崩、严重事故、恐怖行为或暴力造成的死亡等,导致患者深度悲哀、极度恐惧和巨大的痛苦体验。精神症状多在遭受刺激后数周内出现,一般不超过6个月。其核心症状包括闯入性症状、回避症状和警觉性增高症状。

(1)闯入性症状:表现为无法控制地以各种形式反复体验创伤经历,使患者痛苦不堪。患者无法控制症状的发生时间和频次,且症状会引起患者强烈的痛苦感,犹如重新经历一般。闯入性症状主要有以下三种表现形式。

1)闪回发作:又称短暂"重演"性发作,即在无任何因素或相关事物的影响下,创伤情境经常不由自主地出现在患者的联想和记忆中,或使患者出现错觉、幻觉,仿佛又置身于创伤性事件发生时的情境,重新表现出创伤事件发生时的各种强烈情感体验和明显的生理反应,持续时间从数秒到数天不等。

2)患者面临或接触与创伤性事件相关联或类似的事件、情景或其他线索时,出现强烈的心理痛苦或生理反应。如目睹死者遗物、旧地重游、周年纪念日、相似的气候或场景等情况下,均可促发患者产生异常痛苦的体验和明显的生理反应。

3)闯入性症状还会在睡眠状态中以梦魇的形式出现,表现为患者梦中反复重现创伤性事件或做噩梦,常从梦境中惊醒,并在醒后继续主动"延续"被"中断"的场景,产生强烈的情感体验。

(2)回避症状:即回避与创伤性事件有关的刺激,以及对一般事物的反应显得麻木,反映了患者试图在生理和情感上远离创伤。回避症状主要表现为以下三种形式。

1)回避表现:患者回避谈及与创伤有关的话题、想法和感觉,尽量避免接触可能引起恐惧回忆的人、事情、环境。

2)麻木表现:患者对周围环境的一般刺激反应迟钝,很少参加活动或无兴趣参加;情感淡漠,与人疏远;难以体验和表达细腻的情感;对未来失去憧憬,很少考虑或计划未来的学习、工作或婚姻,轻者抱着听天由命的态度。重者可出现自杀观念或行为。

3)选择性遗忘:部分患者不能回忆创伤性经历的某些重要方面,即使经过提醒仍然不能想起,似乎希望把这些"创伤性事件"从自己的记忆中"抹去"。

(3)警觉性增高症状:表现为自发性的高度警觉状态,反映患者长时间处于对创伤事件的"战斗"或"逃跑"状态,在创伤事件后的第一个月最为普遍。警觉性增高症状具体表现为以下三种形式:①难以入睡或易醒。②惊跳反应:遇到类似场景或轻微的刺激时,表现出容易受惊吓,出现惊恐反应和自主神经系统症状,如紧张、恐惧、心慌、面色苍白、四肢发抖、出冷汗或易激惹等。③注意难以集中,做事无法专心。

创伤后应激障碍的症状通常在创伤后延迟出现,即经过数日至数月无明显症状的间歇期后才发病,症状一旦出现则可持续数月至数年。临床表现因年龄不同有所差异,成人大多主诉与创伤有关的噩梦、梦魇;儿童因大脑功能发育尚不成熟,常无法清楚叙述噩梦的内容,而表现为从梦中惊醒、在梦中尖叫或主诉头痛、肚子痛等躯体症状。大多数患者可自愈或治愈,少数患者因病前人格缺陷等而迁延不愈或转换为持久的人格改变或社会功能缺损,预后不良。

3.适应性障碍　适应性障碍指明显而长期存在应激源或困难处境,加之患者有一定的人格缺陷,而出现的一种短期和轻度的烦恼状态和情绪失调,常伴有适应不良的行为表现或生理功能障碍,并使社会功能受损的一种慢性心因性障碍,但不出现精神病性症状。疾病的发生是对某一明显的生活变化或应激事件的不适反应,例如移居国外、变换工作、离退休等。适应性障碍的临床症状变化较大,主要为情绪障碍和行为异常,如烦恼、焦虑不安、抑郁心境、无能为力感、注意力难以集中、胆小害怕和易激惹等。临床症状还与年龄有关,如成人多表现为抑郁或焦虑症状,老年人多伴有躯体症状,青少年多表现为品行障碍,儿童多表现为退缩现象(如尿床、幼稚语言等)。通常在遭遇生活事件后1个月内起病,病程一般不超过6个月。随着时过境迁,应激源的消失或经过调整形成了新的适应后,病情也随之缓解,社会功能恢复。根据临床症状不同,可分为以下几个类型。

（1）以抑郁、焦虑等情感障碍为主的抑郁型和焦虑型

1）抑郁型适应障碍：是成人最常见的适应障碍，主要表现为无望感、哭泣、心境低落等，但程度比抑郁症轻。

2）焦虑型适应障碍：以惶恐不知所措、紧张不安、注意力难以集中、胆小害怕和易激惹为主要表现，可伴有心慌、震颤等自主神经系统症状。

3）混合型适应障碍：表现为抑郁和焦虑的综合症状。

（2）以适应不良行为为主的品行障碍型和行为退缩型

1）品行障碍型适应障碍：表现为对他人利益的侵犯或不遵守社会准则与规章、违反社会公德的行为，如逃学、说谎、打架斗殴、毁坏公物等。

2）行为退缩型适应障碍：主要表现为束手无措、孤僻离群、不注意卫生、生活无规律、尿床、幼稚言语或吸吮手指等。

（3）生理功能障碍：以上各型均可出现生理节律失调和躯体症状，如睡眠不好、食欲减退、便秘、疲乏、胃肠不适、头痛、胸痛等症状，可影响日常活动，导致社会功能受损。

患者的临床表现可以单一类型或混合出现。如情感障碍合并品行障碍；部分患者表现为不典型的适应障碍，如社会退缩，但不伴焦虑、抑郁心境。

五、治疗与预后

灾难性事件爆发的紧迫性、威胁性、不确定性和震慑性，使人产生失控感和不确定感，引发个体的心理危机并导致各种继发性的躯体症状。治疗的关键在于尽可能转移或消除应激源，去除精神刺激因素或脱离引起精神创伤的环境。并帮助患者提高处理应激的能力，防止病情恶化或慢性化。治疗方法主要为心理治疗与药物治疗相结合。

1.心理治疗　心理治疗主要解决患者的心理应对方式和情绪发泄的途径问题。首先通过观察、聆听、交谈等方式，了解患者症状的性质和严重程度、人格特点、应对方式、应激源对于患者的意义。针对不同个体制订干预计划和措施，可选用支持性心理治疗、认知行为治疗、指导性咨询、精神分析治疗、短程动力治疗及行为治疗等，通过疏泄、解释、支持、鼓励、指导等手段，达到稳定患者情绪，减少负性思维，减轻症状，以及帮助患者重建适应性行为。

（1）支持性心理治疗：通过倾听患者讲述，采取恰当的提问方式，了解患者所持的观念和体验，针对具体问题进行劝解、疏导、安慰、解释和鼓励，让患者感受关心和帮助。

（2）认知行为治疗：通过帮助患者矫正歪曲的思维模式，改变各种不合理的假设、信念，重建认知系统，消除不良情绪和行为，使患者面对现实，认识疾病，配合治疗，消除和缓解症状，恢复社会功能。常用的有合理情绪行为疗法（REBT）、认知行为疗法（CBT）、认知行为矫正技术等。

（3）暴露治疗：采用延时暴露方法，让患者面对真实的或想象的令人害怕的场景，然后通过放松方法，使患者逐渐耐受并适应这种情景。主要包括：①资料收集；②呼吸训练；③心理教育；④视觉暴露；⑤想象暴露。

（4）焦虑管理训练：教会患者应付焦虑的技巧，如肌肉放松训练、呼吸放松训练、积极的自我陈述、自信训练、生物反馈技术和社会技能训练等，改善患者的应付能力，增加应付资源和提高自信心，使患者从被动无助的状态转换到积极负责任的状态。

（5）眼动脱敏再加工治疗（eye movement desensitization and reprocessing，EMDR）：其基本

理论假设为,人都会遭遇到不幸的事件。但人们也有一种内在的本能去冲淡和平衡不幸事件所带来的冲击,并从中学习使自己成长。在治疗中,通常患者被要求在脑中回想自己所遭遇到的创伤情境、痛苦记忆及不适的身心反应(包括负面情绪),然后让患者的眼球及目光随着治疗师的手指,平行来回移动15~20秒。完成之后,请患者说明当前脑中的影像及身心感觉,直到痛苦的回忆及不适的生理反应(如心动过速、肌肉紧绷、呼吸急促)被成功地"敏感递减"为止。

2.药物治疗　对于精神症状明显的患者。可使用适量的镇静催眠药,必要时给予适量抗精神病药物。若患者有焦虑或抑郁症状可给予适量的抗焦虑药物或抗抑郁药物,以缓解症状,为心理治疗打好基础。一般以低剂量、短疗程为宜,在药物治疗的同时,心理治疗应继续进行。

3.其他治疗　对于有严重抑郁、自杀自伤行为,或明显冲动、伤人毁物行为的患者,可采用电休克治疗,以迅速控制症状,保证患者和周围人的安全。对于木僵、抑郁等不能进食或进食少的患者,可采取补充营养、纠正水电解质紊乱等支持治疗。

六、护理评估

护理评估主要包括心理、生理、社会行为、应激源等方面的内容,尤其要注意有无危及生命和安全的行为,例如自杀、自伤、拒食、冲动、伤人、毁物等,还应重视应激源的强度、对个体的切身利益的影响、个体对应激源的态度、感受性和耐受性及应对机制的评估,有助于采取有针对性的护理措施。

1.生理功能方面

(1)一般情况评估:①生命体征及意识状态:生命体征是否稳定;意识是否清晰,有无定向力障碍,注意是否狭窄,对周围环境的感知是否清晰;②进食及营养状况;③睡眠状态;④生活自理能力和排泄情况等。

(2)神经系统及辅助检查情况:各项检查结果中有无阳性结果和器质性病变。

(3)健康状况:评估患者的家族史、既往疾病史,是否初次发病、类似病情发作的临床表现、诊治过程、有无不良反应等。

2.心理功能方面

(1)应激源评估:包括应激源的种类、强度、持续时间,以及与患者的切身利益关系,并注意应激因素的累加作用。

(2)个性与应对方式评估:包括患者的个性特征、思维方式、情感表达和应对方式等。有无敏感多疑、自我中心、情绪不稳、遇事耐受性差等特点。日常应对压力事件的处理方式、对应激事件的认识及对自身疾病的态度等。

(3)精神症状评估:包括有无精神病性症状。如幻觉、妄想及其与精神创伤的关系,有无遗忘、错构、虚构、假性痴呆等;情感是否低落、抑郁、焦虑、悲伤、惊恐、害怕、愤怒、淡漠、烦躁不安、易激惹等,动作行为是否得当,有无潜在或现存的冲动、伤人、自伤、自杀、毁物、木僵;有无退缩、不愿接触人、生活无规律、不注意卫生等。

3.社会功能方面　患者所处的生活环境及社会支持系统,如患者的家庭、婚姻、子女、生活环境、受教育程度、人际交往能力、日常生活能力、职业功能、社会角色等;尤其要评估患者可利用的社会资源,包括来源、数量和强度,家属对疾病的看法和对患者的态度。

七、护理诊断

1.生理功能方面

(1)急性意识障碍:与强烈的应激刺激、不良应对机制有关。

(2)营养失调(低于机体需要量):与焦虑、抑郁、情绪低落导致胃肠功能紊乱、食欲减退及生活自理能力下降有关。

(3)睡眠形态紊乱:与应激事件导致的极度悲哀、恐惧、愤怒、紧张、焦虑、抑郁、激动等有关,也与躯体不适或环境改变等有关。

(4)排泄障碍:与应激事件导致的自主神经功能紊乱、情绪改变、进食障碍等有关。

(5)自理能力下降:与应激引起的意识障碍、情绪低落、行为退缩或紊乱有关。

2.心理功能方面

(1)感知改变:与应激引起的反应有关。

(2)有自杀自伤的危险:与应激事件引起的无助感、丧失感、焦虑和抑郁情绪有关。

(3)有暴力行为的危险:与应激事件引起的兴奋躁动、行为紊乱有关。

(4)焦虑:与面对应激事件、主观感觉不安、担心及精神运动性兴奋有关。

(5)恐惧:与经历创伤性事件、反复出现闯入症状有关。

3.社会功能方面

(1)言语沟通障碍:与意识障碍、极度悲伤、情感麻木或兴奋躁动有关。

(2)个人应对无效:与应激持续存在、知识缺乏、不良应对方式及抑郁情绪有关。

(3)社交能力受损:与应激事件引起的情绪障碍、意识障碍及行为障碍有关。

(4)无效性角色行为:与家庭冲突、不切实际的角色期望、支持系统不足有关。

(5)不良适应行为:与采用某些不良的应对方式有关,如酗酒、吸毒、攻击、自杀、逃避等。

八、护理目标

1.患者不发生自杀、自伤、伤人等行为。

2.患者自理能力下降期间,其基本生理需要能得到满足。不发生感染性疾病与并发症,例如压疮、肌肉萎缩等。

3.患者对自身心理状态有客观的认识;能恰当地表达和宣泄自己的负性情绪,减轻心理痛苦。

4.患者能正确认识应激事件,认识应激与疾病的关系,学会使用正确的应对方法和放松技巧。

5.患者能建立正确的行为模式和有效的人际交往,家庭及社会支持系统增强,社会功能逐步恢复。

九、护理措施

应激相关障碍患者的护理包括生理、心理和社会功能等多方面的综合护理措施。由于应激源不同、患者表现不同,各种类型患者的护理侧重点则不同。对急性应激障碍发作期的患者,护理的重点是保障患者的安全,满足患者的基本生理需要及稳定患者情绪;对缓解期患者主要是增强其应对能力。对创伤后应激障碍患者的早期以保障患者安全,缓解情绪障碍为主,后期则以帮助其建立有效应对机制为主。对适应障碍患者的护理主要是帮助患者提高适应能力。

(一)脱离应激源

应激相关障碍多为应激事件引起,因此,首要的措施是帮助患者尽快消除精神应激因素或脱离引起精神创伤的环境,最大限度地避免进一步的刺激。应提供安静、安全、简洁、舒适的环境。减少各种不良环境因素的刺激和干扰。由于应激相关障碍患者富有暗示性,故不宜将症状丰富的患者安排在一起,以免原有的症状更加顽固或增加新的症状。

(二)安全护理

急性应激障碍患者由于意识障碍、精神运动性兴奋、精神运动性抑制等症状易发生跌倒、出走、自伤、伤人等安全问题;而创伤后应激障碍患者与适应障碍患者常因情绪低落导致自杀、自伤行为。因此需严密观察和护理,防止各种意外事件的发生。

1.提供安全舒适的环境　将患者安置在光线明亮、易观察的房间,保证设施安全,加强对各种不安全因素的排查和危险物品(刀、剪、绳索、火种、药物、玻璃制品等)管理,定期进行安全检查。

2.密切观察患者的表现　注意有无意识障碍、自杀自伤、暴力行为等征兆。一旦发现立即采取有效措施,确保患者及周围人员的安全。

3.对抑郁消极患者加强沟通,掌握其病情和心理活动状态,运用沟通技巧,鼓励患者表达和宣泄自己的负性情绪。使患者的活动范围处于医护人员的视线内,必要时设专人护理,尤其在夜间、凌晨及特殊纪念日等需严加防范。

4.当患者出现行为紊乱、冲动时,应安置在重症病室,必要时遵医嘱给予保护性约束,保证患者安全。

5.加强对意识障碍患者的观察与护理,限制活动范围,防止走失、跌倒或受到其他患者的伤害。

(三)生理功能方面

1.维持营养、水电解质平衡　应激相关障碍患者常因情绪抑郁不思进食,或因处于木僵、退缩状态而不进食,导致营养不良。护理人员需了解患者的饮食习惯,尽量满足其口味,以提高患者的食欲;或安排患者集体进餐,或采用少量多餐的方法进食。对抑郁、退缩或木僵的患者。可安排专人耐心劝导或协助喂食。对有躯体化症状的患者,应用暗示性言语引导其进食。必要时遵医嘱行肠内或肠外营养支持治疗。

2.改善睡眠　睡眠障碍是应激相关障碍患者较常见的症状,应保持病房环境安静、光线适宜,合理安排作息时间,减少白天的卧床时间,仔细观察患者的午睡和夜间睡眠情况,必要时遵医嘱给予镇静催眠药物。

3.协助料理个人生活　木僵或退缩状态患者自理能力下降,需做好各项基础护理,防止压疮、口腔溃疡等并发症。利用患者易受暗示的特点,用暗示性言语鼓励患者循序渐进地加强自主功能训练,当患者病情开始缓解,意志活动逐渐增强时应鼓励患者自行料理生活。

(四)心理社会功能方面

1.建立良好的护患关系　良好的护患关系是实施心理护理的前提条件。应主动接触患者和耐心倾听,以真诚友善的态度关心和尊重患者;接纳患者的病态言行,不加批评指责;无条件的积极关注;不催促患者回答或打断谈话;操作前耐心解释,以取得患者的合作;运用非语言沟通技巧,如静静陪伴、抚触、鼓励关注的眼神,传达护士的关心和帮助。

2.支持性心理护理

(1)接纳鼓励:对患者当前的应对机制表示认同、理解和支持。鼓励患者按可控制和接受的方式表达焦虑、激动,允许自我发泄,如来回踱步、哭泣等,但不要过分关注。

(2)合理解释指导:帮助患者对疾病的发生、发展情况进行分析讲解,使了解疾病症状和导致不良心境的原因与危害,认识到对自身疾病的过度关注与忧虑并不利于心身康复。

(3)帮助宣泄:鼓励患者用语言描述创伤性经历,讨论创伤性事件中的所见所闻、所思所想,以达到宣泄的目的。指导患者学习放松技巧,如深呼吸放松法、肌肉放松法等,缓解焦虑和紧张情绪。

(4)强化疾病可以治愈的观念:指导患者正确应对创伤性体验和困难,了解功能性障碍是短暂的,只要配合治疗完全可以康复。

(5)鼓励患者参加活动:根据患者的具体情况,安排适宜的工娱疗活动,分散其对自身疾病与症状的注意力,减轻孤独感和回避行为,恰当处理人际关系,防止疾病复发。

3.帮助患者纠正负性认知

(1)帮助患者找到自己的负性自动思维:与患者讨论探寻创伤性事件与负性情感反应之间的中间环节。

(2)告诉患者其认知评价(即各种想法)是如何导致不良情绪反应和行为表现的。

(3)指导患者通过与现实的检验,发现自己的消极认知和信念是不符合实际的,并找出认知歪曲与负性情感的关系,从而矫正这些认知障碍。

4.帮助患者学习应对技能　包括教会患者管理焦虑的方法,学会积极、有效的认知方式和行为技能,鼓励患者寻求运用社会支持资源帮助应对应激。

5.家庭干预

(1)帮助患者和家属学习疾病相关知识,使其对病因有所认识,消除模糊观念引起的焦虑、抑郁,以及担心疾病会演变成严重精神障碍的误解。

(2)指导家属理解患者的痛苦和困境,既要关心和尊重患者,又不可过分迁就或强制患者。

(3)指导家属协助患者合理安排工作与生活,恰当处理与患者的关系,帮助患者恢复社会功能。

(五)药物护理

遵医嘱给患者相应治疗药物,如抗焦虑药、抗抑郁药、抗精神病药等,指导患者和家属了解与观察药物疗效和不良反应。

十、护理评价

1.患者不发生自杀自伤、冲动伤人、跌伤、走失等行为或及时发现制止。

2.患者的生理需要得到满足,营养、睡眠及个人卫生保持良好。

3.患者能正确认识应激事件与疾病的关系,学会应对应激事件的方法。

4.患者学会调整和控制情绪,掌握常用的放松技巧。

5.患者的适应能力得到改善,社交和职业功能逐渐恢复。

6.家属了解疾病相关知识和照顾方法。

第十一章　老年人常见疾病护理

第一节　高血压

高血压是老年人最常见的心血管疾病,在未使用降压药物时,收缩压≥140mmHg 和(或)舒张压≥90mmHg 可以诊断。高血压可以分成两大类,原发性高血压和继发性高血压。原发性高血压病因不清,又称为高血压病,继发性高血压常可以查出明确的病因。

一、临床表现

1.高血压早期常无症状,部分老年人在体检时发现,少数老年人在发生心、脑、肾等并发症后发现。

2.部分高血压老年人可以有头晕、头痛、心悸等症状,也可以出现视物模糊、鼻出血等较重症状。

3.长期慢性高血压可以显著增加老年人心、脑、肾等重要器官损害的风险,可以出现脑血管病、心力衰竭、冠心病、慢性-肾衰竭、主动脉夹层等并发症,是老年人致死、致残的一个重要原因。

二、辅助检查

1.基本项目　血脂、血糖、血离子、血常规、尿蛋白、心电图。

2.推荐项目　心脏超声检查可以明确左心室受累情况;颈动脉血管的超声和无创性的脉搏波传输速度(PWV)可以早期评价动脉硬化和粥样硬化的程度;动态血压测定有助于准确判断高血压和特殊类型的高血压,明确是否有高同型半胱氨酸型高血压。

3.选择项目　疑为继发性高血压者,需要做血肾素、血尿醛固酮、血尿皮质醇、肾动脉造影、肾和肾上腺超声、CT、MRI、睡眠呼吸监测等。

三、治疗要点

控制血压,减少靶器官的损伤,防治心、脑、肾的并发症是治疗高血压的主要目的。

1.非药物治疗　非药物治疗是降压治疗的重要措施,需要在饮食、运动、休息等方面建立健康的生活方式,并持之以恒。

2.药物治疗　选择合适的降压药物控制血压,可以预防靶器官损害,降低心、脑血管病的患病率。常用的降压药物有钙通道阻滞剂(CCB)、利尿剂、血管紧张素转换酶抑制剂(ACEI)、血管紧张素受体阻滞剂(ARB)及β受体阻滞剂。

(1)CCB:临床上常用的为二氢吡啶类的 CCB,常用的有缓释硝苯地平、氨氯地平等,降压疗效好,不良反应少。

(2)利尿剂:小剂量氢氯噻嗪和吲达帕胺片,适用于合并心力衰竭、水肿的老年人,有肾功能不全时应使用袢利尿剂如托拉塞米或呋塞米等。

(3)ACEI:常用药物有福辛普利和贝那普利,用于合并糖尿病、蛋白尿的老年人。

（4）ARB：常用药物有氯沙坦、缬沙坦、替米沙坦和奥美沙坦等，用于伴有冠心病、心功能不全的老年人，不能耐受 ACEI 者，可使用 ARB。

（5）β受体阻滞剂：常用药物有琥珀酸美托洛尔、比索洛尔等，推荐用于合并冠心病、慢性心功能不全、快速心律失常的老年人。

（6）α受体阻滞剂：适用于伴有前列腺增生的老年人，常用的药物有哌唑嗪。

3.老年高血压的降压目标和药物选择　老年高血压降压目标是把血压控制在正常范围，即达到≤140/90mmHg。当单药常规剂量不能达到降压目标时，应联合使用不同作用机制的降压药物，可协同增效、减少不良反应。

（1）合并冠心病的老年人，如能耐受，血压可降至<130/80mmHg。可选药物有 ACEI 或 ARB、β受体阻滞剂和 CCB。

（2）合并慢性心力衰竭的老年人，血压控制目标应在<130/80mmHg，高龄老年人可以<140/90mmHg。可选药物有 ACEI 或 ARB、β受体阻滞剂和利尿剂。

（3）合并肾功能不全的老年人，血压应控制在<130/80mmHg，高龄老年人可以<140/90mmHg，可选药物有 CCB、β受体阻滞剂和α受体阻滞剂。

（4）合并糖尿病的老年人，血压控制目标<140/90mmHg，若能耐受可降至 130/80mmHg，可选药物有 ACEI 或 ARB、CCB。

（5）合并缺血性脑卒中的老年人，血压应该不低于 140/90mmHg，可选药物有 ACEI 或 ARB、CCB 和 β受体阻滞剂。

（6）高龄及虚弱老年人高血压的降压治疗：80 岁或以上老年人为高龄老年人，建议将血压控制在 150/90mmHg 以内，如果老年人能够耐受，可降至<140/90mmHg。降压药物应从小剂量开始，避免血压降低速度过快，避免血压大幅度波动，警惕体位性低血压与餐后低血压。

四、护理要点

1.休息与运动

（1）充分休息：高血压的老年人注意按时休息，避免熬夜，保证充足的睡眠。在高血压危象时，需要卧床休息，每 5 分钟测量血压一次，直至血压平稳。

（2）环境舒适：寒冷和高温环境均有可能诱发血压增高，因此要创造安静、温暖、舒适的环境。

（3）运动和适度减轻体重：老年人可以根据身体的耐受情况，做适量的运动，建议将 BMI 控制在 $25kg/m^2$ 以内，可根据个人身体情况选择适宜的运动方式，如慢走、游泳、骑车等，一般每周 5 次，每次 30~60 分钟，避免过于剧烈的体育运动，运动强度以自我感觉良好为标准。适当运动不但有利于血压下降，而且可提高其心肺功能。运动强度是否合适也可以用心率监测法来评估，不同年龄靶心率范围不同，见表 11-1。

表 11-1　不同年龄靶心率范围

年龄（岁）	靶心率范围（次/分）	极限心率（次/分）
45	88~131	175
50	85~127	170

（续表）

年龄（岁）	靶心率范围（次/分）	极限心率（次/分）
55	83～123	165
60	80～120	160
65	78～116	155
70	75～113	150

2.用药的护理　药物治疗是高血压治疗的重要环节,应该规律服用,避免停药,避免"血压不高不服药"的误区,不规律服用降压药物会造成血压的反弹,使血压更高。老年人及其照顾者应尽量了解所用药物的作用和不良反应,详见表11-2。

表 11-2　常用降压药物

药物	适应证	不良反应
噻嗪类利尿剂:氢氯噻嗪	适用于轻、中度高血压,对单纯收缩期高血压、盐敏感性高血压、合并肥胖、合并心力衰竭和老年高血压有较强的降压效应	低钾血症,影响血脂、血糖、血尿酸代谢,痛风老年人禁用
袢利尿剂:呋塞米	主要用于合并肾功能不全的高血压老年人	口渴、虚弱、乏力、体位性低血压、离子紊乱(低钠血症、低钾血症、低镁血症)
醛固酮受体拮抗剂:螺内酯	适用于轻、中度高血压,对单纯收缩期高血压、盐敏感性高血压、合并肥胖、合并心力衰竭和老年高血压有较强的降压效应	高钾血症
β受体阻滞剂:美托洛尔、比索洛尔等	通过抑制心肌收缩力和减慢心率发挥降压作用,对老年高血压疗效相对较差	心动过缓、乏力、四肢发冷,急性心力衰竭、病态窦房结综合征、房室传导阻滞老年人禁用
血管紧张素Ⅱ受体拮抗剂(ARB):氯沙坦、缬沙坦、奥美沙坦、替米沙坦等	降压作用起效缓慢,但持久而平稳,与低盐饮食、利尿剂联合应用明显增强疗效	高钾血症、妊娠妇女和双侧肾动脉狭窄老年人慎用,应定期监测血肌酐及血钾水平
钙离子拮抗剂(CCB):氨氯地平、硝苯地平等	起效迅速、降压疗效和幅度相对较强,与其他类型降压药物联合应用能明显增强降压效果,对老年人高血压降压效果好,可以用于合并糖尿病、冠心病或外周血管病的老年人	治疗开始时有反射性交感神经活性增强,引起心率增快、面部潮红、头痛、下肢水肿等

药物	适应证	不良反应
血管紧张素转换酶抑制剂(ACEI):依那普利、福辛普利、卡托普利等	降压作用起效缓慢,3~4周时达最大作用,与低盐饮食、利尿剂联合应用可使作用增强,并且起效也更加迅速,对肥胖、糖尿病和心脏病的高血压老年人治疗效果好	主要的不良反应是刺激性干咳,停用后可以消失。高钾血症和双侧肾动脉狭窄老年慎用。应定期监测血肌酐及血钾水平

3.饮食护理　应给予低盐、低脂、清淡、易消化饮食,建议每天摄盐量<6g,少喝咖啡,鼓励进食多种新鲜蔬菜、水果,每天适量摄入优质蛋白(如鱼类、豆类、脱脂奶等),富含钾、钙、膳食纤维及多不饱和脂肪酸的食物,少食腌渍食品。超重的老年人需要控制体重,可以从控制饮食和规律运动两个方面同时进行。

4.心理护理　焦虑、紧张、情绪激动等均会影响血压,造成血压波动,给降压治疗增加难度,因此需要指导老年人学会管理自己的情绪。

5.其他　因为老年人的血管张力的调节机制受损,对低血容量更加敏感,容易出现低血压或体位性低血压,因此,使用利尿药的老年人需要注意监测血压,在由卧位转变成站立位时,需要减慢速度,先保持坐位几分钟后,再改成站立位,避免体位性低血压发生。也可以鼓励老年人使用拐杖或助行器,避免因头晕发生跌倒。

五、健康指导

1.疾病知识指导　指导老年人学会正确的血压测量方法,测量血压时要记录相关的事件,如睡前、清晨起床前、餐前、餐后、卧位、站立位等,必要时需要监测24小时动态血压变化,便于医师判断病情,及时调整治疗药物,家庭成员要参与老年人的血压测量与管理。避免感染、寒冷、潮湿、过劳等诱因,注意保暖。

2.用药指导　指导老年人正确服用降压药物,注意监测药物的不良反应,定期检测血常规、尿常规和肝功能、肾功能、血脂、血糖等指标,遵医嘱服用药物,不可擅自停药或增减药量,告知老年人及照顾者定期复诊的重要性。

3.生活方式指导　诊断高血压的老年人需要戒烟,避免吸入二手烟。不鼓励老年人饮酒,戒白酒,其他种类的酒可以少量饮用,要限制日饮酒量,酒精摄入量为男性<25g/d,女性<15g/d。

$$酒精量(g)=饮酒量(mL)×酒精度数(\%)×0.8$$

第二节　冠心病

冠心病(coronary heart disease,CHD)是指在冠状动脉粥样硬化的病理基础上,发生冠脉供血减少(包括痉挛、血栓形成等)或者心肌耗氧量增加而引起的心肌缺氧、缺血甚至坏死,临床上也可称为缺血性心脏病,危害最大的是急性心肌梗死。

一、临床表现

根据心肌细胞缺血的严重程度,冠心病可以表现为稳定型心绞痛、不稳定型心绞痛和非

ST 段抬高型心肌梗死(NSTEMI)、ST 段抬高型心肌梗死。

1.稳定型心绞痛　典型的心绞痛发作一般表现为胸痛,位于胸骨中段后方及心前区,活动、劳累或情绪激动等原因可以诱发,常常是一过性的,应用硝酸酯类药物能缓解。老年人症状多不典型,疼痛可以发生于牙齿至上腹部之间的任何部位,如咽喉部、下颌部、颈椎、肩背部及上腹部,容易误诊为其他疾病。疼痛的程度较轻,很多时候表现为非疼痛性的症状,如气促、乏力、胸闷、紧缩感、酸胀、胃灼热、出汗等一过性的症状,部分老年人可有心率增快、血压上升。

2.不稳定型心绞痛和非 ST 段抬高型心肌梗死　这组老年人胸痛的程度常偏重,诱因可有可无,持续时间较长,但一般不超过 30 分钟,应用硝酸酯类药物常有效果。病情不稳定时,可以迅速进展为 ST 段抬高型心肌梗死或猝死,也可以经治疗后转为稳定型心绞痛,往往发病频繁,发病持续时间渐长,症状逐渐加重且药物治疗效果逐渐减弱。

3.ST 段抬高型心肌梗死　是冠心病中最重的一种类型,发病急,变化快,风险高。典型的症状为心前区疼痛,较剧烈,持续时间长,一般超过 30 分钟,用药不缓解。有的老年人表现为异位疼痛、牙疼、颈部疼痛、上腹疼等。有的老年人表现为非疼痛性的首发症状,如呼吸困难、意识不清、昏厥、恶心、呕吐、大汗伴乏力等。体征可有血压升高或降低,心率可快、可慢、可不齐。严重的可以出现心力衰竭和心源性休克。

二、辅助检查

1.心电图　胸痛发作时心电图 ST 段下移,症状缓解后 ST 段恢复,可以判断为心肌缺血。胸痛原因待查的老年人可行心电图运动试验或者动态心电图检查。不稳定型心绞痛和非 ST 段抬高型心肌梗死,可以出现缺血性 ST 段下移或者 T 波倒置,且常有动态变化。ST 段抬高型心肌梗死可以出现 ST 段抬高及其演变。

2.生化检查　心肌梗死时,心脏生化标志物肌钙蛋白、肌酸激酶同工酶(CKMB)升高,脑钠肽(BNP)可以评价心脏功能,其他常规检查包括血、尿、便常规,肝、肾功能,血离子,凝血,血脂,血糖,血尿酸和同型半胱氨酸等。

3.心脏超声检查　二维心脏超声结合多普勒可以评价心脏的功能、室壁运动情况及瓣膜的状态。

4.心脏核素显像检查　适合稳定型冠心病老年人的评估,可以显示心肌缺血和坏死的部位和范围。

5.多排 CT 冠状动脉成像(CTCA)　可以显示冠状动脉病变的部位、范围和程度。

6.冠状动脉造影　可以确定冠状动脉病变程度、范围和特殊病变,可以直接指导冠状动脉介入和外科旁路手术血运重建治疗。血管内超声(IVUS)和血管内光学相干断层显像(OCT)等技术可以进一步指导复杂冠状动脉病变的介入治疗。

三、治疗要点

冠心病的防治原则是控制危险因素,稳定动脉粥样硬化斑块,改善心肌缺血,防治冠脉内血栓,进行合理的血管重建。

1.药物治疗

(1)抗血栓药物:冠心病一经诊断就应该立刻启动抗血栓治疗,包括抗血小板和抗凝治疗。抗血小板治疗首选阿司匹林 300mg,1 天 1 次,3 天后改为 100mg,1 天 1 次,长期服用。

不能耐受阿司匹林者用氯吡格雷。急性冠脉综合征,特别是 ST 段抬高型心肌梗死,应该尽早给予阿司匹林和氯吡格雷双联负荷量同时应用,严重者可以应用血小板Ⅱb/Ⅱa 受体拮抗剂,如替罗非班等,也可以同时进行抗凝治疗,包括低分子肝素、磺达肝癸钠、比伐卢定等。

(2)β 受体阻滞剂:对于各种类型冠心病均有益,只要没有禁忌证,原则上都要应用。

(3)他汀类药物:应用他汀类药物积极降低低密度脂蛋白在动脉粥样硬化的控制中尤为重要。降低低密度脂蛋白不仅可以预防动脉粥样硬化的进展,还可以稳定和(或)逆转动脉粥样硬化斑块。

(4)抗心肌缺血治疗:β 受体阻滞剂是抗心绞痛的一线药物。此外还有:①硝酸酯类:是控制心绞痛的一线药物,包括硝酸甘油、三硝酸异山梨醇酯、长效的单硝基异山梨醇酯。可以口服、含服或者静脉应用;②钙通道阻滞剂:对冠状动脉痉挛所致的心绞痛很有效;③其他:曲美他嗪可以改善心肌能量代谢,一些中药方剂也可以改善心肌缺血。

2.血运重建治疗 通过介入技术或者外科旁路手术的方法改善心肌缺血。

(1)心绞痛的血管重建治疗:稳定型心绞痛老年人在药物治疗的基础上,如果仍有症状,而且影响生活质量时,应行冠状动脉造影检查,根据病变的情况考虑介入或外科手术治疗。不稳定型心绞痛和非 ST 段抬高型心肌梗死的老年人,应该积极考虑进行血管重建的干预。

(2)ST 段抬高型心肌梗死的血运重建:治疗早期血运重建极其重要,尽早开通闭塞的冠状动脉、挽救濒死的心肌、保护心脏功能是重要治疗措施,对于老年人治疗效果更加明显。应该争取在发病 6~12 小时之内开通血管,完成冠状动脉的血管再通。目前应用的技术包括血栓抽吸、球囊扩张、支架植入等技术。

(3)其他:急性冠脉综合征的老年人应立即运送到最近且有介入治疗条件的医院。没有介入治疗条件的医院应该考虑溶栓治疗,然后尽快转运到有条件进行介入治疗的医院。溶栓治疗的时间越早越好,尽量在发病 6~12 小时之内。溶栓药物多选用特异性的溶栓药,目前常用的有组织型纤溶酶原激活剂(tPA)、重组链激酶(rSK)和尿激酶(UK)等。

溶栓治疗的禁忌证包括:①既往有过脑出血;②脑血管器质性病变;③颅内肿瘤;④缺血性脑卒中 3 个月内;⑤主动脉夹层;⑥活动性出血或出血体质;⑦3 个月内的头部外伤史;⑧没有控制的高血压(血压>180/110mmHg);⑨心肺复苏后。

3.相关疾病和并发症的治疗 老年人常有多病共存,贫血、感染、甲状腺功能亢进、肾功能不全和脑血管疾病等,这些疾病都可影响心肌耗氧和供氧,控制这些疾病有利于冠心病的控制和恢复。ST 段抬高型心肌梗死的老年人常见的并发症有心力衰竭、心律失常、心源性休克、心室破裂、室壁瘤、梗死后综合征等,积极预防和治疗并发症对于改善冠心病的预后极其重要。

4.控制危险因素 可控制的危险因素包括高血压、血脂异常、吸烟、糖尿病、肥胖、体力活动减少等,控制这些危险因素是预防和治疗冠心病的基本环节。

四、护理要点

1.运动和休息 老年人发生心绞痛时需要立即停止所有活动,半坐卧位,减少心肌耗氧量,直至症状缓解。如果发生了心肌梗死,需要绝对卧床休息 24 小时,然后根据病情适当开始床上活动、床边活动。出院后,3 个月内避免做剧烈的体育运动,可以选择散步、打太极拳等方式的体育运动,3 个月后可以逐渐增加运动量,但仍需避免剧烈的体育运动。

2.用药的护理

(1)硝酸甘油:在心肌缺血发作的急性期可舌下含服硝酸甘油,每5分钟含服硝酸甘油一次,已经含服了3次,疼痛仍然持续不缓解,需要拨打急救电话,含服硝酸甘油可能的不良反应有:面红、搏动性头痛、低血压、心动过速等。使用硝酸甘油需要注意以下事项:①在放入口中的硝酸甘油完全溶解前,确保口腔湿润,没有吞咽动作,如果疼痛剧烈,可以用牙咬碎硝酸甘油片;②建议硝酸甘油随身携带,但是硝酸甘油稳定性差,需要保存在棕色避光的玻璃容器内,不要用塑料或金属容器;③硝酸甘油具有挥发性,会因时间、潮湿、光照等因素失效,建议随身携带的硝酸甘油每6个月更换一次;④硝酸甘油可以提高运动和应激的耐受性,可以在疼痛发作前服用,例如:运动、上楼、性生活前等。

(2)其他药物:心肌梗死后需要按照医嘱服用阿司匹林、氯吡格雷、β受体阻滞剂、他汀类药物等,老年人及照顾者需要掌握常见药物的作用和不良反应,详见表11-3。

表11-3　心肌梗死后常用药物

名称	作用	不良反应
血小板抑制剂:阿司匹林和氯吡格雷	抑制血小板集聚,预防血栓形成	胃肠道出血,阿司匹林过敏,需监测血小板计数、凝血时间等
β受体阻滞剂:琥珀酸美托洛尔	减慢心率,降低心肌耗氧量,宜长期服用	心率慢、血压低
他汀类药物:阿托伐他汀、瑞舒伐他汀	稳定动脉粥样硬化斑块,保护心肌,调节脂代谢,宜长期服用	肝损伤,需监测转氨酶及肌酸激酶等指标

3.饮食护理　高脂血症是冠心病重要的危险因素,鼓励高脂血症的老年人采用低盐、低脂、低热量、高膳食纤维饮食方案。

4.心理护理　心绞痛发作或心肌梗死的老年人会出现紧张、焦虑的情绪,会加重心肌缺血,因此需要安慰老年人,解释病情及治疗方法,以减轻焦虑的症状。

五、健康指导

1.疾病知识指导　吸烟和饮酒都是冠心病的危险因素,因此需要戒烟、限制饮酒。指导老年人及其照顾者掌握心肌缺血和心肌梗死的疾病知识,早期发现、早期识别。

2.用药指导　指导老年人用药方法和注意事项,自觉遵医嘱服药,注意观察药效和不良反应,定期检测血尿常规和肝肾功能等,病情复发及早就医。

3.运动指导　指导老年人锻炼,预防关节废用。肢体锻炼由被动向主动渐进,运动量和运动强度以运动后不出现疼痛或不适症状为度,必要时提供辅助工具。也可配合理疗和按摩。

第三节　慢性心力衰竭

慢性心力衰竭(chronic heart failure,CHF)是由心脏结构或功能异常引起的心室收缩功能下降、射血和(或)充盈能力降低,导致出现以心脏向动脉系统泵血减少、静脉系统淤血为主要特点的一组临床综合征。CHF是心血管疾病终末期最主要的死因,随着人口老龄化,冠心病已经成为慢性心力衰竭最主要的病因。

一、临床表现

心力衰竭的临床表现不特异,左右心室发生心力衰竭后,临床表现完全不同,常有可能进展为全心衰竭。

1.左心衰竭　以肺循环淤血和心排血量降低为主要表现,症状为乏力和呼吸困难,早期表现为劳力性呼吸困难,活动后、上楼、情绪激动后出现气短。而后可以出现夜间阵发性呼吸困难。严重者不能平卧,端坐呼吸。还可以伴有多汗、咳嗽、咳痰、痰中带血或咳粉红色泡沫样痰。

2.右心衰竭　以体循环淤血为主要表现,多为消化道淤血的症状,早期可以出现腹胀、食欲下降,重者可出现恶心、呕吐、腹痛等,同时伴有体循环淤血的周身症状,表现为凹陷性水肿,低垂部位明显,严重者可以出现全身弥漫性水肿,伴有胸腔积液,多为双侧,或者多浆膜腔积液,常有尿少的表现。晚期也常见消瘦、气短和不能平卧。主要体征为口唇发绀、颈静脉充盈或怒张、肝脏增大伴压痛、肝颈静脉回流征阳性和下肢或周身水肿。查体可以发现心率快、奔马律和心脏杂音。

3.全心衰竭　可以表现为既有左心衰竭、肺淤血、呼吸困难的表现,又有右心衰竭体循环淤血的表现。临床上多数慢性心力衰竭老年人常两者兼有,以其中之一为主。早期的慢性左心功能不全,可以继之出现右心功能不全。右心衰竭发生后,肺淤血会减轻,但常常呼吸困难并不会明显减轻。

4.老年心力衰竭　老年人心力衰竭的症状常不典型,老年人活动偏少,左心衰竭时劳力性呼吸困难的特征常较少,夜间阵发性呼吸困难较多,平时表现为乏力、出汗和不愿行走。右心衰竭时多表现为恶心、呕吐和腹痛等消化系统症状。老年人的早期心力衰竭的表现常常被肺内感染、心律失常等诱发因素的表现所掩盖。

二、实验室及其他检查

1.化验检查　血、尿常规,血生化包括肝功能、肾功能、血脂、血糖、离子等,脑钠肽(brain natriuretic peptide,BNP)和氨基末端 B 型利钠肽前体(NT-pro BNP)评价心功能。

2.辅助检查　心电图检测心脏的节律和伴随的心律失常等,心脏超声可以明确心脏各腔室的大小、瓣膜的结构和功能、心脏的射血分数等。胸部放射线检查来判定肺部炎症或者是瘀血性改变。冠状动脉造影检查和左心造影检查可以了解心功能不全的病因。

三、治疗要点

治疗目的是控制心力衰竭的症状,改善心脏功能,提高生活质量,改善预后,从而延长老年人的生命。

1.病因和诱因的治疗　早期积极治疗高血压、冠心病等,预防和延缓心脏结构改变,预防心力衰竭发作。及时发现和处理诱发因素,特别是肺内感染的早期诊断和治疗,心律失常的适当控制,尤其注意保护心脏,避免过度的心脏负荷。

2.药物治疗

(1)收缩性心力衰竭:如果没有禁忌证,β 受体阻滞剂、血管紧张素转换酶抑制剂(ACEI)和醛固酮受体拮抗剂(MRA)需要联合应用。如果 ACEI 类药物不能耐受,可以使用血管紧张素受体拮抗剂(ARB)来代替。80岁以上的老年人可以参考这一治疗原则,根据个体差异调整。

洋地黄和利尿剂是改善心力衰竭症状的重要药物,可以间断或长期应用。重症心力衰竭的时候可以应用洋地黄类正性肌力药物。噻嗪类利尿剂、袢利尿剂可以利尿、排钾、排钠,减轻心脏负荷。抗利尿激素抑制剂利尿的同时不增加钠离子排泄,适用于低钠血症的心力衰竭。此外,对于窦性心律偏快者可以应用伊伐布雷定。

(2)舒张性心力衰竭:这一类心力衰竭以改善症状为主。主要措施有:利尿治疗,合并高血压的老年人积极进行降压治疗,合并房颤或者心肌缺血的老年人应积极控制心率和采取有效的抗缺血的干预措施。舒张性心力衰竭一般禁止应用正性肌力药物。

3.非药物治疗　在收缩性心力衰竭合并左右心室收缩明显不同步时,如伴有完全性左束支传导阻滞者(CLBBB),可以考虑心脏三腔起搏同步化治疗,终末期心力衰竭可以考虑心脏移植手术治疗。

四、护理要点

1.运动和休息

(1)在疾病的急性期需要卧床休息,近期心肌梗死或心脏手术的老年人需充分休息。呼吸困难时,需抬高床头,给予半卧位,以改善呼吸状况。

(2)症状改善后,需要制订活动计划,进行规律的运动。在活动的初期,需要有人在旁协助,活动速度比平时慢,活动量宜小。活动前、中、后需监测生命体征的变化,尤其是脉率的变化,是否在允许的范围内。停止活动后脉率在3分钟内能回到基线水平,证明老年人能够耐受活动,可以逐渐增加活动量,避免剧烈运动或单次运动量过大。

(3)恢复期的老年人可进行6分钟步行试验(6 minute's walk test,6MWT),让老年人在平直的走廊里尽可能快地行走,测量6分钟步行的距离,通过这种方法可以评定慢性心力衰竭老年人的严重程度、运动耐力、疗效。6分钟步行距离:<150m为重度心力衰竭;150～450m为中度心力衰竭;>450m为轻度心力衰竭。

2.饮食　进食低盐、易消化的软食,应避免进食成品快餐。少量多餐,可以减少饱食时食物消化所需要的能量。帮助老年人制订饮水计划,均匀摄入每天的液体,避免短时间内饮大量的液体。

3.用药护理

(1)利尿剂宜在晨间服用,如夜间服用,夜尿增多,会影响老年人的睡眠。每天监测体重和24小时出入液体量。定期监测血清中离子的变化特别是钾离子的变化,注意预防高钾血症和低钾血症的发生。

(2)应用ACEI类药物时需监测老年人的血压变化,特别是既往没有高血压的老年人,服药后可能会出现低血压,少数老年人服药后可能会出现咳嗽,如果出现上述症状需要停药。

(3)应用ARB类药物时,需要监测血压的变化,避免出现低血压。

(4)β受体阻滞剂可以减慢心率,降低心肌细胞的耗氧量,也可以降低血压,因此心率低于50次/分或血压低于90/60mmHg时,需停止服用。

(5)服用洋地黄类药物的老年人需要定期监测血药浓度,监测老年人是否出现心率慢

(低于 50 秒/分)、黄绿视、恶心、呕吐等地高辛中毒症状。

4.心理护理　老年人情绪焦虑会增加机体的负荷,增加心脏的负担,因此需要指导老年人学会放松的技术和方法,减轻焦虑的症状。

5.其他　下肢水肿时穿宽松的鞋袜和衣裤,注意变换体位,预防压力性损伤。进行皮肤清洁时使用性质温和的溶液,避免使用香皂等碱性强的清洗剂,清洗后注意涂抹护肤液。

五、健康指导

1.疾病知识指导　指导老年人及照顾者学习疾病相关知识,理解治疗的内容及意义,提高居家治疗的依从性。避免感染、寒冷、潮湿、过劳等诱因,注意保暖。监测出入液量和体重的变化。

2.用药指导　指导老年人用药方法和注意事项,自觉遵医嘱服药,注意药效和不良反应,定期检测血尿常规和肝肾功能等,病情复发及早就医。

3.运动指导　指导老年人锻炼,预防关节废用。肢体锻炼由被动向主动渐进,运动量和运动强度以运动后不出现疼痛或不适症状为度,必要时提供辅助工具,也可配合理疗和按摩。

第四节　心律失常

老年心律失常常见于器质性心脏病老年人,也可见于"健康"老年人,随着年龄的增长发生率增高,常常由于感染、电解质紊乱、应激或某些药物等原因诱发。缓慢性心律失常和房颤是老年人最常见且最有临床意义的心律失常类型。

一、缓慢性心律失常

老年人缓慢性心律失常可能的病因有病态窦房结综合征、房室传导阻滞和室内传导阻滞。病态窦房结综合征(sick sinus syndrome,SSS,简称病窦综合征)是由窦房结病变导致功能减退,产生多种心律失常的综合表现。常见的心律失常类型有严重心动过缓、窦房阻滞或窦性停搏等,是老年人昏厥的常见原因。

房室传导阻滞(atrioventricular block,AVB)是心房冲动传导延迟或不能传至心室。传导阻滞程度分Ⅰ度、Ⅱ度Ⅰ型、Ⅱ度Ⅱ型、Ⅲ度,通常Ⅱ度Ⅱ型和Ⅲ度房室传导阻滞需要积极治疗。

室内传导阻滞是指房室束分叉以下的部位传导阻滞。室内传导系统有三个束支,根据病变累及的范围分为单束支、双束支、三束支阻滞三种类型,往往继发于器质性心脏疾病的老年人。单束支阻滞需要密切关注,重点处理心脏的原发疾病。双束支和三束支阻滞常提示有较大面积或弥漫性心肌损害。

1.临床表现

(1)病窦综合征和慢性房室传导阻滞的老年人往往起病隐匿,进展缓慢,临床表现多样,早期可无症状,仅在体检中发现,部分老年人表现为窦性心动过缓伴有频发房性期前收缩。

(2)因心动过缓或长时间窦性停搏出现心脑。肾供血不足,部分老年人有头晕、黑蒙、昏厥等表现,也有部分老年人表现为原有的心脏病恶化如心绞痛或心力衰竭加重。严重的病窦综合征老年人可以出现慢-快综合征、慢性房颤或交界性逸搏心律,约10%的老年人突发阿-斯综合征及猝死。

(3)急性房室传导阻滞的老年人往往由于急性下壁心肌梗死或急性心肌炎引起,可能会出现心率慢或体循环供血不足的临床表现,如头晕、恶心、心前区不适、低血压等。动态心电图有重要的诊断意义。

(4)单束支或双束支传导阻滞通常无临床症状,三束支阻滞可能出现与心动过缓及心脏停搏相关严重症状。

2.治疗要点

(1)病窦综合征的老年人应积极治疗原发病,如冠心病等,如果出现了心动过缓的相关症状应及时安置永久性心脏起搏器。

(2)急性房室传导阻滞与原发病有关,疾病好转后,房室传导阻滞常可减轻或消失,因此,此类Ⅱ度以上传导阻滞可以应用临时起搏器或异丙肾上腺素对症治疗。Ⅱ度及以上慢性房室传导阻滞或长时间不能恢复的急性房室传导阻滞应安置永久性心脏起搏器。

(3)单束支或双束支传导阻滞不需要特殊治疗,但需要治疗心脏的原发疾病,三束支阻滞的处理同完全性房室传导阻滞,须立即安置心脏起搏器。

3.护理要点

(1)休息与体位:为避免起搏器电极移位,安置临时起搏器的老年人需要绝对卧床休息,手术侧的肢体避免活动;安置永久性心脏起搏器术后第一天需要绝对卧床休息,第二天和第三天可以床上活动。以后逐渐离床活动,循序渐进增加运动量。

(2)病情观察:安置临时起搏器后,需要给予心电监护,密切观察心电波形的变化。安置永久性心脏起搏器后需要观察起搏器植入部位是否有血肿,定期做心电图,了解起搏器工作情况。

4.健康指导

(1)疾病知识指导:妥善保管起搏器卡片,随身携带,告知老年人起搏器设置的频率和使用年限,避免强磁场和高电压环境,如果接触某种环境或电器后出现胸闷、头晕等不适,应立即离开。植入永久性心脏起搏器的老年人需要定期到门诊复查,了解起搏器工作情况。

(2)病情监测指导:教会老年人或家属每天测脉搏 2 次,如果脉率比设置频率低或再次出现安置起搏器前的症状时应及时就医。

(3)运动指导:安置起搏器侧的手臂只能进行轻微活动,避免举重、打网球等,患肢避免提重物。

(4)随访指导:不同起搏器随访时间间隔不同,应遵医嘱按时到医院随访。接近起搏器使用年限时,应缩短随访时间,至少每个月一次,在电池耗尽前及时更换起搏器。

二、老年人心房颤动

心房颤动(atrial fibrillation,AF)简称房颤,是指因心房电活动无序所导致的心律失常。随着年龄增长,房颤发生率成倍增加。是老年人最常见的持续性心律失常,显著增加老年人心脑血管并发症和死亡率。心电图表现是:P 波消失,代之以不规则的心房颤动波,RR 间期绝对不等。

1.临床表现　老年人房颤的临床表现主要取决于心室率快慢、原发疾病的轻重、心脏结构和功能有无异常和并发症。

（1）心室率不快时无症状,部分老年人可以有心悸、胸闷、运动耐量下降等。

（2）房颤可导致心排血量减少,损害心脏功能。

（3）房颤老年人容易伴发左心房附壁血栓,血栓脱落,可以出现体循环栓塞症状,如脑栓塞等。

2.治疗要点

（1）基础治疗:高血压、冠心病、慢性心脏功能不全等疾病可能诱发房颤,因此需积极治疗基础心脏疾病,控制诱发因素。

（2）抗凝治疗:根据老年人状况选择口服华法林、阿司匹林或新型抗凝药物,预防心脏附壁血栓形成。

（3）转律治疗:新发的房颤可以使用胺碘酮转律,药物治疗效果不佳的老年人可以选择电复律或射频消融术。

（4）控制心室率治疗:使用 β 受体阻滞剂、钙通道阻滞剂或洋地黄控制心室率。

3.护理要点　静脉使用胺碘酮转律的老年人需要心电监护,密切监测心电图的变化和心率的变化,使用输液泵准确控制胺碘酮滴注速度,宜采用中心静脉输注胺碘酮,如果使用外周静脉输注,需及时更换输注部位,预防静脉炎。

4.健康指导

（1）疾病知识指导:养成良好的生活习惯,积极控制高血压、冠心病、慢性心功能不全等疾病,预防房颤发作。

（2）用药指导:服用胺碘酮的老年人需要定期监测甲状腺功能和肝肾功能,定期复查心电图。华法林吸收过程受食物和药物的影响,因此需要定期监测凝血指标,INR 的目标值为2.0~3.0。

第五节　慢性支气管炎

慢性支气管炎简称慢支,是指气管、支气管黏膜及其周围组织的慢性非特异性炎症。临床上以咳嗽、咳痰或伴有喘息为主要症状,呈反复发作的慢性过程。早期症状轻微,多于秋冬季发作,春夏缓解。随病情进展,常并发阻塞性肺气肿,进而发生肺动脉高压、肺源性心脏病。病因与吸烟、大气污染、感染、气候寒冷、机体内在因素如过敏因素、年龄因素、营养因素、遗传因素、自主神经功能失调等有关。老年人由于呼吸道防御功能下降,喉头反射减弱,单核–吞噬细胞系统功能减弱,慢支的发病率增加。

一、临床表现

1.咳嗽　长期、反复、逐渐加重的咳嗽,晨间较重。

2.咳痰　白色黏液或浆液泡沫样痰,合并感染时,可转为脓性或黄色脓痰。常以清晨排痰较多。

3.喘息或气短　部分老年人会有支气管痉挛,可引起喘息,常伴哮鸣音。

二、辅助检查

1.X 线检查　早期无异常。后期出现肺纹理增粗、紊乱,呈网状或条索状、斑点状阴影,或出现双轨影和袖套征,以双下肺野较明显。

2.呼吸功能检查　早期无异常。后期出现最大呼气流速-容量曲线在末期容量时流量明显降低,闭合气量和闭合容量明显增高。

3.血常规检查　急性发作或感染时,可见炎性细胞增多。

4.痰液检查　痰细菌学检查可有病原菌生长,革兰阴性杆菌感染多见于院内感染的老年人。

三、治疗要点

1.治疗目的

(1)减轻或消除症状,防止肺功能损伤,促进肺康复。

(2)急性发作期和慢性迁延期以控制感染和祛痰、止咳治疗为主;伴发喘息时,主要以解痉平喘治疗为主。

(3)缓解期治疗以加强锻炼、增强体质、提高机体抵抗力、预防复发为主。

2.治疗措施

(1)急性期:积极控制感染,止咳、化痰、解痉、平喘,保持体液平衡。

(2)缓解期:积极进行体育锻炼,增强体质,提升机体抗病能力,积极防治上呼吸道感染,避免各种致病因素,戒烟。

四、护理要点

1.休息与体位　保持舒适体位,坐位或半坐位有助于改善呼吸和咳痰。

2.饮食护理　给予足够热量、高蛋白、高维生素的饮食,尤其是增加维生素 C 及维生素 E 的摄入;避免油腻、辛辣刺激食物;应注意避免食入导致气道痉挛的过敏原。每天饮水 1.5～2L,有利于痰液稀释并排出。

3.病情观察　密切观察咳嗽出现的时间、频率、程度,详细记录痰液的颜色、性状、气味、量,以及能否自行排痰。剧烈咳嗽老年人要警惕发生昏厥。保持口腔清洁,预防口腔感染。

4.促进排痰　可以通过鼓励饮水,加强气道湿化,进行有效咳嗽,更换体位,胸部叩击,视病情进行体位引流等方法促进老年人排痰,必要时可行机械辅助排痰。

5.用药护理　帮助老年人正确留取痰液标本,观察使用抗炎、止咳、祛痰、平喘等药物的疗效和不良反应。教会老年人正确使用吸入剂型的药物。因咳嗽影响睡眠者,可遵医嘱给予镇咳药,湿性咳嗽老年人不宜单独使用强止咳药,以免造成窒息。

6.心理护理　护士要给予老年人安慰、解释和心理疏导。同时,鼓励老年人进行促进排痰的自我管理,树立其战胜疾病的信心。

五、健康指导

1.疾病预防指导　给老年人讲解与疾病发生有关的自身和环境因素,指导老年人戒烟、避免吸入污染气体、避免冷空气刺激、避免接触花粉等致敏因素、预防上呼吸道感染、定期测定肺功能等。

2.疾病知识指导　指导老年人遵医嘱正确用药,教会老年人减轻咳嗽、促进痰液排出的方法,如雾化吸入、有效咳嗽、胸部叩击、体位引流等。

3.疾病康复指导　指导老年人加强营养,进行耐寒锻炼,选择合适的体育活动,如健身操、太极拳、散步、慢跑等来增强体质,也可注射流感疫苗,使用免疫制剂等。

第六节　慢性阻塞性肺疾病

慢性阻塞性肺疾病(chronic obstructive pulmonary disease,COPD)是一种以气流受限为特征的可以预防和治疗的疾病。气流受限不完全可逆、呈进行性发展,与气道和肺部对有害颗粒或有害气体的慢性炎症反应增强有关。典型的临床表现是慢性咳嗽、咳痰,气短或呼吸困难。病因可能是多种环境因素与机体自身因素长期相互作用的结果,易并发自发性气胸等。急性加重和合并疾病会影响老年人的整体疾病严重程度。随着年龄的增长,COPD 的发病率也逐渐提高。该病好发于秋冬寒冷季节,常有反复急性加重。

一、临床表现

1.慢性咳嗽、咳白色黏痰或浆液性泡沫样痰,以晨间为重。

2.气短或呼吸困难进行性加重。

3.机体反应差,典型症状明显弱化或缺如。

4.老年人气道屏障功能和全身免疫功能减退,易发生反复感染,并发症增多。

二、辅助检查

1.肺功能　是判断有无气流受限、诊断 COPD 的"金标准"。FEV_1<80%预计值且 FEV_1/FVC<70%时,表明存在持续气流受限。

2.影像检查　主要胸部 X 线片征为肺纹理增粗、紊乱等非特异性改变,也可出现肺气肿改变。胸部 CT 检查能更好地评估老年 COPD 患者感染的严重、并发症,也用于鉴别诊断。

3.血气分析　老年人 COPD 对低氧和高碳酸血症反应下降,故均应行血气分析检查,以监测病情。

4.其他检查　血常规可出现感染相关征象,痰细菌学检查能够检出病原菌。

三、治疗要点

1.治疗目的　急性加重期应积极控制感染、改善症状,减少并发症。在稳定期要提高老年人对 COPD 的认识,改善肺功能和预防感染,减少急性加重的次数,稳定病情,提高其生活质量。

2.治疗措施

(1)急性加重期:应确定急性加重的原因,进行严重程度评估,给予合理氧疗;应用支气管扩张剂、糖皮质激素,密切观察细菌感染征象,积极、合理使用抗生素,必要时应用无创或有创机械通气辅助治疗;根据出入液量、电解质检测结果进行对症治疗,积极排痰,处理伴随疾病和合并疾病。

(2)稳定期:采取健康教育,戒烟,控制职业性及环境污染,使用支气管扩张剂、糖皮质激素、祛痰药、抗氧化剂、免疫调节剂、疫苗,使用氧疗、呼吸功能锻炼、手术治疗等措施。

四、护理要点

1.休息与体位　视病情安排适当的活动,以不感到疲劳、不加重症状为宜。协助老年人采取舒适体位,中度以上 COPD 急性加重期老年人应卧床休息,极重度者宜采取身体前倾位辅助呼吸。

2.饮食护理　给予高热量、高蛋白、高维生素的饮食,腹胀的老年人应进软食。避免在餐前和进餐时过多饮水。避免进食产气食物和易引起便秘的食物。

3.用药护理　遵医嘱用药,并注意观察药物的不良反应。长期使用 β_2 受体激动剂可发生肌肉震颤;抗胆碱能药常见不良反应有口干、口苦,合并前房角狭窄的青光眼老年人或因前列腺增生的尿道梗阻者应慎用;应用茶碱类药物会引起恶心、呕吐等;长期使用糖皮质激素会引起老年人高血压、白内障、糖尿病、骨质疏松及继发感染等;应用止咳药可能会加重呼吸道阻塞,应用祛痰药应注意监测肝功。

4.病情观察　密切观察老年人呼吸频率、深度、节律变化,观察咳、痰、喘症状及加重情况,尤其注意痰液黏稠度、痰量。密切观察体温变化,有无胸痛、刺激性干咳等症状。

5.心理护理　与家属相互协作,指导老年人与他人互动,鼓励老年人参加各种社交网络,可改善其焦虑和抑郁的情绪及睡眠的质量。

6.氧疗护理　长期家庭氧疗(LTOT)可提高慢阻肺并发慢性呼吸衰竭者的生活质量和生存率,一般采用鼻导管或鼻塞持续低流量吸氧每分钟 1～2L,每天吸氧时间>15 小时,使老年人在静息状态下达到 $PaO_2 \geq 60mmHg$ 和(或)使 SaO_2 升至 90% 以上。

7.咳嗽、咳痰护理　可通过鼓励老年人饮水,加强气道湿化,进行有效咳嗽,胸部叩击,视病情进行体位引流等措施来促进排痰,必要时可行机械辅助排痰。

五、健康指导

1.疾病预防指导　讲解老年 COPD 的诱发因素、临床表现、防治措施等基础知识,指导老年人戒烟、避免吸入污染气体等致病因素,慢性支气管炎者应定期监测肺功能。

2.疾病知识指导　教会老年人正确进行氧疗,掌握吸入剂的使用和促进排痰的方法,观察药物不良反应,指导老年人保持良好心态。

3.疾病康复指导　指导老年人进行适度的骨骼肌训练,如步行、踏车、太极拳、老年体操等。指导老年人进行呼吸肌的运动训练,如进行腹式呼吸、缩唇呼吸、对抗阻力呼吸、全身呼吸体操等。

第七节　肺源性心脏病

肺源性心脏病简称肺心病,是指由于支气管-肺组织、胸廓或肺血管病变致肺血管阻力增加。产生肺动脉高压,继而右心室结构和(或)功能改变的疾病。根据起病缓急和病程长短,可分为急性肺心病和慢性肺心病两类,临床上以后者多见。

慢性肺源性心脏病(简称慢性肺心病)是由慢性支气管肺疾病、胸廓疾病或肺血管疾病引起肺循环阻力增加、肺动脉高压,进而引起右心室肥厚、扩大,甚至发生右心衰竭的心脏病,主要是继发于慢性支气管肺疾病(特别是 COPD)的慢性肺源性心脏病。

本病在寒冷地区较温暖地区患病率高,农村较城市患病率高,吸烟者较不吸烟者高。患病率随年龄增长而增高。急性发作以冬、春季多见,急性呼吸道感染常为急性发作的诱因。

一、临床表现

1.肺、心功能代偿期　主要是 COPD 的表现,如咳嗽、咳痰、气促,活动后可有心悸、呼吸困难、乏力和活动耐力下降。急性感染时上述症状可加重。可有肺动脉高压和右心室扩大的体征,如三尖瓣区可闻及收缩期杂音和剑突下心脏搏动增强,部分老年人可有颈静脉充盈。

2.肺、心功能失代偿期　可表现为呼吸衰竭,有或无右心衰竭的表现。如呼吸衰竭可有呼吸困难加重,夜间尤重,常有头痛、失眠、食欲下降、白天嗜睡,甚至出现表情淡漠、神志恍惚、谵妄等肺性脑病的表现;高碳酸血症者可出现周围血管扩张的表现,如皮肤潮红、多汗等。右心衰竭表现如气促更明显,心悸、食欲下降、腹胀、恶心等;体征方面,发绀更明显,有颈静脉怒张,心率增快,心律失常,剑突下可闻及收缩期杂音,甚至舒张期杂音,也可有下肢水肿等。

二、辅助检查

1.X线检查　除原有肺、胸基础疾病及急性肺部感染的特征外,可有肺动脉高压和有心室增大征象。

2.心电图检查　电轴右偏、顺钟向转位,肺性P波等。

3.超声心动图检查　肺动脉高压征象,右心房增大,右心室肥厚、增大。

4.血液检查　红细胞及血红蛋白可升高,全血及血浆黏滞度增加,合并感染时白细胞总数增高,中性粒细胞增加。部分老年人可有肝功能、肾功能改变及电解质异常。

5.血气分析　用于疾病严重程度的判断。

6.其他　早期或缓解期,可行肺功能检查。合并感染时做痰细菌学检查可指导抗生素的选用。

三、治疗要点

1.治疗目的

(1)肺、心功能代偿期:增强机体免疫功能,延缓肺、胸基础疾病进展,去除急性发病的诱发因素,减少急性发作的次数。

(2)肺、心功能失代偿期:积极控制感染;保持呼吸道通畅,改善呼吸功能:纠正缺氧和二氧化碳潴留:控制呼吸衰竭和心力衰竭;积极处理并发症。

2.治疗措施　选择有效抗生素,使用支气管扩张药和祛痰药,保持呼吸道通畅,合理给氧,纠正酸碱失衡和电解质紊乱。酌情选用利尿剂、强心剂、血管扩张剂。

四、护理要点

1.休息与活动

(1)心、肺功能代偿期:遵循量力而行、循序渐进的原则,鼓励老年人进行适度活动,活动量以不引起疲劳、不加重症状为宜。

(2)心、肺功能失代偿期:绝对卧床休息,协助老年人采取舒适体位,如半卧位或坐位,减少机体耗氧量,促进心肺功能的恢复,减慢心率和减轻呼吸困难。

(3)长期卧床者:应协助其定时翻身、更换体位,依据耐受能力在床上进行缓慢的肌肉松弛活动,如上肢交替前伸、握拳,下肢交替抬离床面,使肌肉保持紧张5秒后,松弛平放床上。鼓励老年人进行呼吸功能锻炼,提高活动耐力。

(4)采取既有利于气体交换又能节省体能的姿势:站立时,背倚墙,使膈肌和胸廓松弛,全身放松。坐位时凳高合适,两足正好平放在地,身体稍向前倾,两手摆在双腿上或趴在小桌上,桌上放软枕,使老年人胸椎与腰椎尽可能在一直线上。卧位时抬高床头,并略抬高床尾,使下肢关节轻度屈曲。

(5)避免劳累:尽量避免过度用力排便,必要时遵医嘱给予通便药物如杜密克等;协助生活护理时,最好分阶段进行,避免劳累。

(6)皮肤护理:卧床或水肿者应穿宽松、柔软的衣服;定时更换体位,受压处垫海绵垫或使用气垫床。

2.饮食护理　给予富含纤维素、易消化清淡饮食,防止便秘;避免含糖量高的食物,以免引起痰液黏稠;出现水肿、腹腔积液或尿少时,应限制钠水摄入,每天钠盐<3g、水分<1500mL、蛋白质 1.0~1.5g/kg;减少碳水化合物的摄入,一般碳水化合物≤60%,减少 CO_2 生成量,避免增加呼吸负担。少食多餐,减少用餐时的疲劳。

3.病情观察　观察老年人的生命体征及意识状态,必要时给予床挡和约束带进行安全保护,保证老年人安全;注意有无呼吸衰竭、右心衰竭的表现;定期监测动脉血气分析、离子情况。准确记录 24 小时出入液量。

4.用药护理　使用镇静剂、麻醉药、催眠药后注意观察是否有抑制呼吸和咳嗽反射的情况出现。应用利尿剂后,观察有无低钾及低氯性碱中毒、痰液黏稠不易排出和血液浓缩等不良反应。利尿剂尽可能在白天给药,避免夜间频繁排尿而影响老年人睡眠。使用洋地黄类药物应注意观察药物毒性反应。应用血管扩张剂时,注意观察老年人心率及血压情况。使用抗生素时,注意观察感染控制的效果、有无继发性感染。应用呼吸兴奋剂,应观察有无头痛、烦躁不安、表情淡漠、神志恍惚等不良反应。

5.氧疗的护理　根据血气分析结果进行氧疗,一般持续低流量、低浓度给氧。必要时进行机械通气并做好相关的护理。

6.咳嗽、咳痰护理　可以通过鼓励饮水,加强气道湿化,进行有效咳嗽,胸部叩击,视病情进行体位引流等方法促进老年人排痰。必要时可行机械辅助排痰。

7.心理护理　突然出现严重的呼吸困难和胸痛时,护士需保持冷静,避免紧张慌乱,从而加重老年人的恐惧心理。护士应积极应对目前的紧急状况,减轻其痛苦,并给予安慰和鼓励,增加老年人的安全感和自信心。

五、健康指导

1.疾病预防指导　指导老年人戒烟,积极防治慢性支气管炎、COPD 等原发病。

2.疾病知识指导　向老年人讲解疾病发生、发展过程,避免各种可能导致病情急性加重的诱因,坚持家庭氧疗等。病情缓解期应根据心肺功能及体力情况进行适当体育锻炼和呼吸功能锻炼,提高机体免疫功能。同时,还应指导老年人了解病情变化的征象,定期体检。

3.疾病康复指导　加强营养,保证机体康复的需要。病情缓解期应根据老年人心、肺功能及体力情况进行适当的体育锻炼和呼吸功能锻炼。

第八节　肺炎

肺炎是由病原微生物感染引起的肺内终末气道、肺泡和肺实质的炎症,对发生在≥60 岁的个体和群体,称为老年肺炎。老年肺炎人群,与年轻人相比病情往往比较严重,常缺乏明显的呼吸系统症状,而以自身基础疾病或肺外表现为首发症状,体征多不典型,病情进展快,易致重症肺炎,死亡率高,每年≥65 岁老年人死亡病因中肺炎居首位,基础疾病与严重合并疾病是老年人肺炎死亡率上升的主要原因。肺炎有多种分类方式,按患病环境分类可分为社区获得性肺炎(community acquired pneumonia,CAP)和医院获得性肺炎(hospital acquired pneumonia,HAP)。

一、临床表现

1.起病隐匿　多无发热、咳嗽、咳痰等典型肺炎症状。最常表现为健康状况逐渐恶化,如出现食欲减退、厌食、倦怠、尿失禁、精神恍惚、乏力、跌倒、丧失生活能力等,也可出现原基础疾病的突然恶化或恢复缓慢。老年肺炎缺乏典型的体征,易造成漏诊或误诊,导致老年肺炎的早期确诊率低于非老年人。

2.并发症　最常见并发呼吸衰竭和心力衰竭、心律失常、酸碱失衡、急性意识障碍和精神障碍,如谵妄等。

二、辅助检查

1.血常规　白细胞计数可正常,或仅有中性粒细胞百分比升高,不具备特异性,不能由此判断感染的严重程度。

2.C-反应蛋白和降钙素原　提示感染的严重程度,也用于判断疗效。

3.痰培养与痰涂片　老年人口咽部定植的革兰阴性杆菌较青壮年增加,导致老年人咳痰标本细菌学检查的诊断价值降低,加之老年人咳痰无力,很难获取来自下呼吸道的合格标本。即使某一次结果阳性,也很难鉴别是致病菌、定植菌还是污染菌。一般结果以革兰阴性杆菌为主。

4.影像学检查　肺炎的胸片表现多为肺纹理增多紊乱,沿肺纹理分布的小斑片状模糊影,密度不均。

三、治疗要点

1.治疗目的　抗感染治疗,纠正缺氧,促进排痰,畅通呼吸道,改善呼吸道的防御功能,积极防治并发症,促进康复,降低老年肺炎的死亡率。

2.治疗措施　早期适当进行抗生素治疗。如能确定病原体,则针对性治疗;如不能确定病原体,则根据病情尽早选择较广谱、耐药少、作用快、毒性小、排泄快的抗生素。对老年CAP 者的初始经验性抗感染治疗建议使用第二代头孢菌素,β-内酰胺类/β-内酰胺酶抑制剂单用或联用大环内酯类、喹诺酮类。老年 HAP 起病时间根据肺炎病原谱不同,选择不同的抗菌药物,并给予足够合理剂量和恰当的治疗疗程,重视合并疾病的治疗。

四、护理要点

1.休息与体位　保持室内温湿度适宜,住院早期卧床休息,平卧时抬高床头 60°,侧卧时抬高床头 15°,长期卧床者如无禁忌证则抬高床头 30°~45°,减少吸入性肺炎的发生。如并发休克则取仰卧中凹位。保持口腔清洁和湿润,减少口腔菌滋生,避免吸入性肺炎。

2.症状的护理

(1)低氧血症的护理:根据血气分析的结果选择合适的氧疗工具给氧,达到 $PaO_2 \geqslant$

60mmHg 和(或)使 SaO_2 升至 90%以上。多数老年人可给予鼻导管低中流量给氧,如有二氧化碳潴留则选择低流量给氧,病情严重者选择机械通气辅助通气。氧疗过程中应保持吸氧的有效性,观察氧疗的效果。

(2)咳嗽、咳痰的护理:主要通过增加饮水,指导老年人进行有效咳嗽、翻身叩背等方法促进排痰,可以辅以雾化吸入、静脉补液、口服或静脉使用化痰药促进痰液排出。必要时可以经知情同意后进行痰液吸引。

(3)高热的护理:高热老年人,鼓励其饮水,给予温水擦浴,必要时行冰袋物理降温、口服或静脉使用降温药物,密切观察体温和血压变化。慎用退热剂,防止虚脱和休克。

3.病情观察 老年肺炎并发症较多,应密切观察老年人神志、呼吸、血压、心率及心律等变化,警惕出现呼吸衰竭、心力衰竭、休克等并发症。

4.用药的护理 遵医嘱尽早使用抗生素,宜选用静脉给药,观察体温变化、痰液情况、血常规和肝肾功情况,同时注意抗生素的不良反应。

5.饮食护理 进食清淡、易消化、高热量、足够蛋白质、充足维生素的食物;多饮水,少量多餐;对吞咽功能障碍和易发生误吸的老年人,应考虑经胃肠管进行营养摄入。进食时应采取合理体位,避免误吸。

6.心理护理 关心和安慰老年人,指导其进行有效咳嗽、咳痰和降温的方法,耐心解释老年人提出的问题,帮助其建立起积极的心态配合治疗,早日康复。

五、健康指导

1.疾病知识指导 给老年人讲解疾病的诱因、早期治疗的重要性、药物的不良反应和注意事项、氧疗的重要性、有效排痰的方法和重要性等。

2.疾病预防指导 肺炎重在预防,保持室内通风换气。注意防寒保暖,预防受凉感冒,必要时可接种流感疫苗。指导老年人坚持有氧运动,饮食营养均衡,戒烟忌酒,保持口腔清洁卫生。卧床老年人如无禁忌证应保持床头抬高,避免误吸。对吞咽障碍老年人应选择合适的进食方式,保证营养,避免吸入性肺炎。住院老年人避免院内交叉感染。

3.疾病康复指导 呼吸功能较差的老年人应进行呼吸功能锻炼和呼吸肌锻炼,如深呼吸、腹式呼吸、抗阻力呼吸、呼吸操的训练等。可配合步行、打太极拳、骑自行车等全身运动的方式,以不产生疲劳感为宜,来提高老年人的通气储备。

第九节 糖尿病

糖尿病是一种由遗传和环境因素共同作用而引起的以慢性高血糖为特征的代谢性疾病。老年糖尿病是指老年人由于体内胰岛素分泌不足或胰岛素作用障碍,引起内分泌失调,从而导致物质代谢紊乱,出现高血糖、高血脂,蛋白质、水与电解质等紊乱的代谢病。包括 60 岁以后发生的糖尿病和 60 岁以前发病而延续到 60 岁以后者。老年糖尿病 95%以上是 2 型糖尿病。2015 年国际糖尿病联合会(IDF)公布的数据显示,全球患糖尿病的人数已达 4.15 亿,因糖尿病死亡的人数约为 500 万,其中 53.4%为年龄大于 60 岁的老年人。

一、临床表现

1.糖尿病症状缺乏特异性 仅有 1/4 或 1/5 老年人有多饮、多尿、多食及体重减轻的症状,但常有乏力、易疲倦、轻度口渴、尿频、多汗、外阴及皮肤瘙痒等非特异症状。

2.特殊临床表现 老年糖尿病可有一些特殊临床表现,如肩关节疼痛、糖尿病肌病、精神心理异常、足部皮肤大疱、糖尿病性神经病性恶病质。

3.多数老年糖尿病合并其他代谢异常 主要包括中心性肥胖、高血压、血脂异常。

4.并发症多且复杂 老年糖尿病易发生急性并发症,常并发皮肤、呼吸、消化及泌尿生殖等部位的感染,感染可作为疾病的首发症状出现,也常伴有多种慢性并发症。

5.急性并发症

(1)糖尿病酮症酸中毒(DKA):是由于胰岛素不足和升糖激素不适当升高引起的糖、脂肪和蛋白质严重代谢紊乱综合征,临床以高血糖、高血酮和代谢性酸中毒为主要表现。血糖多为 16.7~33.3mmol/L。初期主要表现为乏力和"三多一少"症状加重。随之出现食欲减退、恶心、呕吐、头痛、嗜睡、呼吸深快,部分老年人呼吸有丙酮味。严重者出现脉细数、血压下降、尿量减少,甚至昏迷。老年人常有感染,临床表现不明显。

(2)高渗高血糖综合征(HHS):临床以严重高血糖、高血浆渗透压、脱水为特点,无明显酮症酸中毒,常有不同程度的意识障碍和昏迷。多见于患有 2 型糖尿病的老年人,血糖可达 33.3~66.6mmol/L。初期表现为多尿、多饮。但多食不明显或反而食欲减退,随之出现较 DKA 更为严重的脱水和神经精神症状,晚期陷入昏迷、抽搐、尿少,甚至尿闭。

(3)糖尿病乳酸酸中毒:主要是葡萄糖无氧酵解的产物乳酸在体内大量堆积,导致高乳酸血症,进一步出现血 pH 降低和乳酸酸中毒。发病率较低,但病死率很高。血乳酸水平升高,酸中毒表现明显,表现为疲乏无力、厌食、恶心、呕吐、呼吸深大、嗜睡等。

6.低血糖症 对于非糖尿病老年人来说,低血糖的诊断标准为血糖低于 2.8mmol/L,而糖尿病老年人血糖≤3.9mmol/L 为低血糖水平值,易出现无症状性低血糖及严重低血糖。

(1)交感神经兴奋:多有肌肉颤抖、心悸、出汗、面色苍白、心率加快、四肢冰冷等。老年人症状不典型,不易察觉,应特别注意夜间低血糖的发生。

(2)中枢神经症状:老年人常突出表现为精神症状。初期为精神不集中、思维和语言迟钝、视物不清、步态不稳,后可有幻觉、易怒、性格改变、认知障碍,严重时发生抽搐、昏迷。慢性低血糖症的唯一表现可以为性格改变或"癫痫样发作"。

7.老年综合征 患有糖尿病的老年人易出现功能缺陷、认知障碍、抑郁、跌倒、尿失禁、营养不良等一组临床综合征。

8.糖尿病慢性并发症 ①糖尿病大血管病变,是糖尿病最严重和突出的并发症,主要表现为动脉粥样硬化,引起冠心病、缺血性脑血管病、高血压、下肢血管病变等;②糖尿病微血管病变包括糖尿病肾病、糖尿病视网膜病变;③糖尿病神经病变;④糖尿病足等。

二、辅助检查

1.尿糖测定 尿糖阴性不能排除糖尿病可能。老年人因肾动脉硬化导致肾小球滤过率下降,尿糖阳性率低。

2.血糖测定 诊断糖尿病的主要依据是血糖升高。测定血糖方法有 3 种,静脉血浆测定血糖用于诊断糖尿病,毛细血管葡萄糖测定和 24 小时动态血糖监测仅用于糖尿病的监测。空腹血糖(FPG)正常范围 3.9~6.1mmol/L;FPG≥7.0mmol/L 应考虑糖尿病。因老年人多为餐后 2 小时血糖增高,应重视老年人餐后 2 小时血糖测定。

3.糖化血红蛋白(HbA1c)测定　其浓度与平均血糖水平呈正相关,是监测糖尿病病情控制的指标之一,可反映采血前 8~12 周血糖平均水平。正常 HbA1c 占血红蛋白总量的 4%~6%。

4.胰岛 B 细胞功能检查　老年人胰岛功能低下和胰岛素抵抗发生率高。

5.口服葡萄糖耐量试验(OGTT)　当血糖高于正常范围而未达到糖尿病诊断标准时,应进行 OGTT。正常 OGTT 2 小时静脉血浆葡萄糖(2 小时 PG)<7.8mmol/L,如 2 小时 PG≥11.1mmol/L应考虑糖尿病。

6.血清脂质和脂蛋白检测　患有糖尿病的老年人,可有三酰甘油增高、胆固醇增高、高密度脂蛋白胆固醇减低。

7.其他　对糖尿病并发症的诊断还包括血酮体、尿酮、CO_2结合力、血液 pH、血尿素氮和肌酐、血清电解质等血液检测、X 线检查及下肢多普勒超声检查等。

三、治疗要点

强调早期、长期、综合、全面达标及治疗方法个体化原则,在不出现低血糖的前提下,根据老年人具体情况制订个体化的控制目标,达到血糖控制。

1.健康教育　全面的糖尿病健康教育是重要的糖尿病基础管理措施。

2.营养治疗　医学营养治疗是治疗的基础,贯穿于糖尿病治疗的始终。

3.运动治疗　在糖尿病管理中占重要地位,尤其对于肥胖的 2 型糖尿病老年人。

4.病情监测　包括血糖监测,心、脑血管危险因素和并发症的监测。对老年人的血糖不宜控制过严,FPG 宜控制在 8.5mmol/L 以下。

5.药物治疗　如果单纯生活方式干预不能使血糖控制达标,应开始药物治疗。

(1)口服降糖药物

1)磺脲类药物:适用于 2 型糖尿病非肥胖者、饮食和运动治疗血糖控制不理想者。常用药物有格列本脲、格列吡嗪、格列吡嗪控释片、格列齐特、格列喹酮、格列美脲等。格列本脲低血糖发生率高,老年人禁用。

2)非磺脲类药物:适用于 2 型糖尿病早期餐后高血糖阶段或以餐后高血糖为主的老年人。主要是格列奈类药物,常用药物有瑞格列奈和那格列奈。

3)双胍类药物:适用于肥胖的 2 型糖尿病老年人。常用药物有二甲双胍。

4)α-糖苷酶抑制剂(AGI):适用于空腹血糖正常(或偏高),而餐后血糖明显升高者。常用药物有阿卡波糖、伏格列波糖。

5)噻唑烷二酮类药物:可单独或与其他降糖药合用治疗 2 型糖尿病,尤其是肥胖、胰岛素抵抗明显者。常用药物有罗格列酮和吡格列酮。

6)DPP-4 抑制剂:常用药物有西格列汀、沙格列汀、维格列汀、利格列汀和阿格列汀。

(2)胰岛素治疗:对糖尿病老年人应适时开始胰岛素治疗。加用胰岛素时,应从小剂量开始,根据血糖水平逐渐调整。

(3)GLP-1 受体激动剂:常用药物有艾塞那肽和利拉鲁肽,为皮下注射给药。可单独使用或与其他口服降糖药合用。

6.其他　手术治疗、胰腺移植和胰岛细胞移植及糖尿病慢性并发症的防治。

四、护理要点

1.饮食护理

（1）在综合管理团队（包括糖尿病教育者）指导下完成个体化营养评估。

（2）根据营养评估结果，设定目标，控制总能量的摄入，尽可能满足个体饮食喜好，达到老年人的代谢控制目标。

（3）合理、均衡分配各种营养素。总的原则是适量碳水化合物、低脂肪、适量蛋白质和高纤维的膳食，可根据营养评估结果适量补充维生素和微量营养素。

2.运动护理

（1）运动前应进行心肺功能和运动功能的医学评估，运动计划与老年人的年龄、病情及身体承受能力相适应，并定期评估，适时调整运动计划。

（2）运动前后监测血糖，当 FPG>16.7mmol/L、反复低血糖或血糖波动较大、有糖尿病急性并发症，以及严重的心、脑、肾、眼等慢性并发症者禁忌运动，以免发生低血糖。

3.病情观察与评估　多学科团队完成老年综合评估，观察老年人神志、精神状态及营养状况，注意有无肥胖、消瘦、视物模糊及眼底病变，皮肤黏膜颜色有无变化等，低血糖对老年人可能是一种致命的并发症，应注意观察老年人的低血糖症状，定期监测老年人血糖、血脂、血压、体重，将其控制在理想范围。

4.药物护理

（1）口服用药护理：护士应根据各类降糖、降压、降脂药物的作用、剂量、用法、不良反应和注意事项，指导老年人正确服用，注意观察各种降糖药物的不良反应，并提高用药依从性。

1）磺脲类药物：最主要的不良反应是低血糖，多发生于老年人、肝肾功能不全或营养不良者。应用格列本脲和格列美脲时，协助老年人于餐前服用，严密观察药物引起的低血糖反应。

2）非磺脲类药物：常见不良反应为低血糖和体重增加，但低血糖风险较磺脲类药物轻；协助老年人于餐前 5~10 分钟口服。

3）双胍类药物：常见不良反应有腹部不适、口中金属味、恶心、畏食、腹泻等。餐中或餐后服药或从小剂量开始可减轻胃肠道不良反应。

4）AGI：常见不良反应为胃肠道反应，如腹胀、排气增多或腹泻。应与第一口淀粉类食物同时嚼服。如果出现低血糖，需使用葡萄糖或蜂蜜，而食用蔗糖或淀粉类食物纠正低血糖的效果差。

5）噻唑烷二酮类药物：常见不良反应为水肿、体重增加等。密切观察有无心力衰竭及骨折的风险等。

6）DPP-4 抑制剂：应注意观察老年人有无常见的不良反应如头痛、肝酶升高、上呼吸道感染等。

（2）使用胰岛素老年人的护理

1）护士应熟练掌握胰岛素注射装置及注射技术，严格无菌操作，针头一次性使用，保证胰岛素治疗效果，防止感染。

2）皮下注射部位的选择：注射部位要经常轮换，可选择如腹部、上臂三角肌下缘处、臀大肌、大腿前外侧等部位。餐时胰岛素注射选择在腹部；中长效胰岛素注射选择在上臂、臀部。

3）血糖监测：胰岛素主要不良反应是低血糖。如血糖监测显示血糖波动过大或持续性高血糖,应及时通知医师给予处理。

4)胰岛素保存:未开封的胰岛素放于冰箱 2~8℃冷藏保存,正在使用的胰岛素在常温下(不超过 30℃)可使用 28~30 天,应避免过冷、过热。

5)预防及处理胰岛素不良反应　应及时处理低血糖反应及过敏反应。胰岛素治疗初期可因水钠潴留而发生轻度水肿,可自行缓解。部分老年人出现视力模糊,多为晶状体屈光改变,常于数周内自然恢复。为防止注射部位皮下脂肪萎缩或增生,应采用多点、多部位皮下注射,两个注射点间隔大于 1cm 为宜。

5.心理护理　对老年人由于疾病知识缺乏引起的精神紧张、焦虑等,护理人员可通过讲解疾病相关知识、提供积极的健康信息,引导老年人正确认识疾病;应积极与其家属沟通以提高老年人的社会支持,并鼓励老年人参加户外活动,以改善其心理精神状态。

五、并发症预防及护理

糖尿病急性并发症有糖尿病酮症酸中毒、高渗高血糖综合征、低血糖和感染;慢性并发症主要有糖尿病足。

1.糖尿病足

(1)评估与观察

1)高危足的评估:①足溃疡史或截肢史;②神经病变的症状或体征和(或)缺血性血管病变的体征(足部皮肤有无暗红、发紫、温度明显降低、水肿等异常);③足畸形。

2)发生足溃疡的外因:①如视力下降、鞋袜不合适、赤足行走等;②个人因素,老年人独居生活、不能享受医疗保险、拒绝治疗和护理等。

3)在上述条件下,出现红斑、红斑破溃和深层组织破坏即为糖尿病足。

4)足部观察:保持足部清洁,每天检查双足 1 次,了解足部有无感觉减退、麻木、刺痛感;观察足部皮肤有无颜色、温度改变及足部动脉搏动情况等。

(2)预防措施

1)建立良好的生活习惯:指导老年人积极控制血糖,戒烟限酒。

2)促进肢体血液循环:指导老年人避免久坐、盘腿坐或跷二郎腿。

3)保持足部清洁:指导老年人勤换鞋袜。每天清洗足部,水温在 37~40℃,用柔软的浅色毛巾擦干,特别是脚趾间。皮肤干燥者可涂油膏类护肤品。

4)预防外伤:指导老年人外出时不可穿拖鞋或赤脚走路,应选择轻便柔软、宽松的鞋子。袜子选择以弹性好、吸汗、透气的棉袜为佳。视力障碍的老年人避免自行处理胼胝,应寻求专业人员帮助,修剪趾甲应由他人完成,不可将趾甲修剪过短,应与足趾平齐,并锉圆边缘尖锐部分。不可使用热水袋、电热毯等,防止烫伤,同时应预防蚊虫叮咬及冻伤。

2.糖尿病酮症酸中毒、高渗高血糖综合征

(1)评估与监测:严密观察老年人的生命体征、神志、意识状态、胃肠道反应、“三多一少”症状,准确记录 24 小时出入量,监测血糖、电解质、酮体和渗透压等的变化。

(2)预防措施:避免诱因,如急性感染、饮食不当、精神刺激等;定期监测血糖,应激状况时每天监测;合理用药,禁止胰岛素不适当减量或突然中断;保证充足的水分摄入,特别是发生呕吐、腹泻、严重感染时。

(3)急救配合和护理:①立即开放两条静脉通路,准确执行医嘱,确保液体和胰岛素的输入;②绝对卧床休息,注意保暖,给予持续吸氧;③加强生活护理,特别注意皮肤、口腔护理;④意识障碍者给予意识障碍护理。

3.低血糖

(1)评估与监测:意识状态;有无心悸、出汗、发抖、饥饿感等低血糖症状;有无疾病史、用药史等诱发因素;年龄是严重低血糖的独立危险因素,应监测生命体征及老年人血糖水平,无法测定血糖时暂按低血糖处理,并观察症状改善情况。

(2)处理:意识清醒者口服 15g 糖类食品(以葡萄糖为佳,其他如糖块 2~4 块,含糖饮料 100mL,蜂蜜 1 勺等);服用 α-糖苷酶抑制剂的老年人,如发生低血糖,应给予葡萄糖口服或静脉治疗,不能使用普通含糖食品;如老年人出现意识障碍,不能进食,遵医嘱静脉推注 50% 葡萄糖 20mL 或加用糖皮质激素。

4.感染

(1)评估与监测老年人体温、脉搏等变化。

(2)预防感染,注意保暖,避免与肺炎、上呼吸道感染、肺结核等呼吸道感染者接触;勤用温水清洗会阴部,预防泌尿道感染;注意皮肤清洁,勤洗澡、勤换衣,皮肤瘙痒的老年人不要搔抓皮肤。

六、健康指导

为保证教育的质量,应由受过专门培训的糖尿病教育护士完成。

1.疾病知识指导 指导老年人及照护者了解糖尿病临床表现、个体化的治疗目标及治疗计划,提高老年人对治疗的依从性;向老年人及照护者讲解糖尿病常见急性并发症及糖尿病足的主要症状、观察方法、预防及紧急处理措施;告知老年人外出时随身携带身份信息识别卡,以便发生紧急情况时及时处理。

2.病情自我监测 教育老年人及照护者血糖监测的目的、意义和方法,建议老年人应用便携式血糖仪进行自我血糖监测,教会其如何测血糖、何时监测、如何记录监测结果、正确判断监测结果和血糖异常时应采取的应对措施;指导老年人每 3~6 个月复查糖化血红蛋白,每年全面体检 1~2 次,以尽早防治慢性并发症;指导老年人学习和掌握监测血压、体重指数的方法,定期复查血脂,可根据血脂水平调整复查的周期和频次。

3.自我管理指导

(1)生活指导:告知老年人生活应规律,注意个人卫生。向其讲解吸烟的危害,引导戒烟限酒;指导其保持愉悦的心情、健康的生活方式、合理膳食、适度运动、维持合理体重、纠正其他代谢异常及定期筛查。

(2)饮食指导:指导老年人和照护者掌握饮食治疗的原则和具体方法,指导老年人少食动物内脏、蟹黄、鱼虾等高胆固醇食物;限制各种甜食,包括糖果、点心及各种含糖饮料的摄入;每天食盐<6g;饮食定时定量、少吃多餐,可从 3 次正餐中匀出 25~50g 主食作为加餐,增加至每天进食 5~6 餐。

(3)用药指导:告知老年人使用药物的名称、剂量、给药时间和方法,教会其观察药物疗效和不良反应;注射胰岛素者,应教会老年人或照护者正确的注射方法,开始治疗后应进行随诊,告知其胰岛素的保存及使用方法。

(4)运动指导:告知老年人运动的原则、运动前后进行血糖监测的意义;指导老年人做好运动日记,以便观察疗效和不良反应。

第十二章　老年人的家庭护理与临终监护

家庭护理是老年护理的重要组成部分。老年人的家庭护理是指在老年人的居所内在社区专业人员指导下,对生活不能自理的老年人所实施的健康护理与援助性服务。这是解决老年保健问题的有效手段和主要途径。在老年人的家庭护理中,护士扮演着重要的角色。她们不但是护理工作的直接实施者,同时也是健康教育的宣传者。因此,护士不但要对老年人家庭护理有正确的认识和态度,本身具有较丰富的护理知识和娴熟的护理技术,而且还要有帮助和指导家庭照料者提高照顾能力、学习照顾的方法与技巧。

一、老年人家庭护理的意义

1.老年家庭护理的必要性

(1)医疗机构不足:我国人口众多,医疗水平相对较为滞后。面对数量庞大而又需要护理照料的老年人,目前的养老护理机构难以满足老年护理的需求。

(2)老年病多是慢性疾病:老年人随年龄增大,体质逐渐衰退,视力及对外界变化反应能力力也渐趋下降,因此户外活动减少;同时有相当一部分老年人生活不能自理或慢性病需在家里治疗。因此,做好老年人的家庭护理是十分必要的,这将有利于维持老年人健康和疾病康复。同时,老年病多是慢性疾病,康复时间一般都相对较长,不可能长期在院内治疗,必须向社区、家庭延伸。

(3)传统观念的影响:中国人非常重视家庭,一般老年人不愿离开家庭而去保健机构,希望能和家人生活在一起。

(4)经济因素的影响:我国属于发展中国家,经济还不发达,看病难,吃药难的情况时有发生。有的家庭因经济条件受限,难以支付老年人在保健机构中的费用。

2.家庭护理的可行性

(1)熟悉的生活环境:退休后,家庭成为老年人的主要活动场所。同医疗机构相比,其生活环境是老年人所熟悉和习惯的,而且老年人和家属之间的关系也较融洽,这样就避免了进入陌生环境所引起的焦虑、孤独等心理上的不良反应及失眠等情况。家庭护理是老年人普遍容易接受的保健方式之一。

(2)照顾者对老年人的脾气习性和兴趣爱好的了解:照顾者对老年人了解较深,照顾起来也周到。因此,无论从心理上还是生理上来说,家庭护理对健康老年人和老年患者的治疗与康复都是极为有利的。

家庭护理要求照顾的内容较多,护士应熟悉患者的各个方面,为患者创造舒适安全的休养环境,制定合理的食谱,利用家庭或简便的器具替代医疗器械,对各种不同疾病进行各项特殊护理,对老年人及其家属进行健康教育,以充分发挥家庭护理的优越性。

(3)传统习惯:我国的家庭历来就有赡养和照料老年人的优良传统。家庭护理要求人们发扬敬老、爱老的精神,这种精神和社会风气对维持家庭和社会的和谐、促进精神文明建设是十分重要的。重视和改进对老年人的家庭护理,也是社会文明和进步的一项标志。

二、老年人家庭护理的内容

1.家庭护理评估

（1）内容：家庭护理评估是家庭护理的重要组成部分，内容包括家庭及其成员基本材料的收集，如人口及family系图；家庭结构、功能、家庭生活周期的健康问题、家庭资源及家庭危机如压力事件的评估等等。

（2）方法：家庭护理评估的方法与一般护理评估的方法不同，它主要是通过家庭访视，即"家访"来完成的。家访是为了促进和维持个体和家庭的健康，在服务对象（老年人）家里进行的有目的的交往活动，是对家庭进行健康评估，开展家庭护理的重要工具。其程序可分为准备、实际访视、预约下次访视时间、记录和评价 5 个步骤。"准备"决定了访视的成败，其内容包括：访视对象的选择，确定访视的目的与目标，准备访视用物及安排路线等。

（3）家庭功能评估：家庭功能的好坏关系到每个家庭成员的身心健康及疾病的预测，因而是家庭评估中最重要的内容。家庭功能包括：满足成员自我照顾需要的必要条件，如空气、食物、饮水、卫生条件等；促进家庭成员人格健全发展，满足成员心理、社会需要，如独处空间、隐私权、社会交往、家庭关爱氛围等；家庭对危害的预防。为了了解家庭功能状况，目前经常使用的是 Smilkstein 的家庭功能评估问卷。该问卷又称家庭 APGAR 问卷，包括适应（adaptation）、共处（paflnership）、成长（growth）、情感（affection）、解决（resolve）5 项内容。

2.家庭护理诊断　家庭护理诊断是通过整理和分析所收集的资料，确定家庭的主要健康问题，并根据主要的、通过护理干预能解决的健康问题提出护理诊断。

护士在提出护理诊断后，应该分辨出问题的现状是现存的、潜在的或是可以再改进的，然后根据护理问题的现状制定出相应的家庭护理计划。另外，还需判断护理诊断的严重性，并根据问题的严重程度，按由重到轻、由急到缓的原则将护理诊断排序。把对家庭威胁最大、后果严重、家庭亟待解决的健康问题排在第一位，并立即拟定计划，优先解决。

3.家庭护理计划　家庭护理计划的制定是家庭护理程序的第三步，应以家庭护理诊断和预测为根据，结合家庭日常生活情况，充分发挥家庭资源优势解决健康问题。家庭护理计划包括制定目标（短期目标和长期目标），寻找家庭内、外部资源，确认可运用的方法，拟定护理措施，决定优先顺序。

4.家庭护理实施　实施家庭护理计划是将计划付诸实施的阶段，在这一阶段中应以家庭为主。在计划实施过程中护士的作用是为家庭提供指导和信息，必要时给予帮助。护士的工作有以下几个方面。

（1）为家庭营造或指导家庭营造一个安全的具有教育性质的交流环境和场所。

（2）介绍或强化有效的家庭交流方式、应对技巧和行为。

（3）指导各家庭成员的行为与家庭的目标、需求和活动协调一致。

（4）为家庭成员提供情感支持，分担其忧愁，并给予安慰和鼓励。

（5）对家庭进行健康教育，并与家庭进行信息交流，包括健康信息和其他与家庭有关的信息。

（6）为孤寡老年人家庭料理家务，准备必要的生活用品等。

5.家庭护理评价　家庭护理评价的目的是总结经验、吸取教训、改进工作，分为形成性评价和总结性评价。形成性评价是对护理过程的评价，发生在护士−家庭交往的过程中，根据阶段评价的结果,修改和补充护理诊断、护理计划和评价标准。总结性评价是评价家庭在接受护理干预后的结果,即是否达到了预期的效果,发生在家庭-护士的关系的终末阶段,根据总结性评价的结果决定是否结束家庭护理。

(1)善于观察病情:老年人的身体状况或病情容易发生突然变化,且常常缺乏先兆征象,患者又不能清晰地诉说自己的症状。因此,对任何异常变化和新出现的症状都要引起足够的重视,护理要随时注意观察病情,及时发现新的情况。对老年人的一般主诉,如怕冷、疲倦、头晕、腹胀、胸部闷胀等都不应疏忽,特别要注意不要把发生的新情况与原来疾病混淆起来。

(2)减轻患者痛苦:许多迁延性病不能治愈,因而护理工作中的一项重要任务是应尽最大努力减少患者的痛苦,将患者的自觉症状控制在最低限度。如对晚期癌症或其他疾病终末期的老年人,要注意患者残存生命的生活质量和濒死前老年人精神上的期望和要求。因此,不仅要使用药物和其他对症疗法,来缓解痛苦,还应通过心理治疗来给予精神上支持和宽慰。

(3)重视预防:护理要从老年人的整体考虑,发现可能危害其健康的各种问题,预防并发症的出现。开展预防性护理可从老年人的健康状况和生活及环境各个方面观察分析,找出可能发生的问题,然后考虑预防护理的内容。对老年患者,除了了解患者病情外,还应了解其精神状态、营养情况、卫生习惯、睡眠质量、活动能力、居住环境等,从中发现可能的问题并采取相应的护理措施。

(4)心理安慰:老年人由于生理上的老化变化和外界环境的改变,在思想、情绪、生活习惯和人际关系等方面,往往不能迅速适应而程度不同地产生各种心理变化。针对这一情况,护理人员要多一点同情心,采取有效措施,努力设法减轻老年人痛苦。

(5)防止并发症:要采取必要措施,防止老年人从床上跌下。如厕、外出要有人搀扶。久病在床的老年人要预防压疮,协助老年患者勤翻身,对经常受压的部位,如背部、臀部,要经常按摩、擦洗。

三、家庭临终监护

1.家庭临终监护的特点与方法　家庭临终监护是以护理人员为中心为家庭服务,医师、护士及家属共同协商,对患者的主观愿望及家庭环境作必要的调查后制定护理计划,在家属参与下做好家庭护理。家庭临终监护是临终关怀的一个组成部分,是对临终患者实施非住院护理的护理方法。

家庭临终监护与病房临终关怀从工作形式到关怀质量都有一定差异,但其本身的任务和意义是相同的。家庭临终监护的目的是使患者与家属逐渐产生护理与被护理关系,产生融合的相互支持和感情依赖。从心理上使患者感到亲切、信任,从而提高患者的生存质量。除了使临终患者能无痛苦、舒适和有尊严地度过生命的最后阶段外,更应强调对临终患者家属心理特征的观察与护理。

2.家庭临终监护的注意事项

(1)由家属直接参与拟定护理计划与实施护理措施,要注意家属的心理变化及对家属的安抚。

(2)护理质量不能迅速达到要求或病情恶化时,家属可能会出现不合作态度,应平静对待,并迅速提高护理质量。

(3)护理人员必须要加强自身修养和心理品质的培养,在临终患者面前始终要表现出冷静、沉稳、大方、认真、负责的态度,为患者提供良好的心理支持。

第十三章 手术室基础护理

第一节 手术野皮肤消毒

一、皮肤消毒的原则

1.皮肤消毒的目的 杀灭切口处及周围皮肤上的微生物。消毒前需检查消毒区是否清洁,如皮肤上有胶布粘贴的残迹,则用汽油拭去。皮肤有破口或疖肿者,应停止手术。

2.消毒范围 包括切口四周15~20cm的区域,一般皮肤消毒应由手术切口开始向四周涂擦。

二、皮肤消毒方法

1.消毒擦皮钳2把、治疗碗2个,一个治疗碗内放1块碘酒小纱布用于皮肤消毒,另一治疗碗内放2块乙醇小纱布用于皮肤脱碘。

2.自手术切口处向外消毒至切口周围15~20cm或以上,碘酒消毒后需要等待1~2分钟,再用75%乙醇脱碘。消毒中碘酒不要过多,以免烧伤皮肤。

3.面部、口腔及小儿皮肤,用75%乙醇消毒,也可用0.5%聚维酮碘溶液消毒,内耳手术用1%碘酒和75%乙醇消毒。

4.消毒过程中若有污染,必须听从手术室护士的安排重新消毒。

5.消毒后用过的擦皮钳交巡回护士收取。

三、手术野皮肤消毒范围

1.头部手术皮肤消毒范围 头及前额。

2.口唇部手术皮肤消毒范围 唇、颈及上胸部。

3.颈部手术皮肤消毒范围 上至下唇,下至乳头,两侧至斜方肌前缘。

4.锁骨部手术皮肤消毒范围 上至颈部上缘,下至上臂上1/3处和乳头上缘,两侧过腋中线。

5.胸部手术皮肤消毒范围(侧卧位) 前后过中线,上至锁骨及上臂上1/3处,下过肋缘。

6.乳腺手术皮肤消毒范围 前至对侧锁骨中线,后至腋后线,上过锁骨及上臂,下过肚脐平行线。

7.上腹部手术皮肤消毒范围 上至乳头,下至耻骨联合,两侧至腋中线。

8.下腹部手术皮肤消毒范围 上至剑突,下至大腿上1/3处,两侧至腋中线。

9.腹股沟及阴囊部手术皮肤消毒范围 上平脐,下至大腿上1/3处,两侧至腋中线。

10.颈椎后路手术皮肤消毒范围 上至颅顶,下至两腋窝连线。

11.胸椎手术皮肤消毒范围 上至肩,下至髂嵴连线,两侧至腋中线。

12.腰椎手术皮肤消毒范围 上至两腋窝连线,下过臀区,两侧至腋中线。

13.肾脏手术皮肤消毒范围 前后过中线,上至腋窝,下至腹股沟。

14.会阴部手术皮肤消毒范围 耻骨联合、肛门周围及臀、大腿上1/3内侧。

15.四肢手术皮肤消毒范围　周围消毒,上下各超过 1 个关节。

第二节　铺无菌巾

手术野铺无菌巾的目的是防止细菌进入切口。因此,应保持无菌巾干燥。

一、铺巾原则

1.铺无菌巾由器械护士和手术医师共同完成。

2.铺巾前,器械护士应穿手术衣、戴手套。手术医师操作分两步。

(1)未穿手术衣、未戴手套,直接铺第 1 层治疗巾。

(2)穿好手术衣、戴手套,方可铺其他层单。

3.铺无菌单时,距离切口 2~3cm,悬垂至床缘 30cm 以上,至少 4 层。

4.无菌巾一旦放下,不要移动。必须移动时,只能由内向外移动,不得由外向内移动。

5.严格遵循铺巾顺序。

方法视手术切口而定,原则上第 1 层治疗巾是从相对干净到较干净、先远侧后近侧的方向进行铺置。如腹部治疗巾的铺巾顺序为:先下方,再对侧,后头侧,最后同侧。

二、常见手术铺巾

1.腹部手术无菌单的铺置

(1)器械护士递治疗巾,第 1 块对折,第 2 块折边朝向助手,第 3 块对折,第 4 块折边朝向自己。依次铺盖切口的下方、对侧、上方和己侧。

(2)贴手术膜覆盖。

(3)铺大单 2 块,于切口处向上外翻遮盖上身及头架、向下外翻遮盖下身及托盘,保护双手不被污染。

(4)两侧铺置中单,艾利斯钳固定。

(5)托盘上铺置 1 个大单。或者(3)(4)舍去,铺置腹口单,托盘上铺置 1 个大单。

2.甲状腺手术无菌单的铺置

(1)将治疗巾 2 块揉成球形,填塞颈部两侧空隙。

(2)铺治疗巾 3 块及切口上方铺中单 1 块。

(3)铺置甲状腺单,托盘上再铺置一盖单。

3.胸部(侧卧位)、脊椎(胸段以下)、腰部手术无菌单的铺置

(1)对折中单 2 块,分别铺盖切口两侧身体下方。

(2)中单 4 块铺盖胸部切口周围,贴术前膜。

(3)铺胸单,遮盖全身,头架及托盘,托盘上铺大单 1 块。若为脊椎(胸段以下)、腰部手术,2 把布巾钳分别将胸单近端固定于手术床左右两侧输液架上,形成无菌障帘。

4.冠状动脉旁路移植手术无菌单的铺置

(1)双腿下铺对折中单及大单 1 块。

(2)于患者左右足部各递一全打开双层治疗巾包足,袜套固定。

(3)会阴部遮盖 1 块 4 折治疗巾。

(4)递 2 个球状治疗巾塞于颈部左右两侧。

（5）递对折中单分别铺于切口的左右两侧。

（6）递2块大单分别铺于切口的左右两侧,递给巡回护士1把艾利斯钳,固定双侧大单于患者头侧,远端大单置于患者腿下。

（7）递对折中单及大单铺于切口上方。

（8）递对折中单铺于切口下方,覆盖至大腿上1/3。

（9）贴术前膜。

（10）递2块全打开的单层中单分别置于切口上方头架两侧,递巡回护士2把布巾钳,分别将中单尾端固定于手术床左右两侧输液架上,形成无菌障帘。

5.直肠癌根治手术无菌单的铺置（截石位）

（1）递对折中单垫于患者臀下。

（2）递2条长条对折中单分别铺置于切口左右两侧。

（3）递1块对折治疗巾齐切口上铺置。

（4）递1块对折治疗巾铺置于耻骨联合处。

（5）贴术前膜。

（6）递2块大单分别铺置于切口左右两侧,覆盖患者的双腿。

（7）递1块大单铺置于切口上侧。

（8）递1块双折中单铺置于切口下方,4把艾利斯钳固定。

（9）请巡回护士协助于托盘上套盘套,再覆盖对折中单1块。

6.头部（额、颞、顶）手术无菌单的铺置

（1）递对折中单1块铺于头、颈下方。

（2）顺序递横折1/3朝自己、横折1/3朝助手、竖折1/3朝助手的治疗巾3块,铺盖于切口周围。

（3）递全打开的治疗巾1块,请巡回护士放托盘在托盘架上压住治疗巾,将剩余的2/3布单外翻盖住托盘。

（4）递对折治疗巾1块,布巾钳4把。

（5）铺甲状腺单,铺盖头部、胸前托盘及上身,贴60cm×45cm手术膜。

（6）托盘铺大单。

（7）递治疗巾1块,艾利斯钳2把固定于托盘下方与切口之间布单上,形成器械袋。

7.眼部手术无菌单的铺置

（1）双层治疗巾铺于头下,巡回护士协助患者抬头。

（2）上层治疗巾包裹头部及健眼,1把布巾钳固定。

（3）铺眼部孔巾,盖住头部、胸部及托盘。

（4）托盘上铺对折中单1块。

8.耳部手术无菌单的铺置

（1）治疗巾3块,前2块折边朝向助手、第3块朝向自己,3把布巾钳固定。

（2）治疗巾1块,1/3搭于托盘架上、巡回护士放回托盘压住,2/3布单外翻铺盖托盘,托盘置于面部、平行于下颌角。

（3）铺耳孔单,铺盖头部、托盘及上身。

（4）托盘上铺大单1块。

9.乳腺癌根治术无菌单的铺置

(1)递对折中单1块,横铺于患侧腋下及上肢。

(2)递大单1块,铺于患侧胸部下方及身侧。

(3)递双折中单1块,包裹前臂,绷带包扎固定。

(4)递1个球状治疗巾塞在颈部。

(5)递对折治疗巾4块,交叉铺盖切口周围,4把布巾钳固定。

(6)递大单2块,分别向上铺盖身体上部、头架,向下铺盖肋缘以下、托盘及下肢。

(7)递对折中单2块,铺于切口左右侧。

(8)托盘上铺大单1块。

10.会阴部手术无菌单的铺置

(1)递对折中单1块,铺于臀下,巡回护士协助抬高患者臀部。

(2)递对折治疗巾4块,铺盖切口周围。

(3)双下肢各铺置1个大单,身体铺置1个耻单或腹口单。

(4)请巡回护士协助托盘套盘套,托盘置于患者右膝上方,托盘上铺置对折中单1块。

11.四肢手术无菌单的铺置

(1)递对折中单1块,铺于术侧肢体下方(覆盖健侧肢体)。

(2)递大单1块,铺盖于中单上。

(3)递双折治疗巾1块,由下至上覆盖上臂或大腿根部包住止血带,递1把布巾钳固定。

(4)递对折中单1块,包裹术侧肢体末端,无菌绷带包扎固定。

(5)递大单1块,铺盖上身及头架,递袜套1个,包裹术侧肢体,2块大单及袜套连接处递2把艾利斯钳固定。

12.髋关节手术无菌单的铺置

(1)递对折中单2块,分别铺于术侧髋部两侧。

(2)递对折中单1块铺于术侧下肢下方。

(3)递对折中单3块,第1块铺于切口上方,第2块铺于切口对侧,第3块铺于同侧,递3把布巾钳固定。

(4)铺中单,包裹术侧肢体末端,无菌绷带包扎固定,递袜套一个,包裹术侧肢体,铺腹口单,同“下肢手术”无菌单铺置方法。

13.肩部手术无菌单的铺置

(1)对折中单1块,铺于患者术侧肩下方。

(2)大单1块,横铺于胸前。

(3)大单1块,铺盖中单上。

(4)对折治疗巾2块,一块由腋下向上绕至肩,另一块由肩向下与之汇合并交叉,2把布巾钳固定。

(5)折合中单1块包裹上肢,绷带包扎固定。

(6)套托盘套。

(7)大单1块,铺盖头部及托盘。

(8)铺孔巾,术侧肢体从孔中穿出。

第三节　无菌桌的铺置方法

一、穿手术衣铺置无菌桌法

1.选择范围较宽敞的区域铺置无菌桌。

2.检查无菌敷料、器械、物品有效期及包布有无破损、潮湿。

3.将大敷料包、器械包、手术衣分别打开2层包布,并将无菌手套搭在无菌台上。

4.穿手术衣、戴手套后,洗手护士将主包桌巾打开,先近侧后对侧,检查指示卡是否符合标准。

5.将敷料移至无菌台的右角上,手术衣放于无菌桌右上角,器械放于无菌桌的右下角。

6.将所有一次性用品等放于敷料桌左侧,无菌桌的铺置完成。

二、持无菌钳铺置无菌桌法

1.选择范围较宽敞的区域铺置无菌桌。

2.检查无菌敷料、器械、物品有效期及包布有无破损、潮湿。

3.将大敷料包放于器械桌上并打开第1层包布。

4.用2把无菌持物钳打开第2层包布,检查指示卡是否符合标准。

5.将敷料移至无菌台的右角上,手术衣放于无菌桌右上角,器械放于无菌桌的右下角。

6.将所有一次性用品放在无菌桌上,并置于敷料桌左侧;无菌桌的铺置完成。

第四节　常用小敷料的制作及其用途

一、纱垫

1.规格　45cm×45cm,由4层纱布制成,其中一角有1条长约30cm的蓝色布带,并有1条蓝色显影线,4块为1包,便于清点。

2.用途　用于胸腹部等大手术,可保护切口、深部拭血及保护术中显露的内脏,防止损伤和干燥;也可作纱布卷填塞阻挡术野周围组织,充分暴露手术野。

二、小纱布

1.规格　用纱布折叠成6cm×4cm大小。

2.用途　用于导尿消毒皮肤及覆盖穿刺针眼。

三、纱条

1.规格　用长40cm、宽6cm的纱布折成4折卷成条而成。

2.用途　用于五官科手术拭血。

四、脑棉片

1.规格　用特级棉,顺棉纤维剪成长7cm宽2cm的棉片,穿以20cm长的蓝色显影线。

2.用途　用于脑外科、脊柱手术拭血、保护脑组织及脊髓。

五、大棉球

1.规格　直径为 3cm 的棉花球。

2.用途　用于扁桃体手术拭血。

六、棉签

1.规格　将 5cm 长的木棍、竹签缠好棉花而成。

2.用途　用于输液消毒、眼科手术消毒及拭血。

第五节　手术室护士基本技术操作

手术室护士的基本技术操作是手术配合的基础,是质量与效率的基本保证。常用的基本技术操作有穿针引线、器械传递、敷料传递、无菌器械台的准备等。

一、安、取刀片法

刀片安装宜采用持针器夹持,避免割伤手指。安装时,用持针器夹持刀片前端背侧,将刀片与刀柄槽对合,向下嵌入;取下时,再以持针器夹持刀片尾端背侧,稍稍提起刀片,向上顺势推下。

二、穿针引线法

术中对血管破裂出血或预防性止血常常需要进行组织结扎或缝扎。按不同部位的血管大小,可采用不同的缝针、缝线,但穿针引线的技巧是相同的。常用的穿针引线法有 3 种:穿针带线法、血管钳带线法、徒手递线法。

(一)穿针带线法

1.标准　穿针带线过程中要求做到 3 个 1/3,即缝线的返回线占有总线长的 1/3;持针器夹持缝针在针尾的后 1/3 处,并稍向外上;持针器开口前端的 1/3 夹持缝针。这样,术者在缝扎时有利进针、不易掉线。传递时,将缝线绕到手背或用环指、小指将缝线夹住,使术者接钳时不至抓住缝线影响操作。常用于血管组织结扎。

2.方法

(1)右手拿持针器,用持针器开口端的前 1/3 夹住缝针的后 1/3 处。

(2)左手接过持针器,握住中部,右手拇指、示指或中指捏住缝线前端穿入针孔。

(3)线头穿过针孔后,右手拇指顶住针尾孔,示指顺势将线头拉出针孔。

(4)拉线过针孔 1/3 后,右手拇指、示指将线反折,合并缝线后卡入持针器的头部。

(二)血管钳带线法

1.标准　血管钳尖端夹持缝线要紧,以结扎时不滑脱、不移位为准。一般以钳尖端夹持缝线 2mm 为宜,过多则较易造成钳端的线移位,缝线挂不住组织而失去带线作用。传递方法同穿针带线法。常用于深部组织的结扎。

2.方法

(1)右手握 18cm 血管钳,左手拇指、示指持缝线一端。

(2)张开钳端,夹住线头约 2mm。

(三)徒手递线法

1.标准、术者接线的手持缝线的中后 1/3 交界处,轻甩线尾后恰好留出线的前端给对侧手握持。尽量避免术者在线的中前部位接线,否则结扎时前端的缝线不够长,术者需倒手一次,增加操作步骤。

2.方法

(1)拉出缝线,护士右手握住线的前 1/3 处、左手持线中后 1/3 处。

(2)术者的手在中后 1/3 交界处接线。

(3)当术者接线时,双手稍用力绷线,以增加术者的手感。

三、器械传递法

(一)器械传递的原则

1.速度快、方法准、器械对,术者接过后无须调整方向即可使用。

2.力度适当,以达到提醒术者的注意力为宜。

3.根据手术部位,及时调整手术器械(一般而言,切皮前、缝合皮下时递乙醇小纱布消毒皮肤;切开、提夹皮肤,切除瘢痕、粘连组织时递有齿镊,其他情况均递无齿镊;提夹血管壁、神经递无损伤镊;手术部位浅递短器械、徒手递结扎线,反之递长器械、血管钳带线结扎;夹持牵引线递小直钳)。

4.及时收回切口周围的器械,避免堆积,防止掉地。

5.把持器械时,有弧度的弯侧向上;有手柄的朝向术者;单面器械垂直递;锐利器械的刃口向下水平递。

6.切开或切除腔道组织前,递长镊、湿纱垫数块保护周围组织,切口下方铺治疗巾一块放置污染器械;切除后,递酒精棉球或聚维酮碘溶液棉球消毒创面,接触创缘的器械视为污染,放入指定盛器;残端缝合完毕,递长镊撤除切口周围保护纱垫,不宜徒手拿取,否则应更换手套;处理阑尾、窦道创缘或残端时,应依次递石炭酸、酒精、盐水棉签消毒。

(二)传递方法

1.手术刀传递法 注意勿伤及自己或术者,递刀方法有两种、同侧、对侧传递法。传递时手持刀背,刀刃面向下、尖端向后呈水平传递。现在要求手术刀放置在弯盘中传递。

2.镊子的传递法

(1)手握镊尖端、闭合开口,直立式传递。

(2)术中紧急时,可用拇指、示指、中指握镊尾部,以三指的合力关闭镊开口端,让术者持住镊的中部。

3.弯剪刀、血管钳传递法 传递器械常用拇指和四指的合力来完成,若为小器械,也可以通过拇指、示指和中指的合力来传递。传递过程应灵活应用,以快、准为前提。常用的传递法有 3 种。

(1)对侧传递法:右手拇指握凸侧上 1/3 处,四指握凹侧中部,通过腕部的适力运动,将器械柄环部拍打在术者掌心上。

(2)同侧传递法:右手拇指、环指握凹侧,示指、中指握凸侧上 1/3 处,通过腕下传递。左手则相反。

（3）交叉传递法：同时递两把器械时，递对侧器械的手在上，同侧的手在下，不可从术者肩或背后传递。

4.持针器传递法　传递时要避免术者同时将持针器和缝线握住。缝针的尖端朝向手心、针弧朝手背、缝线搭在手背或用手夹持。

5.拉钩传递法　递拉钩前应用盐水浸湿。握住拉钩前端，将柄端平行传递。

6.咬骨钳传递法　枪状咬骨钳握轴部传递，手接柄；双关节咬骨钳传递，握头端，手接柄。

7.锤、凿传递法　左手握凿端，柄递给术者左手；右手握锤，手柄水平递术者右手。

四、敷料传递法

（一）敷料传递的原则

1.速度快、方法准、物品对，不带碎屑、杂物。

2.及时更换切口敷料，避免堆积。

3.纱布类敷料应打开、浸湿、成角传递，固定带或纱布应留有一端在切口处，不可全部塞入体腔，以免遗留在组织中。

（二）传递方法

1.纱布传递　打开纱布，成角传递。由于纱布被血迹浸湿后体积小而不易发现，不主张在切口深、视野窄、体腔或深部手术时拭血。若必须使用时，应特别注意进出的数目，做到心中有数。目前有用致密纱编织的显影纱布，可透过 X 线，增加了体腔手术敷料使用的安全性。

2.纱垫传递　成角传递。纱垫要求缝有 20cm 长的布带，使用时将其留在切口外，防止误入体腔。有条件时应使用显影纱垫。

3.其他敷料传递法　用前必须浸湿。

（1）带子传递：传递同"血管钳带线法"。常用于结扎残端组织或对组织进行悬吊、牵引。

（2）引流管传递：常用于组织保护性牵引。弯血管钳夹住头端递给术者，反折引流管后，用小直钳固定。

（3）橡皮筋传递：手指撑开胶圈，套在术者右手上。用于多把血管钳的集束固定或组织牵引。

（4）KD 粒（"花生米"）传递：常用于深部组织的钝性分离。用弯血管钳夹持递给术者。

（5）脑棉片传递：多用于开颅手术时，将棉片贴放于组织表面进行保护性吸引。脑棉片一端要求带有显影线，以免遗留。稍用力拉，检查脑棉片质量。浸湿后以示指依托、术者用枪状镊夹持棉片的一端。

第十四章　手术室医院感染控制与管理

第一节　医院感染与预防控制原则

一、医院感染的概念

医院感染是指住院患者在医院内获得的感染,包括在住院期间发生的感染和在医院内获得出院后发生的感染,但不包括入院前已开始或者入院时已处于潜伏期的感染。医院工作人员在医院内获得的感染也属医院感染。

世界卫生组织(WHO)提出有效控制医院感染的关键措施是:消毒、灭菌、无菌技术、隔离、合理使用抗生素,以及监测和通过监测进行效果评价。

二、医院感染诊断标准

1.下列情况属于医院感染

(1)无明确潜伏期的感染,入院48小时后发生的感染为医院感染;有明显潜伏期的感染,自入院起超过平均潜伏期后发生的感染为医院感染。

(2)本次感染直接与上次感染有关。

(3)在原有感染基础上出现其他部位新的感染(除脓毒血症迁徙灶外),或在原感染已知病原体基础上又分离出新的病原体(排除污染和原来的呼吸感染)的感染。

(4)新生儿在分娩过程中和产后获得的感染。

(5)由于诊疗措施激活的潜在性感染,如疱疹病毒、结核杆菌等的感染。

(6)医务人员在医院工作期间获得的感染。

2.下列情况不属于医院感染

(1)皮肤黏膜开放性伤口只有细菌定植而无炎症表现。

(2)由于创伤或非生物性因子刺激而产生的炎症表现。

(3)新生儿经胎盘获得(出生后48小时内发病)的感染,如单纯疱疹、弓形体病、水痘等。

(4)患者原有慢性感染在医院内急性发作。

三、医院感染的分类

1.医院感染按其病原体的来源可分为内源性感染和外源性感染。

2.按其预防性可分为可预防性和难预防性。

3.按其感染途径又可分为交叉感染、医源性感染和自身感染。

四、医院感染常见病原体与特点

1.医院感染中常见的病原体　可分为真菌、细菌病毒、弓形虫、肺孢子体、疟原虫和衣原体等,其中以各种细菌最为常见,占95%以上,故统称病原微生物为病原菌或致病菌。

2.医院感染的病原体特点

(1)大部分是人体正常菌群的转移菌或条件致病菌,对某些环境具有特殊的适应性,如表皮葡萄球菌和不动杆菌,能黏附于塑料表面,污染插入静脉或动脉的塑料管引起败血症;大肠埃希菌能够黏附在泌尿道的上皮细胞上,成为泌尿道感染的主要病原菌。

(2)常为多重耐药菌株,对抗生素有较广和较强的耐药性。肠杆菌科细菌和假单胞菌,对氨基糖苷类抗生素的耐药性表现得尤为突出。耐药菌株可以传染给腐生菌保存所接受的耐药性基因,传递给其他条件致病菌,起到类似基因库的作用并促成医院感染。

(3)侵犯免疫力功能低下的宿主。医院感染的主要受害者是患者。

五、医院感染的预防与控制原则

1.医疗机构应当按照有关医院感染管理的规章制度和技术规范,加强医院感染的预防与控制工作。

2.医疗机构应当按照《消毒管理办法》,严格执行医疗器械、器具的消毒工作技术规范,并达到以下要求。

(1)进入人体组织、无菌器官的医疗器械、器具和物品必须达到灭菌水平。

(2)接触皮肤、黏膜的医疗器械、器具和物品必须达到消毒水平。

(3)各种用于注射、穿刺、采血等有创操作的医疗器具必须一用一灭菌。

(4)医疗机构使用的消毒药械、一次性医疗器械和器具应当符合国家有关规定。一次性使用的医疗器械、器具不得重复使用。

3.医疗机构应当制定具体措施,保证医务人员的手卫生、诊疗环境条件、无菌操作技术和职业卫生防护工作符合规定要求,对医院感染的危险因素进行控制。

4.医疗机构应当严格执行隔离技术规范,根据病原体传播途径,采取相应的隔离措施。

5.医疗机构应当制定医务人员职业卫生防护工作的具体措施,提供必要的防护物品,保障医务人员的职业健康。

6.医疗机构应当严格按照《抗菌药物临床应用指导原则》,加强抗菌药物临床使用和耐药菌监测管理。

7.医疗机构应当按照医院感染诊断标准及时诊断医院感染病例,建立有效的医院感染监测制度,分析医院感染的危险因素,并针对导致医院感染的危险因素,实施预防与控制措施。医疗机构应当及时发现医院感染病例和医院感染的暴发,分析感染源、感染途径,采取有效的处理和控制措施,积极救治患者。

8.医疗机构经调查证实发生以下情形时,应当于12小时内向所在地的县级地方人民政府卫生行政部门报告,并同时向所在地疾病预防控制机构报告。所在地的县级地方人民政府卫生行政部门确认后,应当于24小时内逐级上报至省级人民政府卫生行政部门。省级人民政府卫生行政部门审核后,应当在24小时内上报至卫生部。

(1)5例以上医院感染暴发。

(2)由于医院感染暴发直接导致患者死亡。

(3)由于医院感染暴发导致3人以上人身损害后果。

9.医疗机构发生以下情形时,应当按照《国家突发公共卫生事件相关信息报告管理工作规范(试行)》的要求进行报告。

(1)10例以上的医院感染暴发事件。

(2)发生特殊病原体或者新发病原体的医院感染。

(3)可能造成重大公共影响或者严重后果的医院感染。

10.医疗机构发生的医院感染属于法定传染病的,应当按照《中华人民共和国传染病防治法》和《国家突发公共卫生事件应急预案》的规定进行报告和处理。

11.医疗机构发生医院感染暴发时,所在地的疾病预防控制机构应当及时进行流行病学调查,查找感染源、感染途径、感染因素,采取控制措施,防止感染源的传播和感染范围的扩大。

12.卫生行政部门接到报告,应当根据情况指导医疗机构进行医院感染的调查和控制工作,并可以组织提供相应的技术支持。

第二节　手术部位感染与危险因素

一、手术部位感染与诊断

1.手术部位感染(surgical site infection,SSI)是指围术期发生在切口或手术深部器官或腔隙的感染。SSI既包括了切口感染,也包括手术曾涉及的器官和腔隙的感染,但不包括那些和手术没有直接关系的感染,如腹部手术后的肺炎、尿路感染等。无植入物手术后30天、有植入物手术后一年内发生与手术有关的深部软组织、器官或腔隙感染(非感染性手术)都属于手术部位感染。

2.临床诊断

(1)切口有红肿、热.痛或有脓性分泌物,或穿刺抽出脓液。

(2)自然裂开或由医师切开的切口,有脓性分泌物或有发热≥38C,局部有疼痛或压痛。

(3)再次手术探查、经组织病理学或影像学发现深部切口脓肿。

(4)细菌培养阳性。

二、手术部位感染的危险因素

外科手术必然会带来手术部位皮肤和组织的损伤,当手术切口的微生物污染达到一定程度时,会发生手术部位的感染。手术部位感染的危险因素包括患者方面和手术方面。

1.患者方面的主要危险因素

(1)明确的危险因素

1)年龄:老年人和婴幼儿,因机体老化全身免疫防御功能低下或免疫系统发育不全而易被感染。

2)肥胖:由于脂肪组织的血流量和血容量都较低,供血少的组织容易发生感染,此外脂肪组织影响手术的操作和显露,延长手术时间,脂肪层的无效腔难以完全消灭等均会增加术后感染的机会。

3)疾病严重指数:研究发现有严重基础疾病的患者容易发生感染。

4)远处感染灶:患有活动性感染的患者,即使感染部位与手术切口距离很远,仍比未患有感染的患者切口感染率高。控制手术前后出现的感染灶,可降低伤口感染发生的危险性。

5)鼻腔携带金黄色葡萄球菌(金葡菌):手术伤口感染中金葡菌是最重要的病原菌。最近的研究结果表明,内源性金葡菌感染的危险性在增加。消除鼻腔携带金葡菌,理论上可减少手术伤口感染率。

6)术前住院时间:美国国家研究委员会在切口感染率的单因素分析的研究中指出,感染率随术前住院时间延长而增加。

(2)相关危险因素

1)营养不良和低血清蛋白:营养不良不利于伤口愈合,从病理生理学角度考虑营养不良影响免疫系统,从而增加感染率。

2)糖尿病:研究发现胰岛素依赖型糖尿病和手术切口感染有关。

2.手术方面的主要因素

(1)明确的危险因素

1)术前备皮:研究显示术前备皮是造成切口感染一个危险因素。最好术前即刻备皮,剪毛比剃毛好,因为剃刀会造成皮肤损伤,增加真皮层细菌的定植。

2)手术类型:手术类型不同,感染率也不尽相同。

3)抗菌药物的预防性应用:预防性应用抗菌药物减少术后手术部位感染率,但必须在术前0.5~2小时给药,使术中和术后4小时抗菌药在血浆内达到有效浓度。

4)手术时间:随着手术时间延长,导致创面的细菌数量增加;长时间的暴露干燥、牵拉损伤组织;出血、麻醉时间延长,导致机体免疫力下降从而增加感染的概率。

(2)相关的危险因素

1)复合手术:多科复合手术本身可能不是危险因素,但延长手术时间,可能使感染的危险增加。

2)手术技巧:操作轻柔,减少组织损伤;仔细止血,保持组织良好的血液供应;切除坏死组织,消除无效腔;切口关闭不留张力等对伤口的愈合,预防感染的发生是非常重要的。

3)异物:存留在体内的异物,可使伤口感染长时间不愈;即使伤口已经愈合,异物存留的局部仍可有细菌的存在,可能在某种条件下重新感染。异物促使伤口感染的机制尚未明了,可能是因为异物或组织干扰了机体对局部细菌的清除。

4)输血:输血通常与围术期感染率的增加有关。自身输血与传统的同种异体输血比较,感染率显著降低,其原因与输注异体血会降低机体细胞介导的免疫反应有关。

第三节 手术室医院感染预防与控制措施

一、手术前

1.尽量缩短患者术前住院时间。

2.择期手术或限期手术患者应及早发现及时治疗手术部位以外的感染,治愈后再行手术。

3.有效控制糖尿病患者的血糖水平,以免出现围术期高血糖症。

4.正确准备手术部位皮肤,彻底清除手术切口部位和周围皮肤的污染,手术前晚进行沐浴。术前原则上不要去除毛发,除非毛发生长在切口部位或周围而影响手术实施。确需去除毛发时,应当在手术当日术前进行,最好使用不损伤皮肤的方法,避免使用刀片刮除毛发。

5.消毒前要彻底清除手术切口和周围皮肤的污染,选择合适的消毒剂以适当的方式消毒手术部位皮肤,皮肤消毒范围应当符合手术要求,如需延长切口、做新切口或放置引流时,应当扩大消毒范围。

6.如需预防用抗菌药物时,手术患者皮肤切开前0.5~2小时或麻醉诱导期给予合理种类和合理剂量的抗菌药物。需要做肠道准备的患者,还需术前一天分次、足剂量给予非吸收性口服抗菌药物。

7.有明显皮肤感染或者患感冒、流感等呼吸道疾病,以及携带或感染多重耐药菌的医务人员,在未治愈前不应当参加手术。

8.手术人员按照要求佩戴帽子、口罩,盖住头、口及鼻部,将头发全部包住。同时要严格按照《医务人员手卫生规范》进行洗手及外科手消毒。

9.重视术前患者的抵抗力,纠正水电解质的不平衡、贫血、低蛋白血症等。

二、手术中

1.保证手术间门关闭,尽量保持手术间正压状态,环境表面清洁最大限度减少人员数量和流动,避免不必要的交谈。

2.保证手术使用的手术器械、器具及物品等达到灭菌水平。

3.手术中医务人员要严格遵循无菌技术原则和手卫生规范。

4.若手术时间超过 3 小时,或手术时间长于所用抗菌药物半衰期,或失血量大于1500mL,手术中应当对患者追加合理剂量的抗菌药物。

5.手术人员尽量轻柔地接触组织,保持有效地止血,最大限度地减少组织损伤,彻底去除手术部位的坏死组织,避免形成无效腔。

6.手术中保持患者体温正常,防止低体温。需要局部降温的特殊手术执行具体专业要求。

7.冲洗手术部位时,应当使用温度为 37℃的无菌生理盐水(0.9%氯化钠溶液)等液体。

8.对于需要引流的手术切口,术中应当首选密闭负压引流,并尽量选择远离手术切口、位置合适的部位进行置管引流,确保引流充分。

三、手术后

1.医务人员接触患者手术部位或者更换手术切口敷料前后应当进行手卫生。

2.为患者更换切口敷料时,要严格遵守无菌技术操作原则及换药流程。

3.手术后保持引流通畅,根据病情尽早为患者拔除引流管。

4.外科医师、护士要定时观察患者手术部位切口情况,出现分泌物时应当进行微生物培养,结合微生物报告及患者手术情况,对外科手术部位感染及时诊断、治疗和监测。

第四节 消毒、灭菌与隔离技术

一、消毒

消毒是指清除或杀灭传播媒介上病原微生物,使其达到无害化的处理。

二、灭菌

灭菌是指杀灭或清除医疗器械、器具和物品上一切微生物的处理。

三、消毒、灭菌基本原则

1.基本要求

(1)重复使用的诊疗器械、器具和物品,使用后应先清洁,再进行消毒或灭菌。

(2)被朊病毒、气性坏疽及突发不明原因的传染病病原体污染的诊疗器械器具和物品,应按本章第五节执行。

(3)耐热、耐湿的手术器械,应首选压力蒸汽灭菌,不宜采用化学消毒剂浸泡灭菌。

(4)环境与物体表面,一般情况下先清洁,再消毒;当受到患者的血液、体液等污染时,先去除污染物,再清洁与消毒。

(5)医疗机构消毒工作中使用的消毒产品应经卫生行政部门批准或符合相应标准技术规范,并应遵循批准使用的范围、方法和注意事项。

2.消毒、灭菌方法的选择原则

(1)根据物品污染后导致感染的风险高低选择相应的消毒或灭菌方法。

1)高度危险性物品,应采用灭菌方法处理。

2)中度危险性物品,应采用达到中水平消毒以上效果的消毒方法。

3)低度危险性物品,宜采用低水平消毒方法,或做清洁处理;遇有病原微生物污染时,针对所污染病原微生物的种类选择有效的消毒方法。

(2)根据物品上污染微生物的种类、数量选择消毒或灭菌方法。

1)对受到致病菌芽孢.真菌孢子、分枝杆菌和经血传播病原体(乙型肝炎病毒、丙型肝炎病毒、艾滋病病毒等)污染的物品,应采用高水平消毒或灭菌。

2)对受到真菌、亲水病毒、螺旋体、支原体、衣原体等病原微生物污染的物品,应采用中水平以上的消毒方法。

3)对受到一般细菌和亲脂病毒等污染的物品,应采用达到中水平或低水平的消毒方法。

4)杀灭被有机物保护的微生物时,应加大消毒药剂的使用剂量和(或)延长消毒时间。

5)消毒物品上微生物污染特别严重时,应加大消毒药剂的使用剂量和(或)延长消毒时间。

(3)根据消毒物品的性质选择消毒或灭菌方法

1)耐高热、耐湿的诊疗器械、器具和物品,应首选压力蒸汽灭菌;耐热的油剂类和干粉类等应采用干热灭菌。

2)不耐热、不耐湿的物品,宜采用低温灭菌方法如环氧乙烷灭菌、过氧化氢低温等离子体灭菌或低温甲醛蒸汽灭菌等。

3)物体表面消毒,应考虑表面性质,光滑表面宜选择合适的消毒剂擦拭或紫外线消毒器近距离照射;多孔材料表面宜采用浸泡或喷雾消毒法。

四、隔离技术

1.定义　隔离技术是指将传染源传播者和高度易感人群安置在指定地点和特殊环境中,暂时避免和周围人群接触,对前者采取传染源隔离,对具有传染性的分泌物、排泄物、用品等物品进行集中消毒处理,防止传染病病原体向外传播,对后者采取保护性隔离,保护高度易感人群免受感染。

2.目的　切断感染链中的感染途径,保护易感者,最终控制或消灭感染源。从医疗角度讲"隔离"的目标是防止感染扩散并最终消灭或控制感染源。

3.对象

(1)一般隔离:疑似或确诊具有传染性的患者。

(2)保护性隔离:免疫功能低下的易感宿主。

（3）混合性隔离：疑似或确诊具有传染性的患者，因其他问题存在免疫功能低下的患者。

4.感染链及控制方法　感染源、传播途径、易感宿主是感染链的三要素。控制感染的主要手段是组织感染链的形成，而最简单、直接、有效的手段是利用各种隔离技术切断传播途径。

5.隔离与预防措施　包括隔离室设置、洗手制度和实施、口罩、隔离衣、手套、头罩眼罩、护目镜等使用与处置。

五、手术室消毒隔离制度

1.着装　进入手术室的医护人员必须更换工作服、戴手术帽、佩戴口罩、更换鞋子。必要时戴双手套、穿着隔离衣、隔离鞋、佩戴防护眼罩等。

2.严格执行手卫生规范　按规定洗手、卫生手消毒、外科手消毒，每月进行医护人员手部的细菌学监测。

3.定期进行监测　每月对层流洁净手术间、无菌物品室、恢复室.辅助用房、清洁走廊进行空气细菌学监测。每月对无菌物品、各类消毒液.物表、湿化瓶、医用灭菌仪等进行细菌学监测。每周对便携式高压蒸汽灭菌锅、卡式灭菌器进行生物学监测。

4.无菌包的管理与判别

（1）无菌包的管理：各种无菌物品和无菌包应放在清洁干燥的环境中保存标识明确，注明品名、灭菌日期、有效期及灭菌效果标识。

（2）无菌包的判别检查：包布是否潮湿（硬质灭菌盒内是否有冷凝水）、破损，判断指示带及指示卡的变色情况，确认是否灭菌、达到灭菌效果，若颜色不合格，爬行指示卡爬行情况不达标，均应重新灭菌。

5.严格执行手术中无菌原则

（1）避免手术间浮尘飞扬，影响层流净化效果。每日手术前提前一小时完成手术间物表的清洁，并打开空气净化装置。术中尽量减少人员流动和手术间开关门次数。手术间内人员不可随意走动、互窜手术间、在无菌通道中穿行等。

（2）层流手术室应使用少尘无尘无粉的物品：如一次性物品拆包装后入室，使用无粉手套等。

（3）无菌台的建立尽可能接近手术开始时间，避免跨越无菌区。无菌台一经建立，必须有人看（监）管，防止污染。无菌台建立后必须在 24 小时内使用，否则应重新灭菌。

（4）手术人员术中无菌范围：外科手消毒后双手的活动范围应保持在锁骨连线以下，脐以上，腋前线及手臂区域，且双手不得交叉放于腋下。

（5）无菌区域应限制在手术床、器械车及托盘平面以上。若无菌物品掉至该平面以下，应视为污染，且无菌物品的摆放不能超出该平面边缘。

（6）布类无菌单应铺 4 层以上，下垂 30cm 以上。手术人员不可随意伸臂横过手术区取放器械和物品，严禁从手术人员背后及上方传递器械和物品，必要时可从术者臂下传递但不得低于手术台平面。

（7）手术中无菌手术衣、手套、手术用物及口罩、帽子被污染、破损、浸湿时，应立即更换。无菌单被污染应立即加盖。

（8）一份无菌物品只能用于一个患者。

（9）术中严格执行无触摸技术。需留置体内的物品：如心脏瓣膜人工关节、可吸收缝线等不得直接用手拿取，应采用无触摸技术传递。

（10）术中应严格执行无瘤技术。凡是手术中接触到肿瘤的器械物品应视为污染，必须与其他器械物品分开，单独放置，不得再用，并更换手套，防止肿瘤细胞种植。

（11）术中严格执行无内源性污染技术。凡是术中接触肠腔等内腔面的手术用物应视为污染，单独存放，不得再用，并重新更换手套。

（12）限制参观人数，手术间>30m² 参观人员不能超过 3 人；手术间≤30m² 不能超过 2 人。参观人员应与手术者保持>30cm 距离。

（13）手术人员交换位置时，应退后一步，采取背对背交换方式。

（14）同一手术间内应遵循先做无菌手术，后做污染手术的原则。特殊感染手术应调至负压手术间内进行。

（15）术中因故暂停手术，如进行 X 线片时、手术者与家属谈话时，应用无菌单将手术区遮盖，防止污染；手术人员术中离开手术间再次返回参与手术者，需重新进行外科手消毒、穿戴无菌手术衣和手套。

（16）手术人员应保持良好的健康状态与身体清洁。有上呼吸道感染、皮肤病灶、手部破损者应避免参加手术。

（17）加强无菌技术监督，坚持无菌原则。任何人发现或被指出违反无菌原则时，必须立即纠正，不得争辩。

6.手术后处理

（1）手术器械：术毕放入整理箱内加盖下送供应室。如为感染手术，手术器械装入双层塑料袋中加盖密封，注明感染类型后送供应室处理（HIV 和特异性感染手术器械的处理详见本章第五节）。

（2）氧气湿化瓶：每天更换消毒，用 0.05% 含氯制剂浸泡 30 分钟后清洗晾干，清洁干燥备用。湿化液用灭菌注射用水。

（3）止血带：一人一根一用一换，使用后用 0.05% 含氯制剂浸泡 30 分钟后清洗晾干备用。

（4）物表消毒：每天常规清洁。包括手术床面无影灯、操作台、脚踏凳、仪器设备、各类导线等，有体液污染处，用 0.1% 的含氯制剂先进行局部喷洒处理，最后擦拭此处。

（5）地面消毒：首先将有体液污染处，用 0.1% 的含氯制剂先进行局部喷洒处理。室内未污染地面湿式清扫与湿拖，待地面清洁完毕后，将体液污染处拖拭干净。

（6）空气消毒：特异性感染对回风口过滤网进行终末处理，即用 2000mg/L 的含氯制剂消毒，经呼吸道传播疾病的手术用 1000mg/L 的含氯制剂消毒。

（7）吸引瓶：由洗手护士更换密封盖帽，放于外走廊的专用桶内。如为感染手术贴上感染标识，单独放于焚烧垃圾袋内。

（8）被服处理：用污衣袋装好密封，如为感染手术注明感染类型，送洗衣班处理。

（9）一次性锐器用毕分离针头放入锐器盒，其余放入医用垃圾袋中。

（10）麻醉机螺纹管和氧气面罩均为一次性使用，使用后放入黄色医用垃圾袋中。血压计袖带、镇痛泵的外套使用后用 0.05% 的含氯制剂浸泡消毒 30 分钟后晾干备用。

（11）每周清洁回风口过滤网，定期检查及更换过滤器。如遇特殊感染手术后终末处理回风口过滤网。

（12）医疗废物分类收集后及时外送,定时与保洁人员交接记录其交接内容应包括交接医疗废物的日期种类、重量或数量、交接时间。

第五节　特殊感染手术的管理

一、耐甲氧西林金黄色葡萄球菌(MRSA)、泛耐药鲍曼不动杆菌(PRAB)、耐万古霉素肠球菌(VRE)手术的管理

金黄色葡萄球菌是临床上常见的毒性较强的细菌,自从20世纪40年代青霉素问世后,金黄色葡萄球菌引起的感染性疾病受到较大的控制,但随着青霉素的广泛使用,有些金黄色葡萄球菌产生青霉素酶,能水解β-内酰胺环,表现为对青霉素的耐药。科学家研究出一种新的能耐青霉素酶的半合成青霉素,即甲氧西林。1959年应用于临床后曾有效地控制了金黄色葡萄球菌产酶株的感染,英国的Jevons首次发现了耐甲氧西林金黄色葡萄球菌(MR-SA),MRSA从发现至今感染几乎遍及全球,已成为院内感染的重要病原菌之一。

鲍曼不动杆菌(Ab)是医院感染的重要病原菌。近年来的感染在增多,且其耐药性日益严重,已引起临床和微生物学者的极大关注。Ab主要引起呼吸道感染,也可引发败血症、泌尿系感染、继发性脑膜炎等。Ab在医院的环境中分布很广且可长期存活,对危重患者和CCU及ICU中的患者威胁很大,也将此类感染称为ICU获得性感染。

肠球菌是人体中的正常菌群,由于滥用抗生素,肠球菌对大多抗生素天然耐药。1988年,欧洲报道了对万古霉素耐药的肠球菌。目前,其已成为引起院内感染的主要致病菌之一,近来其多重耐药特性引起更多的关注。

1.手术安排　隔离手术间或负压手术间或专科手术最后1台,悬挂隔离标识。

2.物品准备　一次性敷料或耐高压物品。

3.仪器设备及物体表面的消毒　使用一次性防护套或用500mg/L含氯消毒剂擦拭。

4.人员管理　严格限制参观人员。

5.个人防护　外科口罩、帽子、双层手套、防护鞋。

6.污染器械处理　手术器械装入双层塑料袋中密封,注明污染类型后送供应室处理。用含氯/溴消毒剂1000～2000mg/L浸泡30～45分钟,再按相关规定处理。

7.被服处理　用污衣袋装好密封,注明污染类型,送洗衣班处理。沾染血脓性污染物后应先用1000mg/L有效氯或0.2%过氧乙酸消毒剂浸泡消毒30分钟后进入常规洗衣流程。

8.医疗废弃物的处理　双层黄色垃圾袋包装、标明感染种类、焚烧处理。

9.病理组织标本转运　注明污染类型后常规送检,注意保持标本袋外清洁。

二、人类免疫缺陷病毒(HIV)、输血传播肝炎病毒(TTV)、梅毒螺旋体等经血液传播手术的管理

乙肝病毒(HBV):①HBV对热、低温、干燥紫外线及一般浓度的消毒剂均能耐受;②37℃存活7天,56℃存活6小时;③煮沸10分钟灭活,65℃6小时灭活;④对0.2%苯扎溴铵、0.5%过氧乙酸敏感。

人类免疫缺陷病毒(HIV):①病毒对热敏感,56℃30分钟灭活;②25%以上浓度乙醇、

0.2%次氯酸钠、漂白粉能灭活;③对0.1%福尔马林(0.04%甲醛)、紫外线不敏感;④离体后的HIV抵抗力很弱,几乎所有的消毒剂在短时间内均可将其灭活。

梅毒(TP):①梅毒是厌氧微生物,对外界环境抵抗力弱,离开人体不易生存,一般1~2小时内死亡,低效消毒剂均可迅速将其杀灭。对干燥和热敏感,在60℃经3~5分钟即死亡;②其耐寒力强,4℃可存活3天,-78℃保存数年仍具有传染性。

淋病:①淋球菌离开人体后不易生长,42℃可存活15分钟,52℃存活5分钟,60℃1分钟死亡;②在干燥环境中1~2小时即死亡,但在不完全干燥的环境和脓液中则能保持传染性10余小时甚至数天;③对一般消毒剂很敏感。

1.手术安排 隔离手术间或负压手术间或专科手术最后1台,悬挂隔离标识。

2.物品准备 一次性敷料或耐高压物品。

3.仪器设备及物体表面的消毒 使用一次性防护套或用500mg/L含氯消毒剂擦拭。

4.人员管理 严格限制参观人员。

5.个人防护 外科口罩、帽子、双层手套、防护鞋、防护镜、隔离鞋套、一次性加强型手术服。

6.污染器械处理 手术器械装入双层塑料袋中密封,注明污染类型后送供应室处理。如为HIV者,先电话通知供应室,按"HIV器械处理流程"送供应室处理。HIV器械处理流程:HIV专用整理箱→整理箱内套入双层黄色垃圾袋→将清洗筐放进套有双层黄色垃圾袋的整理箱内→将手术器械的轴节打开放入清洗筐内→密闭加盖后送供应室。用含氯/溴消毒剂1000~2000mg/L浸泡30~45分钟,再按相关规定处理。

7.被服处理 用污衣袋装好密封,注明污染类型,送洗衣班处理。沾染血脓性污染物后应先用1000mg/L有效氯或0.2%过氧乙酸消毒剂浸泡消毒30分钟后进入常规洗衣流程。

8.医疗废弃物的处理 双层黄色垃圾袋包装、标明感染种类(焚烧处理。

9.标本转运 注明污染类型后常规送检,注意保持标本袋外清洁。

三、产气荚膜梭状芽孢杆菌、破伤风芽孢杆菌、炭疽杆菌等特异性手术的管理

破伤风、气性坏疽是严重的急性特异性感染,属于厌氧杆菌芽孢感染,属于引流物-分泌物隔离,应实行严密隔离。

气性坏疽:①气性坏疽是厌氧菌感染的一种,即梭状芽孢杆菌所致的肌坏死或肌炎;②已知的梭状芽孢杆菌有多种,引起本病主要有产气荚膜梭菌、水肿杆菌、腐败杆菌、溶组织杆菌等;③这类细菌在人畜粪便与周围环境中(特别是泥土中)广泛存在;④在创伤伤口,缺氧环境中,产生多种有害的外毒素与酶,使创面产生气体、坏死、渗出、水肿等。

破伤风:①破伤风是常和创伤相关联的一种特异性感染。除了可能发生在各种创伤后,还可反映在不洁条件下分娩的产妇和新生儿;②病菌是破伤风梭菌,为专性厌氧菌,革兰染色阳性。平时存在于人畜的肠道,随粪便排出体外,以芽孢状态分布于自然界,尤以土壤中为常见。此菌对环境有很强的抵抗力,能耐热煮沸;③在创伤伤口,缺氧环境中,破伤风梭菌芽孢发育为增生体,迅速繁殖并产生大量外毒素,主要是痉挛毒素引起患者一系列症状和体征。

1.手术安排 选择负压手术间,并挂上严密隔离标识,注明隔离时间、感染种类。

2.物品准备 一次性敷料或耐高压物品。

3.仪器设备及物体表面的消毒 使用一次性防护套或用500mg/L含氯消毒剂擦拭。拖布、抹布、扫把等使用后应在500mg/L含氯制剂溶液中浸泡30分钟。

4.人员管理 严格限制参观人员。

5.个人防护 外科口罩、帽子、双层手套、防护鞋、防护镜隔离鞋套、一次性加强型手术服、N95口罩。

6.污染器械处理 器械、电刀等手术用物：在手术间内，用手术台上的洗手盆配制酶清洗液对器械、电刀等手术用物初清洗(稀释液为纯化水或自来水,稀释比率为1：500浸泡5分钟),再根据器械、电刀等不同灭菌方式各包一层布敷料后,装入双层清洁的塑料袋中密封,注明污染类型后送供应室处理。先用含氯/溴消毒剂1000~2000mg/L浸泡30~45分钟,有明显大量污染时应用含氯消毒剂5000~10 000mg/L浸泡至少60分钟后再按相关规定处理。

7.被服处理 用污衣袋装好密封,注明污染类型,送洗衣班处理。沾染血脓性污染物后应先用1000mg/L有效氯或0.2%过氧乙酸消毒剂浸泡消毒30分钟后进入常规洗衣流程。

8.医疗废弃物的处理 单独密闭回收,双层黄色垃圾袋包装,标明感染种类焚烧处理。

9.空气消毒 普通手术室:过氧乙酸3g/m³密闭熏蒸消毒120分钟;洁净手术部:对回风口过滤网进行终末处理,用2000mg/L的含氯制剂消毒。

10.病理组织标本在手术间外人员帮助下将标本放于双层清洁标本袋内,保持外层清洁,由手术间外人员填写病理申请单,洗手护士待脱隔离衣、更换拖鞋、手消毒后方可更换清洁手套用10%福尔马林(4%甲醛)液固定,注意避免污染。密封标本袋、注明污染类型送检。

11.吸引瓶密封盖帽,贴上污染标识,单独放于焚烧垃圾袋内。

12.污水用2000mg/L的比例加入含氯制剂,注明污染类型、配制时间,封桶2小时后排放。

四、SARS病毒、结核杆菌等呼吸道传播疾病手术的管理

肺结核:结核分枝杆菌对干燥冷、酸碱等抵抗力强;在干燥的环境中可存活数月或数年;在室内阴暗潮湿处,结核分枝杆菌能数月存活,在干燥痰核、飞沫中可保持传染力8~10天,但在直射阳光下却只能生存2~4小时;不耐热,60℃作用15分钟,或70℃作用3分钟可将其杀灭;在常用的杀菌剂中,70%乙醇最佳,一般在2分钟内可杀死结核分枝杆菌;结核分枝杆菌对紫外线比较敏感,病房用紫外线消毒,10W紫外线灯距照射物0.5~1m,照射30分钟具有明显杀菌作用;结核病的传染源主要为排菌的结核患者。可通过呼吸道、消化道等传播,以呼吸道传播最为常见。食用被结核杆菌污染的食品,饮用病牛的生奶,或使用有结核杆菌的餐(饮)等,可经消化道感染。结核病(肠结核、腹腔结核、骨、关节结核)的预防措施参见肺结核。

骨、关节结核:骨、关节结核是一种继发性结核病,原发病灶为肺结核或消化道结核。骨、关节结核可以出现在原发性结核的活动期,但大多数发生于原发病灶已经静止,甚至痊愈多年以后。在原发病灶活动期,结核杆菌经血循环到达骨与关节部位,不一定会立刻发病。它在骨关节内可以潜伏多年,待机体的抵抗力下降才会出现临床症状。如果机体的抵抗力加强,潜伏的结核杆菌可被抑制甚至被消灭。红细胞沉降率是用来检测病变是否静止和有无复发的重要指标。病变活动期红细胞沉降率增快,病变趋向静止或治愈,红细胞沉降率逐渐下降至正常。

1.手术安排 隔离手术间或负压手术间或专科手术最后1台,悬挂隔离标识。

2.物品准备 一次性敷料或耐高压物品。

3.仪器设备及物体表面的消毒　使用一次性防护套 或用 500mg/L 含氯消毒剂擦拭。

4.人员管理　严格限制参观人员。

5.个人防护　外科口罩、帽子、双层手套、防护鞋、防护镜或面罩、隔离鞋套、一次性加强型手术服、N95 口罩。

6.污染器械处理　手术器械放入双层塑料袋中密封,注明污染类型送供应室处理。用含氯/溴消毒剂 1000~2000mg/L 浸泡 30~45 分钟,再按相关规定处理。

7.被服处理　用污衣袋装好密封,注明污染类型,送洗衣班处理。沾染血脓性污染物后应先用 1000mg/L 有效氯或 0.2%过氧乙酸消毒剂浸泡消毒 30 分钟后进人常规洗衣流程。

8.医疗废弃物的处理　双层黄色垃圾袋包装,标明感染种类,焚烧处理。

9.空气消毒　普通手术室:以 2%过氧乙酸液(8mL/m³)气溶胶喷雾消毒,作用 30~60 分钟。洁净手术室:对回风口过滤网进行终末消毒,用 1000mg/L 的含氯制剂消毒。

10.标本　注明污染类型后常规送检,注意保持标本袋外清洁。

普通手术室处理方法:空气用 2%过氧乙酸溶液 8mL/m³,作用 30~60 分钟。

过氧乙酸喷雾空气配制方法:①首先测算手术间面积,对墙壁消毒的高度为 2m(空气传播传染病需消毒到顶),用 2%过氧乙酸溶液 8mL/m³ 喷雾;②配置时,应先倒纯化水,再倒 15%过氧乙酸,装于塑料喷壶里贴好标签,现配现用,由手术间外护士指导配制和使用,喷雾消毒应在手术间整理及消毒地面、墙壁、门等物表后进行。

五、朊病毒手术的管理

朊病毒又译为普里朊、蛋白质感染因子、蛋白侵染子、朊病素、普列昂、普利子、普昂蛋白等,是一类不含核酸而仅由蛋白质构成的可自我复制并具感染性的亚病毒因子。普里朊与普通蛋白质不同,经 12~130℃加热 4 小时,紫外线、离子照射、甲醛消毒,并不能把这种传染因子杀灭,对蛋白酶有抵抗性,但不能抵抗蛋白质强变性剂,如苯酚、尿酸。

1.手术安排　隔离手术间或负压手术间或专科手术最后 1 台,悬挂隔离标识。

2.物品准备　一次性敷料或耐高压物品。

3.仪器设备及物体表面的消毒　使用一次性防护套或用 500mg/L 含氯消毒剂擦拭。

4.人员管理　严格限制参观人员。

5.个人防护　外科口罩、帽子、双层手套防护鞋、防护镜、隔离鞋套、一次性加强型手术服。

6.污染器械处理　手术器械装入双层塑料袋中密封,注明污染类型后送供应室处理。宜选用一次性诊疗器械,可重复使用的物品应用 1mol/L 氢氧化钠浸泡 60 分钟,按相关规定处理。压力蒸汽灭菌应选用 134~138℃ 18 分钟、132℃ 30 分钟、121℃ 60 分钟。

7.被服处理　用污衣袋装好密封,注明污染类型,送洗衣班处理。

8.医疗废弃物的处理　单独密闭回收.双层黄色垃圾袋包装、标明感染种类、焚烧处理。

9.在手术间外人员帮助下将病理组织放于双层清洁标本袋内,保持外层清洁,由手术间外人员填写病理申请单,洗手护士待脱隔离衣、更换拖鞋、手消毒后方可更换清洁手套,用 10%福尔马林(4%甲醛)液固定,注意避免污染。密封标本袋.注明污染类型送检。

第六节　手术室医院感染监测

采样送检原则:采样后必须尽快对样品进行相应指标的检测,送检时间不得超过 6 小时,若样品保存于 0 ~4℃ 条件时,送检时间不得超过 24 小时。

一、手术室(Ⅰ类区域)空气消毒效果的监测

1.采样时间　选择消毒处理后与进行医疗活动之前采样。

2.采样高度　与地面垂直高度 80 ~ 150cm。

3.采样方法　平板暴露法(根据《消毒技术规范》)

(1)布点方法　室内面积≤30m², 设一条对角线上取 3 点,即中心一点、两端各距墙 1m 处各取一点;室内面积>30m²,设东、西、南北、中 5 点,其中四角布点部位均距墙 1m 处。

(2)采样方法:将 9cm 直径普通营养琼脂平板放在室内各采样点,采样时将平板盖打开,扣放于平板旁,暴露 30 分钟,盖好后送检培养。

(3)结果判定:Ⅰ类区域细菌总数≤10cfu/m³(或 0.2cfu/皿),未检出金黄色葡萄球菌、溶血性链球菌为消毒合格。

4.根据洁净手术间的空气洁净度级别和卫生部《医院洁净手术部建筑技术规范》,行以下空气静态沉降法

(1)采样区域:洁净手术室百级和万级手术间,十万级和三十万级洁净辅助用房。

(2)采样布点:百级手术间布点为手术区 5 点、周边区 8 点(每边 2 点)和万级手术区 3 点、周边区 4 点(每边 1 点),十万级的无菌物品间、辅房、洁净走廊、恢复室(属于分散布置送风口的洁净室)面积>30m²设 4 点,≤30m²设 2 点,避开送风口正下方。

(3)采样与送检时间:净化空调开启 30 分钟后与进行医疗活动之前采样,布点方法同前,暴露 30 分钟后送检培养。

二、物体表面消毒效果的监测

1.采样时间　消毒处理后 4 小时内进行采样。

2.采样面积　被采表面<100cm²,取全部表面;被采表面≥100cm²,取 100cm²。

3.采样方法　用 5cm×5cm 的标准灭菌规格板,放在被检物体表面,用没有无菌生理盐水采样液的棉拭子 1 支,在规格板内横竖往返各涂抹 5 次,并随之转动棉拭子,连续采样 1 ~ 4 个规格板面积,剪去手接触部分,将棉拭子放入装有 10mL 采样液的试管中送检。门把手等小型物体则采用棉拭子直接涂抹物体的方法采样

4.结果判定　Ⅰ、Ⅱ类区域细菌总数≤5cfu/cm²,并未检出致病菌为合格。

三、医护人员手的消毒效果监测

1.采样时间　在接触患者、从事医疗活动前进行采样(消毒后立即进行)。

2.采样面积及方法　被检人五指并拢,将浸有无菌生理盐水采样液的棉拭子一支在双手指曲面从指根到指端来回涂擦各两次(一只手涂擦面积约 30cm²),并随之转动采样棉拭子,剪去手接触部位,将棉拭子放入装有 10mL 采样液的试管内送检。采样面积按平方厘米(cm²)计算。

3.结果判定　Ⅰ、Ⅱ类区域工作人员消毒手的细菌总数≤5cfu/cm²,并未检出金黄色葡萄球菌、大肠埃希菌、铜绿假单胞菌为消毒合格。

四、无菌物品的监测

1.采样时间　在灭菌处理后,存放有效期内采样。

2.采样方法　用无菌的方法将拟检的物品,包括一次性使用的医疗用品、缝线、刀片等,放入无菌容器后密闭送检进行无菌检验。大件医疗器械取两件用沾有无菌洗脱液的棉拭子反复涂抹采样,将棉拭子投入 5mL 无菌洗脱液中,及时送检。

3.结果判定　在培养期间无菌生长为灭菌合格。

4.注意事项

(1)被采表面<100cm²,取全部表面;被采表面≥100cm²,取 100cm²。

(1)若消毒因子为化学消毒剂,采样液中应加入相应中和剂。

五、消毒液的监测

1.采样时间　采取更换前使用中的消毒剂与无菌器械保存液。

2.采样方法　在无菌条件下,用无菌注射器吸取 1mL 被检样液,1 小时内送检。加入 9mL 稀释液中混匀,对于醇类与酚类消毒剂,稀释液用普通营养肉汤即可;对于含氯消毒剂、含碘消毒剂过氧化物消毒剂,需在肉汤中加入 0.1%硫代硫酸钠;对于醋酸氯己定溶液、季铵盐类消毒剂,需在肉汤中加入 3%(W/V)吐温 80 和 0.3%卵磷脂;对于醛类消毒剂,需在肉汤中加入 0.3%甘氨酸;对于含有表面活性剂的各种复方消毒剂,需在肉汤中加入 3%(W/V)吐温 80,以中和被检样液的残效作用。

3.结果判断　消毒液染菌量≤100cfu/mL,并未检出致病菌为合格。

4.浓度监测　每日用消毒液专用试纸测试,对照标准色块,以检验浓度是否达标。

六、便携式压力蒸汽灭菌锅的监测

1.工艺监测　主要项目有物品的包装、装放,灭菌锅的排气情况,运行时的温度、压力、时间等。

2.化学监测

(1)化学指示卡监测方法:既能指示蒸汽温度,又能指示温度持续时间,放入大包和难以消毒部位的物品包中央,经过一个灭菌周期后,根据其颜色的改变判断是否达到灭菌条件。

(2)化学指示胶带监测方法:将化学指示胶带粘贴于每一待灭菌物品包外,经一个灭菌周期后,观察其颜色的改变,以指示是否经过灭菌处理。

(3)结果判定:检测时,所放置的指示卡、胶带的颜色均变至规定的条件,判断为灭菌合格;若其中之一未达到规定的条件,则灭菌过程不合格。

3.生物监测

(1)指示菌株:自含式耐热的嗜热脂肪杆菌芽孢。

(2)检测方法:将自含式耐热的嗜热脂肪杆菌芽孢菌片置于试验包的中心部位,灭菌 20 分钟后,及时送培养。

(3)结果判定:菌片接种的溴甲酚紫蛋白胨水培养基不变色,判定为合格;当接种的溴甲酚紫蛋白胨水培养基,由紫色变为黄色时,则灭菌过程不合格。

4.注意事项　监测所用菌片必须经卫生部认可,并在有效期内使用。生物指示物监测应每月一次。

七、高效能医用内镜灭菌器效果监测

1.工艺监测　在灭菌器开始运行前,检查储水温度是否达到 60℃以上,开始运行后观察

是否运行有效,是否按正常的6项工作步骤进行,灭菌后检查灭菌器打印系统是否打印出有"灭菌合格"的标识。

2.生物监测 应每月进行。

(1)指示菌株:枯草杆菌黑色变种芽孢菌片。

(2)检测方法:在严格的无菌操作下进行,用专用菌片钳(可用巾钳)夹枯草杆菌黑色变种芽孢的菌片,放在专用灭菌器处理容器中进行灭菌处理。完成灭菌处理一个周期后,将菌片钳上的菌片放进无菌营养肉汤试管中,及时送检。同时送检未经灭菌的枯草杆菌黑色变种芽孢菌片进行对照检测,评估枯草杆菌黑色变种芽孢菌片的有效性。

(3)灭菌后的内镜器械管腔监测:监测采样部位为内镜的内腔面。用无菌注射器抽取10mL含相应中和剂的缓冲液(硫代硫酸钠),从待检内镜器械管腔入口注入,用15mL无菌试管从管腔出口收集,及时送检。

(4)结果判定:观察培养箱内有无菌种生长。无菌种生长为合格。内镜器械未检出任何微生物为合格。

第十五章　神经外科手术配合

第一节　立体定向脑内病变活检术

一、概述

脑内病变活检术采用的定向仪为圆形或矩形框架,靠螺钉尖钻入颅骨板障将其固定在患者头部,框架上的参照点供 X 线、CT 及 MRI 检测定位。

二、适应证

1.诊断不清的脑深部占位病变,以往采用开颅手术探查,创伤大。而立体定向活检若证实为恶性肿瘤,可行化疗或放疗,若证实为生殖细胞瘤等对放射性敏感的肿瘤,可采用放疗或化疗。

2.脑内多发或弥散性占位病变及累及双侧大脑半球的占位病变。

3.手术风险大和性质不明的颅底肿瘤。

4.可疑为病毒性脑炎或全身性疾病造成的脑内病变,亦需在治疗前确定病理性质。

三、麻醉方式

一般采取局部麻醉,小儿及不配合患者可用基础麻醉或全身麻醉。

四、手术体位

一般采用坐位,也可根据脑内病变活检部位决定患者的体位。额叶及基底核病变活检采取仰卧位,顶叶、颞叶病变活检采取半坐位,枕叶及小脑病变活检采取俯卧位,鞍区病变经鼻腔活检采取平卧仰头位。

五、手术切口

一般采用冠状缝前,矢状缝旁开 3cm,脑干病变若选用前额入路,在冠状缝后 1~2cm,中线旁 3cm 处。

六、手术步骤及手术配合

1.安装立体定向头架　在局部麻醉下将立体定向头架固定在患者头部,头架边缘尽量与听眦线平行。

2.影像学扫描　行 CT 或 MRI 增强扫描确定病灶位置,将获取的图像输入立体定向手术计划系统或通过手工方法进行标志点的配准和拟穿刺靶点的坐标确定。

3.消毒、铺单　递擦皮钳夹小纱布蘸 4%碘酒、酒精消毒手术野皮肤和立体定向头架,常规铺单。

4.安装导向器　将立体定向仪的导向器安装在头架上,根据计算的靶点坐标值调整导向器上的 X、Y、Z 值。

5.头皮切开　递局部麻醉药注射器在头皮穿刺点进行局部麻醉,递 11#手术刀切开头皮约 0.5cm,压迫止血。

6.颅骨钻孔　将定向钻头安装在头架上,递电钻钻孔。应穿透硬脑膜,防止进针时硬膜剥离形成硬膜外血肿

7.穿刺活检　将穿刺活检针缓慢穿刺至靶点,取数块病灶组织送活检。

8.拔出活检针　缓慢拔出活检针,取下导向器和立体定向头架,消毒皮肤切口,包扎止血。

第二节　颅骨成形术

一、适应证

1.颅骨缺损直径在 3cm 以上,使脑的保护受到影响者。

2.有严重的自觉症状,如头晕、头痛、头位改变时症状加重者,局部疼痛,有搏动感。

3.有严重精神负担,如怕声响、怕震动、怕受外伤、易激惹等。

4.大型骨缺损有碍外观者。

5.缺损区存在癫痫灶者。

二、麻醉方式

局部麻醉或全身麻醉。

三、手术体位

按缺损部位采取相应的体位。

四、手术切口

沿缺损边缘做马蹄形切口,一般按照原切口入路。

五、手术步骤及手术配合

1.皮肤常规消毒、铺单　递干棉球塞住两侧外耳道后,递擦皮钳钳夹小纱布,蘸 4%碘酒、酒精消毒手术野皮肤,递对折中单 1 块铺于头、颈下方,递 2 把布巾钳将中单固定于头架两侧;顺序递横折 1/3 朝自己、横折 1/3 朝助手、竖折 1/3 朝助手的治疗巾 3 块,铺盖于切口周围;递全打开的治疗巾 1 块,请巡回护士放托盘在托盘架上压住治疗巾,将剩余的 2/3 布单外翻盖住托盘;递对折治疗巾 1 块,布巾钳 2 把;铺甲状腺单,铺盖头部、胸前托盘及上身,贴 60cm×45cm 手术膜;托盘铺大单;递治疗巾 1 块,艾利斯钳 2 把固定于托盘下方与切口之间布单上,形成器械袋。

2.皮瓣形成　切口两侧各置 1 块干纱布,递 22#刀切开皮肤及帽状腱膜层,每切一段,递头皮夹钳钳夹头皮止血。出血部位递双极电凝止血,更换手术刀片,递 22#刀,有齿镊游离、翻转皮瓣,递头皮拉钩牵开皮瓣,固定在托盘上,双极电凝止血,递盐水纱布覆盖保护。

3.剥离骨膜,检查骨折情况　递骨膜剥离器。

4.显露并处理好骨缺损缘　递脑压板将硬脑膜剥离至骨缺损缘,递咬骨钳咬除不整齐的骨缺损缘,使其整齐且成斜坡状。

5.植入并固定植片　递已灭菌的植片置于缺损处,递钛板剪将钛板修整,递钛钉固定。如颅骨缺损较大,递 6×17 圆针、1#丝线将缺损中央的硬脑膜吊在植片上。

6.放置引流管,关闭切口,包扎切口　递生理盐水冲洗伤口内积血;递过氧化氢和双极电凝,彻底冲洗止血,于伤灶处放置引流管。清点器械、脑棉、缝针　递酒精小纱布消毒切口周围的皮肤,逐层缝合切口,覆盖敷料,包扎伤口。

第三节　颅骨肿瘤切除术

一、适应证

1.骨瘤较大,直径在 2cm 以上,且有局部不适感及影响美观者。

2.骨瘤已向内生长,并出现颅内压迫症状者。

3.骨瘤虽较小,但患者精神负担重,也可考虑手术。

4.骨瘤较小,但影响到外形美观者。

二、麻醉方式

局部浸润麻醉,若骨瘤范围较大,也可选用全身麻醉。

三、手术体位

体位选择的原则是既要充分显露手术野,又要使患者手术过程舒适。一般采用头架固定,可根据肿瘤部位选择仰卧位、仰卧头侧位(头转向健侧 20°~40°,术侧肩下垫一软垫)、侧卧位等。

四、手术切口

根据骨瘤的大小和部位,可选择直切口、S 形切口、梭形切口、弧形切口与瓣形切口。

五、手术步骤及手术配合

1.皮肤常规消毒、铺单　同"颅骨成形术"。

2.皮瓣形成　切口两侧各置 1 块干纱布,递 22#刀切开皮肤及帽状腱膜层。每切一段,递头皮夹钳钳夹头皮止血。出血部位递双极电凝止血,更换手术刀片,递 22#刀,有齿镊游离、翻转皮瓣,递头皮拉钩牵开皮瓣,固定在托盘上,双极电凝止血,递盐水纱布覆盖保护。

3.骨瘤暴露　递 22#刀切开骨膜,递骨膜分离器剥开骨膜,充分暴露出骨瘤与所侵犯的颅骨。骨面有出血时,递骨蜡涂抹止血。

4.骨瘤切除　若骨瘤不大,递锐利骨凿沿颅骨外板切线方向凿除骨瘤而保留内板,或用磨钻将骨瘤磨至颅骨板障。凿平后围绕在骨瘤的四周,递脑棉片覆盖 1 圈,保护健康组织。递电凝灼烧瘤床,如有出血可用骨蜡止血。如需连同内板一并切除的骨瘤,递弓形钻在骨瘤四周正常颅骨上钻孔 4~6 个。递咬骨钳依次咬除颅骨,或递线锯锯开骨瘤处骨瓣,再递骨膜分离器撬起骨瘤骨瓣,全部取下骨瘤。骨窗缘有出血时,递骨蜡止血。骨缺损处可用仿生颅骨行一期修补。

5.切口缝合包扎　清点器械、脑棉、缝针。缝合头皮各层。递敷料覆盖切口,绷带包扎。

第四节　颅后窝开颅术

一、适应证

1.颅后窝肿瘤,包括小脑、小脑脑桥角、第四脑室、脑干、枕大孔区、颈静脉孔区、松果体区等部位的肿瘤。

2.颅后窝其他病变,如动脉瘤、动静脉畸形、小脑出血、炎性病变、先天性畸形、外伤性血肿、寄生虫病等手术。

3.某些镇痛手术,如三叉神经痛、舌咽神经痛等。某些脑积水的手术,如侧脑室-枕大池分流术。

二、麻醉方式

全身麻醉,气管内插管。

三、手术体位

侧卧位、俯卧位或坐位。头架固定,无论采用何种体位,均要求头部尽量前屈以利显露。双眼涂眼药膏或眼贴膜覆盖。

四、手术切口

有正中线直切口、旁中线直切口、钩状切口、倒钩形切口。此节以最典型和最常用的枕下正中切口颅后窝开颅术为例,枕后正中直线切口,上起自枕外粗隆上 3~4cm 下至第 4 颈椎棘突水平。

五、手术步骤及手术配合

1.手术野皮肤常规消毒、铺单　配合同"颅骨成形术"。

2.切开皮肤与斜方肌之半棘头肌　递 22# 刀、有齿镊,切开皮肤。递头皮夹钳及头皮夹,钳夹切缘止血,递单极电凝切开枕骨粗隆以上骨膜和其下正中白线,向深层至枕大孔边缘。递骨膜分离器向两侧分离附着于枕骨的肌肉及肌腱,显露寰椎后结节和枢椎棘突。递 10# 刀、脑膜有齿镊及剥离子分离寰椎后弓骨膜,递骨膜分离器向外剥离枢椎棘突及两侧椎板上的肌肉。递双极电凝及骨蜡止血,用颅后窝牵开器撑开切口。

3.颅骨开窗　递颅骨钻,在一侧枕骨鳞部钻一孔。递咬骨钳将枕骨逐步咬除,咬除范围:上至横窦,侧至乙状窦,下至枕骨大孔后缘。必要时咬开寰椎后弓,也可用铣刀切开骨瓣。

4.切开硬脑膜　递脑膜有齿镊、脑膜剪,剪开硬脑膜。递双极电凝止血,硬脑膜 Y 形切开后向上及两侧悬吊牵开。

5.显露颅后窝　显露颅后窝结构。

6.缝合切口　清点器械、脑棉、缝针,递 6×17 圆针、1# 丝线缝合硬脑膜(减压时不缝),放置引流管。递酒精小纱布消毒切口周围皮肤,递 9×17 圆针、7# 丝线缝合帽状腱膜。递 9×28 角针、1# 丝线缝合皮肤,递酒精小纱布消毒切口周围皮肤。

7.包扎切口　递敷料覆盖切口,绷带包扎。

第五节　慢性硬脑膜下血肿钻孔引流术

一、适应证

确诊为慢性硬脑膜下血肿,伴有颅内压增高或脑受压症状,血肿量在 30mL 以上者。

二、麻醉方式

局部麻醉或全身麻醉气管内插管。

三、手术体位

仰卧位头转向健侧,患侧肩下垫枕。

四、手术切口

在血肿最厚处,做长约 4cm 的纵向切口。

五、手术步骤及手术配合

1.手术野皮肤常规消毒、铺单　配合同"颅骨成形术"。

2.切开皮肤、腱膜、骨膜,钻骨孔,切开硬膜　递 22# 刀切开皮肤、皮下组织、帽状腱膜及骨膜,电凝止血,递乳突牵开器牵开,用颅骨钻钻孔。递硬膜镊及硬膜剪,切开硬膜。

3.清除血肿　递 12# 导尿管以不同方向插入血肿腔,递助洗器或注射器吸取生理盐水反复冲洗至流出液体变清亮为止。

4.留置引流管,缝合切口　递 9×28 角针、4# 丝线全层缝合头皮,覆盖敷料,包扎切口。

第六节　凹陷性骨折游离骨片整复术

一、适应证

1.位于重要功能区,凹陷深度在 1cm 以上者。

2.骨折片刺破硬脑膜,造成出血和脑损伤者。

3.由于凹陷骨折的压迫引起偏瘫、失语和局限性癫痫者。

4.位于额面部影响外观者。

5.骨折片压迫静脉窦引起颅内压增高者。

二、麻醉方式

局部麻醉或全身麻醉,气管内插管。

三、手术体位

仰卧位,头转向健侧;顶枕部者可取侧卧或俯卧位。

四、手术切口

绕凹陷骨折边缘,要据骨折部位、大小等画出适当的切口线,多为马蹄形切口。如有伤口可用原切口或根据凹陷骨折位置适当延长伤口。

五、手术步骤及手术配合

1.手术野皮肤常规消毒铺单　配合同"颅骨成形术"。

2.切开皮肤、皮下组织及帽状腱膜　切口两侧各置 1 块干纱布,递 22#刀切开皮肤及帽状腱膜层。每切一段,递头皮夹钳钳夹头皮止血。出血部位递双极电凝止血,更换手术刀片,递 22#刀、有齿镊游离、翻转皮瓣,递头皮拉钩牵开皮瓣,固定在托盘上,双极电凝止血,递盐水纱布覆盖保护。

3.取下骨折骨瓣　递骨膜剥离器剥离骨膜。递颅骨钻在凹陷骨折的周边钻 4 个骨孔,用骨刮匙扩大骨孔。小的凹陷性骨折可试用神经外科分离器,直接从颅骨钻孔处插入,撬起凹陷的骨折块以达到复位的目的。递线锯导板和线锯,在各骨孔间锯断,用骨膜分离器插入硬脑膜外与颅骨内板之间进行剥离。取下整个骨瓣,骨窗周围用骨蜡涂抹止血。

4.检查硬脑膜及脑膜下　用助洗器吸生理盐水冲洗手术野。检查脑膜是否完整,脑膜下有无血肿或脑挫裂伤。如有出血可用脑棉片压迫或吸收性明胶海绵双极电凝止血。如有骨折片刺入脑内,应摘除骨片,递吸引器及双极电凝清除积血和挫碎的脑组织。如是开放骨折,以过氧化氢溶液及生理盐水反复冲洗术野。彻底止血后,递 6×17 圆针、1#丝线缝合硬脑膜。

5.整复骨折　递骨折复位器械,整复凹陷骨折。

6.放回骨瓣,依次缝合切口各层　清点器械、脑棉、缝针,递 6×17 圆针、1#丝线缝合硬脑膜。放回整复好的骨瓣及皮瓣,递酒精小纱布消毒切口周围皮肤。递 9×17 圆针、4#丝线缝合帽状腱膜及皮下组织。

7.缝合皮肤,覆盖切口　清点器械、脑棉、缝针,递酒精小纱布消毒,递有齿镊,9×28 角针、1#丝线缝合皮肤,再次消毒皮肤,覆盖敷料,绷带包扎。

第七节　大脑半球神经胶质瘤切除术

一、适应证

适用于星形细胞瘤、少突神经胶质瘤、多形性胶质母细胞瘤和室管膜瘤等神经胶质瘤,一经确诊,宜尽早手术治疗。

二、麻醉方式

全身麻醉,气管内插管。

三、手术体位

取仰卧位,必要时采用侧卧或侧俯卧位,头架固定。

四、手术切口

根据肿瘤部位设计皮肤切口。

五、手术步骤及手术配合

1.皮肤消毒　配合同"颅骨成形术"。

2.切开皮肤至帽状腱膜　切口两侧各置 1 块干纱布,递 22#刀切开皮肤及帽状腱膜层。

每切一段,递头皮夹钳钳夹头皮止血。出血部位递双极电凝止血。

3.游离皮瓣、剥离骨膜　更换手术刀片,递 22#刀,有齿镊游离、翻转皮瓣,递头皮拉钩牵开皮瓣,固定在托盘上,双极电凝止血,递盐水纱布覆盖保护。递骨膜剥离器剥离骨膜。

4.骨瓣成形　递弓形钻或电钻钻孔,递线锯导板保护、线锯、线锯拉钩、干纱布 2 块,锯开颅骨,也可用铣刀直接切开骨瓣。同时递注射器冲洗。递剥离子,分离硬脑膜与颅骨,再掀开骨瓣,用生理盐水纱布包好待用,递咬骨钳咬平骨窗边缘,骨蜡止血。

5.硬膜外止血及显微镜的准备　递双极电凝止血,更换小吸引器头,备好各种规格的棉片和吸收性明胶海绵,用 2 块中单铺在显微镜托手架上,套无菌显微镜套。

6.剪开硬脑膜　递脑膜有齿镊、11#刀、6×17 圆针、硬膜剪,剪开硬脑膜,递 6×17 圆针、1#丝线,将硬脑膜悬吊于骨窗边缘。

7.切除肿瘤　递双极电凝剪开蛛网膜及止血,用脑压板分开大脑皮质,直至见到肿瘤,递脑活检钳夹取肿瘤组织送快速病理检查,根据肿瘤部位、性质、范围及有关边界等情况,决定切除肿瘤方法。

(1)肿瘤有包膜,递脑压板在肿瘤周围的白质水肿带内显露分离,递脑吸引器吸除破碎组织,电凝并切断遇到的肿瘤血管,将肿瘤整个切除,切下的瘤体放于盛有生理盐水的药杯内。

(2)肿瘤境界不太清楚,但仍局限于 1 个脑叶内,可考虑将脑叶切除。

(3)如肿瘤位置较深,递双极电凝及脑吸引器,脑活检钳,切开或切除一块无功能的皮质后,脑压板分开白质,朝肿瘤方向逐渐深入,见到肿瘤后分块切除。

(4)肿瘤有囊变,可先穿刺放液。

(5)肿瘤广泛不能全切,可行部分切除、去骨瓣减压或脑组织切除。

8.止血,关闭硬脑膜　双极电凝止血,生理盐水冲洗创面。递吸收性明胶海绵、脑棉片压迫瘤床止血,止血纱布覆盖脑组织创面,清除异物,清点脑棉、器械、缝针,递 6×17 圆针、1#丝线连续或间断缝合硬脑膜。

9.放置引流管,放回骨瓣　递 11#刀,中弯血管钳放置引流管,递 9×28 角针、4#丝线固定;递钛钉固定骨瓣。

10.缝合伤口　清点脑棉、器械、缝针,递 9×17 圆针、4#丝线或 2-0#丝线间断缝合帽状腱膜及皮下,再次清点,递酒精小纱布消毒切口周围皮肤,递 9×28 角针、1#丝线缝合皮肤。

11.松开头架,覆盖敷料　松开头架,钉眼用酒精消毒后覆盖敷料,绷带包扎,胶布固定。

第八节　大脑镰旁脑膜瘤切除术

一、适应证

起源于大脑镰旁的脑膜瘤,矢状窦旁脑膜瘤。

二、麻醉方式

全身麻醉,气管内插管,术中必要时行控制性低血压。

三、手术体位

体位取仰卧位,头部居中,头架固定。贴眼膜,头位高于心脏水平。

四、手术切口

根据肿瘤部位设计皮肤切口。多采用马蹄形切口。

五、手术步骤及手术配合

1.皮肤消毒及铺单 配合同"颅骨成形术"。

2.皮肤与帽状腱膜层切开 切口两侧各置1块干纱布,递22#刀切开皮肤及帽状腱膜层。每切一段,递头皮夹钳钳夹头皮止血。出血部位递双极电凝止血。

3.翻开皮瓣 更换手术刀片,递22#刀、有齿镊游离、翻转皮瓣,递头皮拉钩牵开皮瓣,固定在托盘上,双极电凝止血,递盐水纱布覆盖保护。

4.骨瓣成形 递骨膜剥离器剥离骨膜,递弓形钻或电钻钻孔,递线锯导板(保护作用)、线锯、线锯柄、干纱布2块,锯开颅骨,也可用铣刀直接切开骨瓣,递注射器冲洗。用剥离子分离硬脑膜与颅骨,掀开骨瓣,用生理盐水纱布包好待用,递咬骨钳咬平骨窗边缘,骨蜡止血。

5.硬膜外止血及显微镜的准备 打开硬脑膜之前,先止血。双极电凝功率调小,更换细吸引器头,备好各种规格的脑棉片和吸收性明胶海绵。套无菌显微镜套。

6.处理硬脑膜 翻开骨瓣后,递窄条吸收性明胶海绵加脑棉片覆盖暴露出的矢状窦边缘。

7.暴露和切除肿瘤 暴露肿瘤后,递双极电凝窄脑压板紧贴大脑镰平面,电凝分离肿瘤附着部,递活检钳分块夹除肿瘤,电凝分离,切除交替进行,直至基底面完全分离,将肿瘤完全切除。如肿瘤较大,可先用超声手术吸引器吸出肿瘤内部,再分离四周。

8.止血,关闭硬脑膜 肿瘤切除后,递吸收性明胶海绵或脑棉片压迫瘤床止血,递助洗器吸取3%过氧化氢溶液、生理盐水冲洗,清除异物,清点器械、脑棉、缝针,递6×17圆针、1#丝线连续或间断缝合硬脑膜。

9.置引流管,放回骨瓣 递11#刀、中弯血管钳放置引流管,递9×28角针、4#丝线固定;递钛钉固定骨瓣。

10.关闭头皮切口 清点器械、脑棉、缝针,递9×17圆针、4#丝线间断缝合帽状腱膜及皮下,递酒精小纱布消毒切口周围皮肤,再次清点,递9×28角针、1#丝线缝合皮肤。

11.松开头架,覆盖敷料 松开头架,钉眼用酒精消毒后覆盖敷料,绷带包扎,胶布固定。

第九节 大脑凸面脑膜瘤切除术

一、适应证

发生于大脑半球各个部位的凸面脑膜瘤。

二、麻醉方式

全身麻醉,气管内插管。

三、手术体位

取平卧头偏向健侧,肿瘤位于枕部者可用侧俯卧。头部垫头圈,眼部贴眼膜。

五、手术步骤及手术配合

1.皮肤消毒及铺单　配合同"颅骨成形术"。

2.皮肤与帽状腱膜层切开　切口两侧各置 1 块干纱布,递 22#刀切开皮肤及帽状腱膜层。每切一段,递头皮夹钳钳夹头皮止血。出血部位递双极电凝止血。

3.翻开皮瓣　更换手术刀片,递 22#刀、有齿镊游离、翻转皮瓣,递头皮拉钩牵开皮瓣,固定在托盘上,双极电凝止血,递盐水纱布覆盖保护。

4.骨瓣成形　递骨膜剥离器剥离骨膜,递弓形钻或电钻钻孔,递线锯导板保护、线锯、线锯拉钩、干纱布 2 块,锯开颅骨,用剥离子分离硬脑膜与颅骨,掀开骨瓣,用生理盐水纱布包好待用,递咬骨钳咬平骨窗边缘,骨蜡止血,也可用铣刀直接切开骨瓣。

5.硬膜外止血及显微镜的准备　递双极电凝止血,双极电凝功率调小,更换细吸引器头,备好各种规格的脑棉片和吸收性明胶海绵,用 2 块小治疗巾铺显微镜托手架,套无菌显微镜套。

6.剪开硬脑膜　递脑膜有齿镊、11#刀、6×17 圆针,硬膜剪,按手术要求做硬脑膜瓣,并翻向中线侧,6×17 圆针、1#丝线将硬脑膜悬吊于骨窗边缘。

7.切除肿瘤　Ⅰ型:在显微镜下,递双极电凝电灼肿瘤边缘蛛网膜,递显微剪将蛛网膜剪开,递脑棉片或 1.5mm 的显微吸引器沿肿瘤边界在水肿带内分离,或递脑棉片显微吸引器轻轻推开肿瘤周围脑组织,双极电凝电灼或银夹夹闭肿瘤的供血血管,递显微剪剪断,递活检钳将肿瘤轻轻提起,分离肿瘤。

Ⅱ型:在显微镜下分离肿瘤边界后,电凝瘤蒂,剪断后整块摘除肿瘤,若瘤体较大则递脑活检钳,先行瘤内分块切除至肿瘤体积缩小后,再行肿瘤全切。

Ⅲ型:在肿瘤根部电凝后切断瘤组织,递双极电凝,分小块切除。切除受累及的硬脑膜,递组织剪分离帽状腱膜修补硬膜缺损区,或递双极电凝于硬脑膜的粗糙面予以电凝烧灼,以杀灭残留的肿瘤。

8.止血,关闭硬脑膜　肿瘤切除后,递吸收性明胶海绵或脑棉片压迫瘤床止血,清除异物,止血纱布覆盖脑组织创面,清点器械、脑棉、缝针,递 6×17 圆针、1#丝线连续或间断缝合硬脑膜,硬膜缝合困难时,以人工硬脑膜修补。

9.置引流管,放回骨瓣　递 11#刀、中弯血管钳放置引流管,递 9×28 角针、4#丝线固定;递钛钉固定骨瓣。

10.关闭头皮及切口　清点器械、脑棉、缝针,递 9×17 圆针、4#丝线或 2-0#线间断缝合帽状腱膜及皮下,再次清点,递酒精小纱布消毒切口周围皮肤,递 9×28 角针、1#丝线缝合皮肤。

11.松开头架,覆盖敷料　松开头架,钉眼用酒精消毒后覆盖敷料绷带包扎,胶布固定。

第十节　急性硬脑膜下血肿清除术

一、适应证

1.伤后无中间清醒期意识障碍进行性加重。

2.CT 见硬膜下新月形血肿、中线移位。

3.脑受压明显,或有颞叶沟回疝者。

二、麻醉方式

全身麻醉,气管内插管。

三、手术体位

根据手术部位,可采用适合的卧位。

四、手术切口

按血肿部位不同,分别采取相应皮骨瓣,因额叶底和颞极的对冲伤最为多见,常采用大型额颞部皮骨瓣或双侧额颞部冠状皮骨瓣。

五、手术步骤及手术配合

1.手术野皮肤常规消毒、铺单　配合同"颅骨成形术"。

2.切开皮肤及皮下组织,钻孔减压　切口两侧各置 1 块干纱布,递 22#刀在颞部切口线上做小切口,后用颅骨钻钻孔,递 11#刀、脑膜有齿镊切开硬脑膜,递吸引器吸除血肿。如系两侧血肿,用同样方法处理对侧后继续扩大切口。

3.清除血肿　翻开硬脑膜后,递助洗器吸生理盐水冲洗术野及其他部位血液,递吸引管吸除术野内的血块和失活的脑组织。递双极电凝彻底止血。探查颅底挫裂伤灶并进行相应处理。

4.施行减压　视情况而定。如损伤以出血为主,脑挫伤不重,只需做颞骨鳞部适当切除。而术前脑疝、脑挫伤严重并出现急性脑膨胀者,递双极电凝和吸引器做额极和颞极的适当切除并弃去骨瓣,行颅内外减压。

5.冲洗伤口,缝合硬脑膜　递过氧化氢溶液、生理盐水冲洗;递双极电凝彻底止血;递 6×17 圆针、1#丝线,将硬脑膜边缘缝在颞肌上。清点器械、脑棉、缝针。放回骨瓣,递 6×17 圆针、1#丝线缝合硬膜。

6.缝合切口并包扎　清点器械、脑棉、缝针。9×17 圆针、7#丝线缝合肌层;9×17 圆针、1#丝线缝合腱膜及皮下组织;再次清点,9×28 角针、1#丝线缝合皮肤,递酒精小纱布消毒切口周围的皮肤,逐层缝合切口,覆盖敷料,包扎伤口。

第十一节　脊髓内肿瘤切除术

一、适应证

脊髓内肿瘤并有进行性加重的神经性功能障碍者。

二、麻醉方式

全身麻醉,气管内插管。

三、手术体位

一般采取俯卧位或侧卧位。头部垫头圈,颈段肿瘤可用坐位。

四、手术切口

以病变为中心,沿背部中线做直线切口,其长度根据脊髓造影和 MRI 显示的肿瘤长度决定。

五、手术步骤及手术配合

1.手术野皮肤常规消毒、铺单　递棉球塞住两侧外耳道后,递擦皮钳夹持小纱布,蘸4%碘酒、酒精消毒手术野皮肤,递中单夹层垫于头下并包裹头架,4条治疗巾置于切口周围,将另一治疗巾压1/4于升降器械台边缘,放置器械托盘后,再将另3/4覆盖,铺上甲状腺单,贴上神经外科手术膜(60cm×45cm),托盘上铺大单。

2.切开皮肤、皮下组织,显露椎板　切口两侧各置1块干纱布,递22#刀切开皮肤及皮下组织。递电刀、骨膜剥离器切开、剥离肌肉,电凝止血,显露椎板。

3.显露,切开硬脊膜　递椎板咬钳咬除椎板,显露硬脊膜,递双极电凝彻底止血,助洗器吸取生理盐水冲洗手术野,递脑膜有齿镊提起硬脊膜,递11#刀切开,递硬膜剪扩大切口,递6×17圆针、1#丝线悬吊硬脊膜于近旁肌肉。如脊髓与硬脊膜粘连,切开硬脊膜时,递11#刀先在无粘连处切开一小口,然后递显微分离器做探查,边分离边切开。

4.切除肿瘤　以室管膜瘤为例:递显微剪由一端中线纵行剪开蛛网膜及软膜,递显微手术刀在脊髓背侧做正中切开或在最接近肿瘤表面的旁正中处纵行切开。递显微分离器分离脊髓后索,显露出肿瘤表面。递显微分离器及双极电凝游离出肿瘤的一端。若肿瘤质较硬,递6×17小圆针、1#丝线做数个贯穿牵引肿瘤,或递活检钳提起肿瘤,递双极电凝切断肿瘤血管,沿肿瘤边缘分离。若肿瘤质地较软,递脑吸引器与显微活检钳分块切除肿瘤。若瘤腔无较大的出血,递吸收性明胶海绵和小棉片压迫止血。

5.冲洗伤口,放置引流管　递生理盐水冲洗,递11#刀、中弯血管钳于硬脊膜外放置引流管,递9×28角针、4#丝线固定引流管。

6.缝合伤口　清点器械、纱布、脑棉、缝针,递11×24圆针、7#丝线缝合肌肉及深筋膜。11×24圆针、1#丝线缝合皮下组织,再次清点,9×28角针、1#丝线缝合皮肤,递酒精小纱布消毒切口后,覆盖敷料。

第十二节　经脑垂体瘤切除术

一、适应证

1.肿瘤已突破鞍膈向鞍上、鞍下生长者。

2.巨型垂体瘤向鞍上发展且蝶鞍不扩大者。

3.鞍膈上、下的瘤块呈哑铃形生长者。

4.鞍上瘤块向前、颅中窝、颅后窝生长者。

5.鞍上分叶状瘤块。

二、麻醉方式

全身麻醉,气管内插管。

三、手术体位

仰卧位,上身略抬高15°~30°,经翼点入路侧偏向对侧30°~45°,头后仰15°,以利额叶自然下垂暴露蝶鞍部,头架固定。经额下入路时,头偏向对侧15°~30°,头过伸15°。

四、手术切口

出于美观的目的,主张采用发际内切口,以免在面部遗留切口瘢痕。

五、手术步骤及手术配合

1.手术野皮肤常规消毒、铺单　配合同"颅骨成形术"。

2.皮瓣形成　切口两侧各置1块干纱布,递22#刀切开皮肤及帽状腱膜层。每切一段,递头皮夹钳钳夹头皮止血。出血部位递双极电凝止血,更换手术刀片,递22#刀、有齿镊游离、翻转皮瓣,递头皮拉钩牵开皮瓣,固定在托盘上,双极电凝止血,递盐水纱布覆盖保护。

3.骨瓣形成　递22#刀和骨膜分离器剥离骨膜,递颅骨钻钻孔,递小刮匙刮除孔内内板碎片,也可用电动颅骨钻和铣刀,递线锯导板和线锯锯开颅骨,递骨膜分离器插入骨瓣下,向上翻起骨瓣,递骨蜡或脑棉片或双极电凝止血,骨瓣用盐水纱布包裹。

4.打开硬脑膜　递11#刀、脑膜有齿镊、组织剪,剪开硬脑膜,其切口与眶上缘平行,其内、外端向前后剪开2个辅助切口,成"H"形,递6×17圆针、1#丝线将切口前方的硬脑膜瓣缝吊在骨膜上。

5.进入鞍区,切除肿瘤　递脑棉保护显露的额叶眶面,递自动牵开器,脑压板轻轻牵拉脑组织,递细小的圆头吸引器、蛛网膜刀,打开颅底蛛网膜,吸除脑脊液,递双极电凝处理膨起的鞍膈,递穿刺针穿刺肿瘤,递显微剪剪开肿瘤组织,如肿瘤为囊性或瘤内有出血,应在周围垫好脑棉片,减少手术野污染,如肿瘤组织坚韧,经电凝后,递小活检钳或盘状镊、刮匙分块夹取肿瘤,残存的瘤块也可用吸引器吸除。

6.止血,关闭硬脑膜　肿瘤切除后,递吸收性明胶海绵或脑棉片压迫瘤床止血,清除异物,止血纱布覆盖脑组织创面,清点器械、脑棉、缝针,递6×17圆针、1#丝线连续或间断缝合硬脑膜,硬膜缝合困难时,以人工硬脑膜修补。

7.冲洗伤口,放置引流管,放回骨瓣　递生理盐水冲洗,递11#刀、中弯血管钳放置引流管,递9×28角针、4#丝线固定;递钛钉固定骨瓣。

8.缝合伤口　清点器械、脑棉、缝针,递9×17圆针、4#丝线或2-0#线间断缝合帽状腱膜及皮下,再次清点,递酒精小纱布消毒切口周围皮肤,递9×28角针、1#丝线缝合皮肤。递敷料覆盖切口,绷带包扎。

第十三节　经翼点入路后交通动脉瘤夹闭术

一、适应证

1.后交通动脉瘤破裂后病情较轻,属于Hunt-Hess分级I~Ⅲ级者,可在3d内进行手术。

2.后交通动脉瘤破裂后病情较重,属于Ⅳ~Ⅴ级者,待病情稳定或有改善时进行手术。

3.后交通动脉瘤破裂后发生威胁生命的颅内血肿者,应立即进行手术。

4.偶然发现的未破裂的后交通动脉瘤。

二、麻醉方式

全身麻醉,手术开始即将血压控制在正常偏低水平,剥离动脉瘤和夹闭瘤颈时用药物将平均动脉压降到9.3~10.3kPa,对老年和有高血压者,降压不可过低,否则可致脑缺血。

三、手术体位

取仰卧位,头偏向对侧约45°,并稍下垂20°,使颧突部处于最高点,以利脑的额叶因自然重力下垂离开眶顶,减轻牵拉的力量,便于显露动脉瘤,头架固定。

四、手术切口

额颞部弧形切口,起自耳前上方1cm处,与颧弓垂直向上,越过颞嵴,弯向前方,终于矢状线旁1~2cm,切口完全隐于发际内。

五、手术步骤及手术配合

1.手术野皮肤常规消毒、铺单　配合同"颅骨成形术"。

2.切开皮肤、腱膜、骨膜、钻骨孔,切开硬脑膜　切口两侧各置1块干纱布,递22#刀、有齿镊切开,电凝止血,递骨膜剥离器剥离骨膜;递11#刀,脑膜有齿镊切开硬膜,脑膜剪扩大切口。

3.切开硬脑膜　递颅骨钻钻孔,递咬骨钳咬掉蝶骨嵴或用磨钻尽量磨去直至眶-脑膜动脉处。递脑膜有齿镊、组织剪、11#手术刀片,以蝶骨嵴为蒂,剪开硬脑膜,6×17圆针、1#丝线将其悬吊缝合于颞筋膜和骨膜上。

4.分离动脉瘤　递动脉瘤探子或显微分离器分离动脉瘤时,先从瘤颈对侧的颈内动脉分离,然后分离近侧角,最后分离远侧角,递双极电凝止血,游离动脉瘤。

5.于瘤颈处夹闭动脉瘤　递选好的动脉瘤夹。

6.冲洗伤口,关闭硬脑膜　递生理盐水冲洗,双极电凝止血,清点器械、脑棉、缝针,递6×17圆针、1#丝线缝合硬脑膜。

7.缝合伤口　清点器械、脑棉、缝针,递9×17圆针、7#丝线缝合肌肉,9×17圆针、4#丝线缝合腱膜和皮下组织,再次清点,递9×28角针、1#丝线缝合皮肤。递敷料覆盖切口,绷带包扎。

第十四节　经翼点入路前交通动脉瘤夹闭术

一、适应证

1.后交通动脉瘤破裂后病情较轻,属于Hunt分级和Hess分级Ⅰ~Ⅲ级者,可在3天内进行手术。

2.后交通动脉瘤破裂后病情较重,属于Ⅳ~Ⅴ级者,待病情稳定或有改善时进行手术。

3.后交通动脉瘤破裂后发生威胁生命的颅内血肿者,应立即进行手术。

4.偶然发现的未破裂的后交通动脉瘤。

二、麻醉方式

全身麻醉,手术开始即将血压控制在正常偏低水平,剥离动脉瘤和夹闭瘤颈时用药物将平均动脉压降到9.3~10.3kPa,对老年和有高血压者,降压不可过低,否则可致脑缺血。

三、手术切口

额颞部弧形切口,起自耳前上方1cm处,与颧弓垂直向上,越过颞嵴,弯向前方,终于矢状线旁1~2cm,切口完全隐于发际内。

四、手术步骤及手术配合

1.手术野皮肤常规消毒、铺单　配合同"颅骨成形术"

2.皮瓣形成　切口两侧各置 1 块干纱布,递 22#刀切开皮肤及帽状腱膜层。每切一段,递头皮夹钳钳夹头皮止血。出血部位递双极电凝止血,更换手术刀片,递 22#刀、有齿镊游离、翻转皮瓣,递头皮拉钩牵开皮瓣,固定在托盘上,双极电凝止血,递盐水纱布覆盖保护。

3.骨瓣形成　递 22#刀和骨膜分离器剥离骨膜,递颅骨钻钻孔,递小刮匙刮除孔内内板碎片,也可用电动颅骨钻和铣刀,递线锯导板和线锯锯开颅骨,递骨膜分离器插入骨瓣下,向上翻起骨瓣,递骨蜡、脑棉片、双极电凝止血,骨瓣用盐水纱布包裹。

4.打开硬脑膜　递双极电凝止血,更换小吸引器头,备好各种规格的棉片和吸收性明胶海绵,套无菌显微镜套。递脑膜有齿镊、11#刀、组织剪,剪开硬脑膜,递 6×17 圆针、1#丝线,将硬脑膜悬吊于骨窗边缘。

5.寻找、分离动脉瘤　递显微剪,双极电凝。

6.夹闭动脉瘤　递选好的动脉瘤夹。

7.冲洗伤口,关闭硬脑膜　递生理盐水冲洗,双极电凝止血,递 6×17 圆针、1#丝线缝合硬脑膜。

8.缝合伤口　清点器械、脑棉、缝针,放置引流管,递 9×17 圆针、7#丝线缝合肌肉,9×17 圆针、4#丝线缝合腱膜和皮下组织,再次清点,9×28 角针、1#丝线缝合皮肤。递敷料覆盖切口,绷带包扎。

第十五节　开放性颅脑损伤修复术

一、适应证

外伤引起的头皮、颅骨、硬脑膜缺损。

二、麻醉方式

全身麻醉。

三、手术体位

仰卧位,头略高。

四、手术切口

依据受伤部位选择。

五、手术步骤及手术配合

1.早期清创　头皮清创冲洗干净后,消毒皮肤、铺巾递聚维酮碘溶液清洗头皮伤口,大量生理盐水反复清洗后用过氧化氢继续清洗,大量生理盐水清洗头皮;常规消毒皮肤,递无菌巾铺单。

2.再次冲洗术野　递过氧化氢溶液、生理盐水、庆大霉素液冲洗,纱布拭干。

3.清除颅骨创口内异物和失活组织,修整骨孔边缘,剪去失活的硬脑膜　递咬骨钳修剪骨创缘;递无齿镊,组织剪剪去失活组织。

4.修补硬脑膜缺损

（1）自体创周硬脑膜分层法修补：递电凝及吸收性明胶海绵止血，吸引器头吸引。

（2）转移或切取邻近部位健康的帽状腱膜、颞肌筋膜、颅骨骨膜等修复。递脑膜镊、脑膜剪分层，6×17圆针、1#丝线缝合修补。

（3）缺损大的可取自体大腿阔筋膜：递无齿镊，15#刀切取，6×17圆针、4#丝线缝合修补。

5.硬脑膜下放置引流管　递11#刀、中弯血管钳放置引流管。

6.缝合硬脑膜及修复材料　开放伤口有污染可能，一般不用人工材料修补，可采用自体筋膜修补。递6×17小圆针、1#丝线缝合。

7.缝合帽状腱膜及头皮（如该两层组织缺如，可视缺损情况，做双侧弧形切口或三叉形扩口减张缝合，或是转移皮瓣修复创口）　清点器械、棉片、缝针，准备钢尺、整形镊测量皮瓣，10#刀切取皮瓣，电凝止血，9×28角针、1#丝线缝合头皮。

8.覆盖创口　递酒精小纱布消毒皮肤，纱布、棉垫覆盖绷带包扎。

第十六章　普外科手术配合

第一节　普外科常用手术切口

一、腹直肌切口

1.消毒手术野皮肤　递擦皮钳夹小纱布蘸碘酒、酒精消毒手术野。以切口为中心,上至双侧乳头,下至耻骨联合水平,双侧至腋中线,待皮肤消毒剂干燥后,最后一块干纱布拭净脐孔内皮肤消毒剂。

2.铺无菌单　递第一块治疗巾,助手接过盖住切口下方,第二块治疗巾盖住切口对侧,第三块治疗巾盖住切口上方,第四块铺近侧,递术前膜协助贴膜,覆盖腹口单。

3.切开皮肤、皮下组织　切口边缘各置一干纱布,递22#刀、有齿镊,切开皮肤,递弯血管钳止血。干纱布拭血,1#丝线结扎或电凝止血。

4.切开腹直肌前鞘　递甲状腺拉钩上下牵开,湿纱布拭血,更换手术刀片,递22#刀在腹直肌中间切一小口,组织剪扩大切口。

5.分离腹直肌,结扎血管　递4#刀柄做钝性分离,递中弯血管钳止血,22#刀切开。4#丝线结扎或电凝止血。

6.切开后鞘及腹膜　递有齿镊在切口中间夹住后鞘。递10#刀切开后鞘,递中弯血管钳2把提起腹膜,递刀切开。递组织剪上、下扩大切口。递适宜的切口保护器保护切口。

7.探查腹腔　递腹部拉钩牵开,递生理盐水湿手探查,更换深部手术器械及湿纱垫。递腹腔自动拉钩牵开显露术野。

8.关闭腹腔　递温盐水冲洗腹腔,清点器械、敷料、缝针等。递中弯血管钳钳夹腹膜上下角及两侧缘。13×34圆针、7#丝线间断缝合或0#可吸收线连续缝合。

9.缝合腹膜及后鞘　递无齿镊、13×34圆针、7#丝线间断缝合,马蹄拉钩牵开。

10.冲洗切口,缝合腹直肌前鞘　递生理盐水冲洗,吸引器吸引,更换干纱布,递有齿镊、13×34圆针、7#丝线间断缝合。再次清点器械、纱布、纱垫、缝针。

11.缝合皮下组织、皮肤,覆盖切口　递有齿镊,9×28圆针、1#丝线间断缝合皮下组织。去除术前膜,递酒精棉球擦拭周围皮肤。递有齿镊、9×28角针、1#丝线间断缝合皮肤或4-0#可吸收线行皮内缝合。递酒精棉球再次消毒切口皮肤。2把有齿镊对合皮肤切缘。纱布棉垫覆盖,包扎切口。

二、旁正中切口

1.常规消毒皮肤及铺单　递擦皮钳夹小纱布蘸碘酒、酒精消毒手术野。以切口为中心,上至双侧乳头,下至耻骨联合水平,双侧至腋中线,待皮肤消毒剂干燥后,最后一块干纱布拭净脐孔内皮肤消毒剂。助手站在患者右侧,递第一块治疗巾,助手接过盖住切口下方,第二块治疗巾盖住切口对侧,第三块治疗巾盖住切口上方,第四块铺近侧,递术前膜协助贴膜,覆盖腹口单。

2.切开皮肤,皮下组织　切口边缘各置一干纱布,递 22#刀,有齿镊,切开皮肤,递中弯血管钳止血。干纱布拭血,1#丝线结扎或电凝止血。

3.切开腹直肌前鞘　递甲状腺拉钩上下牵开,湿纱布拭血,更换刀片,递 22#刀在腹直肌中间切一小口,组织剪扩大切口。

4.分离腹直肌,显露后鞘　递有齿镊提起前鞘的内侧缘,用 4#刀柄将腹直肌由内向外分离。显露后鞘,用甲状腺拉钩牵开。

5.切开腹直肌后鞘及腹膜　递有齿镊在切口中间夹住后鞘。递 10#刀切开后鞘,递中弯血管钳 2 把提起腹膜,递刀切开。递组织剪上、下扩大切口。递切口保护器保护切口。

6.探查腹腔　递腹部拉钩牵开,递生理盐水湿手探查,更换深部手术器械及湿纱垫。递腹腔自动拉钩牵开显露术野。

7.关闭腹腔　递温盐水冲洗腹腔,清点器械、纱布、纱垫、缝针等。递中弯血管钳钳夹腹膜上下角及两侧缘。13×34 圆针、7#丝线间断缝合或 0#可吸收线连续缝合。

8.缝合腹直肌后鞘及腹膜　递无齿镊、13×34 圆针、7#丝线间断缝合,马蹄拉钩牵开。

9.冲洗切口,缝合前鞘　递生理盐水冲洗,吸引器吸引,更换干纱布,递有齿镊、13×34 圆针、7#丝线间断缝合。再次清点器械、纱布、纱垫、缝针。

10.缝合皮下组织和皮肤,覆盖切口　递有齿镊,9×28 角针、1#丝线间断缝合皮下组织。去除术前膜,递酒精棉球擦拭周围皮肤。递有齿镊,9×28 角针,1#丝线间断缝合皮肤或 4-0#可吸收线行皮内缝合。递酒精棉球再次消毒切口皮肤。2 把有齿镊对合皮肤切缘。递纱布棉垫覆盖,包扎切口。

三、腹正中切口

1.消毒手术野皮肤　递擦皮钳夹小纱布蘸碘酒、酒精消毒手术野。以切口为中心,上至双侧乳头,下至耻骨联合水平,双侧至腋中线,待皮肤消毒剂干燥后,最后一块干纱布拭净脐孔内皮肤消毒剂。

2.铺无菌单　助手站在患者右侧,递第一块治疗巾,助手接过盖住切口下方,第二块治疗巾盖住切口对侧,第三块治疗巾盖住切口上方,第四块铺近侧,递术前膜协助贴膜,覆盖腹口单。

3.切开皮肤、皮下组织　切口边缘各置一干纱布,递 22#刀、有齿镊,切开皮肤,弯血管钳止血。干纱布拭血,1#丝线结扎或电凝止血。

4.切开腹白线,显露腹膜　更换手术刀片,递 22#刀、有齿镊,切开腹白线,组织剪扩大切口。更换湿纱布。递甲状腺拉钩牵开手术野,递 4#刀柄将腹膜外脂肪推开,显露腹膜。

5.切开腹膜,保护切口　递有齿镊在切口中部夹起腹膜并切开,递 2 把中弯血管钳钳夹,提起腹膜,递组织剪扩大切口。递切口保护器保护切口。

6.探查腹腔　递腹部拉钩暴露手术野。递生理盐水湿手探查。更换深部手术器械及湿纱垫。递腹腔自动拉钩牵开显露术野。

7.关闭腹腔　递温盐水冲洗腹腔,清点器械、纱布、纱垫、缝针等。递中弯血管钳钳夹腹膜上下角及两侧缘。13×34 圆针、7#丝线间断缝合或 0#可吸收线连续缝合。

8.缝合腹白线　递无齿镊、13×34 圆针、7#丝线间断缝合,甲状腺拉钩牵开。

9.冲洗切口　递生理盐水冲洗,吸引器吸引,更换干纱布,再次清点器械、纱布、纱垫、缝针。

10.缝合皮下组织　递有齿镊、9×28 圆针、1#丝线间断缝合皮下组织。去除术前膜,递酒精棉球擦拭周围皮肤。

11.缝合皮肤、覆盖切口　递有齿镊、9×28 角针、1#丝线间断缝合皮肤或 4-0#可吸收线行皮内缝合。递酒精棉球再次消毒切口皮肤。2 把有齿镊对合皮肤切缘。递纱布棉垫覆盖,包扎伤口。

第二节　甲状腺全切除术

一、适应证

1.甲状腺乳头状癌癌灶局限于一侧,无淋巴结转移及远处转移时可行一侧腺叶加峡部切除术,原发性甲状腺乳头状癌累及双侧腺叶应行全甲状腺或近全甲状腺切除术。

2.滤泡状癌发生远处转移,其癌灶有摄取碘的能力。

3.中心性散发性或家族性髓样癌。

4.甲状腺恶性淋巴瘤,局限于腺体内者。

二、麻醉方式

双侧颈丛阻滞麻醉,局部麻醉加强化或全身麻醉。

三、手术切口

胸骨切迹上方 1~2 横指,沿皮纹方向做横行切口,两端达胸锁乳突肌外缘。

四、手术体位

仰卧,采用肩部垫高、头后仰(避免后仰过度),置头圈,减轻患者术后头颈不适或头痛。

五、手术步骤及手术配合

1.手术野皮肤常规消毒,铺单　递擦皮钳夹小纱布蘸碘酒、酒精消毒手术野皮肤后,于颈两侧各置一球状治疗巾,常规三块治疗巾铺切口、领单,领单带子固定于患者头颈,铺中单,贴术前膜保护切口,铺置甲状腺单,盖单覆盖托盘。

2.切开皮肤、皮下组织,游离皮瓣,依次打开各层组织,显露出甲状腺　切口两边各置一干纱布,递 22#刀、2 把有齿镊切开皮肤、皮下组织、颈阔肌,递弯血管钳、电刀点凝止血。递艾利斯钳提起切口两侧皮缘。递 9×28 角针、4#丝线缝吊皮瓣,小直钳固定,显露手术野。递 6×17 圆针、1#丝线缝扎颈前静脉,递 10#刀或电刀切断颈前静脉,纵行切开颈白线直达甲状腺包膜,用手指钝性分离颈前肌与甲状腺的包膜间隙后,递甲状腺拉钩将一侧肌肉牵开。递长组织剪沿正中线剪开,上至甲状软骨,下达胸骨切迹,手指或中弯血管钳钝性分离舌骨下肌群与甲状腺包膜浅面的间隙至胸锁乳突肌前缘。如甲状腺较小,递甲状腺拉钩将甲状腺前肌群牵向外侧,如甲状腺较大,递 2 把扣扣钳提夹甲状腺前肌群,递 10#刀切断,递 9×28 圆针、4#丝线缝扎肌肉断端,上、下各 2 针。

3.游离甲状腺和峡部,做一侧甲状腺全切,同法做对侧　递甲状腺拉钩将甲状腺侧叶旁的组织牵开后,递"花生米"或小弯血管钳和直角钳游离甲状腺侧叶,当甲状腺中静脉显露出来后,递直角钳经血管穿通处引出 1 根 4#丝线结扎近心端,递 2 把弯血管钳近甲状腺夹住并递组织剪剪断,递4#丝线结扎两端。将腺叶向内侧提起,游离甲状腺侧叶。沿外侧缘向上游离甲状腺上极,分离上极的甲状腺上动脉、静脉,递直角钳,在甲状腺上动脉、静脉上下方各穿通处引出4#或7#丝线一根结扎,递直角钳夹住血管远端,递1把弯血管钳夹住血管近端,递组织剪在靠近甲状腺上极处剪断上极血管,递6×17圆针、4#丝线缝扎上极血管。松开血管钳,向内上牵引腺叶,游离甲状腺下极及其血管。递小弯血管钳或直角钳等游离,递4#丝线分别结扎甲状腺下静脉的分支。将甲状腺侧叶向外方向牵开,递直角钳或小弯血管钳钝性分离峡部和气管的间隙,递2把弯血管钳钳夹峡部,10#刀切断。将甲状腺除甲状旁腺外做一侧完整切除。

4.检查和冲洗切口,放置引流,逐层缝合切口,覆盖敷料 递温生理盐水冲洗切口,用吸引器吸引,更换干纱布。清点器械、纱布、纱垫、缝针。递11#刀、中弯血管钳放置引流管。巡回护士将肩后的垫枕去除。递9×28角针、4#丝线固定引流管。递6×17圆针、1#丝线间断缝合颈白线、颈阔肌、皮下组织。清点器械、纱布、纱垫、缝针。递酒精棉球擦拭周围皮肤,递6×17角针、1#丝线缝合皮肤。或递4-0可吸收线皮内缝合皮肤。清点器械、纱布、纱垫、缝针。递酒精棉球消毒皮肤。递有齿镊2把对合皮肤切缘,递纱布棉垫包扎切口。

第三节　乳腺癌根治切除术

一、适应证

1. I 期、Ⅱ期乳腺癌。

2. 良性肿瘤有癌变而无远处转移者。

3. Ⅲ期乳腺癌无禁忌证者。

二、麻醉方式

全身麻醉。

三、手术切口

按癌肿所在的位置和大小决定,一般采用距肿块3~5cm的纵向或横向梭形切口,横向梭形切口内侧达胸骨缘,外侧达腋中线,纵向梭形切口向上伸展至锁骨和胸大肌边缘之间,向下延伸至肋缘以下。

四、手术体位

仰卧位,患侧上肢外展90°,肩胛部用一小软垫垫高,暴露腋窝,床稍偏向健侧。

五、手术步骤及手术配合

1.手术野皮肤常规消毒,铺单 递擦皮钳夹小纱布蘸碘酒、酒精消毒于术野皮肤。消毒范围患侧至腋后线,包括上臂和腋窝部,对侧达腋前线,上界从颈根部平面开始,下界达脐平面。铺中单于患侧腋后线及患肢托架上,其上铺盖单,之后用一对折中单包患侧上肢前臂,绷带包绕固定,铺治疗巾4块,盖单、中单铺切口。

2.切开皮肤,游离皮瓣(上至锁骨,下至肋弓下缘,内到胸骨中线,外达背阔肌前缘) 切口两侧各置1块干纱布,递有齿镊,22#刀切开皮肤后,递电刀切开皮下组织,电凝或1#丝线结扎止血。皮瓣游离范围上至锁骨,下至肋弓下缘,内到胸骨中线,外达背阔肌前缘。

3.切断胸大肌、胸小肌　递中号拉钩牵开外侧皮瓣,递长无齿镊、组织剪或电刀沿锁骨下切开胸大肌浅面脂肪组织,显露胸大肌,递手术剪或电刀在靠近肱骨大结节嵴处切断其肌腱,递"花生米"、直角钳等将肩峰动脉,静脉分离出来,递2把小弯血管钳钳夹,10#刀切断,4#或1#丝线分别结扎,用"花生米"沿胸大肌纤维方向分离至锁骨的附着部位并将其切断,电凝或1#丝线结扎止血,递艾利斯钳或中弯血管钳提起胸大肌断腱向下牵拉,显露胸小肌。

4.解剖腋窝和清除腋静脉周围脂肪及淋巴组织　递拉钩牵开皮瓣,递长无齿镊,手术剪剪开腋窝部筋膜,将胸大肌,胸小肌用组织钳钳夹一起向下牵引。递直角钳、组织剪、"花生米"等游离腋窝部及锁骨上、下的脂肪和淋巴组织,将腋动脉、静脉各分支递小弯血管钳钳住后切断,1#或4#丝线结扎,递小弯血管钳分离并钳住胸外侧血管及肩胛下血管、切断、4#或1#丝线结扎。

5.切除标本　递弯血管钳或艾利斯提起胸大肌、胸小肌、乳房与腋窝处分离的组织,依次从上、内、外、下用电刀或10#刀将胸大肌、胸小肌纤维自胸骨缘和肋骨上面切断,使乳房连同胸大肌、胸小肌、腋窝处分离的组织整块切除。边切边止血。出血点递小弯血管钳钳夹、电凝止血或1#丝线结扎或6×17圆针、1#丝线缝扎止血。

6.冲洗切口、隔离　放置引流管,缝合皮肤,覆盖无菌敷料,接引流袋。递拉钩牵开皮瓣,仔细检查创面有无渗血。彻底止血后,依次递温蒸馏水、温生理盐水冲洗切口,递干纱布擦干。递酒精棉球、尖刀于腋窝下戳一小口,递11#刀、中弯血管钳放置乳胶引流管,递9×28角针、4#丝线固定引流管。

7.加压包扎切口,固定患侧上肢　递有齿镊、9×28角针、1#丝线全层缝合皮下、皮肤。递负压吸引器接引流管抽出切口内残余液体后,递纱布、小棉垫覆盖切口,弹性绷带包扎。

第四节　阑尾切除术

一、适应证

1.化脓性或坏疽性阑尾炎。

2.阑尾炎穿孔伴弥漫性腹膜炎。

3.慢性阑尾炎、复发性阑尾炎。

4.多数急性单纯性阑尾炎。

5.蛔虫性阑尾炎。

6.老年、小儿、妊娠期阑尾炎。

7.阑尾脓肿、阑尾周围脓肿非手术治疗无效者。

二、麻醉方式

联合麻醉或全身麻醉。

三、手术切口

右下腹斜切口(麦氏切口),或右下腹经腹直肌切口。

四、手术体位

仰卧位。

五、手术步骤及手术配合

1.常规手术野消毒,铺单　递擦皮钳夹小纱布蘸碘酒、酒精消毒皮肤,常规铺单。

2.切开皮肤,皮下组织　递22#刀、有齿镊2把切开皮肤、皮下组织,干纱布拭血,甲状腺拉钩牵开。

3.切开腹外肌腱膜,分离腹内斜肌及腹横肌,打开腹膜　递10#刀切开,手指协助分离。递中弯血管钳提夹切口,10#刀切开,组织剪延长切口。递纱垫2块、布巾钳2把保护切口。

4.隔开小肠、寻找阑尾　递长平镊夹湿纱布推开小肠,寻找并显露盲肠及阑尾。

5.夹持阑尾并提出　递卵圆钳钳夹提出阑尾于切口,递2把艾利斯钳分别夹住阑尾根部及阑尾末端,周围垫以纱布。

6.处理系膜　递中弯血管钳钳夹,组织剪剪断,4#丝线结扎,或用6×17圆针、4#丝线缝扎。

7.切除阑尾　递6×17圆针、4#丝线围绕阑尾根部做一荷包缝合,递10#刀切断阑尾,处理残端,依次递3把尖端夹有小棉球的小直钳,将棉球分别蘸上碘酊、酒精、生理盐水,依次涂擦阑尾残端黏膜面,收紧荷包并包裹残端,也可在内翻区域用6×17圆针、4#丝线间断或"8"字缝合。

8.关腹　递无齿卵圆钳夹湿纱布蘸拭右髂窝和盆腔内积液。清点器械、纱布、纱垫、缝针。递中弯血管钳钳夹腹膜,9×28圆针、4#丝线间断缝合,递9×28圆针、4#线缝合腱膜。清点器械、纱布、纱垫、缝针。递生理盐水冲洗,干纱布1块。更换手术器械,递酒精棉球消毒,递9×28圆针、1#丝线缝合皮下组织,递酒精棉球消毒,递有齿镊、9×28角针、1#丝线缝合皮肤。

第五节　股疝修补术

一、适应证

股疝。

二、麻醉方式

局部麻醉、硬膜外麻醉或全身麻醉。

三、手术切口

在腹股沟韧带中点上方约2cm处至耻骨结节,做与腹股沟韧带平行的斜切口,长约6cm,儿童则于内环下方沿下腹部皮肤横纹切开至耻骨结节上方。

四、手术体位

仰卧位。

五、手术步骤及手术配合

1.消毒,铺单,切开皮肤　递擦皮钳夹小纱布蘸碘酒、酒精消毒皮肤,擦皮钳夹小纱布蘸聚维酮碘溶液消毒会阴部,递1块球状治疗巾置阴囊下,常规铺4块治疗巾,贴术前膜,铺腹口单。递22#刀、2把有齿镊切开皮肤,干纱布拭血,电刀切开皮下组织及浅筋膜,显露出腹外斜肌腱膜及外环,递甲状腺拉钩牵开切口。

2.显露疝囊颈　湿纱布包裹手指钝性分离腹外斜肌筋膜,显露联合腱和腹股沟韧带,递湿布带将精索或圆韧带向内上方牵开,递组织剪剪开腹横筋膜,分离腹膜外脂肪组织,即露出疝囊颈。

3.处理疝囊　递中弯血管钳将疝囊往上提起,递湿纱布钝性分离其周围组织,递组织剪切开疝囊前壁,递无齿卵圆钳将疝内容物还纳至腹腔,递11×24圆针、7#丝线在颈部用作高位缝合并结扎,切除多余疝囊。

4.封闭股环　用11×24圆针、7#丝线将耻骨梳韧带、耻骨肌筋膜及腹股沟韧带一并缝合,封闭股环。

5.缝合切口　去除一切牵引物,递温盐水冲洗切口,出血处用电刀止血。清点器械、纱布、纱垫、缝针。递2-0可吸收线缝合腹外斜肌腱膜、皮下组织。清点器械、纱布、纱垫、缝针。递酒精棉球消毒。递4-0可吸收线皮内缝合皮肤。递酒精棉球消毒,递2把有齿镊对合皮肤切缘。递纱布、棉垫包扎切口。

第六节　胃、十二指肠穿孔修补术

一、适应证

1.胃或十二指肠溃疡急性穿孔等,患者一般情况不佳,伴有休克或并有心、肺、肝、肾等重要脏器病变,而腹膜炎又渐转重者。

2.复杂性穿孔(如癌肿、出血、梗阻)或疑有其他急腹症需立即手术者。

3.腹膜炎严重、腹腔积液、肠麻痹重、腹胀及中毒症状明显者。

4.按非手术治疗适应证治疗6~12小时(一般不超过12小时)后,症状、体征不见缓解或反而加重者。

5.年龄在40岁以上,病史较久的顽固性溃疡,或疑及胃溃疡有恶性病变,以及饱食后穿孔者,可考虑手术治疗。

二、麻醉方式

全身麻醉或联合麻醉。

三、手术体位

仰卧位。

四、手术切口

上腹正中切口。术前疑及胃溃疡穿孔者,可用左侧经腹直肌切口。疑及十二指肠溃疡穿孔者,可用右侧经腹直肌切口。

五、手术步骤与手术配合

1.消毒皮肤,铺单　递擦皮钳夹小纱布蘸碘酒、酒精消毒皮肤,常规铺4块治疗巾,贴术前膜,铺腹口单。

2.腹正中切口,切开皮肤、皮下组织 切口边缘各置1块干纱布,递22#刀、有齿镊,切开皮肤。干纱布拭血,1#丝线结扎或电凝止血。

3.切开腹白线,显露腹膜 更换手术刀片,递22#刀、有齿镊切开腹白线,组织剪扩大切口。更换湿纱布。递甲状腺拉钩牵开手术野,递4#刀柄将腹膜外脂肪推开,显露腹膜。

4.切开腹膜,保护切口 递10#刀、有齿镊在切口中部夹起腹膜并切开,递2把中弯血管钳钳夹,提起腹膜,递组织剪扩大切口。递切口保护器保护切口。

5.探查腹腔 递腹部拉钩暴露手术野。递生理盐水湿手探查。更换深部手术器械及湿纱垫。递腹腔自动拉钩牵开显露术野。

6.吸净腹腔内渗出液 递吸引器。

7.寻找穿孔部位 递无齿卵圆钳夹持棉球寻找穿孔部位,凡接触过穿孔渗出物的器械及棉球视为污染,均应放在弯盘内。

8.沿胃或十二指肠纵轴修补穿孔,并在附近取一块大网膜组织塞于两线之间。递长镊,6×17圆针、4#丝线间断全层缝合穿孔部位。

9.冲洗腹腔 递温盐水冲洗腹腔,吸引器头吸净腹腔积液。

10.关闭腹腔 清点器械、纱布、纱垫、缝针等。递中弯血管钳钳夹腹膜上下角及两侧缘。13×34圆针、7#丝线间断缝合或0#可吸收线连续缝合。

11.缝合腹白线 递无齿镊、13×34圆针、7#丝线间断缝合,甲状腺拉钩牵开。

12.冲洗切口 递生理盐水冲洗,吸引器吸引,更换干纱布,清点器械、纱布、纱垫、缝针。

13.缝合皮下组织 递有齿镊、9×28圆针、1#丝线间断缝合皮下组织。去除术前膜,递酒精棉球擦拭周围皮肤。

14.缝合皮肤、覆盖切口 递有齿镊、9×28角针、1#丝线间断缝合皮肤或用皮肤缝合器缝合。递酒精棉球再次消毒切口皮肤。2把有齿镊对合皮肤切缘。纱布棉垫覆盖,包扎切口。

第七节 经腹、会阴联合直肠切除术

经腹、会阴联合直肠切除术(Miles手术)是治疗直肠肛管癌较常用的一种手术。切除范围较大,包括全部直肠及其深筋膜内的淋巴组织,大部分乙状结肠及其系膜和淋巴组织,主动脉前肠系膜下血管根部以下的淋巴组织、盆腔底部腹膜、直肠侧韧带、肛提肌、肛门括约肌、坐骨直肠间隙的淋巴组织、肛管和肛门周围皮肤等。对有淋巴结转移的直肠癌,应尽量彻底切除,即将肛提肌从其骨盆壁附着处切断,同时清除坐骨直肠间隙内的组织。

一、适应证

1.直肠、肛管经腹、会阴联合直肠切除术适用于齿线以上7~8cm的直肠癌。

2.经腹腔行直肠切除吻合术适用于作为根治性手术,距肛缘11cm以上的直肠癌或乙状结肠下端癌。

3.适用于距肛门8cm以上的直肠癌姑息手术。

二、禁忌证

一般状况差的危重患者,或合并有急性肠梗阻者。

三、麻醉方式

全身麻醉。

四、手术体位

膀胱截石位。

五、手术切口

1.自脐上 5cm 至耻骨联合做左下腹旁正中切口。

2.会阴部切口。

六、手术步骤及手术配合

(一)腹部手术步骤

1.常规消毒皮肤及铺单　递擦皮钳夹小纱布蘸碘酒、酒精消毒手术野。以切口为中心,上至双侧乳头,下至耻骨联合水平,双侧至腋中线,待皮剂干燥后,最后一块干纱布拭净脐孔内皮肤消毒剂。助患者右侧,递第一块治疗巾,助手接过盖住切口下方,治疗巾盖住切口对侧,第三块治疗巾盖住切口上方,第近侧,递术前膜协助贴膜,覆盖切口。

2.切开皮肤、皮下组织　切口边缘各置 1 块干纱布,递 22#刀、有齿镊,切开皮肤弯曲血管钳止血。干纱布拭血,1#丝线结扎或电凝止血。

3.切开腹直肌前鞘　递甲状腺拉钩上下牵开,湿纱布拭血,更换刀片,递 22#刀在腹直肌中间切一小口,组织剪扩大切口。

4.分离腹直肌,显露后鞘　递有齿镊提起前鞘的内侧缘,用 4#刀柄将腹直肌由内向外分离。显露后鞘,用甲状腺拉钩牵开。

5.切开腹直肌后鞘及腹膜　递中弯血管钳 2 把依次钳夹提起后鞘、腹膜,递 10#刀切开,组织剪上、下扩大切口。递切口保护器保护切口。

6.探查腹腔　递腹部拉钩牵开,递生理盐水湿手探查,检查肝、肠系膜根部,大血管周围及盆腔。将小肠和大网膜推向左侧,递湿纱垫保护,更换深部手术器械,递腹腔自动拉钩牵开显露术野递腹部自动拉钩撑开。

7.用细纱布条穿过肠壁边缘肠系膜无血管区,捆扎肠腔,使肿瘤段肠内容物不致上下移动造成播散。递长无齿镊提起乙状结肠,递中弯血管钳带湿布带在预定切除线近端扎紧肠管。

8.游离乙状结肠与降结肠　递中弯血管钳 2 把钳夹肠系膜,组织剪剪断,4#丝线结扎。血管近端双重结扎或加缝扎。

9.游离直肠　递长弯血管钳,电刀分开直肠后壁,间隙内填盐水纱垫压迫止血。递电刀、长组织剪分离直肠后壁。递 2 把长弯血管钳夹住右侧直肠侧韧带,递电刀切断,钳带 7#丝线,同法处理左侧直肠韧带。将直肠分离至肛提肌平面。

10.切断乙状结肠　递肠钳和扣扣钳夹住预切断的近端乙状结肠,递 10#刀在两钳间切断。递盐水纱垫包裹结肠近端放于一侧,远端送入骶前凹内。

11.左下腹造永久性人工肛门　递蒸馏水由腹腔向盆腔灌注冲洗。递 6×17 圆针、4#丝线连续缝合盆底腹膜。递 10#刀切开腹壁,取出乙状结肠近侧断端,用 6×17 圆针、1#丝线固定于腹膜。用 6×17 角针、1#丝线将断端边缘全层与周围皮肤边缘间断缝合一圈。

12.缝合切口　清点器械、纱布、纱垫、缝针。递中弯血管钳钳夹腹膜上下角及两侧缘。13×34 圆针、7#丝线间断缝合或 0#可吸收线连续缝合。递生理盐水冲洗,吸引器吸引,更换干纱布,递有齿镊,13×34 圆针、7#丝线间断缝合前鞘。再次清点器械、纱布、纱垫、缝针。递有齿镊、9×28 圆针、1#丝线间断缝合皮下组织。去除术前膜,递酒精棉球擦拭周围皮肤。递有齿镊、9×28 角针、1#丝线间断缝合皮肤或用皮肤缝合器缝合。递酒精棉球再次消毒切口皮肤。

(二)会阴手术步骤

1.切口　以肛门为中心,后方至尾骨尖做一圆形切口。对于女性前方病变,需将部分阴道后壁,包括阴道开口后部,与肿瘤所在直肠一并切除。递 22#刀做会阴部切口。

2.切断肛提肌　递中弯血管钳、组织剪剪除肛门周围脂肪组织,弯血管钳夹住肛肌,于尾骨尖分离肛尾韧带,组织剪剪断,钳带 4#丝线结扎,取出乙状结肠和直肠。

3.游离直肠前壁。

4.会阴部创口处理　用组织剪剪除创面的脂肪组织,用 1：10 聚维酮碘溶液冲洗伤口,可与腹腔同时冲洗。吸引器吸引,更换干纱布。清点器械、纱布、纱垫、缝针。递有齿镊、9×28 圆针、1#丝线间断缝合皮下组织。递酒精棉球擦拭周围皮肤。清点器械、纱布,纱垫,缝针。递有齿镊、9×28 皮针、1#丝线间断缝合皮肤。递酒精棉球再次消毒切口皮肤。2 把有齿镊对好皮肤切缘。纱布、棉垫覆盖,包扎切口。

第八节　经肛吻合器直肠切除术

一、适应证

直肠黏膜内脱垂、套叠、直肠前突致出口梗阻型便秘。

二、切除范围

齿状线上方 3~5cm 环形直肠肠管。

三、麻醉方式

蛛网膜下隙阻滞、联合麻醉、简化骶管麻醉或长效局部麻醉。

四、手术体位

俯卧位、膀胱截石位或左侧卧位。

五、手术切口

经肛门齿状线上方直肠。

六、特殊用物

PPH 吻合器。

七、手术步骤及手术配合

1.消毒手术野皮肤　递擦皮钳夹小纱布蘸聚维酮碘溶液消毒手术野。以肛门为中心,距肛门 15~20cm 由外向内消毒会阴皮肤及肠道(女性同时消毒阴道)。

2.铺无菌单 递第一块中单,助手接过盖住肛门下方及下肢,第二块中单盖住肛门上方及躯干,第三块治疗巾盖住对侧,第四块治疗巾铺近侧。

3.肛管内置入扩张器并固定 肛门边缘各置一干纱布,递 9×28 角针、10#丝线、有齿镊将扩张器固定于皮肤。

4.齿状线上方 3~5cm 直肠前壁置 1~3 针荷包缝线,深达肌层 递 9×17 圆针、10#丝线、无齿镊缝合。

5.PPH 吻合器张开至最大限度,头端插入荷包缝线上方,置入脑压板,保护直肠后壁;收紧缝线并打结,用带线器经吻合器侧孔将缝线拉出肛外。递 PPH 吻合器、脑压板、带线器、止血钳 1 把。

6.钳夹引出缝线末端,用力牵拉,顺时针旋转收紧吻合器(女性一定探查阴道),打开保险后击发。女性患者递聚维酮碘溶液棉球消毒阴道。

7.拔出吻合器,检查吻合口,如有"桥状"连接,予以剪断;如有活动出血,电刀烧灼或 2-0 可吸收缝线"8"字缝合。递剪刀、电刀、2-0 可吸收缝线缝合止血。

8.齿状线上方 3~5cm 直肠后壁置 1~3 针荷包缝线,深达肌层。递 9×17 圆针、10#丝线、无齿镊缝合。

9.PPH 吻合器张开至最大限度,头端插入荷包缝线上方,置入脑压板,保护直肠前壁吻合口;收紧缝线并打结,用带线器经吻合器侧孔将缝线拉出肛外。递 PPH 吻合器、脑压板、带线器、止血钳 1 把。

10.拔出吻合器,检查吻合口,如有"桥状"连接,予以剪断;如有活动出血,电刀烧灼或 2-0 可吸收线"8"字缝合递剪刀、电刀、2-0 可吸收线缝合止血。

11.可于吻合口创面置止血纱布或引流管,包扎伤口。递止血纱布或引流管,包扎切口。

第九节　胃大部分切除术(毕Ⅰ式)

一、适应证

1.溃疡并大量或反复出血者。

2.瘢痕性幽门梗阻者。

3.急性穿孔,不适于非手术治疗,一般情况又能耐受胃切除术者。

4.胃溃疡并伴有恶性变者。

5.顽固性溃疡,经内科合理治疗无效者。

二、麻醉方式

联合麻醉或全身麻醉。

三、手术体位

仰卧位,双下肢略低于头部。假若胃的位置高,可适当增加体位的直立程度。

四、手术切口

上腹正中切口。

五、手术步骤及手术配合

胃和十二指肠的广泛游离是毕Ⅰ式手术必需的要求,必须将大网膜与包括肝曲与脾曲在内的横结肠分离。

十二指肠的广泛游离是实行毕Ⅰ式手术的基础。

1.消毒手术野皮肤　递擦皮钳夹小纱布蘸碘酒、酒精消毒手术野。以切口为中心,上至双侧乳头,下至耻骨联合水平,双侧至腋中线,待皮肤消毒剂干燥后,最后用干纱布拭净脐孔内皮肤消毒剂。

2.铺无菌单　助手站在患者右侧,递第一块治疗巾,助手接过盖住切口下方,第二块治疗巾盖住切口对侧,第三块治疗巾盖住切口上方,第四块铺近侧,递术前膜协助贴膜,覆盖腹口。

3.切开皮肤、皮下组织　切口边缘各置1块干纱布,递22#刀、有齿镊切开皮肤,弯血管钳止血。干纱布拭血,1#丝线结扎或电凝止血。

4.切开腹白线,显露腹膜　更换手术刀片,递22#刀、有齿镊切开腹白线,组织剪扩大切口。更换湿纱布。递甲状腺拉钩牵开手术野,递4#刀柄将腹膜外脂肪推开,显露腹膜。

5.切开腹膜,保护切口　递中弯血管钳2把钳夹提起腹膜,递10#刀切开,组织剪上、下扩大切口。递切口保护器保护切口。

6.探查腹腔　递腹部拉钩暴露手术野。递生理盐水湿手探查。更换深部手术器械及湿纱垫,递腹腔自动拉钩牵开显露术野。

7.游离胃大弯,切断胃网膜左动、静脉及胃网膜右动、静脉　递中弯血管钳钳游离,钳夹,组织剪剪开,4#丝线结扎或6×17圆针、4#丝线缝扎。胃左动脉用钳带7#丝线或双4#丝线结扎。

8.游离胃小弯,切断胃右动、静脉及胃左动脉下行支　递中弯血管钳游离、钳夹,组织剪剪开,4#丝线结扎或6×17圆针、4#丝线缝扎。

9.断胃　递6×17圆针、1#丝线缝2针支持线,递扣扣钳、肠钳夹持胃部,递10#刀切开前壁浆肌层,6×17圆针、1#丝线缝扎黏膜下血管。同法处理胃后壁。

10.缝合部分胃残端　递长镊、6×17圆针1#丝线间断、全层缝合。

11.于胃小弯侧游离、断离十二指肠　递蚊式钳、长组织剪游离,出血点递1#丝线结扎或缝扎。递扣扣钳2把,分别夹住十二指肠壶腹和幽门部,长镊夹持盐水纱布包裹十二指肠四周,递10#刀切断,取下的标本及刀一并置入弯盘内。递吸引器头吸尽胃内容物,卵圆钳夹持酒精棉球消毒残端,更换吸引器头及污染器械。

12.残胃和十二指肠吻合　先将胃与十二指肠拟定吻合口两侧缝牵引线,然后间断缝合后壁浆肌层,全层缝合胃与十二指肠后壁、前壁,最后加固缝合其前壁浆肌层。递长镊、6×17圆针、1#丝线缝合作牵引,蚊式钳钳夹线尾;再递6×17圆针、1#丝线缝合浆肌层,4#丝线缝合全层。

13.关闭腹腔　递温盐水冲洗腹腔,清点器械、纱布、纱垫、缝针等。递中弯血管钳钳夹腹膜上下角及两侧缘。13×34圆针、7#丝线间断缝合或0#可吸收线连续缝合。

14.缝合腹白线　递无齿镊、13×34圆针、7#丝线间断缝合,甲状腺拉钩牵开递生理盐水冲洗,吸引器吸引,更换干纱布,再次清点器械、纱布、纱垫、缝针。

15.冲洗切口　递有齿镊,9×28 圆针、1#丝线间断缝合皮下组织。去除术前膜,递酒精棉球擦拭周围皮肤。

16.缝合皮下组织　助手站在患者右侧,递第一块治疗巾,助手接过盖住切口下方,第二块治疗巾盖住切口对侧,第三块治疗巾盖住切口上方,第四块铺近侧,递术前膜协助贴膜,覆盖腹口。

17.缝合皮肤、覆盖切口　递有齿镊、9×28 角针、1#丝线间断缝合皮肤或 4-0#可吸收线皮内缝合。递酒精棉球再次消毒切口皮肤。2 把有齿镊对好皮肤切缘。纱布棉垫覆盖,包扎切口。

第十节　胃大部分切除术(毕Ⅱ式)

一、适应证

1.溃疡并大量或反复出血者。

2.瘢痕性幽门梗阻者。

3.急性穿孔,不适于非手术治疗,一般情况又能耐受胃切除术者。

4.胃溃疡并伴有恶性变者。

5.顽固性溃疡,经内科合理治疗无效者。

二、麻醉方式

联合麻醉或全身麻醉。

三、手术切口

上腹部正中切口,若需要做高位切除,可切除剑突并存切断三角韧带肝左叶,将其向右侧翻转。

四、手术体位

仰卧位。

五、手术步骤及手术配合

1.消毒手术野皮肤　递擦皮钳夹小纱布蘸碘酒、酒精消毒手术野。以切口为中心,上至双侧乳头,下至耻骨联合水平,双侧至腋中线,待皮肤消毒剂干燥后,最后一块干纱布拭净脐孔内皮肤消毒剂。

2.铺无菌单　助手站在患者右侧,递第一块治疗巾,助手接过盖住切口下方,第二块治疗巾盖住切口对侧,第三块治疗巾盖住切口上方,第四块铺近侧,递术前膜协助贴膜,覆盖腹口。

3.切开皮肤、皮下组织　切口边缘各置 1 块干纱布,递 22#刀、有齿镊切开皮肤,弯血管钳止血。干纱布拭血,1#丝线结扎或电凝止血。

4.切开腹白线,显露腹膜　更换手术刀片,递 22#刀、有齿镊切开腹白线,组织剪扩大切口。更换湿纱布。递甲状腺拉钩牵开手术野,递 4#刀柄将腹膜外脂肪推开,显露腹膜。

5.切开腹膜,保护切口　递中弯血管钳 2 把钳夹提起腹膜,递 10#刀切开,组织剪上、下扩大切口。递切口保护器保护切口。

6.探查腹腔　递腹部拉钩暴露手术野。递生理盐水湿手探查。更换深部手术器械及湿纱垫。递腹腔自动拉钩牵开显露术野。

7.游离胃大弯,切断胃网膜左动、静脉及胃网膜右动、静脉　递中弯血管钳游离、钳夹,组织剪剪开,4#丝线结扎。胃左动脉用钳带 7#丝线或双 4#丝线结扎。

8.游离胃小弯,切断胃右动、静脉及胃左动脉下行支　同上。

9.断胃　递 6×17 圆针、1#丝线,分层缝合部分胃残端。

10.游离十二指肠　递中弯血管钳钳夹,长剪刀游离,1#或 4#丝线结扎出血点。

11.与幽门下约 2cm 处切断十二指肠　递扣扣钳 2 把钳夹断肠管处,递长镊夹持湿纱垫保护切口周围,递 10#刀切断,幽门断端用纱布包裹,取下标本及刀一并放入弯盘内。递中弯血管钳钳夹酒精棉球消毒残端。

12.缝合十二指肠残端　递长镊、6×17 圆针、4#丝线绕过扣扣钳行连间断缝合,除去扣扣钳,递 6×17 圆针、1#丝线间断缝合浆肌层。或切断十二指肠时使用切割闭合器。

13.胃空肠吻合(以 Movniban 术为例)

(1)与结肠前,距屈氏(Treitz)韧带 8~12cm 处取空肠与胃吻合,近端对大弯侧拟定吻合口两侧缝牵引线。递长镊、6×17 圆针、1#丝线缝合,递蚊式钳夹线尾做牵引。

(2)间断缝合空肠与胃吻合口、后壁浆肌层,全层缝合胃肠后壁、前壁最后间断缝合胃肠前壁浆肌层。递长镊、6×17、圆针 1#丝线缝合。

14.关闭腹腔　递温盐水冲洗腹腔,清点器械、纱布、纱垫、缝针等。递中弯血管钳钳夹腹膜上下角及两侧缘。13×34 圆针、7#丝线间断缝合或 0#可吸收线连续缝合。

15.缝合腹白线　递无齿镊、13×34 圆针、7#丝线间断缝合,甲状腺拉钩牵开。

16.冲洗切口　递生理盐水冲洗,吸引器吸引,更换干纱布,再次清点器械、纱布、纱垫、缝针。

17.缝合皮下组织　递有齿镊、9×28 圆针、1#丝线间断缝合皮下组织。去除术前膜,递酒精棉球擦拭周围皮肤。

18.缝合皮肤、覆盖切口　递有齿镊、9×28 角针、1#丝线间断缝合皮肤或 4-0#可吸收线,皮内缝合。递酒精棉球再次消毒切口皮肤。2 把有齿镊对好皮肤切缘。纱布棉垫覆盖,包扎切口。

第十七章　胸外科手术配合

第一节　常用胸部手术切口

一、胸骨正中切口

1.适应证　胸骨正中切口为心血管手术最常用的切口,气管切除重建、胸骨后、甲状腺和甲状旁腺肿瘤切除、颈部食管肿瘤切除、累及双侧的前纵隔肿瘤或囊肿切除、双肺病变切除均可通过这种切口完成。

2.优点　胸骨正中切口的优点是显露心脏,近端大血管和首纵隔极佳,能同时显露双侧肺、肺门和胸腹腔。操作迅速、安全,愈合快(尤其是部分胸骨劈开者)。同标准开胸切口相比,其疼痛轻。

3.切口　自胸骨上切迹起,向下至剑突与脐孔连线的中点,纵行切开皮肤、骨膜,纵行锯开胸骨。

二、横断胸骨双侧开胸切口

1.适应证　此切口能暴露双侧肺、肺门、胸膜腔、纵隔和大血管。对双侧肺移植极为有用。双肺转移瘤切除也可选用此切口。

2.优点　暴露双侧肺、肺门、纵隔和近端大血管比较充分。连续双肺移植时,胸膜腔可按顺序开,以使术中通气满意。

3.切口　仰卧位,两上肢外展。如影响手术操作,可将双手内收于患者身体两侧,妥善固定。肩胛间垫一薄枕,使胸部稍向前突,以利于胸腔切口的显露。沿两侧乳房下缘做弧形切口,中部相连,横过胸骨。经双侧第 3 前肋间或第 4 肋间直接切开肋间肌进入胸腔。在胸骨缘左右两侧外 2cm 处显露胸廓内血管,双重结扎其上、下两端后切断,然后用胸骨剪或线锯横断胸骨。用开胸器缓慢撑开前胸壁切口。

三、胸腹联合切口

1.适应证　胸腹联合切口在左侧用于食管贲门或胃手术,广泛的脾、胰尾和肝左叶切除手术;在右侧用于食管癌切除术或右肝叶切除。临床上、最长应用的是左侧胸腹联合切口。

2.优点　暴露好,能进行广泛的胸腹手术。

3.切口　患者取右侧 45°斜卧位,采用后外侧切口经第 7 肋间进入胸腔。探查后认为有必要切开腹腔时,延长胸部切口到脐与剑突连线的中点,切断肋弓,从肋弓向食管裂孔方向剪开膈肌,即可显露胸腔和腹腔脏器,以进行较广泛的手术。贲门癌患者,也可先做腹直肌切口,经腹腔探查,如认为有必要扩大暴露,可将切口向胸部延长。

术毕,缝合膈肌的全层(包括膈胸膜、膈肌层及膈肌膜),膈肌的边缘用 1~2 针褥式缝合线,将其牢固地固定于切口两侧的胸壁上。切除一小段肋弓后,将其重新对合。然后分别关闭腹部和胸部的切口。

四、胸腔镜手术切口

1.适应证　胸腔镜手术切口适用于胸膜、肺脏疾病的诊断,肿瘤的分期,以及肺楔形切除、肺叶切除和肺病损清除等。

2.切口　切口的位置取决于病变的部位、性质和手术方式。侧卧位时,一般将胸腔镜观察孔选在腋中线的第 6 或第 7 肋间。其他操作孔依具体手术而定,一般为 2~3 个。

五、腋下小切口

1.适应证　腋下小切口第 1 肋骨切除术、肺尖部肺大疱切除及胸膜固定术、交感神经切除术和肺癌分期手术均可采用腋下小切口。

2.优点　切口小,不切断胸壁肌肉,操作迅速,特别适合于心肺功能不好的患者。如须扩大暴露,切口易于延伸。另外,切口藏在腋下,不影响美观。

3.切口　患者侧卧位,术侧上肢垫包,肘部弯曲,并向上方旋转,然后固于头架上。切口准备范围要大,以便必要时延长。沿腋毛区下缘,平第 3 肋骨做弧形切口,或由腋中线第 3 肋骨水平向下垂直做切口。切开皮肤、皮下组织,到达胸壁肌肉层。向后牵拉背阔肌,向前牵拉胸大肌,顺肌纤维走行劈开前锯肌,露出骨性胸壁,通常经第 3 肋间进胸。肋间臂神经发源于第 2 肋间,因此通过该神经就能辨认第 2 或第 3 肋间,关胸时重新闭合肋骨、皮下组织和皮肤,非常快捷。

六、改良后外侧切口

1.适应证

(1)肺部良性肿瘤、肺癌。

(2)支气管扩张。

(3)食管癌。

(4)部分纵隔肿瘤。

2.优点　暴露好,视野开阔,利于解剖纵隔行淋巴结清扫。

3.切口　患者侧卧位,自腋后线起沿肩胛骨内侧做皮肤切口,切口长度根据手术需要决定。切开皮下组织,向后牵拉背阔肌或切断背阔肌后外部分,暴露背部筋膜及前锯肌后部,切开背部筋膜,将前锯肌后缘与胸壁分离,暴露肋间肌,经第 5 或第 6 肋间进胸。如需要可剪断一根后肋以增加切口的暴露程度。

第二节　肺叶切除术

一、适应证

肺结核、肺良性肿瘤、肺脓肿、支气管扩张、肺癌等。

二、麻醉方式

全身麻醉,双腔气管插管。

三、手术体位

侧卧位。

四、手术切口

改良后外侧切口。

五、手术步骤及手术配合

1.手术野常规消毒皮肤、铺单　递擦皮钳夹小纱布蘸碘酒、酒精常规消毒皮肤,铺中单、贴术前膜铺胸单,托盘覆盖盖单。

2.切开皮肤、皮下组织、肌肉　递22#刀,有齿镊切开皮肤,递电刀切开皮下组织及肌肉、电凝止血。

3.切开胸膜,探查胸腔　递电刀切开胸膜,2块纱垫保护切口创面。递肋骨牵开器牵开切口。如肺与肋面粘连则先递弯血管钳、组织剪、钳夹"花生米"钝性分离,1#丝线结扎或电凝止血,显露手术野。

4.游离肺动脉、肺静脉并结扎　递长无齿镊、长组织剪剪开肺门处纵隔胸膜,显露肺血管,递长组织剪、长无齿镊将肺血管周围的纤维组织及血管鞘膜剪开,显露肺血管,递中直角钳绕过充分显露的肺血管后壁,用大弯血管钳带7#或者4#丝线结扎,近端结扎2次,显露肺血管远端,游离分支血管,递直角钳绕过血管,钳带4#或者7#丝线分别结扎分支血管,递6×17圆针、4#丝线缝扎,递组织剪剪断血管。游离过程中也可用"花生米"做钝性分离。

5.处理支气管　递长无齿镊、长组织剪解剖支气管,游离完毕,递大直角钳或心耳钳钳夹支气管,肺钳夹住肺端,10#刀切断支气管,酒精棉球擦拭,双10#丝线结扎,9×17圆针、7#丝线缝扎或递3-0可吸收线连续往返缝合,或使用切割闭合器进行处理。

6.检查有无漏气,冲洗胸腔　递温盐水灌于胸腔,检查有无气泡自缝合的支气管断端漏出,若漏气则再缝补至不漏气为止。递吸引器抽吸干净。递11#刀于第7~8肋间腋后线处Trocar孔放置胸腔引流管,若为上肺叶切除同时于锁骨中线外侧第2肋间放置28~36#胸腔引流管引流,清点器械、纱布、纱垫、缝针。

第三节　胸膜剥脱术

一、适应证

1.慢性脓胸肺。
2.慢性脓胸无合并疾病者。
3.机化性和凝固性血胸。
4.特发性胸膜纤维化。

二、禁忌证

1.有急性感染灶存在。
2.患者身体虚弱,全身情况差,不能承受手术创伤者。

三、麻醉方式

最常用的麻醉方法是静脉复合麻醉。低温麻醉和术中控制性低血压可减少失血量。

四、手术体位

侧卧位。

五、手术切口

改良后外侧切口。

六、手术步骤及手术配合

1.手术野常规消毒皮肤、铺单　同"肺叶切除术"配合。

2.切开皮肤、皮下组织、肌层　切口边缘各置1块纱布。递22#刀、有齿镊,切开皮肤,电刀切开皮下组织、肌层,电凝止血。递骨膜分离器分离骨膜,递肋骨分离钩分离肋骨内侧骨膜。

3.结扎骨膜下方的肋间神经和血管束　递纱布,钳带4#丝线结扎血管,并剪断,电刀切开骨膜及肌纤维,进入外层胸膜,用手指或钳夹"花生米"钝性分离胸内粘连,置入肋骨牵开器。

4.剥离增厚胸膜　递组织剪或长无齿镊分离胸膜粘连,吸引器抽吸脓液,分离增厚胸膜至正常胸膜边缘。

5.用抗生素的温盐水或稀释聚维酮碘溶液盐水反复清洗胸腔,并检查肺部有无漏气。递吸引器吸出冲洗液,用纱布擦拭肋膈角等处沉积物。观察水中有无气泡,如有则应仔细缝合。递6×17圆针、1#丝线间断缝合。电凝或结扎出血点。

6.放置胸腔引流管　放置2根28#或36#胸腔闭式引流管,递9×28角针、7#丝线固定。

7.缝合胸膜、肌层　递13×34圆针、7#丝线间断缝合,递肋骨合并器拉拢肋骨,递13×34圆针、7#丝线间断缝合肌层。

8.接胸腔引流瓶　接水封瓶闭式引流。

9.缝合皮肤、皮下组织　递酒精棉球消毒皮肤,递9×28圆针、4#丝线缝合皮下,9×28角针、1#丝线间断缝合皮肤或4-0#可吸收线皮内缝合。纱布、棉垫覆盖,包扎切口。

第四节　全肺切除术

一、适应证

1.左全肺切除

(1)左肺动脉近端受累,解剖和游离比较困难。

(2)斜裂内肺动脉被肿瘤和肿大淋巴结侵犯,使得肺叶切除术非常困难。

(3)上、下肺静脉汇合处受累,须切除一小部分左心房壁。

(4)左上、下叶支气管分嵴处广泛受侵,难以进行支气管成形术。

2.右全肺切除

(1)右肺动脉近端受侵。

(2)巨大的中心型肺癌、累及3个肺叶。

(3)肿瘤及转移淋巴结能全部切除。

(4)心肺功能良好。

(5)年龄一般不超过65岁。

二、麻醉方式

采用双腔气管插管或单侧支气管插管,全身麻醉。

三、手术体位

侧卧位。

四、手术切口

右或左后外侧切口。经第6肋骨床中线或第7肋骨上缘切口。

五、手术步骤及手术配合

1.手术野常规消毒皮肤、铺单,切开皮肤、皮下组织进入胸腔,改良后外侧切口常规配合。

2.探查胸腔　递钳夹"花生米"或电刀分离肺与胸膜粘连,探查病变的所在位置、范围、性质、病变与附近脏器的关系和肺门活动,确定全肺切除术。

3.游离肺动脉、肺静脉并结扎

(1)右全肺叶切除:将肺向上牵引,递大弯血管钳钳夹下肺韧带,组织剪剪断,递7#丝线结扎。递组织剪、直角钳、长无齿镊,游离下肺静脉,递4#丝线或7#丝线结扎,6×17圆针、4丝线缝扎,切断。同法处理右上肺静脉。递长无齿镊、长组织剪,剪开奇静脉下方及肺门前方的纵隔胸膜。显露右肺动脉主干及分支,递直角钳钳夹7#或4#丝线结扎肺动脉分支及右上肺静脉,递7#丝线结扎右肺动脉主干,6×17圆针、4#丝线缝扎或递4-0涤纶线缝合加固。

(2)左全肺切除上、下肺静脉处理同右全肺切除:递长组织剪、长无齿镊在主动脉弓下缘下方切开纵隔胸膜向肺门延伸,递血管钳钳夹"花生米"钝性分离肺门的疏松组织,显露左肺动脉主干及左上肺静脉,递直角钳钳夹7#或4#丝线分别结扎,6×17圆针、4#丝线分别缝扎一次,切断。

4.游离、切断支气管　递心耳钳、大直角钳分别钳夹支气管,递10#刀切断,递酒精棉球擦拭,递3-0可吸收线连续缝合支气管残端。递9×17圆针、4#丝线缝合支气管残端周围胸膜,包埋残端。

5.冲洗胸腔,常规关胸　温水冲洗胸腔,检查有无漏气,清点器械敷料无误后,放置胸腔引流管并缝合固定。递13×34圆针、10#丝线缝合胸膜,血管钳固定,或0#涤纶线缝合,缝毕递肋骨合拢器拉拢,缝线打结。递13×34圆针、7#丝线缝合肌层,13×34圆针、4#丝线缝合皮下组织,递4-0#角针可吸收线连续皮内缝合,也可用皮肤缝合器缝合。术毕夹闭胸腔闭式引流管。

第五节　食管裂孔疝手术

食管裂孔疝是指胃的一部分或其他腹腔脏器经膈肌的食管裂孔进入胸腔内,临床并不少见。在正常情况下,腹内压比胸膜腔内压高10~20mmHg,最大吸气时胸腹腔压差增加最为明显,自然形成胸腔的吸力,使胃容易从腹腔进入胸腔,如食管裂孔过大,就容易发生裂孔疝。

一、适应证

1.经内科治疗症状无好转者。

2.有并发症的食管裂孔疝,如合并严重的食管炎、溃疡、出血、狭窄、幽门梗阻、十二指肠溃疡、胆石症或肺部并发症及出现疝内容物嵌顿、绞窄或扭转者。

3.食管裂孔疝和食管旁疝,引起呼吸循环功能障碍。

4.食管裂孔疝怀疑有癌变者。

二、麻醉方式

全身麻醉,气管内插管。

三、手术体位

右侧卧位(经胸途径),仰卧位(经腹途径)。

四、手术切口

左胸后外侧切口,经第7或第8肋间进胸或左上腹部正中切口或旁正中切口。

五、手术步骤及手术配合

(一)经胸途径

1.手术野常规消毒皮肤、铺单,切开皮肤、皮下组织进入胸腔 改良后外侧切口常规配合。

2.探查胸腹腔 递长无齿镊、长组织剪分离粘连,血管钳带4#丝线结扎止血。必要时直角钳夹带4#丝线结扎左下肺韧带并切断。探查贲门和胃部疝入的情况及食管裂孔的大小。

3.还纳疝内容物 递长无齿镊、长组织剪剪开食管下段的纵隔胸膜,弯血管钳钳夹4#丝线结扎出血点或电凝止血。游离食管下段,递直角钳绕一大纱布牵引食管,电刀切开疝囊颈,钝性游离并剪除多余疝囊组织,经裂孔将食管腹段及胃贲门还纳入腹腔。递6×17圆针、7#丝线间断缝合。

4.固定贲门胃底 递6×17圆针、4#丝线环形缝合固定膈肌裂孔的腹侧面,以同法将胃底与膈肌腹侧面平行缝合固定3~4针。

5.修补裂孔 递9×28圆针、7#或10#丝线将膈肌脚肌束间断缝合,关闭扩大的食管裂孔。

6.放置引流管,关闭胸壁切口 递13×34圆针、10#丝线或0#涤纶线缝合胸膜,血管钳固定,缝毕递肋骨合拢器拉拢,缝线打结。

7.缝合肌层、皮下及皮肤 递9×28圆针、7#丝线缝合肌层,4#丝线缝合皮下组织,递9×28角针、4#丝线缝合皮肤或递4-0#角针可吸收线连续皮内缝合。

(二)经腹途径

1.手术野常规消毒皮肤、铺单、进腹 递擦皮钳夹小纱布蘸碘酒、酒精消毒皮肤,铺治疗巾,腹口贴术前膜。递22#刀切开皮肤,递电刀切开皮下组织及肌肉,电凝止血或结扎止血。切口两旁各置一块湿纱垫,递腹腔自动牵开器显露手术野。

2.还纳疝,修补裂孔 递湿纱垫,将胃及贲门向下牵拉,还回腹腔,递9×28圆针、7#丝线间断缝合右膈肌脚肌束2~3针。递6×17圆针、4#丝线将贲门下方的胃底部与膈肌缝合数针固定。

3.检查止血 递湿纱垫清理腹腔积血,递弯血管钳钳夹出血点,钳带4#丝线结扎或电凝止血。清点器械、纱布、纱垫、缝针。

4.依层缝合腹壁 大量生理盐水冲洗腹腔,放置引流管,关腹清点器械、纱布、纱垫、缝针。逐层缝合。

第六节　食管下段癌根治术

一、适应证

食管癌。

二、禁忌证

1.临床 X 线等检查证实食管病变广泛并累及邻近器官,如气管、肺、纵隔、主动脉等。

2.有严重心肺或肝肾功能不全或恶病质不能耐受手术者。

一经确诊,身体条件允许即应采取手术治疗。根治性手术根据病变部位和患者具体情况而定。原则上应切除食管大部分,食管切除范围应距肿瘤 5cm 以上。

三、麻醉方式

全身麻醉,双腔管气管插管。

四、手术体位

右侧卧位。

五、手术切口

左侧改良后外侧切口。

六、手术步骤与手术配合

1.手术野常规消毒皮肤、铺单　改良后外侧切口常规配合。

2.切开皮肤,皮下组织、肌肉　递 22# 刀,有齿镊切开皮肤,递电刀切开皮下组织及肌肉、骨膜电凝止血或结扎止血。

3.切开前锯肌、背阔肌　递电刀切开,中弯血管钳钳夹出血点,4# 或 7# 丝线结扎或电凝止血。

4.游离斜方肌、背阔肌与大菱形肌,切断附着在脊突的筋膜束　递中弯血管钳钳夹游离,电刀切断。

5.经肋骨下缘进入胸腔,探查病变,检查胸主动脉旁有无淋巴结转移及粘连等现象。

6.将肺向前方牵开,显露后纵隔　递长镊夹持湿纱垫覆盖左肺、大 S 状拉钩或压肠板折弯将肺叶牵开。

7.于膈上纵行切开纵隔胸膜,游离、牵引食管及迷走神经,显露食管下段　递长镊,长组织剪剪开胸膜,递长弯血管钳游离并钳夹出血点、4# 丝线结扎,递中弯血管钳将束带穿过食管作牵引。

8.于食管裂孔左前方、肝脾之间切开膈肌,向内至食管裂孔、向外至胸壁切口前方扩大切口。递长镊,10# 刀切开膈肌一小口、中弯血管钳 2 把夹提切缘,长组织剪扩大,电刀切开。4# 丝线结扎或 6×17 圆针、7# 丝线缝扎止血。

9.缝扎膈肌角处的膈动脉　递长镊,长弯血管钳分离,中弯血管钳钳带 4# 丝线结扎、6×17 圆针 4# 丝线加固缝扎 1 针,10# 刀切断。

10.游离胃体

（1）经膈肌切口提起胃体:递长镊提起。

（2）于胃大弯处切断大网膜:递中弯血管钳分离、钳夹,组织剪剪断,4#丝线结扎。

（3）处理胃网膜左动脉:递中弯血管钳分离,中弯血管钳3把钳夹、10#刀切断,中弯血管钳带双4#丝线结扎近、远端,近端6×17圆针、4#丝线加固缝扎1针。

（4）向左分离胃短韧带并逐支处理胃短动脉,分离胃膈韧带;向右分离胃结肠韧带至幽门下（保留胃网膜右动脉血管弓）:递长镊,长弯血管钳分离、钳夹,长组织剪剪断,4#丝线结扎或电凝止血。

（5）处理小网膜,分离、钳夹、切断胃左动脉:递中弯血管钳分离,再递中弯血管钳3把钳夹、15#刀切断,中弯血管钳带双4#丝线结扎近、远端,近端6×17圆针、4#丝线加固缝扎1针。

（6）再次游离幽门部:递长镊,中弯血管钳钳夹止血,4#丝线结扎或电凝止血。

11.距贲门3~5cm处的胃体部断胃　递扣扣钳2把钳夹胃体,长镊夹持湿纱垫保护切口周围;递10#刀切断、酒精棉球消毒断端;将胃内容物污染的血管钳、手术刀放入指定盛器,不可再用于其他组织分离、钳夹。

12.缝合胃切口两端　递长镊,6×17圆针、4#丝线褥式缝合远端,6×17圆针、1#丝线"8"字缝合浆肌层、包盖残端;9×17圆针、双4#丝线缝合近端。

13.由下自上游离食管,广泛切除其邻近淋巴脂肪组织（争取在较高部位切除食管）　递湿纱布包裹手指钝性分离。

14.距癌肿7cm以上切除食管（于主动脉弓上食管吻合）　递大直角钳钳夹食管,组织剪切除;灭菌避孕套1只套住食管近端,7#丝线绑扎。

15.游离食管至主动脉弓上,将近端食管提至主动脉弓上　递中弯血管钳带布带或8F导尿管穿过食管牵引,组织剪分离。

16.食管胃吻合（手工吻合）

（1）缝合胃前壁与食管后壁浆肌层:递长镊,6×17圆针、4#丝线间断5~6针,蚊式钳牵引两端缝线。

（2）于缝合线下方0.5cm处切开胃浆肌层（切口长度与食管宽度相当）,缝扎黏膜下血管:递10#刀切开,6×17圆针、1#丝线缝扎。

（3）剪开胃黏膜:递10#刀切一小口、组织剪剪开扩大,吸引器头吸净胃内容物,递酒精棉球消毒切口。

（4）全层缝合胃及食管后壁:递长镊,6×17圆针、4#丝线间断缝合。

（5）将胃管自食管拉出放入胃内:递长镊协助送管,巡回护士重新固定鼻处胃管。

（6）切断食管后壁:递10#刀切断,将食管及部分胃组织放入弯盘中。

（7）全层内翻缝合前壁内层（吻合口大小以能通过拇指为宜）,包套住吻合:递长镊,6×14圆针、4#丝线全层内翻缝合。

（8）将胃与周围纵隔胸膜、侧胸壁缝合固定,减少吻合口张力:递9×28圆针、4#丝线缝合数针。

（9）检查胃左动脉结扎处及食管沟,彻底止血:递长镊检查,中弯血管钳钳夹止血、1#丝线结扎或电凝止血。

17.缝合膈肌,缝合固定胃通过膈肌处防止术后切口疝发生　缝合器械、纱布、缝针,递9

×17 圆针、7#丝线"8"字缝合。

18.冲洗胸腔(若手术损伤对侧胸膜,可修补或扩大胸膜破口使之完全敞开,于关胸前由破口放入胸腔引流管于胸腔)　递生理盐水冲洗,递 11#刀,中弯血管钳放置胸腔引流管,9×28 圆针、4#丝线缝合固定。

19.关胸　清点器械、纱布、纱垫、缝针,逐层缝合,递 9×28 圆针、4#丝线缝合数针。

第七节　胸壁结核病灶清除术

一、适应证

1.病灶一期切除及缝合,适用于围绕锁骨中线、腋前线、腋中线及腋后线附近的胸壁结核,遮盖病变部位的皮肤正常或窦道较小,脓液较少且无急性混合感染,肺及胸膜无病变者。

2.蝶形手术适用于胸骨结核、胸锁关节及胸骨旁的胸壁结核病例。

二、禁忌证

病情尚不稳定,其他部位有活动性结核病灶者,暂不行手术治疗。

三、麻醉方式

根据手术所涉及的部位和范围,适当选择麻醉方式。

四、手术体位

视手术部位而定。

五、手术切口

视病变部位选择。

六、手术步骤及手术配合

1.手术野常规消毒皮肤、铺单　递擦皮钳夹小纱布蘸碘酒、酒精消毒皮肤,递中单及胸单,贴壬前膜。

2.切开皮下、肌膜肌肉到达肋(胸)骨及周边　递 22#刀切开皮肤,电刀切开皮下组织及肌层,递甲状腺拉钩,将两侧肌肉牵开;递 22#刀或组织剪分离肌层及脓肿壁;递中弯血管钳钳夹止血,4#丝线结扎组织或电凝止血。

3.清除脓腔　备好吸引器,随时吸取脓液。递组织剪、中弯血管钳、钳夹"花生米"分离,切除脓肿壁。用手指或探针探查是否有深部脓肿,确定后,递骨膜分离器分离骨膜,肋骨前及肋骨咬骨钳切除肋骨,显露脓腔底,递刮匙及吸引器清除脓腔底表面干酪样坏死组织。递温盐水,彻底清洗脓腔。

4.游离附近肌瓣填于脓腔　递 10#刀或组织剪游离附近肌瓣充填脓腔。递 6×17 圆针、4#丝线缝合固定。

5.检查,冲洗伤口　递温盐水冲洗伤口,脓腔内放置抗结核及其他抗菌药物,根据情况放置引流。

6.缝合、覆盖切口　递 13×34 圆针、7#丝线间断缝合肌层。递 9×28 圆针、1#丝线缝合皮下组织,递 9×28 角针、1#丝线缝合皮肤,递纱布、棉垫加压包扎伤口。

第八节　纵隔肿瘤切除术

一、适应证

纵隔肿瘤及囊肿。

二、麻醉方式

全身麻醉,气管内插管。

三、手术体位

仰卧位、半侧卧位或侧卧位(根据手术切口而定)。

四、手术切口

1.前纵隔肿瘤　前胸外侧切口。

2.后纵隔肿瘤　后外侧切口。

3.前上纵隔肿瘤及双侧性前纵隔肿瘤胸骨正中切口。

4.胸内甲状腺颈部切口,必要时部分劈开胸骨。

五、手术步骤及手术配合

(一)后纵隔肿瘤切除

1.手术野常规消毒皮肤、铺单　递擦皮钳夹小纱布蘸碘酒,消毒皮肤,铺治疗巾、中单、胸单,贴手术术前膜。

2.切开皮肤,皮下组织、肌肉　递22#刀切开皮肤,递电刀切开皮下组织及肌肉、骨膜电凝止血或结扎止血。

3.切开胸膜,探查胸腔　递电刀切开胸膜,2块盐水垫保护切口创面。递大号肋骨牵开器牵开切口,递骨膜分离器剥离肋骨残端,甲状腺拉钩牵开,递棘突咬骨钳咬平肋骨残端,干盐水纱布止血。如肺与肋面粘连则先递中弯血管钳、组织剪、钳夹"花生米"分离粘连,1#丝线结扎或电凝止血。

4.探查肿瘤情况及与纵隔、肺门部血管和神经的关系,分离瘤体　递湿纱垫保护胸壁切口软组织,递肋骨牵开器显露术野,递湿纱垫保护肺脏向前牵拉、显露肿瘤,用长组织剪剪开覆盖肿瘤的壁层胸膜,递大弯血管钳分离肿瘤的粘连组织。遇出血时,钳带4#丝线结扎或6×17圆针、4#丝线缝扎。

5.切除肿瘤　递2把长弯血管钳夹住肿瘤的基底部,组织剪或手术刀切下肿瘤,递9×17圆针、7#丝线结扎蒂部止血。

6.检查有无出血　如有出血,钳带线结扎,渗血处用热盐水纱垫压迫止血或电凝止血。

7.放置胸腔引流管及关闭胸壁切口　递11#刀于第6、第7肋间腋后线处Trocar孔放置胸腔引流管,若为上肺叶切除同时于锁骨中线外侧第2肋间放置28~36#胸腔引流管引流,清点器械、纱布、纱垫、缝针。递13×34圆针、10#丝线缝合胸膜,或0#涤纶线缝合,缝毕递肋骨合拢器拉拢,缝线打结。递13×34圆针、7#丝线缝合肌层,4#丝线缝合皮下组织,递9×28角针、1#丝线缝合皮肤或递4-0#角针可吸收线连续皮内缝合。

(二)前上纵隔肿瘤切除

1.手术野常规消毒皮肤、铺单　递22#刀切开皮肤,递电刀切开皮下组织及肌肉、骨膜电凝止血或结扎止血。

2.切开皮肤,皮下组织、肌肉　递擦皮钳夹小纱布蘸碘酒、酒精消毒皮肤,铺中单、胸单,贴手术术前膜。

3.锯胸骨　递直角钳分离胸骨柄后疏松结缔组织,钳夹"花生米"或胸骨后探条分离胸骨后疏松组织,递胸骨锯纵行锯开胸骨,骨膜电刀止血,骨髓腔骨蜡止血。

4.切开胸膜,探查胸腔　递电刀切开胸膜,2块纱垫保护切口创面。递大号肋骨牵开器牵开切口,递骨膜分离器剥离肋骨残端,甲状腺拉钩牵开,递咬骨钳咬平肋骨残端,干纱布止血。如肺与肋面粘连则先递中弯、组织剪、钳夹"花生米"分离粘连,1#丝线结扎或电凝止血。

5.探查肿瘤情况及与纵隔、肺门部血管和神经的关系,分离瘤体　递纱垫保护胸壁切口软组织,递肋骨牵开器显露手术野,递湿纱垫保护肺脏向前牵拉、显露肿瘤,用长组织剪剪开覆盖肿瘤的壁层胸膜,递大弯血管钳分离肿瘤的粘连组织。遇出血时,钳带4#丝线结扎或6×17圆针、4#丝线缝扎。

6.切除肿瘤　递2把长血管钳夹住肿瘤的基底部,组织剪或手术刀切下肿瘤,递9×17圆针、7#丝线结扎蒂部止血。

7.检查有无出血　如有出血,钳带线结扎,渗血处用热盐水纱垫压迫止血或电凝止血。

8.放置胸腔引流管及关闭胸壁切口　递11#刀于第6、第7肋间腋后线处Trocar孔放置胸腔引流管,若为上肺叶切除同时于锁骨中线外侧第2肋间放置28~36#胸腔引流管引流,清点器械、纱布、纱垫、缝针。递13×34圆针、10#丝线缝合胸膜,中弯血管钳固定,或0#涤纶线缝合,缝毕递肋骨合拢器拉拢,缝线打结。递9×28圆针、7#丝线缝合肌层,4#丝线缝合皮下组织,递4-0#角针可吸收线连续皮内缝合。

第九节　单肺移植

一、适应证

主要是经内科治疗无效的终末期肺疾病。

1.末期肺纤维化(功能Ⅲ级或Ⅳ级)是单肺移植最理想的适应证。因为保留的自体肺顺应性差、血管阻力高,这就促使通气和灌注都更多地转向移植肺。而且纤维化患者无慢性肺部感染,保留一侧自体肺也就无内在感染的风险。

2.随着肺移植的发展,目前慢性阻塞性肺疾病(包括特发性肺气肿和继发于α_1-抗胰蛋白酶缺乏的肺气肿等)已成为单肺移植的主要适应证。尤其在年龄较大(>60岁)者,若接受双肺移植则风险较大。

3.对原发性或继发性肺动脉高压者也有施行单肺移植的。这些患者的肺动脉>8kPa(60mmHg)。

4.单肺移植的受者标准应该是无其他系统的严重疾病,无明显的社会心理紊乱,年龄最好在65岁以下,肺疾病进行性加重,估计寿命不超过24个月,无恶性肿瘤病史。

二、禁忌证

1.双侧肺化脓症、严重的冠心病、左心功能不全、不可逆的右心衰竭和肝肾衰竭等,是单肺移植的禁忌证。

2.供者的标准是 ABO 血型相符,胸片清晰,吸入纯氧、呼末压 $0.49kPa(5cmH_2O$ 主要是经内科治疗无效的晚期特发性肺纤维化。

3.药物/中毒性肺纤维化。动脉氧分压超过 $40kPa(300mmHg)$,气管镜检查无脓性分泌物,供肺大小与受者胸腔相接近,年龄小于 55 岁,符合脑死亡标准;反之,则不适合于用作供肺。

三、肺移植受体选择标准

1.单肺移植年龄≤65 岁,双肺移植年龄≤60 岁。

2.戒烟超过 6 个月。

3.无其他系统疾病或肝肾重要脏器损害。

4.心理稳定,无免疫抑制剂禁忌等。

四、麻醉方式

全身麻醉,气管内插入双腔气管导管,肺动脉内插入漂浮导管。

五、手术体位

左肺移植时,使用左侧支气管堵塞导管和普通气管导管。

右肺移植时,使用左侧双腔管,全身麻醉。

六、手术切口

1.单肺移植取后外侧切口,限制性肺疾病患者经第 4 肋间。

2.慢性阻塞性肺疾病患者经第 5 肋间进胸。

3.近年来也有报道采用前腋下损伤肌肉少的切口,也可获得良好的显露。

七、手术步骤及手术配合

1.手术野常规消毒皮肤、铺单　递消毒钳夹持蘸聚维酮碘、酒精纱布消毒皮肤,铺中单、胸单,贴手术膜。

2.切开皮肤、皮下组织、肌肉　递 22#刀切开皮肤,递电刀切开皮下组织及肌肉、骨膜,电凝止血或结扎止血。

3.经肋间进胸。

4.切开胸膜,探查胸腔　递电刀切开胸膜,2 块湿纱垫保护切口创面。递大号肋骨牵开器牵开,递骨膜分离器剥离肋骨残端,甲状腺拉钩牵开,递咬骨钳咬平肋骨残端,递骨蜡止血。如肺与肋面粘连,递中弯血管钳、组织剪、钳夹"花生米"分离粘连,1#丝线结扎或电凝止血。

5.游离肺动静脉

(1)在右侧,切断奇静脉,于上腔静脉后解剖右肺动脉:递长无齿镊、长组织剪,围绕肺静脉剪开心包,游离肺静脉及肺动脉

(2)在左侧,切断动脉导管韧带,可使肺动脉显露较好。

6.试阻肺动脉,观察循环及呼吸指标　递米氏钳阻断肺动脉,观察肺动脉压、体动脉压、心率、动脉血氧饱和度的变化,判断是否需要体外循环。

7.解剖主支气管　递2-0#涤纶线缝升主动脉插管荷包,3-0#涤纶线缝合右心房插管荷包,肝素化后,分别插管转流,建立体外循环。

8.切取病肺　递米氏钳行心包外钳夹肺静脉、肺动脉,保留较长肺动脉,并切断,递米式钳或直角钳在上叶开口的近端钳夹支气管并切断,移出病肺。

9.修整受体肺静脉　递大米氏钳或侧壁钳钳夹左心房壁,递组织剪修整吻合口大小。

10.植入供肺

(1)吻合支气管:递4-0涤纶线连续缝合软骨部,递半根4-0涤纶线在支气管膜部缝牵引线,递半根4-0涤纶线间断缝合膜部,缝合纵隔胸膜包绕吻合口。

(2)吻合肺动脉:递半根4-0或5-0涤纶线在肺动脉缝牵引线,递4-0或5-0涤纶线连续吻合肺动脉,缝毕松开心耳钳,递肝素盐水排除吻合口气体,排除肺动脉气体后缝线打结。

(3)吻合心房袖:递半根4-0涤纶线在肺静脉或心房袖缝牵引线,递4-0涤纶线连续吻合肺静脉或心房袖,缝毕松开心耳钳,递肝素盐水排除静脉吻合口气体后缝线打结。

11.固定肺与胸壁、止血、放置引流管、关胸　递13×34圆针、10#丝线缝合胸膜,中弯血管钳固定,或0#涤纶线缝合,缝毕递肋骨合拢器拉拢,缝线打结。递9×28圆针、7#丝线缝合肌层,4#丝线缝合皮下组织,递4-0#可吸收线连续皮内缝合。

第十节　双肺移植术

一、适应证

1.双侧肺化脓症,如囊性纤维化或支气管扩张。肺移植的指标是 $FEV_1 < 30\%$, $PaCO_2$ 升高,需要吸氧,经常住院来控制急性肺感染,不能维持体重。

2.比较年轻的慢性阻塞性肺疾病患者(年龄<50岁),特别是继发于 α_1 -抗胰蛋白酶缺乏者。

二、禁忌证

1.晚期的右心室纤维化或顽固的右心功能不全是双肺移植的禁忌证。但是如果患者有储备的右心室收缩性,仅由于肺动脉高压引起右心室扩张、射血分数下降,则不是双肺移植的禁忌证。

2.年龄超过60岁,施行双肺移植风险增大,属相对禁忌证。

3.其他参照单肺移植禁忌证。

三、麻醉方式

麻醉前将 Swan-Ganz 导管插入肺动脉。预置一根硬膜外导管,可用于术后镇痛。

使用左侧双腔气管导管,全身麻醉。

四、手术体位

受者取仰卧位,双臂固定于头顶麻醉架上。

五、手术切口选择

1.两侧胸廓前外侧切口+/-胸骨横断。

2.切口经两侧第4或第5肋间,从腋中线到胸骨缘,再横断胸骨。

六、手术步骤及手术配合

1.手术野常规消毒皮肤、铺单　递擦皮钳夹小纱布蘸碘酒、酒精消毒皮肤,常规铺巾。

2.开胸　切开分离止血进入胸腔,干纱垫2块,胸科撑开器暴露术野,进入胸腔后电刀分离止血,解除粘连,避免需体外循环时严重出血。

3.切除右肺

(1)分离右肺与胸壁、纵隔和膈肌的粘连,游离肺动静脉:用7#丝线带线结扎,肺动脉主干用线绳试阻断,此时依靠对侧肺通气,观察数分钟,看在不用体外循环情况下可否耐受全肺切除和移植。

(2)将Swan-Ganz导管推入左侧肺动脉,应用左侧单肺通气(左侧胸膜腔可先不打开,以利通气)。如果患者不能耐受,则须建立部分体外循环,以维持肺动脉收缩压低于4kPa(30mmHg)为度递小直角,大弯血管钳解剖,结扎切断上肺动脉分支,肺动脉在第一分支近端用TA30夹闭合切断,远端动脉7#丝线结扎肺静脉在肺门处分别结扎切断,以增加心房袖口径。分离支气管周围淋巴组织,结扎支气管动脉,总支气管紧贴上叶开口近端切断,切除右肺。

(3)供肺到时,分别切断受者肺动脉的第一分支和降支,远心端切断肺静脉。切开肺静脉残端周围心包壁并扩大,使其残端于心包内近心房处处于游离状态。

(4)上叶开口的近端切断主支气管,移除右肺:胸腔及纵隔彻底止血,肺动脉残端向纵隔分离,用肺叶钳夹住受体的肺动脉和静脉残端,用10#丝线或9×28圆针、7#丝线牵引至上方,为显露支气管提供视野。

4.右肺植入

(1)吻合支气管:胸腔垫2块湿纱布,铺无菌冰屑,供肺放入胸腔后部,供肺表面放无菌冰融。于支气管前方缝一中圆7#丝线为牵引线,用4-0#涤纶线,一根单针全线,一根单针半线(牵引),单针全线用于连续缝合主气管膜部,单针半线用于在气管前面软骨环处间断缝合,一般为5~6针,吻合口周围组织包盖。

(2)吻合肺动脉:受体主、肺动脉于靠近纵隔处用心耳钳阻断,供肺肺动脉在第一分支和降支稍近端处切断,第一分支与受体肺动脉相对应的第一分支吻合,吻合用5-0涤纶线连续外翻端端缝合,缝线打结前,用肝素盐水冲洗动脉(先用单针半线做一牵引线,再用一根双针全线吻合)。

(3)吻合肺静脉(心房袖):在心包内上、下肺静脉人心房内侧处夹一心耳钳,切除上下肺静脉残端,剪开上下肺静脉间隔便于吻合,4-0涤纶线连续缝合(先用单针半线做一牵引线,再用一根双针全线吻合)。

5.食管超声　术中定期行食管超声心动图检查,了解血管吻合口是否通畅,有无扭曲,术中心脏功能

6.左肺的切除及植入　方法同右侧。

(1)将Swan-Ganz导管退至总肺动脉。

（2）再置于右肺动脉内,用新移植的右肺通气。

（3）打开左侧胸膜腔,如同右肺和植入。

（4）科用网膜蒂包绕支气管吻合口。

7.关胸　开放后观察有无出血,备温盐水冲洗胸腔,备强生止血纱布。常规每侧胸腔放两根引流管(一根粗乳胶管、一根胸科引流管),分别置于胸顶及肋膈角,肋骨 10#丝线间断"8"字缝合,肌肉、筋膜用 0#涤纶线连续缝合,递 9×28 圆针,7#丝线缝合肌层,4#丝线缝合皮下,用皮肤缝合器或 4-0 可吸收线皮内缝合皮肤,无菌敷料覆盖切口手术结束,拔除双腔气管插管,重新插入大口径的单腔气管插管,经纤维支气管镜检查支气管吻合的情况

第十八章 妇科手术配合

第一节 生殖道细胞学检查

女性生殖道细胞通常指阴道、宫颈管、子宫及输卵管的上皮细胞。临床上常通过检查生殖道脱落上皮细胞反映其生理及病理变化。生殖道脱落上皮细胞包括阴道上段、宫颈阴道部、子宫、输卵管及腹腔的上皮细胞,其中以阴道上段、宫颈阴道部的上皮细胞为主。生殖道上皮细胞受卵巢激素的影响出现周期性变化,妊娠期也有变化,因此,检查生殖道脱落细胞既可反映体内性激素水平,又可协助诊断生殖道不同部位的恶性肿瘤及观察其治疗效果,是一种简便、经济、实用的辅助诊断方法。但生殖道脱落细胞学检查找到恶性细胞也只能作为初步筛选,不能定位,需要进一步检查才能确诊;而未找到恶性细胞,也不能完全排除恶性肿瘤可能,需结合其他检查综合考虑。

一、适应证及禁忌证

1.适应证 不明原因闭经;功能失调性子宫出血;流产;生殖道感染性疾病。

妇科肿瘤的筛查宫颈细胞学检查是宫颈(CIN)及早期宫颈癌筛查的基本方法,建议应在性生活开始 3 年后,或有性生活 21~29 岁以后开始行宫颈细胞学检查,并结合 HPV、DNA 检测。

2.禁忌证 生殖器急性炎症;月经期。

二、检查前评估

1.评估护理对象心理状况,与其沟通,告知检查的目的、方法、注意事项及检查过程中可能出现的不适,取得配合。

2.评估护理对象的检查时间,检查前 24 小时禁止性生活、阴道检查、阴道灌洗上药。

三、检查前准备

1.留取标本的用具必须无菌、干燥。

2.用物准备 阴道窥器 1 个、宫颈刮匙(木制小刮板)2 个或细胞刷 1 个、载玻片若干张、不同型号塑料管、0.9%氯化钠注射液、无菌干燥棉签及棉球、装有固定液(95%乙醇)标本瓶 1 个或新柏氏液(细胞保存液)1 瓶。

四、检查中配合

1.体位 协助护理对象取膀胱截石位。

2.涂片种类及采集方法

(1)阴道涂片:主要目的是了解卵巢或胎盘功能,检测下生殖道感染的病原体。已婚者一般用木制小刮板在阴道侧壁 1/3 处轻轻刮取;无性生活妇女应签署知情同意书后,用浸湿的棉签伸入阴道,紧贴阴道壁卷取,薄而均匀地涂于载玻片上,将其置于 95%乙醇中固定。

(2)宫颈刮片:是筛查早期子宫颈癌的重要方法。应在宫颈外口鳞-柱状上皮交界处,用木制刮板以宫颈外口为圆心,轻刮一周,均匀涂于载玻片上,避免损伤组织引起出血而影响检查结果。若受检者白带过多,应先用无菌干棉球轻轻擦净黏液,再刮取标本。

(3)宫颈管涂片:用于筛查宫颈管病变。先将宫颈表面分泌物拭净,用小型木制刮板进入宫颈管内,轻轻刮取一周作涂片。目前临床多采用"细胞刷"刮取宫颈管上皮,将"细胞刷"置于宫颈管内,达宫颈外口上方 10mm 左右,在宫颈管内旋转 360° 后取出,旋转"细胞刷"将附着于小刷上的标本均匀地涂于载玻片上或迅速置于细胞保存液中。

(4)取脱落细胞标本时动作应轻、稳、准,避免损伤组织引起出血。若阴道分泌物过多,应先用无菌干棉球轻轻擦拭后再取标本。

(5)涂片必须均匀地向一个方向涂抹,禁忌来回涂抹,以免破坏细胞。

五、检查后护理要点

1.评估检查后阴道流血情况,询问有无其他不适,发现异常及时通知医师。

2.作好载玻片标记,标本应立即放入装有 95%乙醇固定液标本瓶中固定并及时送检。

3.向护理对象说明生殖道脱落细胞检查结果的临床意义,嘱其及时将病理报告结果反馈给医师,以免延误诊治。

六、结果评定及临床意义

1.正常女性生殖道脱落细胞的种类

(1)鳞状上皮细胞:阴道与宫颈阴道部被覆的鳞状上皮相仿,均为非角化性分层鳞状上皮。上皮细胞分为底层、中层和表层,其生长受成熟受体内雌激素水平影响。细胞由底层向表层逐渐成熟,各层细胞的比例随月经周期中雌激素的变化而变化。

(2)柱状上皮细胞:分为宫颈黏膜细胞和子宫内膜细胞两种,在宫颈刮片及宫颈管涂片中均可见到。宫颈黏液细胞呈高柱状或立方状,核在底部,呈圆形或卵圆形,染色质分布均匀,细胞质内有空泡,易分解而留下裸核。子宫内膜细胞为低柱状,核圆形,核大小、形状一致,多成堆出现,细胞质少,边界不清。

(3)非上皮成分:不属于生殖道上皮细胞,如吞噬细胞、白细胞、红细胞等。

2.生殖道脱落细胞在妇科疾病诊断方面的应用 生殖道脱落细胞涂片有助于对闭经、功能失调性子宫出血、流产及生殖道感染性疾病等的诊断。根据细胞有无周期性变化、MI结果和 EI 数值推断闭经病变部位、功能失调性子宫出血类型及流产治疗评价;可根据细胞的形态特征推断生殖道感染的病原体种类,如 HPV 感染可见典型的挖空细胞。

3.生殖道脱落细胞在妇科肿瘤诊断方面的应用 癌细胞主要表现在细胞核、细胞形态及细胞间关系的改变。癌细胞的细胞核增大、深染及核分裂异常等;细胞形态大小不等、形态各异、排列紊乱等。生殖道脱落细胞学诊断的报告方式有两种:一种是分级诊断,以往我国多用分级诊断,应用巴氏 5 级分类法;另一种是描述性诊断采用 TBS 分类法目前正在我国推广使用。

(1)巴氏 5 级分类法

巴氏 1 级:未见不典型或异常细胞,为正常阴道细胞涂片。

巴氏 2 级:发现不典型细胞,但无恶性特征细胞,属良性改变或炎症。

巴氏 3 级:发现可疑恶性细胞,为可疑癌。

巴氏 4 级:发现不典型癌细胞,待证实,为高度可疑癌。

巴氏 5 级:发现多量典型的癌细胞。

巴氏分级法存在以级别表示细胞改变的程度,容易造成假象、对癌前病变缺乏客观标准及不能与组织病理学诊断名词相对应等缺点。

(2)TBS 分类法及其描述性诊断内容:TBS 分类法包括标本满意度的评估和对细胞形态特征的描述性诊断。对细胞形态特征的描述性诊断内容包括以下几点。

1)良性细胞学改变:包括感染及反应性细胞学改变。

2)鳞状上皮细胞异常:包括未明确诊断意义的不典型鳞状上皮细胞、鳞状上皮细胞内病变(分低度、高度)和鳞状细胞癌。

3)腺上皮细胞异常:包括不典型腺上皮细胞、腺原位癌和腺癌。

4)其他恶性肿瘤细胞。

第二节　宫颈活组织检查

一、局部活组织检查

宫颈活体组织检查简称宫颈活检,常用检查方法有局部活组织检查和诊断性宫颈锥形切除术。取材方法是自宫颈病变部位或可疑部位取小部分组织进行病理检查,绝大多数活检可作为诊断依据;而阴道镜下宫颈活检术是对女性患者宫颈疾病的一种检查方法。

1.适应证及禁忌证

(1)适应证:宫颈脱落细胞学图片检查巴氏Ⅲ级或Ⅲ级以上者;宫颈脱落细胞学涂片检查巴氏Ⅱ级经反复治疗无效者;TBS 分类鳞状上皮细胞异常,低度鳞状上皮病变及以上者;阴道镜检查反复出现可疑阳性或阳性者;可疑为宫颈恶性病变或宫颈特异性感染,需进一步明确诊断者。

(2)禁忌证:生殖道患有急性或亚急性炎症者;妊娠期、月经期或有不规则子宫出血者;患血液病有出血倾向者。

2.检查前评估

(1)评估患者心理状况,与患者沟通,告知检查的目的、方法、注意事项及检查过程中可能出现的不适,取得患者配合。

(2)评估患者生命体征并询问病史,患有阴道炎者应治愈后再取活检。

3.检查前准备　阴道窥器 1 个、宫颈钳 1 把、宫颈活检钳 1 把、长镊子 2 把、纱布卷 1 个、洞巾 1 块、棉球及棉签若干、手套 1 副、复方碘溶液、装有固定液的标本瓶及消毒液。

4.检查中护理配合

(1)在检查过程中对待患者态度亲和,嘱患者排空膀胱,协助其上检查床并在臀部下方垫好一次性检查垫,帮助患者取膀胱截石位,嘱其双腿尽可能向两侧分开,常规消毒外阴,铺无菌洞巾。

(2)患者处于陌生环境及对检查部位的特殊性和对检查结果的担心,会导致生理上的不适及心理上的压力,患者容易产生焦虑和恐惧等不良情绪,应采取针对性的心理护理。

(3)检查时护理人员应站在患者身旁,嘱患者通过深呼吸放松,给予一定的安慰及关怀,主动与患者沟通交流,转移患者注意力,或可通过握着患者手部,抚触患者肩部,给予其足够的心理支持,使患者身体足够放松,从而提高患者的依从性,更好地完成检查。

(4)检查过程中应给予患者足够的尊重,保护其隐私,做好保温措施。

(5)患者担心检查时会疼痛,护理人员可告知由于宫颈缺乏敏感度低,对切割等不敏感,在宫颈上取组织过程中痛感不明显,在可忍受范围内。

(6)放置窥器时,动作要轻柔,切忌动作粗暴。

(7)对阴道镜检查的步骤做到熟练掌握,准确无误地传递每一步所需的器械及物品,确保检查过程的顺利,密切观察患者的反应,对异常情况做到早发现、早处理。

(8)当医师放置阴道窥器,充分暴露宫颈后,协助医师用干棉球擦净宫颈表面黏液,局部消毒。

(9)协助医师在宫颈外口鳞-柱交界处或特殊病变处,持宫颈活检钳取适当大小的组织。临床明确为宫颈癌,只为确定病理类型或浸润程度者可以行单点取材;可疑宫颈癌者,应按时钟位置于3点、6点、9点、12点4处钳取组织,为提高取材准确性,在阴道镜引导下取材,或在宫颈、阴道周围涂复方碘液,选择不着色区域取材。

1)当手术结束时协助医师以棉球或纱布卷,给予局部压迫止血。

2)将取出的组织分别放在标本瓶内,并做好取材部位标记及患者姓名登记,及时送检。

3)在手术过程中应及时为医师传递所需物品,观察患者反应,给予心理上的支持。

4)检查结束后为防止出血给予填塞吸收性明胶海绵和有带线大棉球一个,棉球于24小时内取出,擦净患者外阴部。

5.检查后护理配合

(1)检查结束后询问患者有无不适,如有不适主诉及时予以解决。

(2)协助患者穿衣、下检查床,告知患者检查结果,将患者安置在观察室,观察腹痛及阴道流血情况。

(3)阴道的填塞物(棉球或纱布卷)12小时后可自行取出,若出现大量阴道流血,应及时就诊,回家后注意适当休息,饮食忌辛辣刺激食物,避免剧烈运动,保持会阴部清洁、干燥,以防感染。

(4)检查后一个月内禁止性生活、盆浴、游泳及阴道冲洗等,防止阴道感染。提醒患者按要求取病理报告单并及时复诊。

舒适的护理可使患者在心理、生理、社会交往等方面更加愉快,降低其不愉快的目的是使患者身心均处于最佳状态,可以更好地配合检查。

二、诊断性宫颈锥形切除术

诊断性宫颈锥形切除术是对子宫颈活检诊断不足或有怀疑时实施的补充诊断手段,不是子宫颈癌及其癌前病变诊断的必需步骤。

1.适应证及禁忌证

(1)适应证:子宫颈活检为低度鳞状上皮内病变(LSIL)及以下,为排除HSIL,如细胞学检查为高度鳞状上皮内病变(HSIL)及以上、HPV16和(或)HPV18阳性等;子宫颈活检为HSIL,而临床为可疑浸润癌,为明确病变累及程度及决定手术范围者;子宫颈活检诊断为原位腺癌。

(2)禁忌证:急性或亚急性生殖器炎症或盆腔炎疾病者;妊娠期、月经期或有不规则子宫出血者;患血液病有出血倾向者。

2.物品的准备　无菌导尿包1个、阴道窥器1个、宫颈钳1把、宫颈扩张器4号和7号各1个、子宫探针1个、长镊子2把、尖手术刀1把(或高频电切仪1台、环形电刀1把、等离子凝切刀1把、电切球1个)、刮匙1把、肠线、持针器1把、圆针1枚、洞巾1块、棉球及棉签若干、无菌手套1副、复方碘溶液、标本瓶1个及消毒液。

3.宫颈锥形切除术前评估

(1)评估患者心理状况,与患者沟通,告知手术的目的、方法、注意事项及手术过程中可能出现的不适,取得患者的配合。

(2)评估患者手术时间,治疗者应在月经干净后3~7天内进行。

4.宫颈锥形切除术方法

(1)受检者麻醉下,取膀胱截石位,外阴、阴道消毒,铺无菌巾。

(2)导尿后,用阴道窥阴器暴露子宫颈并消毒阴道、子宫颈及子宫颈外口。

(3)以宫颈钳夹子宫颈前唇向外牵引,子宫颈涂复方碘溶液,行冷刀锥切术,在碘不着色区外0.5cm处,以尖刀在子宫颈表面做深约0.2cm锥形切口,包括子宫颈上皮及皮下组织,按30°~50°向内作子宫颈锥形切除,根据病变深度和组织学类型,切除子宫颈管深度可达1~2.5cm。

(4)于切除标本的12点处做一标志,以4%甲醛溶液固定,送病理检查。

(5)创面止血用无菌纱布压迫多可奏效。若有动脉出血,可用可吸收线缝扎止血,也可加用局部止血法,或加用吸收性明胶海绵或止血粉止血。

(6)将要行子宫切除(子宫切除手术最好在锥切术后48小时内进行)的冷刀锥切者,可行宫颈前后唇相对缝合封闭创面止血;若不能在短期内行子宫切除或无须做进一步手术者,则应行宫颈成形缝合术或荷包缝合术,术毕探查宫颈管。

5.宫颈锥形切除术中护理配合

(1)在检查过程中对待患者态度亲和,协助患者上检查床并在臀部下方垫好一次性检查垫,帮助患者取截石位。

(2)患者处于陌生环境及对检查部位的特殊性和对检查结果的担心,会导致生理上的不适及心理上的压力,容易产生焦虑和恐惧等不良情绪,应采取针对性的心理护理。

(3)检查时护理人员应站在患者身旁,嘱患者通过深呼吸放松,给予一定的安慰及关怀,主动与患者沟通交流,转移患者注意力,或可通过握着患者手部,抚触患者肩部,给予其足够的心理支持,使患者身体足够放松,从而提高患者的依从性,更好地完成检查。

(4)检查过程中应给予患者足够的尊重,保护其隐私,做好保温措施。

(5)患者担心检查时会疼痛,护理人员可告知由于宫颈缺乏敏感度低,对切割等不敏感,在宫颈上取组织过程中痛感不明显,在可忍受范围内。

(6)放置窥器时,动作要轻柔,切忌动作粗暴。

(7)对宫颈锥形切除术的步骤做到熟练掌握,准确无误地传递每一步所需的器械及物品,确保检查过程的顺利,密切观察患者的反应,对异常情况做到早发现、早处理。

(8)若检查过程中出血较多,用无菌纱布填塞阴道,标本采集完后用甲醛液固定好,并做好取材部位标记及患者姓名登记,及时送检。

(9)检查结束后为防止出血给予填塞吸收性明胶海绵和有带大棉球一个,棉球于24小时内取出,擦净患者外阴部。

6.宫颈锥形切除术后护理要点

(1)评估患者阴道出血情况、有无头晕及血压下降等出血反应。嘱患者注意观察阴道流血情况,若出血多及时就诊。

(2)术后保持会阴部清洁,抗生素预防感染。

(3)告知患者术后休息3天,2个月内禁止性生活及盆浴。

(4)提醒患者6周后门诊复查,探查宫颈管有无狭窄。

三、宫颈 LEEP 术

高频电刀(LEEP)是利用电极尖端产生的高频电磁波在接触身体后,人体组织自身产生阻抗,产生高热效应,使得糜烂面发生凝固、变性、坏死、溶解和脱落,也是利用高热使得细胞内的水分形成蒸汽波来达到切割、止血的效果。治疗后宫颈上皮愈合快,并能复原宫颈的解剖外形,尤其适合宫颈赘生物及病变部位较深的患者,还可以连续切除病灶,如宫颈鳞柱交界处,有效预防宫颈癌。它还可提供连续完整的标本送病理,减少早期宫颈癌的漏诊率。

1.宫颈 LEEP 术适应证及禁忌证

(1)适应证:通过宫颈涂片检查,发现患者可能是宫颈上皮内瘤样病变(CIN),特别是上皮内瘤样病变二期或者三期的患者;长期久治不愈的慢性宫颈炎患者;症状比较明显的宫颈外翻患者;宫颈管内出现大量赘生物的患者,所谓的赘生物指的是多个宫颈息肉;宫颈尖锐湿疣、子宫肌瘤及其宫颈癌的患者。

(2)禁忌证:宫颈、急性生殖道炎症;性传播疾病;宫颈浸润癌;生殖道畸形;血液系统疾病并有出血倾向者。

2.手术方法　在患者月经干净后3~7天,取膀胱截石位,在大腿内侧肌肉丰厚处敷负极板贴,接着进行常规消毒并铺无菌巾,进而使用窥阴器将宫颈暴露出来,再次对宫颈进行消毒,并将其分泌物用干棉球擦拭干净。

在选用合适电极的 LEEP 后,以宫颈外口为中心由内向外将病变组织切除。应注意切除的深度应根据宫颈肥大或糜烂的程度而定,向内只需将移行带区切除,但向外切除时应超过病变边缘的2~3mm。在病变组织切除后,应将切割线边缘用电凝棒熨平并进行止血。在宫颈低分级癌前病变手术结束后,应将切除的病变组织全部送病理检查。

3.手术配合与护理

(1)术前护理:在术前应对患者进行针对性治疗及手术操作的各项健康细节教育,因为疾病会对患者心理造成一定影响,恐惧、抑郁、紧张在所难免。这时,护理人员应积极向患者讲解 LEEP 治疗宫颈低分级癌前病变的效果、手术过程及注意事项等,并及时解答患者及其家属的各种疑虑,同时进行针对性的心理疏导,以有效消除患者对于手术治疗的恐惧与焦虑感,促使患者能够积极配合治疗。此外,在手术前,护理人员应协助患者做好手术所需的血常规、白带常规及出、凝血时间等相关检查,并在患者月经干净后,告知患者及时冲洗阴道,以预防术后发生感染或出血症状。

(2)术中配合:在患者进入到手术室后,往往会表现出恐惧感,且精神处于高度紧张的状态,在此时,要求护理人员应通过语言沟通安抚患者,给予足够的关心与安慰,充分减轻或对患者的紧张、不良情绪进行消除等。常规消毒,铺巾,行屏风遮挡后,使患者呈膀胱截石位,将患者头偏向一侧,在患者一侧臀下将 LEEP 负极板贴安置好,按顺序将仪器连接好。按照患者病情及病变位置、性质、范围等选取电极,将凝结、切割功率调好。术中护理人员应做好排烟工作,以免电切产生的烟雾使手术医师吸入过多废气及刺鼻气味,阻碍医师术野,导致周围组织受损。手术期间,护理人员应密切监测患者生命体征,包括心率、脉搏及不良反应等,主动关心患者的心理感受,一旦发现患者出现异常,应立即通知医师采取对症治疗。期间,护理人员应尽量转移患者注意力,叮嘱患者保持深呼吸并使其放松全身肌肉等。若手术时间为冬天,还应做好保暖工作,及时调整好手术室温度,避免患者着凉。

(3)术后护理

1)术后应取出塞于切口的纱布,并叮嘱患者每周复诊 1 次,持续 4 周。

2)应注意术后 3~4 周禁止剧烈运动,1 周内禁房事及盆浴,至宫颈彻底恢复为止。由于继发性的宫颈出血是宫颈手术当中的一种主要、易发的并发症状,护理人员应将患者阴道分泌物、出血等情况做好详细记录,并告知患者确保外阴洁净。

3)手术后 12 周,若患者未有任何异常出现,护理人员应告知患者进行详细的妇科检查,以及时掌握宫颈修复情况。

4)应叮嘱患者禁食辛辣、刺激性食物,多食用富含维生素及蛋白质的食物,以免便秘。

(4)并发症护理:术后护理人员应密切监测患者各项生命体征,并叮嘱患者术后擦洗外阴部,2 次/天,共擦洗 7 天。若患者出血,则可行压迫止血,填塞用纱布包好的棉球,并 1 天内取出。期间应密切监测出血量,一旦发生大出血应立即告知医师。患者出院前,应叮嘱患者回家后密切关注自身情况,一旦出现下腹疼痛、发热等情况,应立即回院复查,并叮嘱患者每天清洗外阴部,每晚于阴道放置 1 粒鱼腥草素钠栓,以加快宫颈再生。若患者出现宫颈管狭窄,应查明原因并对症处理。

第三节　常用穿刺检查术

一、经腹壁腹腔穿刺术

妇产科病变主要位于盆腔及下腹,可通过经腹壁腹腔穿刺术抽出腹腔液体或组织,经过相关检查,达到诊断及治疗的目的。仔细观察抽出液体的颜色、浓度及黏稠度后,根据病史决定送检项目,包括常规化验检查、细胞学检查、细菌培养及药敏试验等,以明确盆、腹腔积液的性质或查找肿瘤细胞。经腹壁腹腔穿刺术还可以用于人工气腹、腹腔积液放液及腹腔化疗等。

1.适应证　协助诊断腹腔积液的性质;鉴别贴近腹壁的盆腔及下腹部肿物性质;穿刺放出部分腹腔积液,降低腹压,减轻腹胀,暂时缓解患者呼吸困难等症状,使腹壁松软易于做腹部及盆腔检查;穿刺注入抗癌药物进行腹腔化疗;穿刺注入二氧化碳进行气腹造影,使盆腔器官清晰显影。

2.禁忌证　疑似腹腔内的器官有严重粘连时,特别是晚期的卵巢癌发生盆腹腔广泛转移致肠梗阻的患者;疑有巨大卵巢囊肿的患者;大量腹腔积液伴有严重电解质紊乱者;妊娠中、晚期的孕妇;有弥散性血管内凝血者;精神异常或不能配合者。

3.操作方法

(1)经腹超声引导下穿刺,首先膀胱在充盈状态,确定肿块位置后排空膀胱,进行穿刺。若是经阴道超声引导下穿刺,术前应排空膀胱。

(2)腹腔积液较多及囊内穿刺时,患者取仰卧位;积液较少时,取半卧位或斜侧卧位。

(3)穿刺点一般选择在脐与左髂前上棘连线中外 1/3 交界处;囊内穿刺点应选在囊性明显部位。

(4)常规消毒穿刺区域皮肤,铺无菌巾,操作者戴无菌手套。

(5)穿刺一般无须麻醉,对于精神高度紧张者,可用 0.5% 利多卡因进行局部麻醉。

(6)将 7 号穿刺针从选定点垂直刺入腹腔,穿透腹膜时针头阻力消失。助手用止血钳协助固定针头,操作者拔出针芯,见有液体流出,用注射器抽出适量液体送检。细胞学检验需 100～200mL 腹腔积液,其他检查需 10～20mL。若需释放腹腔积液,则将导管连接穿刺针,导管另一端连接引流器。根据患者病情等确定释放液体的量及留置引流管的时间。

(7)细针穿刺活检,常用特定的穿刺针,在超声引导下穿入肿块组织,抽取少量组织送检。

(8)操作结束,拔出穿刺针。局部消毒后覆盖无菌纱布,并加以固定。

4.检查前护理

(1)注意观察患者心理状态,鼓励患者,缓解患者焦虑、紧张、恐惧情绪。

(2)通过与患者的沟通,了解患者对疾病的了解程度,向患者讲解腹腔穿刺的目的、方法、注意事项及检查过程和过程中的配合要点。

(3)测量患者生命体征,测量腹围,检查腹部体征,询问既往史,排除禁忌证。

5.检查中护理

(1)经腹 B 超引导穿刺时,膀胱需充盈;经阴道 B 超引导穿刺时,需嘱患者排空膀胱。

(2)根据腹腔积液量的多少协助患者摆好体位,准备所需用物。若腹腔积液较多穿刺时,患者取仰卧位;若腹腔积液较少,患者可取半卧位或侧卧位。

(3)协助检查医师为患者进行穿刺皮肤的消毒,铺好无菌洞巾,注意无菌操作,以免腹腔感染。

(4)通常穿刺无须麻醉,若患者精神过度紧张,可用 2% 利多卡因予以局部麻醉,协助医师准备注射器及麻醉药品。

(5)行穿刺时准备注射器及引流袋。

(6)操作结束后拔出穿刺针,再次消毒,用无菌纱布覆盖并加以固定。若穿刺点有腹腔积液渗出可稍加压。

(7)注意引流速度不宜过快,每小时放液量不应超过 1000mL,一次放液量不应超过 4000mL;放液过程中严密观察患者生命体征,若患者出现休克症状,应立即停止放液并予以处理。放液过程中逐渐束紧腹带或腹部加压沙袋,以防腹压骤降,内脏血管扩张而引起休克。

6.检查后护理

(1)及时了解患者心理状况,做好心理护理。

(2)术后嘱患者卧床 8～12 小时,必要时给予抗生素预防感染。

(3)观察患者生命体征、腹围、腹腔积液性状及引流量并记录。

（4）观察患者引流管是否通畅。

（5）因气腹造影而行穿刺者，X线摄片完毕需将气体排出。

二、阴道后穹窿穿刺术

阴道后穹窿穿刺术是妇科临床常用的一种操作简单而重要的诊断手段之一。阴道后穹窿即子宫直肠陷凹为腹腔最低部位，在不同的疾病时可发生积血或积脓等，若妇科急诊在疑有盆腔积血、积液、积脓时，可作后穹窿穿刺抽液检查，以明确腹腔中或子宫直肠陷凹有无积液，并确定积液的性质，达到进一步诊断、治疗的目的。

1.适应证

（1）凡经妇科双合诊检查，子宫直肠陷凹饱满、触痛、宫颈举痛疑宫外孕积血或盆腔积脓时，应做后穹窿穿刺抽出液体进行检查确诊。

（2）附件肿块疑卵巢恶性肿瘤时，有腹腔积液则抽液查癌细胞，无腹腔积液则可注入200mL左右0.9%氯化钠注射液，左右侧卧再回抽液体行细胞学检查。

（3）如果分娩过程发现卵巢液性囊肿，内无乳头及实性区域，而肿物盆腔嵌顿阻碍分娩，可做后穹窿穿刺排液，以利胎儿娩出。如果囊肿内有乳头或囊实性区怀疑恶性肿瘤者禁忌穿刺，以免癌细胞扩散。

（4）B超引导下经阴道后穹窿穿刺取卵，用于各种辅助生殖技术。

2.禁忌证

（1）盆腔严重粘连，粘连肿块占直肠子宫陷凹部位者。

（2）疑有子宫后壁和肠管粘连者。

（3）高度怀疑恶性肿瘤者。

（4）因手术瘢痕，后穹窿消失，穿刺操作困难者。

（5）严重的阴道炎患者。

3.操作方法

（1）取膀胱截石位，常规消毒外阴阴道，窥器暴露子宫颈及后穹窿。

（2）取无齿钳夹子宫颈后唇并向前上方牵拉，暴露后穹窿。用0.5%聚维酮碘溶液棉球重新消毒后穹窿阴道壁。

（3）用10mL空针接上17号或18号长针头，在后穹窿中央刺入（前后牵拉宫颈后唇，可辨别子宫直肠窝陷凹之部位），进入穹窿2~3cm呈空虚感时抽吸空针。如无液体抽出，则适当改变穿刺方向或深浅度。抽出液体后，拔出针头。将抽出液体进行观察，必要时镜检、培养。

（4）如无腹腔液行盆腔细胞学检查，可向盆腔注入0.9%氯化钠注射液200mL，稍微左右侧卧后抽出注射液进行分离，取沉渣界面做细胞学检查。

（5）若为肿瘤抽液，用套管穿刺针经后穹窿直接向肿瘤穿刺，进入肿瘤后，再抽出针芯，接上注射空针抽完囊液。然后放入针芯，一并拔出针套。穿刺点有出血纱布压迫止血。

4.检查前护理

（1）评估患者心理状况，鼓励患者，耐心倾听患者主诉，了解患者内心活动，予以针对性心理护理，缓解患者紧张、恐惧情绪。

（2）评估患者月经史、生育史及手术史，告知患者穿刺的目的、方法、注意事项及检查过程中可能出现的不适,从而取得患者的配合,顺利完成检查。

(3)观察患者生命体征,对疑似有盆腹腔内出血的患者做好急救的准备。

5.检查中护理

(1)患者排空膀胱后取膀胱截石位,调整好检查光源,准备所需用物,常规消毒会阴、阴道,铺无菌洞巾。

(2)当医师用宫颈钳夹宫颈后唇并向前提拉,充分暴露阴道后穹窿后,再次消毒。穿刺时嘱患者放松,禁止移动身体,避免伤及子宫和直肠。

(3)若检查结束拔出穿刺针,而针眼处有活动性出血,用无菌棉球压迫穿刺点片刻,协助医师及时将标本送检,止血后取出阴道窥器。

6.检查后护理

(1)观察患者的意识状况及生命体征并做好记录,按等级巡视病房,主动与患者沟通,倾听患者主诉,并予以解决。

(2)观察患者阴道流血情况,嘱其可半卧位休息,保持外阴部清洁,防止感染。

(3)抽出液体应注明标记及时送检,做常规检查或细胞学检查,脓性液体应行细菌培养和药物敏感试验;抽出液若为血液,应放置5分钟观察是否凝固,出现凝固为血管内血液;或将血液滴在纱布上观察,出现血晕则为血管内血液;若放置6分钟不凝,可诊断为腹腔内出血。

(4)为需急诊手术的患者立即做术前准备,建立静脉通道,监测生命体征,观察尿量。

三、经腹壁羊膜腔穿刺术

经腹壁羊膜腔穿刺术是指中晚期妊娠阶段,在无菌条件下用穿刺针经腹壁、子宫肌壁进入羊膜腔抽取羊水,从而获得胎儿脱落细胞、渗出液、尿液或分泌物样本的方法,通过抽取的羊水样本进行各种染色体、生化、分子和微生物的研究。临床上,进行羊膜腔穿刺术最常见的原因是染色体异常、单基因异常、胎儿感染和羊膜腔内炎症的产前诊断,以及评估胎儿成熟度及胎盘功能,也是胎儿先天性疾病的产前诊断及中期妊娠引产的主要手段。但它毕竟是一种侵入性的操作,故提高穿刺技术,做好术前护理、术中配合、术后护理,减少如孕妇流产、死胎、胎盘出血、羊膜腔感染、腹壁血肿和胎儿病变等并发症的发生尤为重要,从而保障母婴安全。羊膜腔穿刺术的手术时机为妊娠16~22周,此时羊水相对较多,且羊水中活细胞的比例较大(20%),相对安全,同时有利于细胞培养及染色体分析。

1.适应证

(1)产前诊断:染色体、基因遗传病及先天性代谢异常的产前诊断;孕早期应用可能致畸药物或接触大量放射线,以及怀疑胎儿有异常的高危孕妇等;羊水生化测定,了解宫内胎儿成熟度、胎儿血型及胎儿神经管缺陷。

(2)治疗:胎儿异常或死胎需行乳酸依沙吖啶注射液引产者;胎儿无畸形,若羊水过多,需抽出适量羊水以改善症状及延长孕期,提高胎儿存活率;若羊水过少,需羊膜腔内注入适量0.9%氯化钠注射液者,以预防胎盘和脐带受压,减少胎儿肺发育不良或胎儿窘迫;胎儿未成熟但必须短时间内终止妊娠,需向羊膜腔内注射促进胎儿肺成熟药物者;母儿血型不合,需给胎儿输血者;胎儿无畸形而生长受限,需向羊膜腔内注入氨基酸等药物者。

2.禁忌证

(1)孕妇有流产先兆者。

（2）各种疾病的急性阶段或心、肝、肾功能严重异常者。

（3）术前24小时内2次体温大于37.5℃。

（4）有急性生殖道炎症。

3.操作方法

（1）嘱孕妇排空膀胱，进入手术室后，协助孕妇取平卧位或稍侧卧位充分暴露腹部，常规消毒皮肤及B超探头。

（2）先行超声常规检查，术前超声对孕妇腹部进行横向扫描，确定胎盘的位置、检测胎心、胎盘及羊水深度，寻找羊水池较深的部位，避开胎心、胎盘、胎头作为穿刺点，探头应垂直于母体腹壁，在探头下方创建一个虚假图像。

（3）操作者必须用消毒剂洗净双手并戴上无菌手套，孕妇腹部区域必须清洗干净，并用消毒液（如氯己定或酒精）进行消毒，铺消毒洞巾。

（4）所有的过程应该在B超引导下进行，穿刺针穿刺时，注意探头且不可在腹部上滑动，穿刺针必须于母体正中矢状面呈45°进入，探头在正中矢状面对侧，探头与穿刺针呈90°。0穿刺针插入有四个阶段，即刺入腹壁、子宫、羊膜腔及穿刺针的前移。当穿刺针进入宫腔时，操作者必须果断、快速刺入羊膜腔，否则容易导致刺入部位的错位或不能抽到羊水。一旦进入羊膜腔，穿刺针前进约2cm，在到达子宫后壁之前停止移动。如果穿刺不成功，操作者可尝试重新定位，但重新定位时间不能超过1分钟。如超过1分钟，应拔出穿刺针，更换针头重新操作。

（5）如若穿刺针在宫腔中正确定位，操作者应移去针芯，将注射器或穿刺针适配器连接到真空采血管上，抽取羊水。在操作过程中，操作者需获得约20mL羊水。在理想情况下，样本应没有母体血细胞污染。传统上，为避免这一点，开始2mL的羊水应被丢弃。

（6）抽取羊水后，拔出穿刺针，穿刺点用无菌纱布覆盖，加压5分钟用胶布固定穿刺点，穿刺后B超再次观察胎盘、胎心率、胎动有无异常并检测生命体征，及时准确记录穿刺情况，将羊水标本送检。

4.检查前护理

（1）由于患者对穿刺术的不了解，尤其是对于保留胎儿的孕妇，害怕穿刺会损伤胎儿，常有紧张、焦虑、恐惧等心理表现，这样的情绪会使腹壁紧张，子宫的兴奋性增加，胎动频繁，从而导致穿刺失败，增加并发症的机会。我们应及时了解患者心理动态，关心体贴患者，耐心回答孕妇和家属的相关问题，向孕妇讲解羊膜腔穿刺术的过程及方法，同时可讲解多个成功的案例及说明B超引导的安全性，打消孕妇的顾虑，消除其紧张心理，得到其主动配合，使检查过程得以顺利。

（2）指导孕妇做好相关检查，术前常规测量腋温≤37.5℃方可行手术。手术当日两次体温＞37.5℃，需暂缓手术。室温22～25℃，并备好抢救药品、物品。

（3）术前可指导患者适当走动，使羊水中沉淀的细胞浮起，有利于收集更多的羊水细胞，以保证培养成功。

（4）评估孕妇的手术史、生育史、本次妊娠史、不良用药史，有无感冒、皮肤感染等。

（5）术前3天禁止性生活，孕妇曾有流产征兆禁止穿刺。

（6）术前1天需沐浴，保证皮肤清洁卫生。

（7）术前10分钟左右排空膀胱。

5.检查中护理　由于患者在检查中处于清醒状态,看见穿刺针很长,会紧张、焦虑,导致血压升高、心跳加速、骨骼肌紧张。应耐心安慰孕妇,转移其注意力,指导其采用小幅度胸式呼吸,尽量避免腹中肌的活动,以提高穿刺成功率;检查中密切观察孕妇的面色、表情等变化,如有晕针、剧痛等特殊不适,及时报告医师。同时,还应观察孕妇有无胸闷、气促、腹痛及有无压痛、反跳痛、阴道流血、流水等症状以防流产的发生。

6.检查后护理

(1)术后心电监测加氧饱和度监测 2 小时,并予低流量吸氧,提高母体血氧浓度,防止和纠正胎儿的宫内缺氧。术毕留院观察 2 小时。次日行 B 超检查胎儿及其附属物情况,指导患者回家后自数胎动 3 次/天,如有异常及时就医。

(2)观察穿刺部位有无渗血情况,嘱孕妇保持穿刺点敷料 24 小时干燥,无菌辅料需覆盖穿刺点 3 天,勿用手抓挠局部。

(3)密切观察孕妇是否有腹痛及阴道流血等情况,重视孕妇主诉,观察无腹痛、阴道无流血、流液,针孔无渗血、渗液方可离院。离院前再次交代孕妇注意事项,嘱孕妇 2 周后来院复诊。如有腹痛或阴道流血、流液随诊。

(4)嘱咐孕妇饮食宜清淡、易消化,禁止性生活 2 周,2 周内避免体力劳动。

(5)术后 24 小时内不能沐浴,注意多休息。

(6)中期治疗性引产的孕妇,一般注药至羊膜腔内,胎儿、胎盘娩出需要 24~48 小时,在此期间,注意观察子宫收缩情况及产程进展;分娩后,保持会阴部清洁,预防感染,遵医嘱予以退乳。

第四节　输卵管通液术

输卵管通液术适用于原发或继发性不孕检查输卵管通畅程度,只能粗略估计输卵管是否通畅,不能判断输卵管阻塞侧别与部位,或分粘手术术后检查输卵管通畅程度,防止手术部位粘连。输卵管性不孕是女性不孕的重要原因。

一、手术用物

1.常规布类　常规布类包括单腿套 2 只、中单 1 张、治疗巾 2 张。

2.手术器械　通水器械包:子宫腔探条 1 根、窥阴器 1 个、子宫颈钳 1 把、小药杯 1 个、敷料钳 1 把、无齿卵圆钳 1 把、钡线纱布 2 张、钡线纱球 5 个、大棉签 5 根、小棉签 5 根。

3.一次性用物

(1)常规物品:一次性硅胶通水管 1 根(简称通水管)、20mL 注射器 1 个、无菌手套 1 副、一次性无菌治疗巾 1 张、一次性无菌孔巾 1 张。

(2)注射液:0.9%氯化钠注射液 100mL、庆大霉素 8 万 U、地塞米松 5mg。

二、手术体位

患者取膀胱截石位。

1.手术床上铺好清洁的治疗单,患者仰卧于手术床中央。

2.脱去患者裤,替患者穿上脚套,嘱患者臀部移至手术床边缘,双小腿肌肉丰厚处置于腿托架上,腘窝处悬空,同时避免脚托架边缘压迫腘窝,腿架高度为患者大腿长度的 2/3,足尖、膝关节、对侧肩在一条直线上,两腿夹角最大不超过90°,暴露会阴,垫一次性无菌治疗巾于臀下。

三、消毒铺巾

1.消毒液　消毒液为聚维酮碘溶液。

2.消毒范围　消毒范围上至脐平线,下至大腿上1/5,双侧至腋中线,包括耻骨联合、肛门及臀部,最后消毒阴道。

3.铺巾　将一次性无菌孔巾铺于会阴部。

四、手术配合

1.术者进行双合诊检查,递窥阴器暴露阴道及子宫颈,递聚维酮碘溶液纱球,再次消毒子宫颈及阴道穹窿。

2.递子宫颈钳钳夹子宫颈前唇,递聚维酮碘溶液小棉签,消毒子宫颈管。递子宫腔探条沿宫腔方向探测宫腔深度,了解子宫方向及大小。

3.递通水管、敷料钳于术者,术者检查通水管无异常,将通水管插入选择的深度,并将通水管的尾部接口注入2~3mL生理盐水固定,用20mL注射器将配制好的通水液(生理盐水20~30mL+庆大霉素8万U)缓慢推注入通水管,检查患者输卵管通畅情况。注意观察停止推注通水液时,有无液体自子宫颈管流出及患者的两下腹有无疼痛。

4.通水结束后,取出通水管。再次消毒阴道。

五、特殊关注点

1.注意给患者保暖,膀胱截石位在充分暴露会阴部时,应注意患者的舒适度,不应过度外展,保护腘窝不被压迫,防止腓总神经损伤。

2.注意无菌操作,防止术后感染。

3.准备37℃生理盐水,防止输卵管受冷刺激痉挛,影响判断输卵管通畅程度。

4.观察患者的生命体征,注意钳夹子宫颈时引起迷走神经兴奋(人流综合征)的发生。

5.通水时缓慢注入液体20~30mL,停推注射器时观察有无液体回流或液体从子宫颈管流出,注意观察患者腹痛情况。

第五节　安置、取出宫内节育器手术

一、宫内节育器放置术手术配合

宫内节育器放置术适用于需避孕而无禁忌证的育龄妇女。

(一)手术用物

1.常规布类　单腿套2只、中单1张、治疗巾2张。

2 手术器械　安环器械包:宫内节育器放置叉1个、子宫腔探条1根、子宫颈钳1把、敷料钳1把、窥阴器1个、无齿卵圆钳1把、4~10.5号扩宫棒各1个、小药杯1个、线剪1把、钡线纱布1块、钡线纱球5个、小棉签5根。

3.一次性用物　宫内节育器1个、一次性无菌治疗巾1张、一次性无菌孔巾1张、无菌手套 1 副。

(二)手术体位

患者取膀胱截石位。

1.手术床上铺好清洁的治疗单,患者仰卧于手术床中央。

2.脱去患者裤,替患者穿上腿套,嘱患者臀部移至手术床边缘,双小腿置于腿托架上,腘窝处悬空,同时避免腿托架边缘压迫腘窝,腿架高度为患者大腿长度的 2/3,足尖、膝关节、对侧肩在一条直线上,两腿夹角最大不超过 90°,暴露会阴,垫一次性无菌治疗巾于臀下。

(三)消毒铺巾

1.消毒液　聚维酮碘溶液。

2.消毒范围　上至脐平线,下至大腿上 1/3,双侧至腋中线,包括耻骨联合、肛门及臀部,最后消毒阴道。

3.铺巾　消毒后,将一次性无菌孔巾铺于会阴部。

(四)手术配合

1.术者行阴道双合诊检查后,递窥阴器暴露阴道及子宫颈,并消毒子宫颈及阴道穹窿。

2.递子宫颈钳钳夹子宫颈,消毒子宫颈管。递子宫腔探条沿子宫方向探测宫腔深度,根据宫腔深度及子宫颈口松紧选择节育器种类。

3.扩张子宫颈管　器械护士根据术者需要,递扩宫棒于术者,型号由小到大,扩张至能顺利置入宫内节育器。

4.选好节育器,告知受术者,并示以实物,置入节育器,有尾丝者,如 T 形节育器,递剪刀剪去多余尾丝。

5.聚维酮碘溶液消毒阴道,观察有无出血,结束手术。

(五)特殊关注点

1.要求患者术前排尿,取膀胱截石位。在充分暴露会阴部时,应注意患者的舒适度,不应过度外展,保护腘窝不被压迫,防止腓总神经损伤。

2.根据宫腔深度及子宫颈口松紧选择适宜的宫内节育器。

3.防止并发症　主要是子宫穿孔。观察患者血压、脉搏,嘱患者休息,观察有无出现腹痛或其他不适。

二、宫内节育器取出术手术配合

宫内节育器取出术适用于节育器放置过久、带器妊娠、要求再生育、节育器异位或嵌顿等人群。绝经半年后,应及时取出。

(一)手术用物

1.常规布类　单腿套 2 只、中单 1 张、治疗巾 2 张。

2.手术器械　取环器械包:窥阴器 1 个、子宫颈钳 1 把、4～10.5 号扩宫棒各 1 个、子宫腔探条 1 根、敷料钳 1 把、无齿卵圆钳 1 把、取环钩 1 把、钡线纱布 1 块、钡线纱球 5 个、小棉签 5 根。

3.特殊器械　子宫异物钳。

4.一次性用物　无菌手套 1 副、一次性无菌治疗巾 1 张、一次性无菌孔巾 1 张。

(二)手术体位

患者取膀胱截石位。

(三)消毒铺巾

消毒铺巾同宫内节育器放置术。

(四)手术配合

1.无尾丝节育器取出

(1)常规外阴消毒、铺巾。

(2)术者阴道双合诊检查,递窥阴器暴露阴道及子宫颈,并消毒子宫颈及阴道穹隆。

(3)递子宫颈钳钳夹子宫颈,聚维酮碘溶液小棉签消毒子宫颈管。

(4)递子宫腔探条探查宫腔深度,同时轻轻探查宫内节育器在宫腔内的位置。

(5)视宫口情况,酌情扩张宫口。

(6)递取环钩或取环钳予以术者,术者探入宫腔感觉宫内节育器的位置并将宫内节育器轻轻拉出。

(7)如节育器嵌顿、断裂、残留,可在 B 超监测下用子宫异物钳夹取嵌顿环或在宫腔镜下取出。

(8)节育器异位于子宫外者,应在腹腔镜下或改用开腹手术取出。

2.有尾丝节育器取出

(1)常规外阴消毒、铺巾。

(2)阴道双合诊检查,递窥阴器暴露阴道及子宫颈,并消毒子宫颈及阴道穹隆。

(3)递子宫颈钳钳夹子宫颈,消毒子宫颈管。

(4)用敷料钳夹住节育器尾丝,向外轻轻拉出。

(五)特殊关注点

1.注意给患者保暖,保护隐私。

2.患者取膀胱截石位双腿外展时,避免外旋过度,造成股骨颈骨折,防止腘窝受压导致腓总神经损伤。

3.严格无菌操作。

4.观察患者的生命体征,注意钳夹子宫颈时引起迷走神经兴奋(人流综合征)的发生。

第六节　分段诊刮术

分段诊刮术是分步对子宫颈管和宫腔进行组织刮取,并做病理检查以协助诊断,主要用于疑有子宫颈管病变及宫腔疾病的患者。

一、手术用物

1.常规布类　常规布类包括单腿套 2 只、中单 1 张、治疗巾 2 张。

2.手术器械　人流器械包:子宫腔探条 1 根、窥阴器 1 个、子宫颈钳 1 个、小药杯 1 个、敷料钳 1 把、有齿卵圆钳 3 把、刮匙 2 把、4~10.5 号扩宫棒各 1 个、6~8 号吸头各 1 个、钡线纱布 2 块、钡线纱球 5 个。

3.一次性用物　一次性用物包括无菌手套 1 副、一次性无菌孔巾 1 张、一次性无菌治疗巾 1 张、装有固定液的标本瓶。

二、手术体位

患者取膀胱截石位。

1.手术床上铺好清洁的治疗单,患者仰卧于手术床中央。

2.脱去患者裤子,替患者穿上腿套,嘱患者臀部移至手术床边缘,双小腿置于腿托架上,腘窝处悬空,同时避免腿托架边缘压迫腘窝,腿架高度为患者大腿长度的 2/3,足尖、膝关节、对侧肩在一条直线上,两腿夹角最大不超过 90°,暴露会阴,垫一次性无菌治疗巾于臀下。

三、消毒铺巾

1.消毒液　消毒液为聚维酮碘溶液。

2.消毒范围　消毒范围上至脐平线,下至大腿上 1/3,双侧至腋中线,包括耻骨联合、肛门及臀部,最后消毒阴道。

3.铺巾　消毒后,将一次性无菌孔巾铺于会阴部。

四、手术配合

1.术者行阴道双合诊检查后,递窥阴器暴露阴道及子宫颈,并消毒子宫颈及阴道穹窿。

2.递子宫颈钳钳夹子宫颈,消毒子宫颈管。

3.递钡线纱布 1 块,置于阴道后穹窿,先用小型刮匙刮取子宫颈内口、外口之间的子宫颈管内组织并送检。

4.递子宫腔探条探查至子宫底部,若子宫颈管内口松弛能通过小刮匙,则不用扩张子宫颈。若子宫颈管过紧,依次递扩宫棒由小号至大号扩张子宫颈管,更换钡线纱布并展开垫于阴道穹窿,更换刮匙刮取宫腔组织。

5.聚维酮碘溶液纱球消毒阴道,观察有无出血,结束手术。

6.将子宫颈管和子宫内膜组织分开送检。

五、特殊关注点

1.注意给患者保暖,保护隐私。

2.手术过程中,患者上肢不能过度外展。膀胱截石位时注意防止神经损伤。

3.注意无菌操作。

4.观察患者的生命体征,注意钳夹子宫颈时引起迷走神经兴奋(人流综合征)的发生。

第七节　葡萄胎清宫术

葡萄胎清宫术适用于需终止妊娠的葡萄胎患者。

一、手术用物

1.常规布类　常规布类包括单腿套 2 只、中单 1 张、治疗巾 2 张。

2.手术器械　人流器械包：子宫腔探条1根、窥阴器1个、子宫颈钳1个、小药杯1个、敷料钳1把、有齿卵圆钳3把、刮匙2把、4~10.5号扩宫棒各1个、6~8号吸管各1个、钡线纱布2块、钡线纱球5个、大棉签5根。

3.手术设备　手术设备为人工流产负压吸引器。

4.一次性用物　一次性用物包括一次性使用吸引管1根、一次性无菌治疗巾1张、一次性无菌孔巾1张、5mL注射器1副、无菌手套1副。

二、手术体位

患者取膀胱截石位。

1.手术床上铺好清洁的治疗单,患者仰卧于手术床中央。

2.脱去患者裤,替患者穿上腿套,嘱患者臀部移至手术床边缘,双小腿置于腿托架上,胸窝处悬空,同时避免脚托架边缘压迫腘窝,腿架高度为患者大腿长度的2/3,足尖、膝关节、对侧肩在一条直线上,两腿夹角最大不超过90°,暴露会阴,垫一次性无菌治疗巾于臀下。

3.建立静脉通道的上肢放于搁手架上,并保证安全、通畅。另一侧上肢系好血压袖带后,平放于另一侧搁手架上。

三、消毒铺巾

1.消毒液　消毒液为聚维酮碘溶液。

2.消毒范围　消毒范围上至脐平线,下至大腿上1/3,双侧至腋中线,包括耻骨联合、肛门及臀部,最后消毒阴道。

3.铺巾　将一次性无菌孔巾铺于会阴部。

四、手术配合

1.术者行阴道双合诊检查后,递窥阴器暴露阴道及子宫颈,并消毒子宫颈及阴道穹窿。

2.递子宫颈钳钳夹子宫颈,消毒子宫颈管。递子宫腔探条探查子宫腔,了解子宫腔的大小情况。

3.递扩宫棒,自小号开始逐渐扩张子宫颈管,一般扩张至子宫颈开口大于准备用吸管的半号或者一号。连接负压吸引管。

4.在无负压情况下,将宫腔吸头送入宫腔。然后调节负压至合适的压力,进行反复轻柔刮吸。

5.为避免组织残留,最后再递刮匙,轻轻搔乱子宫角和宫腔四壁后吸引宫内组织,再次探查术后宫腔深度。

6.取出子宫颈钳,聚维酮碘溶液消毒阴道,取出窥阴器观察有无出血及子宫收缩情况,并酌情于子宫颈处注射帮助子宫收缩的药物,结束手术。

7.取出全部吸出物,用纱布过滤,并送病理检查。

五、特殊关注点

1.注意给患者保暖,膀胱截石位在充分暴露会阴部时,应注意患者的舒适度,不应过度外展。

2.保护腘窝不被压迫,防止腓总神经损伤。

3.评估患者,酌情准备好1~2个静脉通道。

4.观察患者的生命体征,注意出血情况,进出宫腔注意应无负压,操作轻柔,钳夹子宫颈时避免引起迷走神经兴奋(人流综合征)。

5.及时清理吸引器吸头内的组织,随时注意负压情况,负压上限为400mmHg。

6.术后注意患者子宫收缩和阴道出血情况。

第八节　人工流产负压吸引术

人工流产负压吸引术是利用负压吸引孕10周以前的宫内妊娠产物,适用于避孕失败或某种疾病需终止妊娠者。

一、手术用物

1.常规布类　常规布类包括单腿套2只、中单1张、治疗巾2张。

2.手术器械　人流器械包:子宫腔探条1根、窥阴器1个、子宫颈钳1个、小药杯1个、敷料钳1把、有齿卵圆钳3把、刮匙2把、4~10.5号扩宫棒各1个、6~8号吸管各1个、钡线纱布2块、钡线纱球5个、大棉签5根。

3.手术设备　手术设备为人工流产负压吸引器。

4.一次性用物　一次性用物包括一次性使用吸引管1根、一次性无菌治疗巾1张、一次性无菌孔巾1张、5mL注射器1副、无菌手套1双。

二、手术体位

患者取膀胱截石位。

1.手术床上铺好清洁的治疗单,患者仰卧于手术床中央。

2.脱去患者裤,替患者穿上腿套,嘱患者臀部移至手术床边缘,双小腿置于腿托架上,腘窝处悬空,同时避免腿托架边缘压迫腘窝,腿架高度为患者大腿长度的2/3,足尖、膝关节、对侧肩在一条直线上,两腿夹角最大不超过90°,暴露会阴,垫一次性无菌治疗巾于臀下。

3.建立静脉通道的上肢放于搁手架上,并保证安全、通畅。另一侧上肢系好血压袖带后,平放于另一侧搁手架上。

三、消毒铺巾

1.消毒液　消毒液为聚维酮碘溶液。

2.消毒范围　消毒范围上至脐平线,下至大腿上1/3,双侧至腋中线,包括耻骨联合、肛门及臀部,最后消毒阴道。

3.铺巾　将一次性无菌孔巾铺于会阴部。

四、手术配合

1.术者行阴道双合诊检查后,递窥阴器暴露阴道及子宫颈,消毒子宫颈及阴道穹隆。

2.递子宫颈钳钳夹子宫颈,消毒子宫颈管。递子宫腔探条探测宫腔深度,了解宫腔情况。

3.递扩宫棒扩张子宫颈管,扩至大于所选吸头1号,将宫腔吸管连接负压吸引管,待负压升至400mmHg后进行吸引。

4.为避免胚胎组织残留,最后再递刮匙,轻轻搔乱子宫角及宫腔四壁后吸引宫内组织。术后再次探查宫腔深度,其宫腔深度应较术前减小。

5.聚维酮碘溶液纱球消毒阴道,观察有无出血,结束手术。检查吸出物并送检。

五、特殊关注点

1.患者取膀胱截石位在充分暴露会阴部时,应注意患者的舒适度,不应过度外展。保护腘窝不被压迫,防止神经损伤。

2.观察患者的生命体征,注意出血情况,进出宫腔时注意应无负压,操作轻柔,钳夹子宫颈时避免引起迷走神经兴奋(人流综合征)。

3.及时清理吸引器吸头内的组织,随时注意负压情况(不超过 400mmHg)。

4.术后注意患者子宫收缩和阴道出血情况。

第九节　经腹输卵管结扎术

输卵管结扎术是一种永久性的避孕方式,是为了让女性绝育而进行的,其结果是阻止卵子向宫腔的移动。此手术只为决定不再有生育需求的女性所做,不适用于暂时性避孕。

输卵管结扎术适用于已经有孩子的已婚妇女,而且是夫妇双方志愿要求行绝育手术者;患有严重的心脏病、心功能不全、慢性肝肾疾病伴肝肾功能不佳及某些遗传性疾病不宜妊娠的妇女,也可做此项手术以达到不孕的效果。

一、手术用物

1.常规布类　常规布类包括开腹大包(大盆 2 个、弯盘 2 个、大药杯 1 个、小药杯 1 个、治疗巾 6 张、钡线大方纱 1 块、钡线长条纱 1 块、钡线纱布 15 块、钡线纱球 20 个、钡线阴道纱条 1 块)、手术衣和长口单。

2.手术器械　子宫器械:分离剪 1 把、组织剪 1 把、线剪 2 把、手术刀柄 2 把、短持针器 2 把、长持针器 2 把、耻骨上拉钩 1 把、腹部自动拉钩 1 把、双头拉钩 1 把、双爪钳 1 把、小 S 拉钩 1 把、大 S 拉钩 1 把、长平镊 2 把、有齿短镊 2 把、有齿长镊 1 把、直有齿血管钳 2 把、弯蚊式止血钳 8 把、Allis 钳 6 把、直蚊式止血钳 12 把、甲状腺拉钩 1 把、卵圆钳 1 把、巾钳 1 把。

3.一次性用物

(1)常规用物:一次性使用吸引管 1 根、一次性使用吸引头 1 根、高频电刀 1 个、电刀清洁片 1 张、腹腔探查套针 1 套、50cm×30cm 医用粘贴膜 1 张、25cm×10cm 医用敷贴 1 张、20 号刀片 2 个、手套按需准备、导尿包、10mL 注射器、尿管按需准备、尿袋。

(2)缝线

1)非吸收线:按需准备 1 号、4 号和 7 号丝线。

2)可吸收线:按需准备 4-0 号角针可吸收线。

4.其他　如电外科仪器、负压吸引器。

二、手术体位

1.患者仰卧于铺有清洁治疗单的手术台中央。

2.右上肢系好血压袖带后,用中单将上肢包裹、固定于右身侧;左上肢建立静脉通道后平放于手板上,并保证静脉通道的安全、通畅。

3.高频电刀负极板贴于患者体毛较少且肌肉丰厚处,患者皮肤不能接触金属物。

4.头架固定于手术台床头,平患者颈部,手术器械盘固定于手术台尾,平患者小腿位置。

三、消毒铺巾

1.消毒液　聚维酮碘溶液。

2.消毒范围　以切口为中心,上至剑突下,下至两大腿上 1/3、外阴部,两侧至腋中线。

3.铺医用粘贴膜于患者腹部,两张治疗巾对折,折边向外,第一张治疗巾铺盖于患者胸部平剑突处,第二张治疗巾铺盖于患者耻骨联合及外阴部。

4.两张长口单遮盖患者头部、头架、器械托盘及患者下肢,并分别向左右两侧延伸。

5.用两张治疗巾分别铺于患者腹部切口上方及下方,再平铺两张治疗巾于器械托盘上。

四、手术配合

1.开腹

(1)手术开始前,巡回护士与器械护士共同清点器械、纱布、缝针、缝线等用物。器械护士将高频电刀、一次性吸引管、百克钳及百克剪连线固定于腹部切口两侧。

(2)手术开始前用无菌生理盐水清洗掉手套上的滑石粉。

(3)递开腹器械[组织剪(弯)、皮肤拉钩、有齿短镊、20 号刀]及纱布 1 张。

(4)切口:取下腹正中切口,于耻骨联合上方沿中线向上延长,手术切口与子宫大小相关,早孕者与非孕者在耻骨联合上 3~4cm 处,产后子宫在宫底下 1~2cm,以腹中线为中心,行纵切口或者横切口,切口长度为 3~4cm。

(5)切开皮肤、皮下组织:递 20 号刀切开皮肤后放入弯盘,更换 20 号刀,纱布拭血,直蚊式止血钳钳夹 1 号丝线结扎或高频电刀止血。

(6)切开筋膜,分离筋膜及肌肉:递高频电刀切开筋膜,递弯蚊式止血钳提拉筋膜切缘,递组织剪(弯)剪开筋膜。递手术刀柄分离脂肪层,暴露腹直肌前肌鞘,如遇肌肉出血,递高频电刀止血或 1 号丝线缝扎。递弯蚊式止血钳插入腹直肌中间上下分离。

(7)用无菌生理盐水再次清洗双手,更换纱布。

(8)切开腹膜,显露腹腔:递有齿短镊、弯钳夹住腹膜,20 号刀划开一小口,递弯蚊式止血钳钳夹腹膜小口两边,递组织剪(弯)剪开腹膜。

2.探查腹腔,排垫肠管

(1)探查腹腔,分离盆腔粘连:自上而下探查腹腔和盆腔情况,了解病变部位、范围,以及子宫大小、周围粘连等情况。递腹部自动拉钩牵开盆腔并固定。递分离剪、长平镊分离子宫、附件与大网膜、肠管的粘连。

(2)排垫肠管:递长平镊及钡线盐水长纱条排垫肠管,递大 S 拉钩予第二助手,暴露盆腔手术野。

3.经腹输卵管结扎术

(1)寻找输卵管要稳、准、轻,可采取以下方法提取输卵管。

1)钳夹法:如子宫为后位,先复到前位。用示指进入腹腔触及子宫,沿子宫角部滑向输卵管后方,递 Allis 钳夹输卵管,再递 1 把 Allis 钳钳夹输卵管壶腹部,再一同轻轻取出。

2)吊钩法:将弯蚊式止血钳沿腹前壁经膀胱子宫陷凹滑至宫底部后方,其背部紧贴子宫前壁,然后向一侧输卵管滑去,轻轻夹住输卵管壶腹部后,在直视下用长平镊夹住输卵管并轻轻提出,如提起时感觉太紧,可能是夹住卵巢韧带;如太松可能是夹住肠曲。

3）卵圆钳夹取法：如子宫后位，先复到前位。用无齿卵圆钳进腹腔后，沿前腹壁下经膀胱子宫陷凹滑过子宫体前壁至子宫角处，然后分开卵圆钳两叶，滑向输卵管，向内旋转90°，夹住输卵管壶腹部，并提出输卵管。

（2）提出的输卵管均须追溯到伞端，以确定输卵管无误。常规检查双侧卵巢。

（3）阻断输卵管方法：可根据各地经验，但必须力求方法有效、简单、并发症少。

1）抽芯近端包埋法：用两把 Allis 钳钳将输卵管峡部并提起，两钳距离为 2～3.0cm。选择峡部无血管区，先在浆膜下注射少量生理盐水，使浆膜层浮起，再将该部浆膜切开，游离出输卵管后，用两把长止血钳钳夹两端，中间切除 1～1.5cm，用 4 号丝线分别结扎两断端，远端同时环绕结扎浆膜层，用 1 号丝线将近端包埋缝合于输卵管浆膜内。

2）钛夹法：将钛夹安放在放置钳上，钳嘴对准提起的输卵管峡部，使峡部横径全部进入钛夹的两臂环抱之中，缓缓紧压钳柄，压迫夹的上、下臂，使钛夹紧压在输卵管上，持续压迫 1～2秒，然后放开放置钳，检查钛夹是否平整地夹在输卵管上。

3）输卵管折叠结扎切断法（普氏改良法）：此法仅在上述方法不能施行时采用。①以 1 把 Allis 钳提起输卵管峡部，使之折叠；②在距顶端 1.5cm 处用血管钳压挫输卵管 1 分钟；③用 7 号丝线穿过系膜，于压挫处先结扎近侧输卵管，然后环绕结扎远侧，必要时再环绕结扎近侧；④在结扎线上方剪去约 1cm 长的输卵管，以同样方法结扎对侧输卵管。

（4）冲洗盆腔：递温无菌生理盐水冲洗盆腔，更换纱布，在患者腹部切口下方加盖一张治疗巾。

（5）止血：检查创面，递纱布拭血，用 1 号丝线结扎止血或电刀止血。

4.关闭腹腔

（1）收回深部手术器械，准备好关闭腹腔的用物（短组织镊 1 个、甲状腺拉钩、13×24 号圆针 4 号丝线）。

（2）关闭腹腔前再次与巡回护士共同清点器械、纱布、缝针等用物的数目、完整性。

（3）缝合切口

1）缝合腹膜层：递 6 把 Allis 钳分别提起腹膜，甲状腺拉钩暴露手术野；递无菌生理盐水纱布保护肠管，递短组织镊、13×24 号圆针 4 号丝线连续缝合腹膜层。缝合完毕，再次与巡回护士共同清点手术用物。

2）冲洗切口：递温无菌生理盐水冲洗切口，更换纱布。

3）止血：递 1 号丝线结扎止血或电刀止血。

4）缝合筋膜层：递 13×24 号圆针 7 号丝线间断缝合筋膜层。

5）缝合皮下组织层：递 Allis 钳钳夹聚维酮碘溶液纱球消毒皮肤。递 13×24 号圆针 1 号丝线间断缝合皮下组织层。

6）缝合皮肤层：递 Allis 钳钳夹聚维酮碘溶液纱球消毒皮肤。递 4-0 号角针可吸收线缝合皮肤层。

（4）覆盖切口：递 Allis 钳钳夹聚维酮碘溶液纱球消毒皮肤。更换干净纱布，擦干切口，贴上医用敷贴。

（5）术毕再次清点手术用物。

五、特殊关注点

1.患者皮肤不能接触金属。

2.在手术过程中,患者上肢不能过度外展。

3.妥善保管电刀笔,以免发生烫伤。

4.合理使用约束带,保护患者,以防发生意外。

5.观察患者受压皮肤、切口敷料和引流管。

第十节 经腹输卵管修复整形术

输卵管修复整形术是应用显微技术达到输卵管再通的目的。其主要适用于输卵管畸形、输卵管严重堵塞,以及结扎后失去子女、要求复通输卵管的患者。

一、手术用物

1.常规布类 常规布类包括开腹大包(大盆2个、弯盘2个、大药杯1个、小药杯1个、治疗巾6张、钡线大方纱1块、钡线长条纱1块、钡线纱布15块、钡线纱球20个、钡线阴道纱条1块)、手术衣和长口单。

2.手术器械

(1)子宫器械:分离剪1把、组织剪1把、线剪2把、手术刀柄2把、短持针器2把、长持针器2把、耻骨上拉钩1把、腹部自动拉钩1把、双头拉钩1把、双爪钳1把、小S拉钩1把、大S拉钩1把、长平镊2把、有齿短镊2把、有齿长镊1把、直有齿血管钳2把、弯蚊式止血钳8把、Allis钳6把、直蚊式止血钳12把、甲状腺拉钩1把、卵圆钳1把、巾钳1把。

(2)通水器械:包子宫腔探条1根、窥阴器1个、子宫颈钳1把、小药杯1个、敷料钳1把、无齿卵圆钳1把。

(3)微型器械:子宫腔探条1根、显微持针器1把、微血管止血钳(直)1把、显微镊1把、微型剪1把、微血管止血钳(弯)1把。

(4)特殊器械:百克钳。

3.一次性用物

(1)常规用物:一次性吸引管1根、一次性吸引头1根、高频电刀笔1个、电力清洁片1张、腹腔探查套针1套、医用粘贴膜50cm×30cm 1张、医用敷贴25cm×10cm 1张、20号刀片2个、导尿包、10mL注射器,手套按需准备。

(2)特殊用物:按需准备尿管、尿袋、通水管、一次性无菌治疗巾、一次性无菌孔巾。

(3)缝线

1)非吸收线:按需准备1号、4号和7号丝线。

2)可吸收线:按需准备4-0号圆针可吸收线和3-0号线。

(4)其他:如电外科仪器、盆底工作站、亚甲蓝注射液1支、生理盐水1袋。

二、手术体位

患者先取屈膝仰卧位,后改为仰卧位。

1.首先患者仰卧于铺有清洁治疗单的手术台中央,然后两臂放于身体两侧,两腿屈膝稍向外分开。

2.右上肢系好血压袖带后,用中单将上肢包裹、固定于右身侧;左上肢建立静脉通道后平放于手板上,并保证静脉通道的安全、通畅。

3.高频电刀负极板贴于患者体毛较少且肌肉丰厚处,一般贴于右大腿下 1/3 处外侧。

4.患者排空膀胱,留置导尿管。

5.头架固定于手术台床头,平患者颈部;手术器械托盘固定于手术台尾,平患者小腿位置。

三、消毒铺巾

1.消毒液 聚维酮碘溶液。

2.屈膝仰卧位消毒范围 上至肚脐,下至两大腿上 1/3、外阴部,两侧至腋中线。

3.仰卧位消毒范围 上至剑突下,下至两大腿上 1/3、外阴部,两侧至腋中线。

4.铺医用粘贴膜于患者腹部,两张治疗巾对折,折边向外,第一张治疗巾铺盖于患者胸部平剑突处,第二张治疗巾铺盖于患者耻骨联合及外阴部。

5.两张长口单遮盖患者头部、头架、器械托盘及患者下肢,并分别向左右两侧延伸。

6.用两张治疗巾分别铺于患者腹部切口上方及下方,再平铺两张治疗巾于托盘上。

四、手术配合

1.安置通水管

(1)患者取屈膝仰卧位:患者仰卧,两臂放于身体两侧,两膝屈曲,稍向外分开。

(2)阴道安放通水管至子宫腔内:按无菌原则打开通水包,协助医师安放通水管,并用注射器注入无菌生理盐水 3mL,固定通水管,以防通水管从宫腔内脱出。

(3)妥善固定通水管:将通水管包裹于无菌治疗巾中,置于患者两腿之间会阴处,以方便拿取为宜。

2.开腹

(1)手术开始前,巡回护士与器械护士共同清点器械、纱布、缝针等用物。器械护士将高频电刀笔与一次性吸引管固定于手术台上方近第二助手侧;百克钳连线固定于手术台下方第三助手侧;将电刀清洁片妥善固定于主刀医师方便、习惯的位置。

(2)在盛有无菌生理盐水的盆中洗手,准备开始手术。

(3)递开腹器械[组织剪(弯)、皮肤拉钩、有齿短镊、20 号刀]及纱布 1 张。

(4)切口:取下腹正中切口,于耻骨联合上方沿中线向上,或采用耻骨联合上两横指的横切口。

(5)切开皮肤、皮下组织:递 20 号刀切开皮肤后放入弯盘,更换 20 号刀,纱布拭血,直蚊式止血钳钳夹 1 号丝线结扎或电凝止血,递甲状腺拉钩牵开手术野。

(6)纵向切开腹白线,分离筋膜及肌肉:递高频电刀切开,弯蚊式止血钳分离并钳夹出血点,1 号丝线结扎或电凝止血。

(7)嘱医师再次用无菌生理盐水清洗双手,更换纱布。

(8)切开腹膜,显露腹腔:递 Allis 钳,弯蚊式止血钳夹住腹膜,20 号刀划开一小口,高频电刀切开。

3.探查腹腔,排垫肠管

(1)探查腹腔:探查子宫、双附件、周围脏器,以及输卵管本身是否粘连及其与周围组织的关系。

(2)排垫肠管:准备深部手术器械(长平镊、分离剪),收回开腹用物。分离子宫、附件与大网膜、肠管的粘连,递有钡丝的盐水长纱条排垫肠管,递大、小 S 拉钩分别予第二、第四助手,暴露盆腔手术野。

4.经腹输卵管修复整形术

(1)暴露病变的输卵管:递长平镊和分离剪予主刀医师,分离输卵管周围粘连组织。

(2)输卵管伞部整形:递 Allis 钳轻轻钳夹输卵管伞部,递分离剪予主刀医师对输卵管伞部进行整形,用 3-0 号可吸收线缝合成形,输卵管黏膜向外翻转,缝合固定于输卵管浆膜层上。

(3)通水:由第四助手掀开切口下缘的治疗巾,找到之前事先安放好的通水管。递聚维酮碘溶液纱球消毒通水管口,递装有无菌亚甲蓝生理盐水的注射器,注入通水管。观察腹腔内修复整形后的输卵管的畅通情况。

(4)更换第四助手的手套,并加盖治疗巾于切口下缘。

(5)冲洗盆腔:递温无菌生理盐水冲洗盆腔,更换纱布。

(6)止血:检查创面,递纱布拭血,用 1 号丝线结扎止血或高频电刀止血。

5.关闭腹腔

(1)收回深部手术器械,准备好关闭腹腔的用物(有齿短镊 1 个、甲状腺拉钩、13×24 号圆针 1 号丝线)。

(2)关闭腹腔前再次与巡回护士共同清点器械、纱布、缝针等用物的数目、完整性。

(3)缝合切口

1)缝合腹膜层:递 6 把 Allis 钳分别提起腹膜,甲状腺拉钩暴露手术野;递无菌生理盐水纱布保护肠管,递有齿短镊、13×24 号圆针 4 号丝线连续缝合腹膜层。缝合完毕,再次与巡回护士共同清点手术用物。

2)冲洗切口:递温无菌生理盐水冲洗切口,更换纱布。

3)止血:递 1 号丝线结扎止血或高频电刀止血。

4)缝合筋膜层:递 13×24 号圆针 7 号丝线间断缝合筋膜层。

5)缝合皮下组织层:递 Allis 钳钳夹聚维酮碘溶液纱球消毒皮肤,递 13×24 号圆针 1 号丝线间断缝合皮下组织层。

6)缝合皮肤层:递 Allis 钳钳夹聚维酮碘溶液纱球消毒皮肤,递 4-0 号角针可吸收线缝合皮肤层。

(4)覆盖切口:递 Allis 钳钳夹聚维酮碘溶液纱球消毒皮肤,更换纱布擦干切口,贴上医用敷贴。

(5)术毕再次清点手术用物。

6.取通水管

(1)消毒阴道:递聚维酮碘溶液纱球消毒阴道口及阴道。

(2)取通水管:递 10mL 注射器给医师抽吸完固定通水管的水,轻轻取出通水管。

(3)再次消毒阴道:递聚维酮碘溶液纱球消毒阴道口及阴道。

五、特殊关注点

1.患者皮肤不接触金属。

2.在手术过程中,患者上肢不能过度外展。

3.避免患者四肢长时间受压,患者背上的治疗单保持平整、干燥。

4.合理使用约束带,保护患者,以防发生意外。

5.观察患者受压皮肤、切口敷料和引流管。

第十一节　经腹输卵管吻合术

输卵管吻合术是针对输卵管性不孕患者比较常见的一种手术治疗方法。输卵管由胚胎时期的副中肾管(苗勒管)的中段分化、演变衍生而来。

输卵管吻合术适用于输卵管炎症阻塞型不孕、输卵管绝育术后的妇女有生育需要者、女性不孕者经检查为输卵管阻塞,以及施行盆腔或下腹部手术时误扎输卵管导致女性不孕坚决要求恢复生育能力者。

一、手术用物

1.常规布类　常规布类包括开腹大包(大盆 2 个、弯盘 2 个、大药杯 1 个、小药杯 1 个、治疗巾 6 张、钡线大方纱 1 块、钡线长条纱 1 块、钡线纱布 15 块、钡线纱球 20 个、钡线阴道纱条 1 块)、手术衣和长口单。

2.手术器械

(1)子宫器械:分离剪 1 把、组织剪 1 把、线剪 2 把、手术刀柄 2 把、短持针器 2 把、长持针器 2 把、耻骨上拉钩 1 把、腹部自动拉钩 1 把、双头拉钩 1 把、双爪钳 1 把、小 S 拉钩 1 把、大 S 拉钩 1 把、长平镊 2 把、有齿短镊 2 把、有齿长镊 1 把、直有齿血管钳 2 把、弯蚊式止血钳 8 把、Allis 钳 6 把、直蚊式止血钳 12 把、甲状腺拉钩 1 把、卵圆钳 1 把、巾钳 1 把。

(2)通水器械包:子宫腔探条 1 根、窥阴器 1 个、子宫颈钳 1 把、小药杯 2 个、敷料钳 1 把、无齿卵圆钳 1 把。

(3)微型器械:子宫腔探条 1 根、显微持针器 1 把、微血管止血钳(直)1 把、显微镊 1 把、微型剪 1 把、微血管止血钳(弯)1 把。

3.一次性用物

(1)常规用物:一次性吸引管 1 根、一次性吸引头 1 根、高频电刀笔 1 个、电刀清洁片 1 张、腹腔探查套针 1 套、50cm×30cm 医用粘贴膜 1 张、25cm×10cm 医用敷贴 1 张、20 号刀片 2 个、导尿包、10mL 注射器、手套按需准备。

(2)特殊用物:按需准备尿管、尿袋、通水管、一次性无菌治疗巾。

(3)缝线

1)非吸收线:按需准备 1 号、4 号和 7 号丝线。

2)可吸收线:按需准备 4-0 号圆针可吸收线和 3-0 号线。

4.其他　如电外科仪器、负压吸引器。

二、手术体位

患者先取屈膝仰卧位,后改为仰卧位。

1.首先患者仰卧于铺有清洁治疗单的手术台中央,然后两臂放于身体两侧,两腿屈膝稍向外分开。

2.右上肢系好血压袖带后,用中单将上肢包裹、固定于右身侧;左上肢建立静脉通道后平放于手板上,并保证静脉通道的安全、通畅。

3.高频电刀负极板贴于患者体毛较少且肌肉丰厚处。

4.患者排空膀胱,留置导尿管。

5.头架固定于手术台床头,平患者颈部;手术器械托盘固定于手术台尾,平患者小腿位置。

三、消毒铺巾

1.消毒液　聚维酮碘溶液。

2.屈膝仰卧位消毒范围　上至肚脐,下至两大腿上 1/3、外阴部,两侧至腋中线。

3.仰卧位消毒范围　上至剑突下,下至两大腿上 1/3、外阴部,两侧至腋中线。

4.铺医用粘贴膜于患者腹部,两张治疗巾对折,折边向外,第一张治疗巾铺盖于患者胸部平剑突处,第二张治疗巾铺盖于患者耻骨联合及外阴部。

5.两张长口单遮盖患者头部、头架、器械托盘及患者下肢,并分别向左右两侧延伸。

6.用两张治疗巾分别铺于患者腹部切口上方及下方,再平铺两张治疗巾于器械托盘上。

四、手术配合

1.安置通水管

(1)患者取屈膝仰卧位:患者仰卧,两臂放于身体两侧,两膝屈曲,稍向外分开。

(2)阴道安放通水管至子宫腔内:按无菌原则打开通水包,协助医师安放通水管,并用注射器注入无菌生理盐水 3mL,固定通水管,以防通水管从宫腔内脱出。

(3)妥善固定通水管:将通水管包裹于无菌治疗巾中,置于患者两腿之间会阴处,以方便拿取为宜。

2.开腹

(1)手术开始前,巡回护士与器械护士共同清点器械、纱布、缝针等用物。器械护士将高频电刀笔与一次性吸引管固定于手术台上方近第二助手侧;将百克钳连线固定于手术台下方第三助手侧;将电刀清洁片妥善固定于主刀医师方便、习惯的位置。

(2)在盛有无菌生理盐水的盆中洗手,准备开始手术。

(3)递开腹器械[组织剪(弯)、皮肤拉钩、有齿短镊、20 号刀]及纱布 1 张。

(4)切口:取下腹正中切口,于耻骨联合上方沿中线向上,或采用耻骨联合上两横指的横切口。

(5)切开皮肤、皮下组织:递 20 号刀切开皮肤后放入弯盘,更换 20 号刀,纱布拭血,直蚊式止血钳钳夹 1 号丝线结扎或电凝止血,递甲状腺拉钩牵开手术野。

(6)纵向切开腹白线,分离筋膜及肌肉:递高频电刀切开,弯蚊式止血钳分离并钳夹出血点,1 号丝线结扎或电凝止血。

(7)嘱医师再次用无菌生理盐水清洗双手,更换纱布。

(8)切开腹膜,显露腹腔:递 Allis 钳,弯蚊式止血钳夹住腹膜,20 号刀划开一小口,高频电刀切开。

3.探查腹腔,排垫肠管

(1)探查腹腔:探查子宫、双附件、周围脏器,以及输卵管本身是否粘连及其与周围组织的关系。

(2)排垫肠管:准备深部手术器械(长平镊、分离剪),收回开腹用物。分离子宫、附件与大网膜、肠管的粘连,递有钡丝的盐水长纱条排垫肠管,递大、小 S 拉钩分别予第二、第四助手暴露盆腔手术野。

4.经腹输卵管吻合术

（1）暴露病变的输卵管：递长平镊和分离剪予主刀医师，分离输卵管周围粘连组织。

（2）找出输卵管的病变：找出输卵管阻塞段，递 Allis 钳钳夹起这段系膜，递装有无菌生理盐水的注射器注射，使系膜膨胀形成水垫，递分离剪剪开浆膜层，递微型剪剪去阻塞段。

（3）断端行端-端吻合：递微型器械及探条，探查是否通畅，递 3-0 号圆针可吸收线分别缝合四周。

（4）通水：由第四助手掀开切口下缘的治疗巾，寻找事先安放好的通水管。递聚维酮碘溶液纱球消毒通水管口，递注射器抽取无菌生理盐水，注入通水管。观察腹腔内修复整形后的输卵管的畅通情况。

（5）更换第四助手的手套，并加盖治疗巾于切口下缘。

（6）冲洗盆腔：递温无菌生理盐水冲洗盆腔，更换纱布。

（7）止血：检查创面，递纱布拭血，用 1 号丝线结扎止血或电刀止血。

5.关闭腹腔

（1）收回深部手术器械，准备好关闭腹腔的用物（有齿短镊 1 个、甲状腺拉钩、13×24 号圆针 4 号丝线）。

（2）关闭腹腔前再次与巡回护士共同清点器械、纱布、缝针等用物的数目和完整性。

（3）缝合切口

1）缝合腹膜层：递 6 把 Allis 钳分别提起腹膜，甲状腺拉钩暴露手术野；递无菌生理盐水纱布保护肠管，递有齿短镊、13×24 号圆针 4 号丝线连续缝合腹膜层。缝合完毕，再次与巡回护士共同清点手术用物。

2）冲洗切口：递温无菌生理盐水冲洗切口，更换纱布。

3）止血：递 1 号丝线结扎止血或高频电刀止血

4）缝合筋膜层：递 13×24 号圆针 7 号丝线间断缝合筋膜层。

5）缝合皮下组织层：递 Allis 钳钳夹聚维酮碘溶液纱球消毒皮肤。递 13×24 号圆针 1 号丝线间断缝合皮下组织层。

6）缝合皮肤层：递 Allis 钳钳夹聚维酮碘溶液纱球消毒皮肤。递 4-0 号角针可吸收线缝合皮肤层。

（4）覆盖切口：递 Allis 钳钳夹聚维酮碘溶液纱球消毒皮肤。更换干净纱布擦干切口，贴上医用敷贴。

（5）术毕再次清点手术用物。

6.取通水管

（1）消毒阴道：递聚维酮碘溶液纱球消毒阴道口及阴道。

（2）取通水管：递注射器给医师抽吸固定通水管的水，轻轻取出通水管。

（3）再次消毒阴道：递聚维酮碘溶液纱球消毒阴道口及阴道。

五、特殊关注点

1.患者皮肤不能接触金属。

2.在手术过程中，患者上肢不能过度外展。

3.妥善保管电刀笔,以免发生灼伤。

4.合理使用约束带,保护患者,以防发生意外。

5.观察患者受压皮肤、切口敷料和引流管。

第十二节 经腹输卵管切除术

输卵管为一对细长而弯曲的肌性管道,位于阔韧带上缘内。内侧与宫角相连通,外端游离呈伞状。与卵巢相近,全长为8~10cm,是精子和卵子相遇受精的场所,也是向宫腔运送受精卵的通道。

输卵管切除术多用于输卵管妊娠,有时因输卵管积水、输卵管积脓,药物治疗无效或其病变需切除输卵管。

一、手术用物

1.常规布类 常规布类包括开腹大包(大盆2个、弯盘2个、大药杯1个、小药杯1个、治疗巾6张、钡线大方纱1块、钡线长条纱1块、钡线纱布15块、钡线纱球20个、钡线阴道纱条1块)、手术衣和长口单。

2.手术器械

(1)子宫器械分离剪1把、组织剪1把、线剪2把、手术刀柄2把、短持针器2把、长持针器2把、耻骨上拉钩1把、腹部自动拉钩1把、双头拉钩1把、双爪钳1把、小S拉钩1把、大S拉钩1把、长平镊2把、有齿短镊2把、有齿长镊1把、直有齿血管钳2把、弯蚊式止血钳8把、Allis钳6把、直蚊式止血钳12把、甲状腺拉钩1把、卵圆钳1把、巾钳1把。

(2)特殊器械:百克钳。

3.一次性用物

(1)常规用物:一次性使用吸引管1根、一次性使用吸引头1根、高频电刀笔1个、电刀清洁片1张、腹腔探查套针1套、50cm×30cm医用粘贴膜1张、25cm×10cm医用敷贴1张、20号刀片2个、导尿包、10mL注射器,按需准备手套、尿管和尿袋。

(2)缝线

1)非吸收缝线:按需准备1号、4号和7号丝线。

2)可吸收带针缝线:4-0号角针可吸收线1包。

4.其他 其他包括电外科仪器和盆底工作站。

二、手术体位

患者取仰卧位。

1.手术台上铺好清洁的治疗单,患者仰卧于手术台中线。

2.右上肢平放于身体右侧,绑好测血压的袖带,在保证右上肢安全的情况下,用治疗单将右上肢包裹、固定于右身侧;左上肢平放于左侧手板上,处于功能位置,不过度外展,建立静脉通道,并保证安全、通畅。

3.高频电刀负极板贴于患者体毛较少且肌肉丰厚处。

4.头架固定于手术台床头,平患者颈部;手术器械托盘固定于手术台尾,平患者小腿位置。

三、消毒铺巾

1.消毒液　聚维酮碘溶液。

2.消毒范围　上至剑突下,下至两大腿上 1/3、外阴部,两侧至腋中线。

3.铺医用粘贴膜于患者腹部,两张治疗巾对折,折边向外,第一张治疗巾铺盖于患者胸部平剑突处,第二张治疗巾铺盖于患者耻骨联合及外阴部。

4.两张长口单遮盖患者头部、头架、器械托盘及患者下肢,并分别向左右两侧延伸。

5.用两张治疗巾分别铺于患者腹部切口上方及下方,再平铺两张治疗巾于器械托盘上。

四、手术配合

1.开腹

(1)手术开始前,巡回护士与器械护士共同清点器械、纱布、缝针等用物。器械护士将高频电刀笔、一次性吸引管、百克钳连线固定于腹部切口两侧。

(2)手术开始前用无菌生理盐水清洗掉手套上的滑石粉。

(3)递开腹器械[组织剪(弯)、皮肤拉钩、有齿短镊、20 号刀]及纱布 1 张。

(4)切口:取下腹正中切口,于耻骨联合上方沿中线向上延长,或采用耻骨联合上两横指的横切口。

(5)切开皮肤、皮下组织:递 20 号刀切开皮肤后放入弯盘,更换 20 号刀,纱布拭血,直蚊式止血钳钳夹 1 号丝线结扎或高频电刀止血,递皮肤拉钩牵开手术野。

(6)纵向切开腹白线,分离筋膜及肌肉:递高频电刀切开,弯蚊式止血钳分离并钳夹出血点,1 号丝线结扎或高频电刀止血。

(7)用无菌生理盐水再次清洗双手,更换纱布。

(8)切开腹膜,显露腹腔:递有齿短镊,弯蚊式止血钳夹住腹膜,20 号刀划一小口,递弯蚊式止血钳钳夹腹膜小口两边,递组织剪(弯)剪开上端腹膜,20 号刀或高频电刀切开下端腹膜。

2.探查腹腔,排垫肠管

(1)探查腹腔:探查子宫、双附件、周围脏器,以及输卵管本身是否粘连及与周围组织的关系。再次确定是否为单纯性的输卵管切除术。

(2)排垫肠管:递长平镊及钡线盐水长纱条排垫肠管,递大 S 拉钩予第二助手,暴露盆腔手术野。

3.经腹输卵管切除术

(1)暴露病变的输卵管:递长平镊和分离剪予术者,分离输卵管周围组织,使输卵管系膜展平。

(2)钳夹输卵管:递 Allis 钳钳夹病变的输卵管,使其与系膜形成一定的张力,并充分暴露输卵管系膜。

(3)使用百克钳:递百克钳钳夹,组织剪切开输卵管系膜至子宫角部,再次确认周围无其他组织后,使用百克钳钳夹输卵管系膜处止血。

(4)递百克钳:钳夹输卵管峡部,止血。

(5)递组织剪(弯):剪断止血后的输卵管峡部,并递 1 号丝线缝合韧带腹膜,包埋系膜残端。

（6）保管标本：将切下的患侧输卵管放于弯盘中，妥善保管，做好标记，及时送检。

（7）冲洗盆腔：递37℃无菌生理盐水冲洗盆腔，更换之前的纱布，在患者腹部切口下方加盖一张治疗巾。

（8）止血：检查创面，递纱布拭血，用1号丝线结扎止血或高频电刀止血。

4.关腹　术者检查盆、腹腔并止血，器械护士和巡回护士共同清点所有用物并记录。

（1）缝合腹膜：递Allis钳提起腹膜，皮肤拉的牵开手术野。递有齿短镊13×24号圆针4号丝线连续缝合。缝合完毕，再次清点手术用物。

（2）冲洗伤口：递生理盐水冲洗伤口并吸尽，术者再次洗手。

（3）缝合筋膜：递13×24号圆针7号丝线间断缝合筋膜。

（4）缝合皮下组织：递聚维酮碘溶液纱球消毒，递10×28号圆针1号丝线缝合。

（5）缝合皮肤：递聚维酮碘溶液纱球消毒，可吸收线4-0号角针可吸收线皮内缝合。

（6）清点用物，覆盖伤口：再次清点纱布、缝针等，聚维酮碘溶液纱球消毒，干净纱布擦干，递无菌敷料覆盖伤口。

五、特殊关注点

1.严格无菌操作。

2.密切关注手术进展，及时准备手术用物。

3.妥善保管百克钳和高频电刀笔，以免发生灼伤。

4.保管切下的组织，注意标记输卵管左右。

第十三节　卵巢楔形切除术

经腹卵巢楔形切除术在临床上一般用于经保守治疗无效的双侧多囊卵巢所致的月经不调、不孕、多毛等症；子宫肌瘤挖除术时有卵巢过度刺激综合征或是多囊大卵巢需要切除部分卵巢者；年轻的妇科肿瘤患者，保留一侧或双侧卵巢，送检部分卵巢组织判断卵巢是否有转移。

一、手术用物

1.常规布类　常规布类包括开腹大包（大盆2个、弯盘2个、大药杯1个、小药杯1个、治疗巾6张、钡线大方纱1块、钡线长条纱1块、钡线纱布15块、钡线纱球20个、钡线阴道纱条1块）、手术衣和长口单。

2.手术器械　子宫器械：分离剪1把、组织剪1把、线剪2把、手术刀柄2把、短持针器2把、长持针器2把、耻骨上拉钩1把、腹部自动拉钩1把、双头拉钩1把、双爪钳1把、小S拉钩1把、大S拉钩1把、长平镊2把、有齿短镊2把、有齿长镊1把、直有齿血管钳2把、弯蚊式止血钳8把、Allis钳6把、直蚊式止血钳12把、甲状腺拉钩1把、卵圆钳1把、巾钳1把。

3.一次性用物

（1）常规用物：一次性吸引管1根、一次性吸引头1根、一次性高频电刀笔1个、电刀清洁片1张、腹腔探查套针1套、50cm×30cm医用粘贴薄膜1张、25cm×10cm医用敷贴1张、20号刀片2个、手套按需准备。

（2）冲洗液：0.9%氯化钠注射液1瓶（每瓶500mL）。

（3）缝线

1）非吸收缝线:按需准备 1 号、4 号和 7 号丝线。

2）可吸收带针缝合线:4-0 号圆针可吸收线和 4-0 号角针可吸收线各 1 包。

二、手术体位

患者取仰卧位。

1.手术台上铺好清洁的治疗单,患者仰卧于手术台中线。

2.右上肢平放于身体右侧,绑好测血压的袖带,在保证右上肢安全的情况下,用治疗单将右上肢包裹、固定于右身侧;左上肢平放于左侧手板上,处于功能位置,不过度外展,建立静脉通道,并保证安全、通畅。

3.高频电刀负极板贴于患者体毛较少且肌肉丰厚处。

4.头架固定于手术台床头,平患者颈部;手术器械托盘固定于手术台尾,平患者小腿位置。

三、消毒铺巾

1.消毒液 聚维酮碘溶液。

2.消毒范围 上至剑突下,下至两大腿上 1/3、外阴部,两侧至腋中线。

3.铺手术薄膜于患者腹部,两张治疗巾对折、折边向外,第一张治疗巾铺盖于患者的胸部,第二张治疗巾铺盖于患者耻骨联合及外阴部。

4.两张长口单遮盖患者头部、头架、器械托盘及患者下肢,并分别向左右两侧延伸。

5.用两张治疗巾对折,分别铺于患者腹部切口上方及下方。

6.长口单两张覆盖托盘,再平铺两张治疗巾于器械托盘上。

四、手术配合

1.开腹

（1）手术开始前,器械护士与巡回护士共同清点器械、纱布、缝针、缝线等用物。器械护士将高频电刀笔与一次性吸引管固定于手术台头侧。

（2）手术开始前用无菌生理盐水清洗掉手套上的滑石粉。

（3）递开腹器械[组织剪(弯)皮肤拉钩、有齿短镊、20 号刀]及纱布 1 张。

（4）切口:取下腹部正中切口,于耻骨联合上方沿中线向上,或采用耻骨联合上横切口。

（5）切开皮肤、皮下组织:递 20 号刀切开皮肤后放入弯盘。更换手术刀,纱布拭血,直蚊式止血钳钳夹 1 号丝线结扎或高频电刀止血,递甲状腺拉钩牵开手术野。

（6）纵向切开腹白线,分离筋膜及肌肉。递高频电刀切开,弯蚊式止血钳分离并钳夹出血点,1 号丝线结扎或高频电刀止血。

（7）切开腹膜,显露腹腔:递有齿短镊、弯蚊式止血钳夹住腹膜,20 号刀划开一小口,电刀切开。

2.探查腹腔,排垫肠管

（1）探查腹腔:腹膜打开前,递生理盐水给术者洗手,更换纱布,了解病变部位、范围,以及子宫大小、周围粘连等情况。收回开腹器械(甲状腺拉钩、有齿短镊),准备深部手术器械(腹部自动拉钩,长平镊,大、小 S 拉钩)。

（2）排垫肠管:递分离剪分离子宫、附件与大网膜、肠管的粘连,递长平镊及钡线盐水长纱条排垫肠管,递大 S 拉钩予第二助手,暴露盆腔手术野。

3.卵巢囊肿剥除术

(1)暴露固定卵巢:主刀医师用左手示指、中指固定卵巢,使卵巢游离缘向上。

(2)楔形切除:递 20 号手术刀柄,沿卵巢纵轴方向做椭圆形切口,切除部分卵巢组织。

(3)保管标本:将切下的卵巢组织妥善保管,必要时送快速冰冻,剩余组织做好标记,术后交与医师及时送检。

(4)卵巢创面缝合:递 4-0 号圆针可吸收线缝合卵巢壁,边缘尽量内翻,对合整齐,从而形成新的卵巢。

(5)冲洗盆腔:递温无菌生理盐水冲洗盆腔,更换之前的纱布。在患者腹部切口下方加盖一张治疗巾。

(6)检查止血:常规检查卵巢缝合部位有无出血。递纱布拭血,用 1 号丝线结扎止血或电刀止血。

4.关腹　术者检查盆、腹腔并止血,器械护士和巡回护士共同清点所有用物并记录。

(1)缝合腹膜:递 Allis 钳提起腹膜,皮肤拉钩牵开手术野,递有齿短镊、13×24 号圆针 4 号丝线连续缝合。缝合完毕,再次清点手术用物。

(2)冲洗伤口:递生理盐水冲洗伤口并吸尽,术者再次洗手。

(3)缝合筋膜:递 13×24 号圆针 7 号丝线间断缝合筋膜。

(4)缝合皮下组织:递聚维酮碘溶液纱球消毒,递 10×28 号圆针 1 号丝线缝合。

(5)缝合皮肤:递聚维酮碘溶液纱球消毒,可吸收线 4-0 号角针可吸收线皮内缝合。

(6)清点用物,覆盖切口:再次清点纱布、缝针等,聚维酮碘溶液纱球消毒,干净纱布擦干,递无菌敷料覆盖切口。

五、特殊关注点

1.严格无菌操作。

2.妥善保管高频电刀笔,以免发生灼伤。

3.整个手术过程中应密切观察患者的生命体征。

4.妥善保管好标本组织。

第十四节　卵巢输卵管切除术

卵巢输卵管切除术还适用于卵巢蒂扭转的患者及卵巢交界性浆液性囊肿患者。

一、手术用物

1.常规布类　常规布类包括开腹大包(大盆 2 个、弯盘 2 个、大药杯 1 个、小药杯 1 个、治疗巾 6 张、钡线纱布 15 块、钡线纱球 20 个、钡线阴道纱条 1 块)、手术衣和长口单。

2.手术器械

(1)子宫器械:分离剪 1 把、组织剪 1 把、线剪 2 把、手术刀柄 2 把、短持针器 2 把、长持针器 2 把、耻骨上拉钩 1 把、腹部自动拉钩 1 把、双头拉钩 1 把、双爪钳 1 把、小 S 拉钩 1 把、大 S 拉钩 1 把、长平镊 2 把、有齿短镊 2 把、有齿长镊 1 把、直有齿血管钳 2 把、弯蚊式止血钳 8 把、Allis 钳 6 把、直蚊式止血钳 12 把、甲状腺拉钩 1 把、卵圆钳 1 把、巾钳 1 把。

（2）特殊器械:百克钳 1 把。

3.一次性用物

（1）常规用物:一次性使用吸引管 1 根、一次性使用吸引头 1 根、一次性高频电刀笔 1 个、电刀清洁片 1 张、腹腔探查套针 1 套、50cm×30cm 医用粘贴膜 1 张、25cm×10cm 医用敷贴 1 张、20 号刀片 2 个、手套按需准备。

（2）缝线

1）非吸收线:按需准备 1 号、4 号和 7 号丝线。

2）可吸收线:4-0 号角针可吸收线。

4.其他　其他包括电外科仪器和盆底工作站。

二、手术体位

患者取仰卧位。

1.手术台上铺好清洁的治疗单,患者仰卧于手术台中线。

2.右上肢平放于身体右侧,绑好测血压的袖带,在保证右上肢安全的情况下,用中单将右上肢包裹并固定于右身侧;左上肢平放于左侧手板上,处于功能位置,不过度外展,建立静脉通道,并保证安全、通畅。

3.高频电刀负极板贴于患者体毛较少且肌肉丰厚处。

4.头架固定于手术台床头,平患者颈部;手术器械托盘固定于手术台尾,平患者小腿位置。

三、消毒铺巾

1.消毒液　聚维酮碘溶液。

2.消毒范围　上至剑突下,下至两大腿上 1/3、外阴部,两侧至腋中线。

3.铺手术薄膜于患者腹部,两张治疗巾对折,折边向外,第一张治疗巾铺盖于患者的胸部,第二张治疗巾铺盖于患者耻骨联合及外阴部。

4.两张长口单遮盖患者头部、头架、器械托盘及患者下肢,并分别向左右两侧延伸。

5.用两张治疗巾对折,分别铺于患者腹部切口上方及下方。

6.长口单两张覆盖托盘,再平铺两张治疗巾于器械托盘上。

四、手术配合

1.开腹

（1）手术开始前,巡回护士与器械护士共同清点器械、纱布等用物。器械护士将电刀笔与一次性吸引管固定于手术台上方近第二助手侧;百克钳连线固定于手术台下方第三助手侧。

（2）递开腹器械[组织剪(弯)、皮肤拉钩、有齿短镊、20 号刀]及纱布 1 张。

（3）切口:取下腹正中切口,于耻骨联合上方沿中线向上,或采用耻骨联合上横切口。

（4）切开皮肤、皮下组织:递 20 号刀切开皮肤后放入弯盘,更换 20 号刀,纱布拭血,直蚊式止血钳钳夹 1 号丝线结扎或电凝止血,递皮肤拉钩牵开手术野。

（5）纵向切开腹白线,分离筋膜及肌肉:递电刀切开,弯蚊式止血钳分离并钳夹出血点,1 号丝线结扎或电凝止血。

（6）切开腹膜,显露腹腔:递有齿短镊、弯蚊式止血钳夹住腹膜,20 号刀划开一小口,组织剪或电刀切开。

2.探查腹腔,排垫肠管

(1)探查腹腔:在腹膜打开前,递生理盐水给术者洗手,更换纱布,了解病变部位、范围,以及子宫大小、周围粘连等情况。收回开腹器械(甲状腺拉钩、有齿短镊),准备深部手术器械(腹部自动拉钩,长平镊,大、小S拉钩)。

(2)排垫肠管:递分离剪分离子宫、附件与大网膜、肠管的粘连,递长平镊及钡线盐水长纱条排垫肠管,递大S拉钩予第二助手,暴露盆腔手术野。

3.卵巢输卵管切除术

(1)提起子宫,递两把中弯钳钳夹子宫角,便于暴露。

(2)递1把Allis钳提起输卵管卵巢。

(3)处理骨盆漏斗韧带,递弯蚊式止血钳钳夹子宫附件近端,使骨盆漏斗韧带伸展,递弯蚊式止血钳分离无血管区骨盆漏斗韧带之间的腹膜形成洞穴,递弯蚊式止血钳钳夹靠近卵巢侧,递百克钳钳夹骨盆漏斗韧带,递组织剪(弯)在百克钳钳夹处剪断骨盆漏斗韧带,递13×24号圆针7号丝线缝扎远端,并递上7号丝线双重结扎。递弯蚊式止血钳钳夹骨盆漏斗韧带处,递百克钳钳夹烧灼,递组织剪(弯)在百克钳钳夹处剪断,递13×24号圆针7号丝线缝扎远端,并递上7号丝线双重结扎。同法处理另一侧。

(4)递7×17号圆针1号丝线间断缝合腹膜。

(5)递温生理盐水冲洗盆腔,更换纱布和治疗巾,术者仔细检查并电凝止血。

4.关腹　关腹前清点器械、纱布、缝针和特殊物品数目。收回深部手术器械(腹部自动拉钩、长平镊、分离剪),递关腹器械(甲状腺拉钩、有齿短镊、线剪)和干净纱布。

(1)缝合切口

1)缝合腹膜:递Allis钳提起腹膜,甲状腺拉钩牵开手术野,13×24号圆针4号丝线缝合腹膜。缝合完毕,再次清点手术用物。

2)缝合筋膜:递13×24号圆针7号丝线缝合筋膜。

3)冲洗切口:递生理盐水冲洗,更换干净物品。

4)缝合皮下组织:递Allis钳钳夹聚维酮碘溶液纱球消毒皮肤,然后递13×34号圆针1号丝线缝合。

5)缝合皮肤:递聚维酮碘溶液纱球消毒皮肤,递4-0号角针可吸收线缝合。

(2)覆盖切口:再次清点用物,递聚维酮碘溶液纱球消毒皮肤,医用敷贴覆盖切口。

5.术毕　收回台上器械。用弯蚊式止血钳钳夹聚维酮碘溶液纱球消毒切口周围,检查有无出血情况。

五、特殊关注点

1.注意无菌操作。

2.妥善保管高频电刀笔、百克钳,以免发生灼伤。

3.整个手术过程中应密切观察患者的生命体征。

4.注意保暖。

5.合理使用约束带,保护患者,以防发生意外。

6.观察患者受压皮肤、切口敷料、尿色和尿量。

第十五节 卵巢癌根治术

卵巢癌细胞减灭术是指尽可能地切除肉眼所能看到的一切肿瘤和转移灶,使残存肿瘤直径在 2cm 以下。其主要适用于(Ⅰ~Ⅳ期)卵巢上皮癌患者,不需要保留生育功能的晚期卵巢恶性生殖细胞肿瘤患者,Ⅰ~Ⅳ期卵巢交界性或低度潜在上皮性肿瘤患者,Ⅰc~Ⅳ期低度或潜在恶性卵巢性索间质肿瘤患者。上皮性卵巢癌是卵巢恶性肿瘤中最多见的,占80%~90%。

一、手术用物

1.常规布类 常规布类包括开腹大包(大盆 2 个、弯盘 2 个、大药杯 1 个、小药杯 1 个、治疗巾 6 张、钡线纱布 15 块、钡线纱球 20 个、钡线阴道纱条 1 块)、手术衣和长口单 2 张。

2.手术器械

(1)子宫器械:分离剪 1 把、组织剪 1 把、线剪 2 把、手术刀柄 2 把、短持针器 2 把、长持针器 2 把、耻骨上拉钩 1 把、腹部自动拉钩 1 把、双头拉钩 1 把、双爪钳 1 把、小 S 拉钩 1 把、大 S 拉钩 1 把、长平镊 2 把、有齿短镊钳 2 把、弯蚊式止血钳 8 把、Allis 钳 6 把、直蚊式止血钳 12 把、甲状腺拉钩 1 把、卵圆钳 1 把、巾钳 1 把。

(2)广泛子宫器械:大弯蚊式止血钳 4 把、肾蒂钳 1 把、小直角钳 2 把、扁桃镊 6 把、血管拉钩 1 把、特长持针器 1 把。

(3)沙发针。

(4)特殊器械:百克钳和百克剪。

3.一次性用物

(1)常规用物:一次性使用吸引管 1 根、一次性使用吸引头 1 根、一次性高频电刀笔 1 个、电刀清洁片 1 张、腹腔广泛套针 1 套、50cm×30cm 医用粘贴膜 1 张、25cm×10cm 医用敷贴 2 张、引流管 3 根、20 号刀片 2 个、手套按需准备。

(2)缝线

1)非吸收线:按需准备 1 号、4 号和 7 号丝线。

2)可吸收线:按需准备 0 号圆针可吸收线。

4.其他 其他包括电外科仪器和盆底工作站。

二、手术体位

患者取仰卧位。

1.手术台上铺好清洁的治疗单,患者仰卧于手术台中线。

2.右上肢平放于身体右侧,绑好测血压的袖带,在保证右上肢安全的情况下,用中单将右上肢包裹、固定于右身侧;左上肢平放于左侧手板上,处于功能位置,不过度外展,建立静脉通道,并保证安全、通畅。

3.高频电刀负极板贴于患者体毛较少且肌肉丰厚处。

4.头架固定于手术台床头,平患者颈部;手术器械托盘固定于手术台尾,平患者小腿位置。

三、消毒铺巾

1.消毒液 聚维酮碘溶液。

2.消毒范围　上至剑突下,下至两大腿上 1/3、外阴部,两侧至腋中线。

3.铺手术薄膜于患者腹部,两张治疗巾对折,折边向外,第一张治疗巾铺盖于患者的胸部,第二张治疗巾铺盖于患者耻骨联合及外阴部。

四、手术配合

1.开腹

(1)手术开始前,巡回护士与器械护士共同清点器械、纱布等用物。器械护士将电刀笔与一次性吸引管固定于手术台上方近第二助手侧;百克钳及百克剪连线固定于手术台下方第三助手侧。

(2)递开腹器械[组织剪(弯)、皮肤拉钩、有齿短镊、20 号刀]及纱布 1 张。

(3)切口:取下腹正中左旁切口,腹正中线旁 2cm 处于耻骨联合上方沿中线向上延长至脐或脐部以上。

(4)切开皮肤、皮下组织:递 20 号刀切开皮肤后放入弯盘,更换 20 号刀,纱布拭血,直蚊式止血钳钳夹 1 号丝线结扎或电凝止血,递皮肤拉钩牵开手术野。

(5)纵向切开腹白线,分离筋膜及肌肉:递电刀切开,弯蚊式止血钳分离并钳夹出血点,1 号丝线结扎或电凝止血。

(6)切开腹膜,显露腹腔:递有齿短镊、弯蚊式止血钳夹住腹膜,20 号刀划开一小口,电刀切开。

2.探查腹腔,排垫肠管

(1)探查腹腔:腹膜打开前,递生理盐水给术者洗手,更换纱布,了解病变部位、范围,以及子宫大小、周围粘连等情况。收回开腹器械(甲状腺拉钩、有齿短镊),准备深部手术器械(腹部自动拉钩,长平镊,大、小 S 拉钩)。

(2)取腹腔冲洗液:有腹腔积液的卵巢癌,直接取腹腔积液送检;没有腹腔积液的卵巢癌,准备 400mL 左右冲洗用生理盐水冲洗腹腔,再用 1 把 Allis 钳夹住小量杯舀出,取冲洗液送细胞学检查(取冲洗液操作同子宫内膜癌)。

(3)排垫肠管:递分离剪分离子宫、附件与大网膜、肠管的粘连,递长平镊及钡线盐水长纱条排垫肠管,递大 S 拉钩予第二助手,暴露盆腔手术野。

3.全子宫+双附件切除术

(1)断圆韧带:递 2 把弯蚊式止血钳夹住子宫两侧,牵拉子宫,再递 1 把弯蚊式止血钳提起圆韧带远端,递百克钳电凝,递组织剪(弯)剪断圆韧带,2 号圆针 7 号丝线缝扎,递直蚊式止血钳夹住远端结扎线保留作牵引,对侧相同。再递分前,沿阔韧带前叶垂直向下剪开,向内打开子宫膀胱腹膜反折到对侧,递 2 号圆针 1 号丝线将膀胱腹膜悬吊于切口处,中间、左、右各 1 针。

(2)卵巢输卵管切除:结扎卵巢动、静脉,递分离剪从圆韧带切断处逆行打开骨盆漏斗韧带表面腹膜至骨盆入口处,游离卵巢动、静脉,递 2 把弯蚊式止血钳夹住远端高位结扎,递百克钳电凝,将动、静脉电凝夹闭,递组织剪(弯)剪开,3 号圆针 7 号丝线缝扎两次。

(3)推、分离膀胱:递长平镊、分离剪剪开阔韧带前叶及膀胱腹膜反折,递 3 把 Allis 钳将膀胱腹膜反折提起,递分离剪分离下推膀胱,将膀胱拉向耻骨联合,递小 S 拉钩轻轻拉住,暴露输尿管及子宫动、静脉。

（4）处理子宫血管：递弯蚊式止血钳 3 把，夹住子宫动、静脉及周围组织，递百克钳电凝，递组织剪（弯）剪开，3 号圆针 7 号丝线缝扎 2 次，对侧相同。

（5）处理子宫骶、主韧带：递 1 把 Allis 钳夹住子宫直肠窝腹膜，将膀胱直肠分离开，递 2 把弯蚊式止血钳夹住，递百克钳电凝后，递组织剪（弯）剪开，3 号圆针 7 号丝线缝扎。递弯蚊式止血钳夹住主韧带，钳尖夹住阴道侧穹窿，递百克钳电凝后，递组织剪（弯）剪断后，3 号圆针 7 号丝线缝扎。

（6）切除子宫：递纱布 1 张围绕子宫颈周围，递刀或高频电刀切开阴道穹窿，递 1 把 Allis 钳夹住阴道前壁开口处，递 1 把 Allis 钳夹住子宫颈前唇，递组织剪（弯）剪断阴道，在剪的过程中递上 5 把 Allis 钳夹住阴道残端。切下子宫后递弯盘接住子宫，递聚维酮碘溶液阴道纱条，塞入阴道消毒（暂不取出，待手术结束后由阴道取出），再递 1 个聚维酮碘溶液纱球再次消毒阴道断端后递弯盘接过，更换纱布及一次性负压吸引头，后递上 0 号圆针可吸收线及长组织镊，连续缝合阴道断端。缝合完毕后递温无菌生理盐水冲洗盆、腹腔。

4. 盆腔淋巴结清扫

（1）清除髂总淋巴结：打开腹膜，用小圆针 1 号丝线挂起，充分暴露髂总动脉、输尿管及其分支，递扁桃镊夹住髂总动脉小分支，递输尿管拉钩轻轻地钩住输尿管，递百克剪边凝边剪开分支，沿动脉向下分离淋巴结，用弯蚊式止血钳带 1 号丝线栓扎髂总动脉小分支。

（2）清除髂内、外淋巴结：暴露髂外动、静脉，股神经，腰大肌。将髂外静脉的脂肪淋巴结用分离剪游离干净，用扁桃镊将髂外静脉小分支夹住，递百克剪边凝边向下剪开，暴露出髂外动脉的起始点，沿着髂外动脉由上至下切除。髂内淋巴结，沿髂内血管由上到下将髂内血管的脂肪和淋巴结游离、切除。

（3）清除腹股沟深淋巴结：递双头拉钩将腹股沟位置向上向外侧提拉，暴露腹股沟深的位置，递 1 把扁桃镊将股深淋巴结夹住，再递 1 把扁桃镊将其远端夹住，递百克剪剪断，递弯蚊式止血钳带 1 号丝线栓扎（减少或避免术后淋巴囊肿的形成）。

（4）递 1 把 Allis 钳、3 号圆针 7 号丝线牵挂起闭锁血管，递直蚊式止血钳夹住线尾牵拉。

（5）清除闭孔淋巴结：将髂外动脉的内侧脂肪、淋巴结继续向下游离，进入闭孔窝，沿髂内动脉外侧小心分离，递血管拉钩轻轻将髂外动脉拉住，从外向内分离，见闭孔窝底，看见闭孔神经，将闭孔神经上的脂肪、淋巴结清除干净。

（6）大网膜切除：取下腹部自动拉钩，大、小 S 拉钩，取下垫肠用的长纱、方纱，递双头拉钩，提起腹腔，用手将大网膜牵出，沿横结肠下缘及胃大弯切除大网膜，递弯蚊式止血钳夹住，递百克钳电凝，递组织剪（弯）剪开，2 号圆针 7 号丝线缝扎或弯蚊式止血钳带 4 号线拴扎。

（7）阑尾切除：暴露阑尾，递 Allis 钳 1 把提起阑尾端系膜，处理阑尾系膜，递弯蚊式止血钳 2 把夹住阑尾系膜根部血管，递组织剪（弯）剪断，2 号圆针 7 号丝线缝扎，递小圆针 1 号丝线荷包缝合，递弯蚊式止血钳夹住阑尾根部，递弯蚊式止血钳带 7 号丝线栓扎，递 20 号刀，将阑尾切下，处理阑尾残端，用高频电刀电凝残端，递聚维酮碘溶液纱球消毒，消毒 2 次，拉紧荷包线，打结，将阑尾残端包埋。

（8）放置引流管：递聚维酮碘溶液纱球消毒引流切口处，递刀片切开，递弯蚊式止血钳由外向内入盆腔，递上备好的引流管，弯蚊式止血钳夹住拉出引流管，放置引流管 2 根，必要时递沙发针，放置打药管 1 根。再次递电凝止血或小圆针 1 号丝线缝扎出血处，小圆针 1 号丝线间断缝合盆腹膜。

5.关腹 在关腹前清点器械、纱布、缝针和特殊物品数目。收回深部手术器械(腹部自动拉钩、长平镊、分离剪),递未碰触卵巢肿瘤的关腹器械(甲状腺拉钩、有齿短镊、线剪)和干净纱布。

(1)缝合切口

1)缝合腹膜:递 Allis 钳提起腹膜,甲状腺拉钩牵开手术野,13×24 号圆针 4 号丝线缝合腹膜。缝合完毕,再次清点手术用物。

2)缝合筋膜:递 13×24 圆针 7 号丝线缝合筋膜。

3)冲洗切口:递生理盐水冲洗,更换干净物品。

4)缝合皮下组织:递 Allis 钳钳夹聚维酮碘溶液纱球消毒皮肤,递 13×34 号圆针 1 号丝线缝合。

5)缝合皮肤:递聚维酮碘溶液纱球消毒皮肤,递 4-0 号可吸收线缝合。

(2)覆盖切口:再次清点用物,递聚维酮碘溶液纱球消毒皮肤,医用敷贴覆盖切口。

6.术毕 收回台上器械。准备把弯蚊式止血钳,分别钳夹聚维酮碘溶液纱球各 1 个,先消毒会阴部,然后取出阴道内纱条,检查阴道内流血情况,再消毒阴道。

五、特殊关注点

1.注意无菌操作及无瘤技术操作。

2.切除子宫后,用聚维酮碘溶液消毒碰触过阴道残端的器械。

3.妥善保管百克钳和高频电刀笔,以免发生灼伤。

4.观察患者受压皮肤、切口敷料、引流管、尿色和尿量。

5.提醒医师取出阴道纱条,并注意观察阴道流血情况。

参考文献

［1］陈伯钧，黄秋萍.实用中西医急诊护理操作技术［M］.北京：科学出版社，2022.

［2］么莉，马旭东.2020年国家医疗服务与质量安全报告 护理专业分册［M］.北京：科学技术文献出版社，2021.

［3］高永莉.急危重症常用护理技术规范与风险防范［M］.成都：四川科学技术出版社，2021.

［4］顾莺.儿科护理诊断及护理评价［M］.世界图书出版上海有限公司，2021.

［5］周琴，王春英，朱飞虹，等.静脉输液治疗临床护理实践［M］.杭州：浙江大学出版社，2021.

［6］李葆华，王鹏.健康体检与管理机构护理工作常规［M］.北京：中国医药科学技术出版社，2021.

［7］洪青，谢双智，孙忠敏，等.中医护理适宜技术操作规程及评分标准［M］.杭州：浙江大学出版社，2021.

［8］金莉，郭强.老年基础护理技术［M］.武汉：华中科学技术大学出版社，2021.

［9］谢小华，钮敏红.实用手术室护理丛书 专科手术配合流程及指引［M］.长沙：湖南科学技术出版社，2020.

［10］彭瑞琴，左爱芳，姚利，等.手术室护理操作常规［M］.沈阳：辽宁科学技术出版社，2020.

［11］张玉洁，和美清.精神障碍护理［M］.华中科学技术大学出版社，2020.

［12］吴欣娟.临床护理常规［M］.北京：中国医药科技出版社，2020.

［13］曹敏，王炬.手术室护理指南［M］.北京：人民军医出版社，2020.

［14］中华护理学会手术护理专业委员会.手术室护理实践指南2020版［M］.北京：人民卫生出版社，2020.

读书笔记

读书笔记